NATACIÓN

MEJORA TU TÉCNICA, GANA FUERZA, PERFECCIONA TU ENTRENAMIENTO

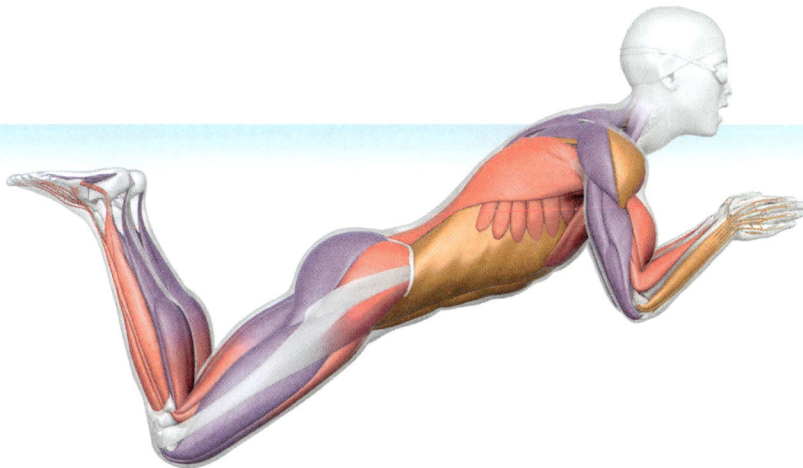

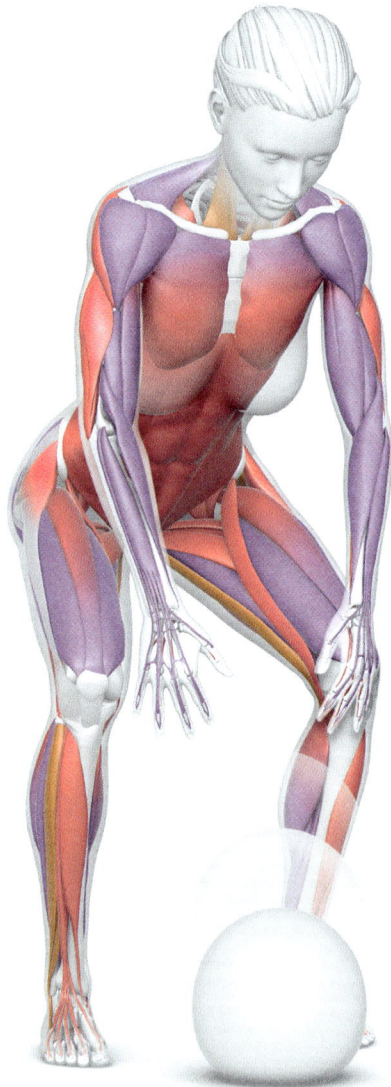

NATACIÓN

MEJORA TU TÉCNICA, GANA FUERZA, PERFECCIONA TU ENTRENAMIENTO

Brett Hawke

CONTENIDOS

Introducción **06**

FISIOLOGÍA DE LA NATACIÓN 08

Cómo nadamos **10**

Moverse en el agua **12**

Nadar en aguas abiertas **18**

Anatomía muscular
del nadador **20**

Músculos en acción **26**

Alimentar los músculos **28**

Adaptaciones físicas **30**

Dieta e hidratación **34**

Controlar el movimiento **36**

La neurología del
movimiento **38**

Recuperación, sueño
y ritmos circadianos **40**

Espíritu de logro **42**

ANATOMÍA DE LAS BRAZADAS 44

Crol **46**

Espalda **50**

Braza **54**

Mariposa **58**

Lateral **62**

EJERCICIOS DE FUERZA 66

Introducción a los ejercicios **68**

PARTE SUPERIOR DEL CUERPO 72

Flexión de brazos **74**
Variaciones **76**

Fondos de tríceps **78**

Flexión de tríceps **80**

Press de banca **82**
Variaciones **84**

Press de minas **86**

Press de hombros **88**

Elevación lateral **90**

Dominadas **92**

Tracción lateral **94**

Remo sentado **96**
Variaciones **98**

Tracción frontal **100**

Vuelo inclinado **102**

Curl de bíceps **104**

CORE 106

Plancha lateral con rotación **108**

Plancha de natación **110**
  Variaciones **112**

Elevación en V **114**

Abdominales **116**
  Variaciones **118**

Press out de rodillas **120**

Hollow body hold **122**

Patadas de tijera **124**

Giro ruso con pelota
  medicinal **126**

**PARTE INFERIOR
DEL CUERPO** 128

Sentadillas **130**
  Variaciones **132**

Peso muerto **134**
  Variaciones **136**

Zancada **138**
  Variaciones **140**

Puente de glúteos **142**
  Variaciones **144**

Puente de glúteos con barra **146**

Curl nórdico para
  isquiotibiales **148**
  Variaciones **150**

Sentadilla de pared **152**

TODO EL CUERPO 154

Burpee **156**

Squat jump **160**

Saltos de longitud **162**

Snatch o arrancada **164**
  Variaciones **166**

Thruster **168**

Lanzamientos con
  balón medicinal **170**
  Variaciones **172**

Salto al cajón **174**

Salto con una pierna **176**

Supermán alterno **178**

CÓMO
ENTRENAR 180

Elementos del
  entrenamiento **182**

Tabla de colores y
  ritmo de carrera **186**

Programas de entrenamiento **194**

Principiantes **196**

Avanzados **199**

Nadadores competitivos
  Objetivo 50/100/200 **202**

Programas de entrenamiento
  de 3-5 km **205**

Índice **208**

Bibliografía **219**

Agradecimientos **222**

Sobre el autor **224**

INTRODUCCIÓN

Mi trayectoria como nadador, entrenador y ahora divulgador ha visto una evolución increíble que abarca décadas de dedicación y aprendizaje. Desde los primeros tiempos compitiendo en los Juegos Olímpicos hasta mis años entrenando atletas de alto nivel, la natación ha estado siempre en el centro de mi vida.

SINTETIZAR LA EXPERIENCIA

Aventurarme en el mundo de la divulgación a través de mi pódcast ha sido una experiencia muy reveladora que me ha permitido relacionarme con algunas de las mentes más brillantes del mundo de la natación. He recogido ideas y perspectivas de valor incalculable que te ofrezco en este libro que reúne toda una vida de experiencia, no solo propia sino de muchos otros nadadores, y que está presentada de forma accesible y beneficiosa para todos.

LOS BENEFICIOS DE NADAR

La natación es un deporte extraordinario: es un entrenamiento completo que involucra a todos los grupos musculares, desarrollando fuerza, resistencia y flexibilidad sin el alto impacto que otros deportes ejercen en las articulaciones. Esto la hace un ejercicio ideal para todas las edades, desde niños y jóvenes hasta adultos y mayores. El agua ofrece una resistencia natural que hace que el cuerpo trabaje duro, y es muy relajante, creando un estado meditativo que ayuda a reducir el estrés y promueve el bienestar mental. Si se desea mantener o mejorar la forma física, nadar tiene enormes beneficios, como un gran consumo calórico y un excelente trabajo cardiovascular, todo ello sin dañar el cuerpo.

A QUIÉN SE DIRIGE EL LIBRO

Está pensado para satisfacer las necesidades de un público muy variado. Es ideal para el nadador ocasional que desea mejorar su forma física y disfrutar más de su tiempo en el agua, y es un recurso inestimable para los entrenadores que buscan profundizar en el conocimiento de este deporte y perfeccionar sus métodos. Ofrece gran cantidad de conocimientos que pueden ayudar a los entrenadores a desarrollar programas más eficaces y apoyar mejor el desarrollo de sus deportistas. Además, está pensado para nadadores entusiastas que desean elevar su rendimiento, tanto si aspiran a destacar en los equipos escolares o en competiciones de club, o incluso aspirar a competir profesionalmente. El libro da ideas y estrategias que pueden ayudar a todo nadador, independientemente de su nivel actual, a alcanzar su mejor marca personal.

QUÉ ESPERO QUE LOGRES

Con el libro, espero que desarrolles una comprensión y un aprecio más profundos de la natación, viéndola no solo como un deporte, sino como una actividad para toda la vida que fomenta la salud y el bienestar. Para quienes deseen competir, espero que este libro sirva de guía completa que les ayude a perfeccionar la técnica, desarrollar planes de entrenamiento eficaces y alcanzar los objetivos competitivos. Pero más allá de los aspectos técnicos, espero inspirar un amor genuino por la natación. Quiero que encuentres alegría y satisfacción en tu tiempo en el agua, que experimentes la paz que te proporciona estar en ella y que sientas una sensación de logro a medida que mejoras y alcanzas nuevos hitos. La natación ha sido una parte increíblemente gratificante de mi vida y, a través de este libro, pretendo compartir esa pasión y ayudar a otros a descubrir la misma alegría y beneficios que yo he experimentado.

> ❝ ❞
>
> *Libera todo tu potencial, transforma tu entrenamiento y alcanza el máximo rendimiento.*

DESMONTANDO MITOS

Desde quién debe nadar hasta cómo debe nadar, el mundo está lleno de mitos engañosos y desinformados sobre la realidad de la natación. Desmintamos aquí algunos de los más comunes:

MITO

" "
Nadar no es una buena manera de perder peso.

" "
Debes esperar una hora después de comer antes de nadar para evitar calambres.

" "
El cloro de las piscinas mata todas las bacterias nocivas.

" "
La natación no es beneficiosa para el entrenamiento de fuerza.

" "
No necesitas saber nadar porque no sueles estar cerca del agua.

REALIDAD

La natación es un excelente ejercicio para todo el cuerpo que puede ayudar a quemar calorías y mejorar la salud cardiovascular, contribuyendo a la pérdida de peso si se combina con una dieta equilibrada.

Aunque es cierto que nadar con el estómago lleno puede ser incómodo, la idea de que provoca calambres intensos que pueden llevar al ahogamiento es en gran medida infundada. Es importante escuchar a tu cuerpo y nadar a un ritmo cómodo.

Aunque el cloro es eficaz para eliminar muchos tipos de bacterias, algunos organismos nocivos pueden sobrevivir en piscinas debidamente cloradas durante minutos o días. Es importante mantener una buena higiene y seguir las directrices de salud pública cuando se utilicen instalaciones de baño compartidas.

La natación es un gran ejercicio de resistencia que involucra a múltiples grupos musculares y puede ayudar a desarrollar fuerza y resistencia. Es una actividad de bajo impacto que puede complementar una rutina de entrenamiento de fuerza.

Saber nadar es una valiosa habilidad vital que puede mejorar la seguridad y abrir un abanico de actividades recreativas. Nunca es demasiado tarde para aprender a nadar, y hay muchos recursos disponibles para los adultos que quieran aprender.

FISIOLOGÍA DE LA NATACIÓN

¿Cómo nadamos? Comprender la fisiología de la natación es esencial para mejorar el rendimiento y prevenir lesiones. El cuerpo humano debe adaptarse a las exigencias únicas de moverse por distintos tipos de agua, ya sea piscina, mar o agua dulce. Esto implica una actividad muscular coordinada, un uso eficiente de la energía y técnicas de respiración eficaces. En esta sección, exploramos cómo los sistemas cardiovascular, respiratorio y muscular trabajan juntos para hacer posible la natación. Examinando estos procesos fisiológicos, los nadadores pueden optimizar su entrenamiento y mejorar su eficacia y velocidad en el agua.

CÓMO NADAMOS

El cuerpo humano, testimonio de la ingeniería natural, se mueve por el agua con gracia y potencia. Cada brazada, patada y respiración muestran la intrincada coordinación de varios sistemas corporales que trabajan en armonía.

UNA SINFONÍA DE SISTEMAS

Desde las señales del cerebro hasta las contracciones musculares, cada movimiento de la natación muestra la maravilla de la fisiología humana. Este capítulo explora los sistemas internos clave y los factores externos que entran en juego cuando un nadador se lanza al agua.

Nadar implica la coordinación del cerebro, que envía señales a los músculos; los músculos se contraen con fuerza, el sistema cardiovascular bombea sangre rica en oxígeno para sostenerlos, mientras que el sistema respiratorio garantiza un eficaz intercambio de gases. El sistema nervioso coordina todas estas acciones con precisión, permitiendo brazadas fluidas y eficaces. Algunos factores externos como la flotabilidad (p. 16), la resistencia al agua (p. 12) y la temperatura (p. 18) desempeñan también un papel crucial en el rendimiento. Es esta compleja interacción la que permite que los nadadores se deslicen por el agua con eficacia y elegancia.

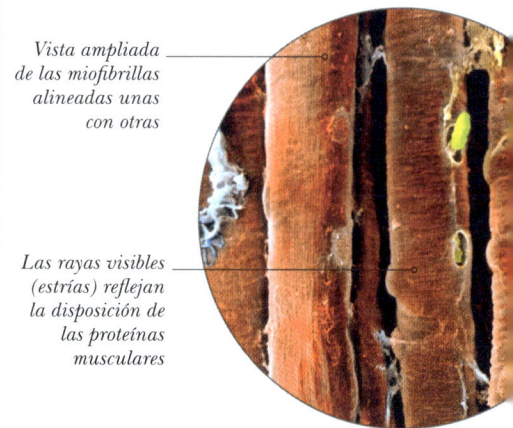

Vista ampliada de las miofibrillas alineadas unas con otras

Las rayas visibles (estrías) reflejan la disposición de las proteínas musculares

Sistemas musculares

Los músculos son la fuerza motriz de cada brazada. Se contraen y relajan en respuesta a las señales del cerebro, generando los movimientos precisos necesarios para impulsar al nadador hacia delante. Estas acciones musculares están finamente coordinadas para optimizar el rendimiento y la potencia, permitiendo al nadador moverse con eficacia por el agua. La interacción perfecta entre los músculos y las señales neuronales es fundamental para un rendimiento óptimo.

FACTORES EXTERNOS

Factores externos como la resistencia, la gravedad, la flotabilidad y el empuje influyen significativamente en el rendimiento de un nadador.

RESISTENCIA

La resistencia que el cuerpo encuentra al desplazarse en el agua ralentiza al nadador y requiere una técnica eficaz para superarla. La flotabilidad contrarresta la gravedad; una flotabilidad óptima reduce la resistencia y conserva energía. El empuje, generado por las brazadas y patadas del nadador, impulsa el cuerpo hacia delante, superando la resistencia y usando eficazmente la flotabilidad. Dominar estos factores implica perfeccionar la mecánica de la brazada para reducir la resistencia, mantener una posición ideal del cuerpo para aprovechar la flotabilidad y generar un potente empuje. Comprender y optimizar estos elementos es vital para lograr la máxima velocidad y eficacia al desplazarse por el agua.

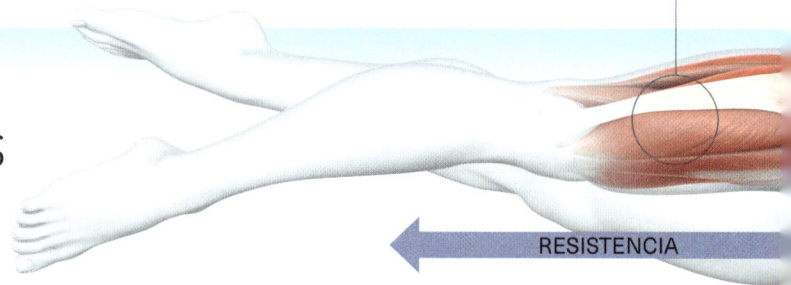

Glándula pineal
Ayuda a regular el ritmo circadiano

Hipotálamo
Controla la temperatura corporal

La tráquea es el principal conducto respiratorio

Los pulmones oxigenan la sangre y expulsan el dióxido de carbono

El corazón bombea sangre a todo el cuerpo

El diafragma ayuda a respirar contrayéndose

Médula espinal

Cerebelo
Coordina y controla el movimiento y el equilibrio

Glándula pituitaria
Controla otras glándulas del cuerpo

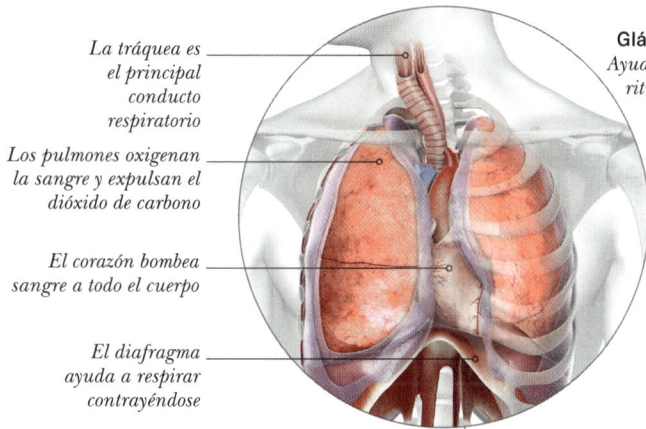

Sistemas respiratorio y cardiovascular

El corazón bombea sangre rica en oxígeno a los músculos, alimentando sus contracciones y permitiendo golpes potentes. Al mismo tiempo, los pulmones suministran el oxígeno esencial y eliminan el dióxido de carbono, crucial para un esfuerzo sostenido. Su capacidad y eficacia influyen en el rendimiento del nadador, ya que unos sistemas cardiovascular y respiratorio bien coordinados garantizan la energía y resistencia necesarias para una propulsión eficaz a través del agua.

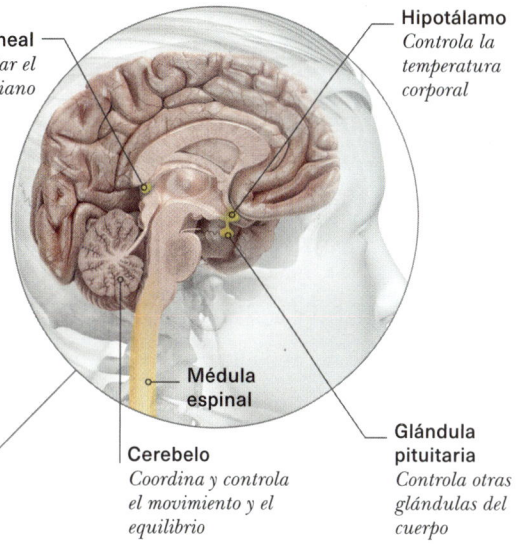

El cerebro

El cerebro, centro de mando del cuerpo, envía señales precisas a los músculos, orquestando los movimientos complejos y sincronizados esenciales para nadar. Estas señales garantizan que cada músculo se contraiga y relaje en perfecta armonía, permitiendo brazadas fluidas y eficaces. Esta intrincada coordinación permite a los nadadores navegar por el agua con precisión, demostrando la notable capacidad del sistema nervioso humano.

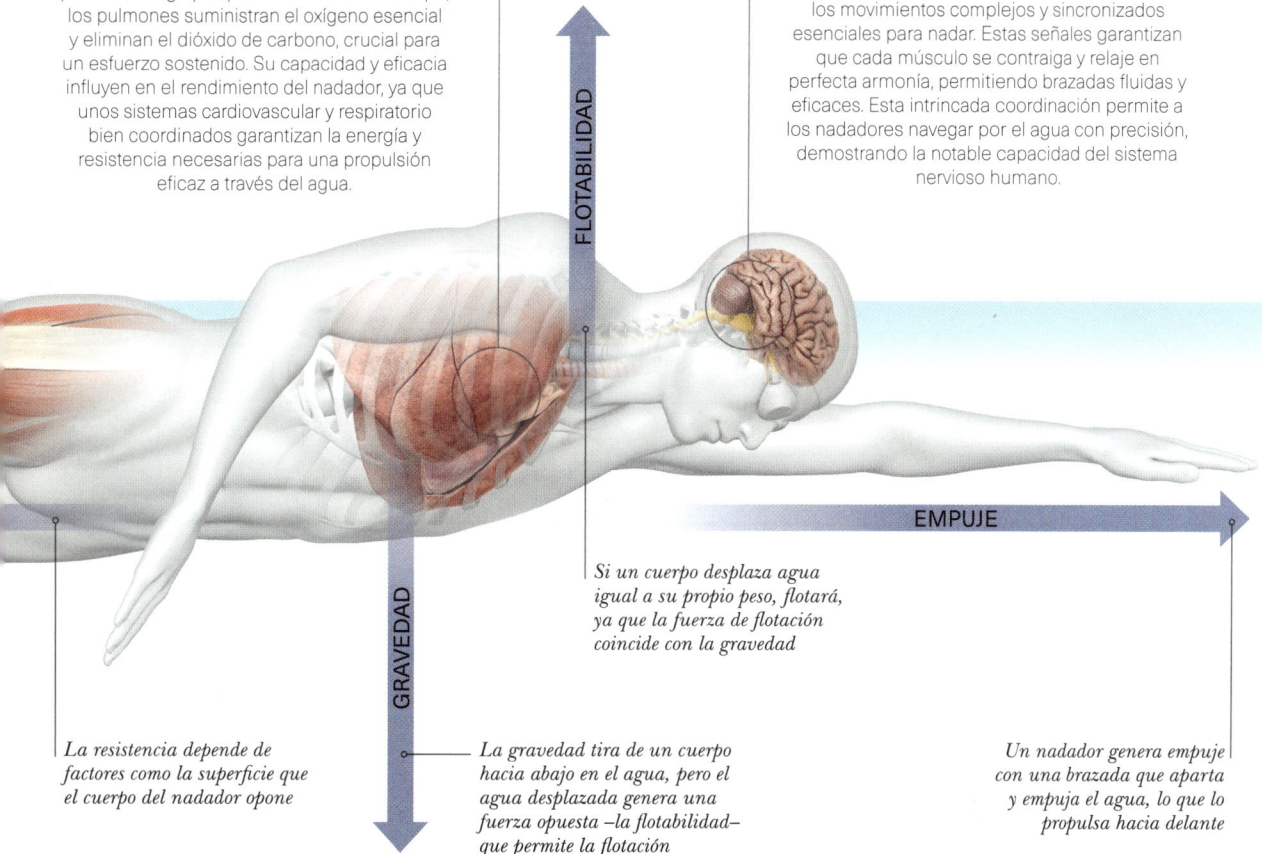

FLOTABILIDAD

GRAVEDAD

EMPUJE

Si un cuerpo desplaza agua igual a su propio peso, flotará, ya que la fuerza de flotación coincide con la gravedad

La resistencia depende de factores como la superficie que el cuerpo del nadador opone

La gravedad tira de un cuerpo hacia abajo en el agua, pero el agua desplazada genera una fuerza opuesta –la flotabilidad– que permite la flotación

Un nadador genera empuje con una brazada que aparta y empuja el agua, lo que lo propulsa hacia delante

11

MOVERSE EN EL AGUA

Para un rendimiento óptimo en natación hay que comprender los conceptos de hidrodinámica, resistencia y propulsión. Una posición aerodinámica reduce el arrastre. Unas extremidades eficientes aumentan el impulso. La distribución de la masa muscular y la grasa afectan a la flotación, mientras que la activación muscular es crucial para la propulsión y la forma.

RESISTENCIA AL AGUA

La resistencia del agua, o arrastre, es un factor decisivo que se opone al movimiento del nadador en el agua y que afecta considerablemente el rendimiento. Para vencerla se precisa energía, y es un factor que frena al nadador.

Para reducir el arrastre debes adoptar una posición corporal aerodinámica, minimizando la superficie frontal para avanzar mejor por el agua. Técnicas como mantener la cabeza alineada con la columna, meter la barbilla hacia dentro o estirar el cuerpo ayudan a lograr esta posición aerodinámica. Además, mejorar la eficiencia de la brazada por medio de unos movimientos fluidos y controlados minimiza las turbulencias y ayuda a reducir el arrastre. Es fundamental comprender bien estos principios para maximizar la velocidad y reservar energías durante una sesión de natación.

Diámetro minimizado de superficie corporal que se opone al agua

Un cuerpo aerodinámico reduce el arrastre

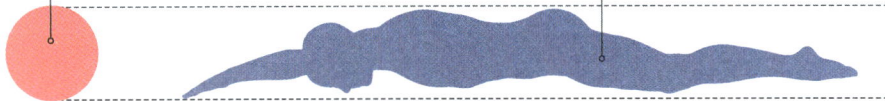

POSICIÓN ÓPTIMA
Reducir la superficie frontal adoptando una posición corporal aerodinámica ayuda a minimizar el arrastre y las turbulencias, permitiendo que los nadadores se muevan de forma más eficiente dentro del agua con menor desgaste físico.

SUPERFICIE FRONTAL REDUCIDA

Una mayor superficie corporal encuentra una mayor resistencia del agua

Unas piernas flexionadas crean una forma corporal poco eficiente

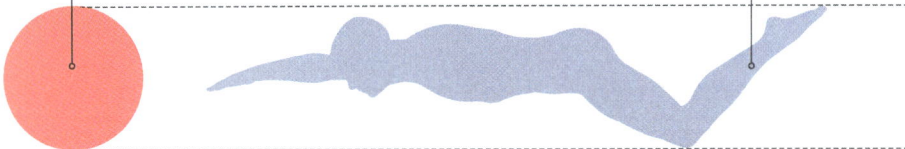

POSICIÓN FLEXIONADA
Una mayor superficie frontal por una posición menos aerodinámica genera más arrastre, más turbulencias y mayor gasto energético, reduciendo la eficiencia del nadador y frenando su avance.

MAYOR SUPERFICIE FRONTAL

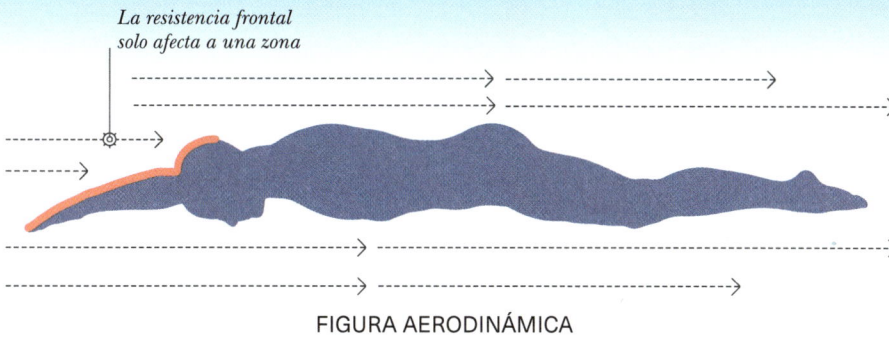

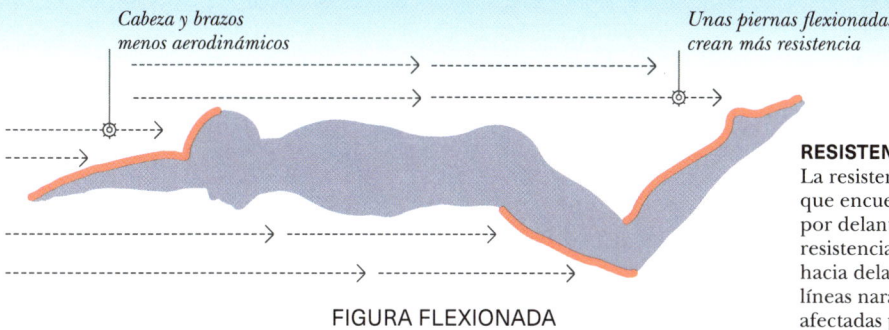

La resistencia frontal solo afecta a una zona

FIGURA AERODINÁMICA

Cabeza y brazos menos aerodinámicos

Unas piernas flexionadas crean más resistencia

FIGURA FLEXIONADA

RESISTENCIA FRONTAL

La resistencia frontal es el arrastre que encuentra el cuerpo del nadador por delante. Está causada por la resistencia del agua a su movimiento hacia delante, que le frena. Las líneas naranjas indican las zonas afectadas por la resistencia frontal.

RESISTENCIA FRONTAL

Este tipo de resistencia, que se encuentra delante del cuerpo, afecta notablemente a la velocidad y la eficiencia.

Cuando te desplazas por el agua, la parte frontal de tu cuerpo encuentra la mayor fuerza contraria a tu avance, creando un diferencial de presión. Esta resistencia te frena y necesitas más energía para vencerla.

Para minimizar la resistencia frontal, el objetivo es reducir la superficie frontal del cuerpo que se opone al agua. También es útil la técnica en general, para lograr unos movimientos fluidos y controlados, y así reducir las turbulencias y el arrastre.

Un entrenamiento eficaz se centra en mejorar la alineación corporal y la técnica de la brazada para minimizar la resistencia frontal. Mediante estas técnicas te moverás de forma más eficiente en el agua, ahorrarás energía y mejorarás tu rendimiento.

RESISTENCIA POR FRICCIÓN

Esta resistencia, también llamada arrastre por fricción de la piel, es uno de los dos principales tipos de resistencia. Varios factores influyen en ella, como la textura de tu piel y de tu traje de baño, el ajuste del traje, la posición corporal, la técnica y la viscosidad del agua.

Para minimizar la fricción existen varias estrategias:

Dominar bien la posición aerodinámica para reducir la superficie corporal expuesta al agua y avanzar de forma más eficiente.

Coeficiente de forma

El coeficiente de forma mide en qué grado la forma del nadador incide en el arrastre en el agua. Un valor bajo indica una forma más aerodinámica, que reduce la resistencia. Los nadadores lo optimizan mejorando su postura y su técnica para reducir el arrastre al mínimo.

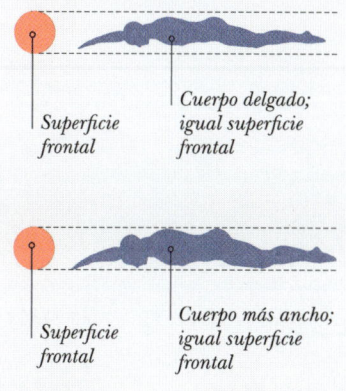

Superficie frontal

Cuerpo delgado; igual superficie frontal

Superficie frontal

Cuerpo más ancho; igual superficie frontal

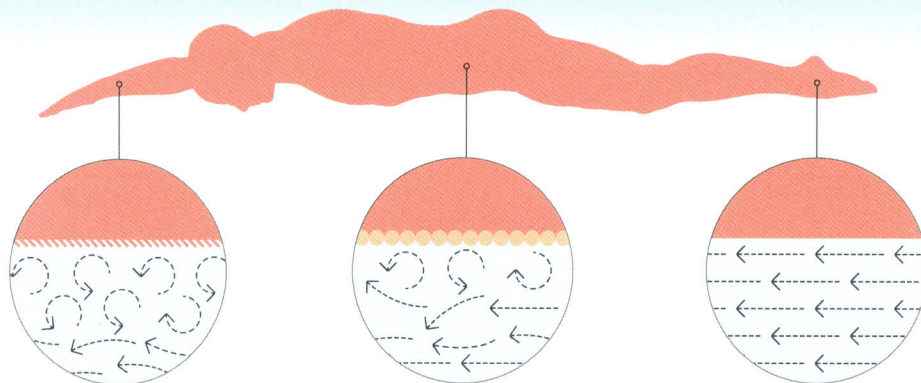

**EL VELLO CORPORAL
AUMENTA EL ARRASTRE**
El vello provoca pequeños remolinos
que absorben energía y aumentan la
fricción entre la piel y el agua.

**LOS ACEITES
REDUCEN EL ARRASTRE**
La piel lisa y untada con aceite repele
el agua y reduce la fricción del agua
sobre la piel, reduciendo el arrastre.

**UN TRAJE TÉCNICO
MINIMIZA EL ARRASTRE**
Usando un traje, se forma una capa
microscópica de agua o aire sobre
este, la cual reduce la fricción.

Utilizar un traje de baño técnico
hace que las superficies sean más
lisas; a veces presenta una textura
que altera el flujo del agua para
reducir el arrastre. Estos trajes van
muy ajustados y cubren más zonas
del cuerpo para minimizar aún más
la resistencia.

Una mecánica de brazada
eficiente también es crucial. Los
movimientos fluidos y controlados
reducen la turbulencia y mantienen
una capa superficial uniforme,
reduciendo la resistencia por
fricción. Mantener la cabeza
alineada con la columna y adoptar
una posición corporal alargada
también reducen la fricción.

Los avances tecnológicos y los
estudios biomecánicos son efectivos
para limitar el arrastre. Técnicas
como la captura de movimientos,
las simulaciones en la dinámica de
fluidos y los análisis de vídeo ofrecen
datos detallados a los nadadores
para perfeccionar sus técnicas y
su posición corporal. Optimizando
estos factores puedes aumentar la
velocidad y eficiencia, y mejorar tu
rendimiento en el agua.

RESISTENCIA POR ARRASTRE
Hay dos tipos básicos de arrastre:
por rozamiento y por presión.
El primero se da en la superficie de
tu cuerpo, y está causado por la

interacción entre la piel y las
moléculas de agua. El segundo es
generado por la forma y por el
movimiento de tu cuerpo, y
ocasiona diferencias en la presión
en el agua que se opone al
movimiento hacia delante.

Minimizar la resistencia por
arrastre es esencial para mejorar el
rendimiento. Los nadadores usan
varias técnicas para reducir ambos
tipos de arrastre. Una postura
aerodinámica ayuda a minimizar la
superficie expuesta al agua, y
reduce el arrastre por fricción. Para
ello hay que mantener el cuerpo
plano y estirado, con la cabeza
alineada con la columna y los

" "

*Para nadar de forma eficiente se precisa
una forma aerodinámica, una técnica precisa
y minimizar la resistencia en cada brazada.*

FORMA HIDRODINÁMICA

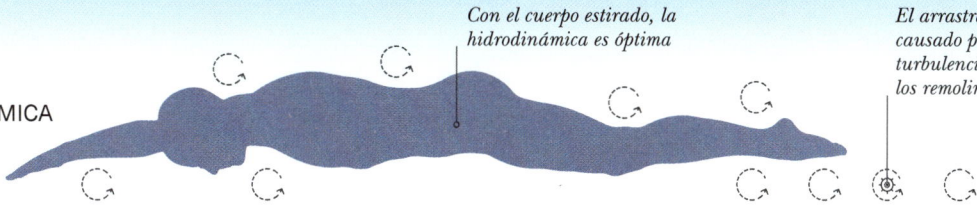

Con el cuerpo estirado, la hidrodinámica es óptima

El arrastre está causado por la turbulencia de los remolinos

FORMA NO HIDRODINÁMICA

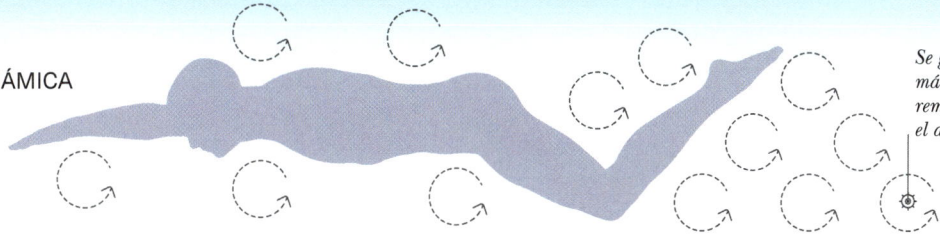

Se generan más y mayores remolinos en el agua

brazos extendidos. Como en el caso de la fricción, los bañadores técnicos también son determinantes. Los trajes modernos emplean materiales que reducen la fricción y repelen el agua, lo cual crea una superficie más lisa. Al ser muy ajustados minimizan la superficie frontal y reducen el arrastre por presión.

La técnica de brazada eficiente es crucial. Los movimientos fluidos y controlados minimizan cualquier turbulencia y mantienen una capa superficial constante, que reduce aún más la resistencia. Comprender la resistencia por arrastre permitirá que te muevas de una forma más eficiente dentro del agua.

TÉCNICAS PARA REDUCIR LA RESISTENCIA POR ARRASTRE

En resumen, puedes limitar la resistencia por fricción (o fricción de la piel) y el arrastre por presión con técnicas similares:

● Forma aerodinámica

RESISTENCIA POR ARRASTRE

Es la fuerza que se opone al movimiento del nadador dentro del agua. Está causada por el rozamiento y las diferencias de presión, que frenan al nadador y le exigen un mayor esfuerzo.

● Mantener una superficie lisa

● Usar traje técnico

● Minimizar la zona frontal

Cómo afecta el arrastre a formas diferentes

La forma de un objeto influye directamente en el arrastre causado por la presión y la turbulencia. Cuanto mayor sea su zona frontal, más resistencia causará, ya que hay que apartar más el agua hacia los lados, creándose más turbulencias. En cambio, un objeto aerodinámico, que sea lo más recto y estrecho posible, genera menos diferenciales de presión, y un menor arrastre.

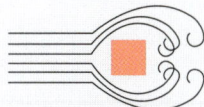

CUADRADO = MÁXIMO

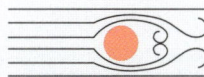

REDONDO = MAYOR

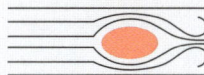

OVALADO = MODERADO

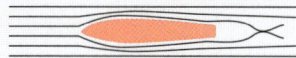

AERODINÁMICO = REDUCIDO

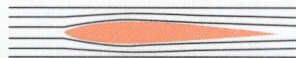

AERODINÁMICO ÓPTIMO

CONCLUSIÓN

En el agua, el nadador debe adoptar y mantener una forma aerodinámica óptima.

FLOTACIÓN

La fuerza hacia arriba que ejerce el agua ayuda a los nadadores a mantenerse a flote: reduce el esfuerzo necesario para flotar y minimiza el arrastre, optimizando la eficiencia y conservando la energía.

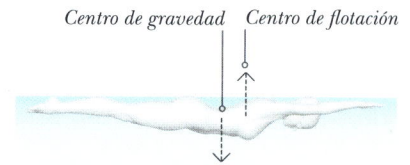

Centro de gravedad   Centro de flotación

NADAR

La fuerza de flotación contrarresta la gravedad, permitiendo a los nadadores mantener una posición más alta en el agua, lo que reduce el arrastre. Un nadador que flota bien puede ahorrar energía porque no necesita hacer mucho esfuerzo para mantenerse a flote. La flotación óptima favorece una posición corporal aerodinámica, minimiza la resistencia y permite un movimiento más fluido y rápido en el agua.

Puedes mejorar tu flotación optimizando la composición de tu cuerpo: aumentando la masa muscular y reduciendo el exceso de grasa corporal. Utilizar una técnica adecuada también es de gran ayuda; adoptar una posición horizontal con una leve inclinación de la cabeza hacia abajo, y con las piernas cerca de la superficie, mejora la flotación. Los bañadores técnicos están diseñados para contribuir a la flotación. Comprender la flotación y saber aprovecharla es esencial para lograr el mejor rendimiento.

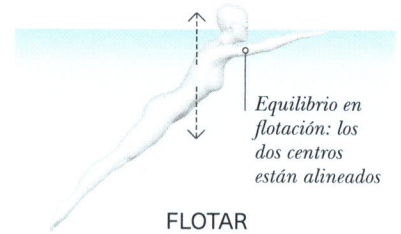

Equilibrio en flotación: los dos centros están alineados

FLOTAR

FLOTACIÓN Y TÉCNICA
La posición para flotar depende de la distancia entre el centro de gravedad y el de flotación, que varían según la composición corporal y la edad, y pueden requerir ajustes en la técnica, como hundir más las piernas.

LA PROPULSIÓN Y SU EFECTO EN LA EFICIENCIA

La propulsión es la fuerza que impulsa al nadador hacia delante, y es generada por unas brazadas y patadas eficientes. Que la propulsión sea efectiva es vital para lograr velocidad y mantener el impulso dentro del agua.

La eficiencia de la propulsión depende de varios factores, como la técnica, la fuerza y la posición corporal. Con una buena técnica, las brazadas y patadas ofrecen la máxima propulsión, a la vez que minimizan la resistencia. Por ejemplo, la posición elevada del codo en la brazada de crol da un impulso mayor, y unas patadas de tijera generan un impulso hacia delante. La fuerza es determinante, ya que unos músculos fuertes producen más fuerza, con lo que la brazada es más eficiente. La posición corporal también es decisiva; una forma aerodinámica reduce el arrastre y permite que las brazadas y las patadas generen más fuerza. El nadador debe mantener su cuerpo lo más plano y alargado posible, con el mínimo movimiento

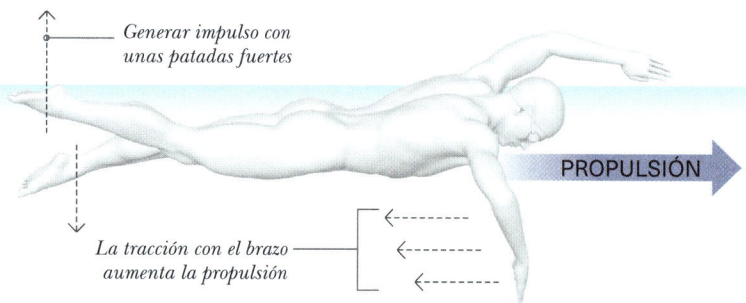

Generar impulso con unas patadas fuertes

La tracción con el brazo aumenta la propulsión

PROPULSIÓN

LA FUERZA DE PROPULSIÓN
En natación, la propulsión efectiva es generada por unas patadas fuertes y una tracción poderosa con los brazos, que optimizan la velocidad, mantienen el impulso y mejoran la eficiencia.

TÉCNICA DE BRAZADA

Una buena técnica mejora la eficiencia y la velocidad. Los movimientos coordinados y fluidos reducen el arrastre y maximizan la propulsión. La brazada adecuada es efectiva y no malgasta la energía.

ENTRENAR LA FUERZA

Unos músculos fuertes generan más potencia y mejoran el rendimiento general en natación. Un trabajo regular de la fuerza contribuye a la resistencia y reduce el cansancio en sesiones de natación largas.

POSICIÓN CORPORAL

Una alineación correcta reduce el arrastre y mejora la flotación, optimizando la eficiencia al nadar. Manteniendo el cuerpo horizontal y la cabeza alineada con la columna se reduce la resistencia.

MATERIAL DE NATACIÓN

Los materiales modernos, como las fibras hidrófugas, reducen el arrastre y mejoran la flotación, lo que permite ser más rápido y eficiente. Ayudan a mantener la posición corporal y a reducir la resistencia.

TÉCNICAS DE RESPIRACIÓN

Una respiración eficiente favorece la resistencia y el ritmo. Asegura un aporte de oxígeno suficiente y minimiza el arrastre al limitar los movimientos innecesarios.

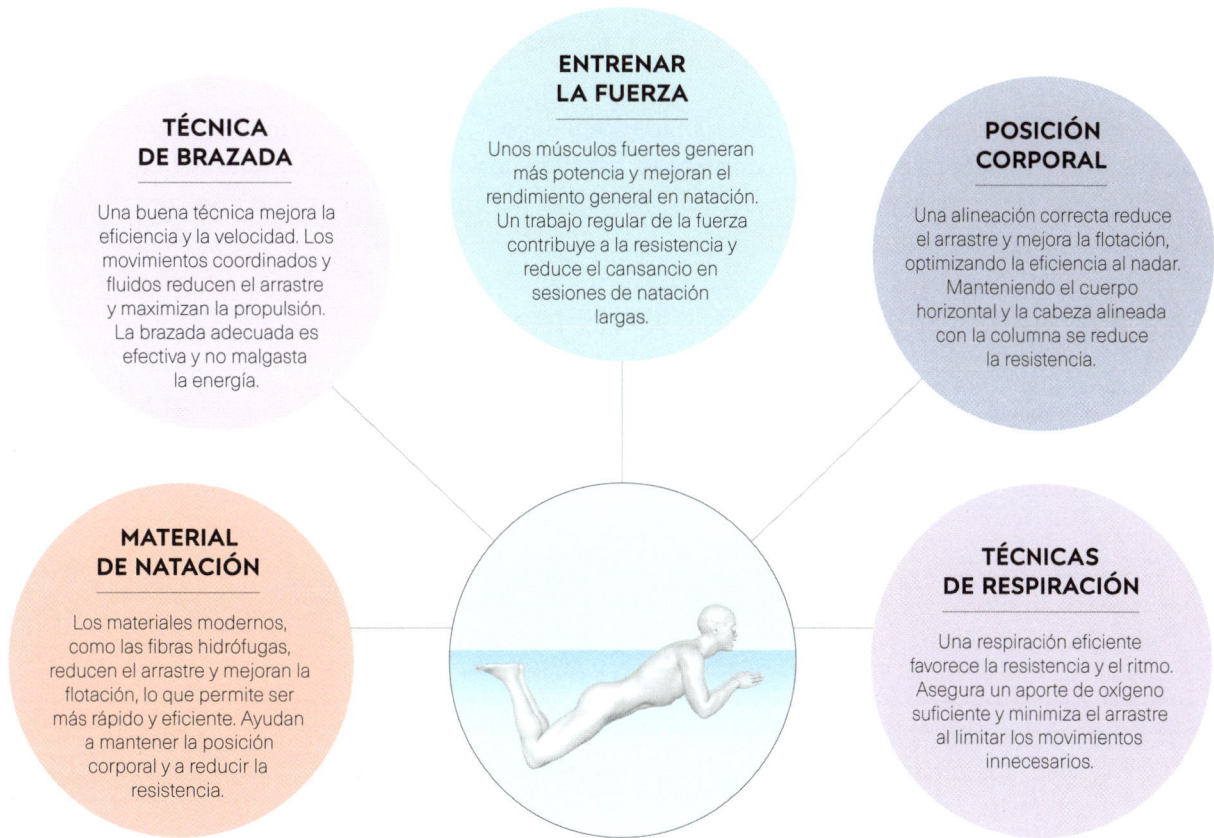

lateral, para optimizar la eficiencia de la propulsión.

Comprender y mejorar estos factores puede aumentar de forma significativa la eficiencia de la propulsión del nadador y, a la vez, mejora su rendimiento y su rapidez en el agua.

MANERAS DE MEJORAR LA EFICIENCIA

Mejorar la eficiencia al nadar implica varios elementos clave. Perfeccionar la técnica de la brazada es algo fundamental; requiere perfeccionar los movimientos de los brazos, optimizar la posición de la mano y realizar unas patadas fluidas y coordinadas. Cada brazada debe

ser precisa para lograr una propulsión máxima y un arrastre mínimo. Ganar fuerza y tono muscular también es importante, ya que unos músculos fuertes generan brazadas y patadas más fuertes.

El nadador debe mantener su cuerpo lo más horizontal y alargado posible, con un movimiento lateral mínimo. Usando trajes de baño modernos de materiales técnicos puedes reducir el arrastre y mejorar la flotación (pp. 14-16).

Una respiración y una sincronización correctas son esenciales para mantener las energías y el ritmo. Las técnicas de respiración correctas permiten obtener el oxígeno necesario sin

PARA NADAR DE MODO EFICIENTE

Para ser eficiente es preciso pulir la técnica de la brazada, aumentar la fuerza y la forma muscular, adoptar una postura lo más aerodinámica posible, utilizar un bañador técnico, y lograr una respiración y una coordinación correctas.

alterar la brazada (pp. 28-29). La sincronización es crucial; las brazadas y patadas adecuadamente sincronizadas permiten lograr una propulsión continua y fluida, y un movimiento mucho más eficiente en el agua.

Asimilando estos elementos, los nadadores pueden mejorar notablemente su eficiencia y su rendimiento.

NADAR EN AGUAS ABIERTAS

Nadar en aguas abiertas significa nadar en medios acuáticos naturales como mares, lagos y ríos. Supone un desafío debido a las corrientes, las olas y los cambios de temperatura. La capacidad para orientarse y la resistencia son esenciales para el éxito, y suponen una gran diferencia respecto a nadar en una piscina.

FACTORES QUE TENER EN CUENTA

Hay que garantizar la seguridad y el buen rendimiento.

La temperatura es crucial: un agua fría puede causar hipotermia, y un agua caliente, sobrecalentamiento. Debe usarse un equipo adecuado, como trajes de neopreno.

Las corrientes y las olas suponen una dificultad considerable: conocer los movimientos del agua y adaptar la técnica en consecuencia es básico. La visibilidad puede ser limitada, así que debe practicarse la orientación para no desviarse de la ruta.

Saber orientarse es fundamental; hay que mantener la dirección mediante referencias visuales o guiándose con las boyas. Hay que estar atento a la vida marina y a la calidad del agua; y ser consciente de posibles peligros.

Las condiciones meteorológicas, como viento y tormentas, pueden cambiar rápidamente, así que es importante consultar la previsión y modificar los planes cuando sea preciso. Una hidratación y una alimentación correctas contribuyen a la resistencia y a un buen rendimiento en general.

¿Sabías que…?

LA NATACIÓN EN AGUAS ABIERTAS SE POPULARIZA AL DESCUBRIRSE LOS BENEFICIOS PARA LA SALUD MENTAL Y FÍSICA DE NADAR EN UN ENTORNO NATURAL.

Marea descendente (reflujo)

Esta marea se lleva el agua de la costa, creando fuertes corrientes que pueden afectar notablemente la natación. Infórmate bien sobre estas corrientes, ya que pueden dificultar tu avance en el agua o arrastrarte mar adentro.

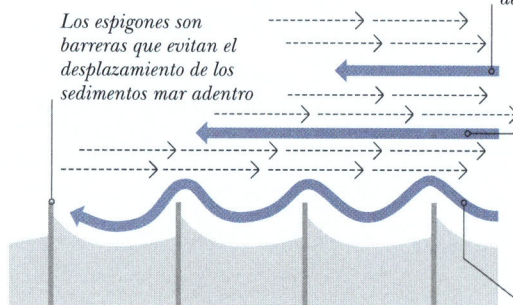

Los espigones son barreras que evitan el desplazamiento de los sedimentos mar adentro

Las corrientes son más fuertes cuando te alejas de la costa. ¡Evita las corrientes más fuertes de mar adentro!

Normalmente, la vía más rápida es nadar en línea recta justo por detrás de los espigones

Si hay una corriente muy fuerte, te puedes refugiar entre dos espigones

NADAR CONTRA CORRIENTE

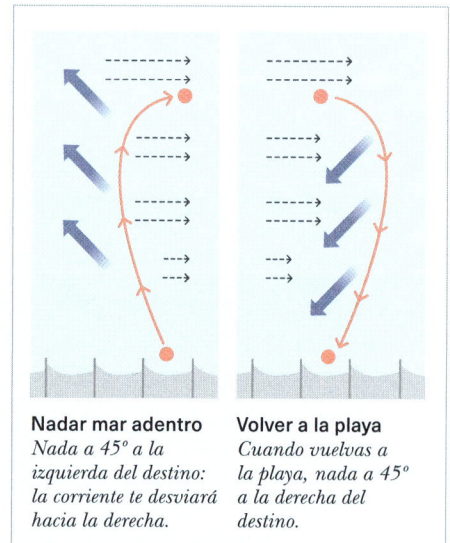

Nadar mar adentro
Nada a 45° a la izquierda del destino: la corriente te desviará hacia la derecha.

Volver a la playa
Cuando vuelvas a la playa, nada a 45° a la derecha del destino.

MAREAS Y CORRIENTES

Las mareas y las corrientes son un factor destacado en la natación en aguas abiertas, ya que afectan el movimiento del agua, la dirección del nadador, así como su seguridad y rendimiento.

Las mareas, el ascenso y descenso periódico del nivel del mar por las fuerzas gravitatorias de la Luna y el Sol, crean corrientes, movimientos horizontales del agua de fuerza y dirección variables.

Es fundamental comprenderlas, ya que dictan el momento y las condiciones para nadar en aguas abiertas. La marea alta supone más profundidad del agua y menos exposición a peligros subacuáticos, mientras que la marea baja deja a la vista las rocas y otros obstáculos. Los cambios de marea pueden crear corrientes fuertes que ayudan o dificultan el avance del nadador.

Las corrientes, impulsadas por las mareas, el viento y la rotación de la Tierra, pueden ser impredecibles.

En algunos lugares pueden ser muy fuertes. Debes conocer estas corrientes para no ser desviado por ellas y para no agotarte. Conocer las corrientes locales y planificar una ruta en función de ellas puede mejorar mucho la eficiencia.

Así, nadar en paralelo a la costa con una corriente de resaca puede ayudarte a evitar la fuerza de la corriente de forma más efectiva (ver a la derecha). Al nadar mar adentro, conocer la dirección de la corriente puede ayudar a mantener una trayectoria recta y evitar así un gasto energético innecesario. Conocer bien las mareas y corrientes permite nadar de manera más segura y eficiente, y hace la experiencia más agradable y segura.

Corrientes de resaca

Las corrientes de resaca son canales de agua en movimiento, estrechos y fuertes, que van de la costa hacia mar adentro. Se pueden formar cerca de la playa, donde rompen las olas, y a menudo es difícil detectarlas. Si te ves atrapado en ellas, no intentes volver a la playa directamente nadando contra corriente para no agotarte. Es mejor nadar en paralelo a la costa, hasta que salgas de la corriente, y entonces ir hacia la playa. Detectar y comprender las corrientes de resaca es crucial para la seguridad.

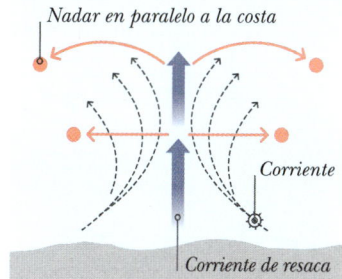

Nadar en paralelo a la costa

Corriente

Corriente de resaca

EVITA LAS CORRIENTES DE RESACA
Cruza la corriente a nado hasta salir de la zona de resaca, haz señales de ayuda o vuelve nadando a la playa.

Marea ascendente (flujo)

Nadar contra la corriente de una marea requiere fuerza, técnica y sincronización. Mantente cerca de la costa y ejecuta una brazada fuerte y constante para avanzar gradualmente contra la marea. Conocer la dirección y la fuerza de la corriente es esencial para nadar de forma eficiente y segura en aguas abiertas.

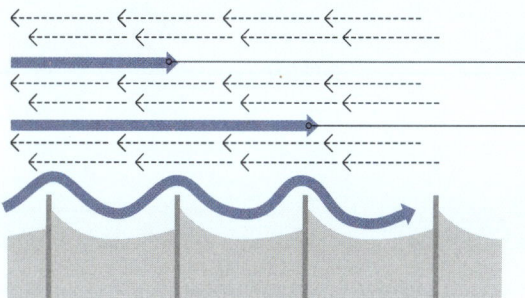

Mantén un ritmo y esfuerzo constantes para poder superar la resistencia de la marea

Nada cerca de la costa, donde la corriente es menos fuerte

NADAR CONTRA CORRIENTE

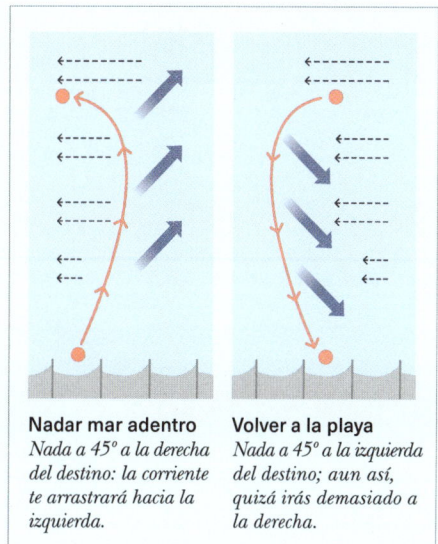

Nadar mar adentro
Nada a 45° a la derecha del destino: la corriente te arrastrará hacia la izquierda.

Volver a la playa
Nada a 45° a la izquierda del destino; aun así, quizá irás demasiado a la derecha.

ANATOMÍA MUSCULAR DEL NADADOR

Este apartado ofrece una visión detallada de los músculos implicados en los distintos tipos de brazada, destacando sus funciones e importancia, y poniendo énfasis en su papel en la propulsión, la estabilidad y la coordinación.

Los conocimientos de anatomía te ayudan a mejorar tu técnica de natación, tu resistencia y tu rendimiento, y te permiten establecer rutinas de entrenamiento específicas para reforzar los músculos, para mejorar la técnica y reducir los tiempos de recuperación. Por otra parte, estas nociones ayudan a prevenir lesiones, garantizan que mantienes una salud física óptima y prolongan tu longevidad en el deporte.

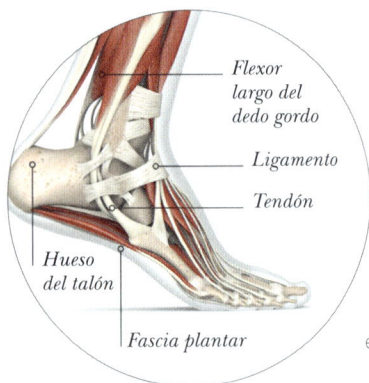

Flexor largo del dedo gordo

Ligamento

Tendón

Hueso del talón

Fascia plantar

Estructura del pie

Los pies tienen un papel importante en la natación, en concreto, para ejecutar unas patadas fuertes. La fascia plantar y los tendones trabajan conjuntamente para mantener la rigidez y la flexibilidad del pie. Una posición y un movimiento correctos del pie mejoran la propulsión y te ayudan a mantener la velocidad y la estabilidad durante las brazadas.

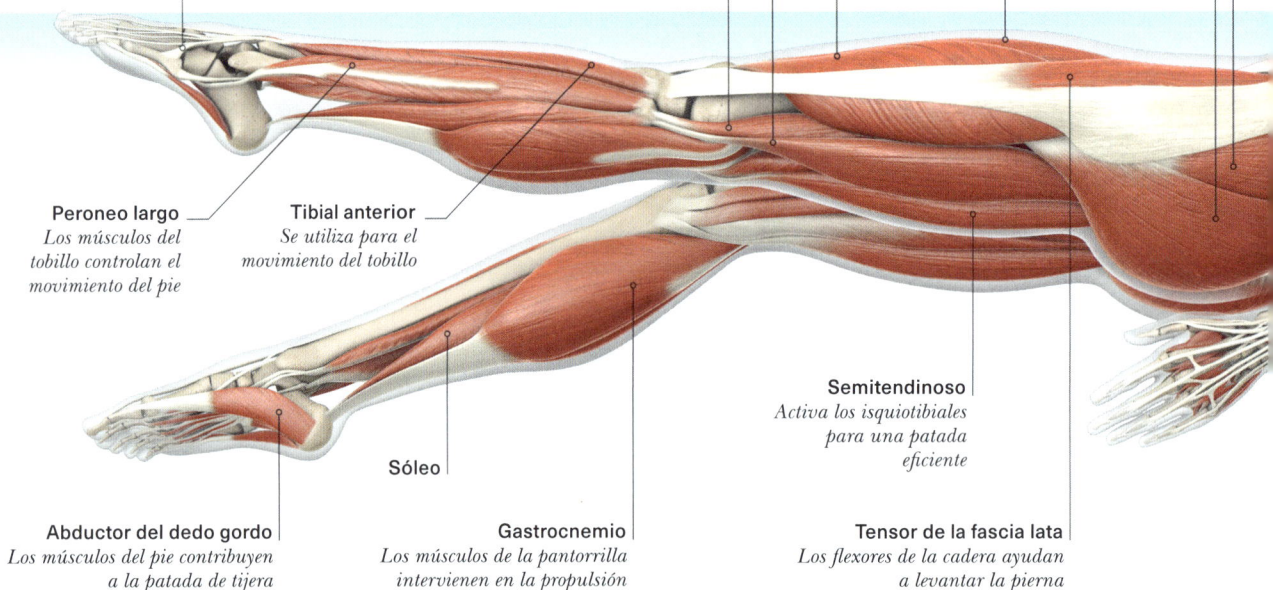

Bíceps femoral (cabeza corta)

Bíceps femoral (cabeza larga)

Vasto lateral

Glúteo medio
Refuerza los abductores de la cadera y da estabilidad

Glúteo mayor
Activa los glúteos para dar patadas fuertes

Recto femoral
El cuádriceps estabiliza la posición de la pierna

Peroneo largo
Los músculos del tobillo controlan el movimiento del pie

Tibial anterior
Se utiliza para el movimiento del tobillo

Semitendinoso
Activa los isquiotibiales para una patada eficiente

Abductor del dedo gordo
Los músculos del pie contribuyen a la patada de tijera

Sóleo

Gastrocnemio
Los músculos de la pantorrilla intervienen en la propulsión

Tensor de la fascia lata
Los flexores de la cadera ayudan a levantar la pierna

Músculos abdominales

Los músculos abdominales mantienen la estabilidad y generan fuerza al nadar. Activar los abdominales, los oblicuos y los músculos de la parte inferior de la espalda ayuda a los nadadores a mantener una posición aerodinámica, a reducir el arrastre y a ejecutar giros eficientes (pp. 14-15). Unos músculos abdominales fuertes también favorecen las técnicas de respiración adecuadas y la resistencia.

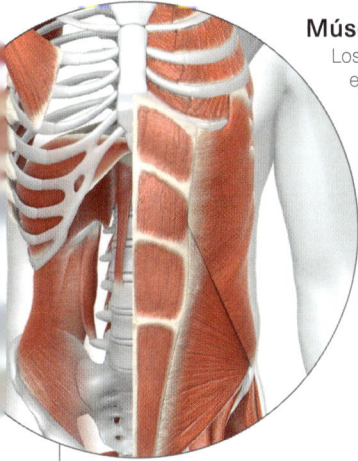

HASTA EL 70 %
DE LOS NADADORES ADULTOS DE COMPETICIÓN MANIFIESTAN SUFRIR DOLOR EN LOS HOMBROS

Pecho y hombros

Los músculos del pecho y los hombros tienen un papel vital en las brazadas de natación. Los pectorales mayor y menor, el deltoides y el trapecio contribuyen a unos movimientos de brazos fuertes, necesarios para la propulsión. Reforzar estos músculos mejora la eficiencia de la brazada, favorece la estabilidad de los hombros y reduce el riesgo de lesión.

Recto abdominal
Los músculos del tórax mantienen la alineación

Pectoral mayor
Los pectorales dan estabilidad al tronco

Bíceps
Usamos los bíceps para la flexión de brazos

Esternocleidomastoideo
Los músculos del cuello mantienen la alineación de la cabeza

Tríceps
Refuerza los tríceps para la extensión del brazo

Trapecio superior
Los músculos de la parte superior de la espalda mantienen la postura

Dorsal ancho
Activa este músculo para una mayor fuerza de tracción

Trapecio medio
El trapecio interviene en el movimiento de los hombros

POSICIÓN DENTRO DEL AGUA
Dentro del agua es importante mantener una postura aerodinámica, como se muestra aquí, para utilizar los músculos de manera correcta y asegurar un rendimiento óptimo (pp. 12-17).

Oblicuos externos
Contribuyen a la rotación del cuerpo

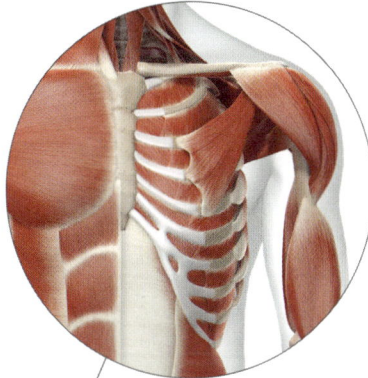

Deltoides
Unos dorsales fuertes ofrecen fuerza de tracción. El deltoides levanta y da estabilidad a los brazos

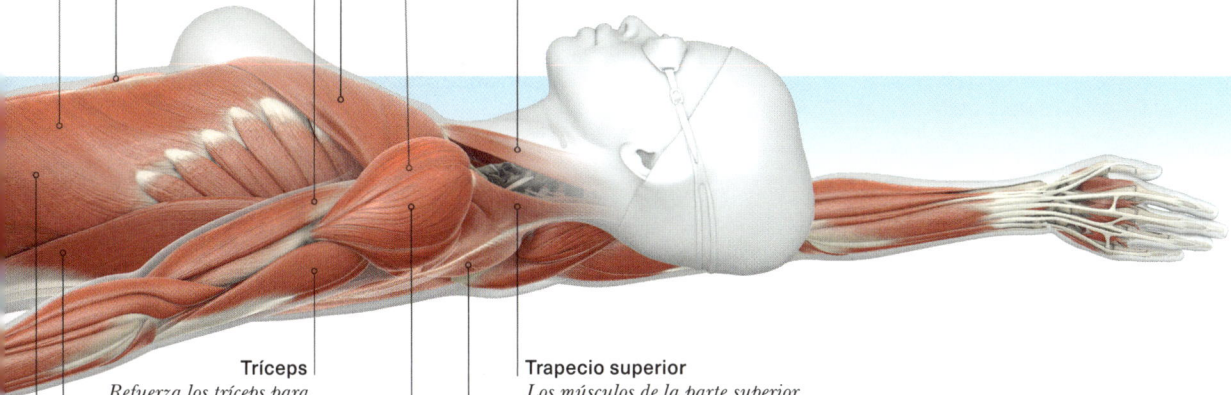

GRUPOS MUSCULARES POSTERIORES

Esta sección aborda los componentes de los músculos de las piernas, las caderas y nalgas, así como de la espalda y el cuello. Aquí aprenderás la importancia de una alineación y activación correctas para lograr tu mejor rendimiento dentro del agua.

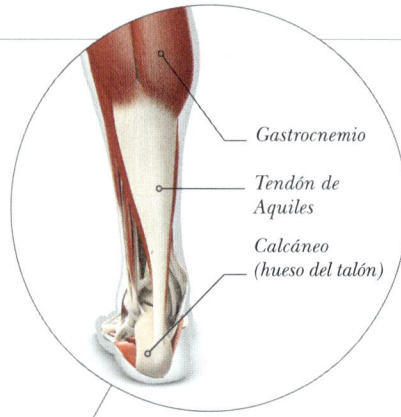

Gastrocnemio

Tendón de Aquiles

Calcáneo (hueso del talón)

Pantorrillas

Los gemelos son cruciales para la natación porque favorecen la flexibilidad del tobillo, así como la propulsión. Permiten dar patadas efectivas, ayudan a que el cuerpo sea aerodinámico y mejoran la propulsión hacia delante. Unos gemelos fuertes favorecen el impulso desde la pared y mejoran la eficiencia en general al nadar.

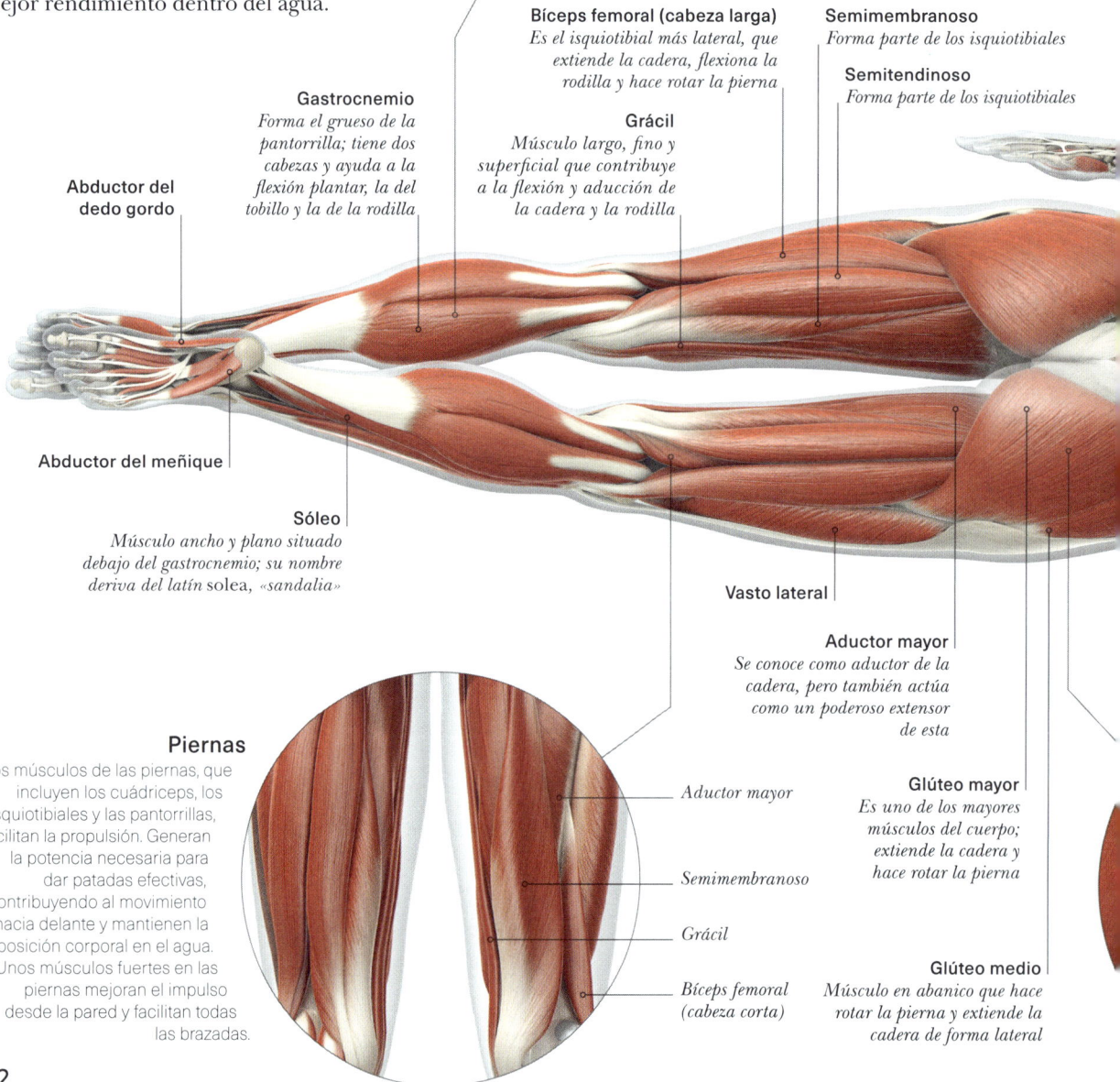

Bíceps femoral (cabeza larga)
Es el isquiotibial más lateral, que extiende la cadera, flexiona la rodilla y hace rotar la pierna

Semimembranoso
Forma parte de los isquiotibiales

Semitendinoso
Forma parte de los isquiotibiales

Gastrocnemio
Forma el grueso de la pantorrilla; tiene dos cabezas y ayuda a la flexión plantar, la del tobillo y la de la rodilla

Grácil
Músculo largo, fino y superficial que contribuye a la flexión y aducción de la cadera y la rodilla

Abductor del dedo gordo

Abductor del meñique

Sóleo
Músculo ancho y plano situado debajo del gastrocnemio; su nombre deriva del latín solea, *«sandalia»*

Vasto lateral

Aductor mayor
Se conoce como aductor de la cadera, pero también actúa como un poderoso extensor de esta

Piernas

Los músculos de las piernas, que incluyen los cuádriceps, los isquiotibiales y las pantorrillas, facilitan la propulsión. Generan la potencia necesaria para dar patadas efectivas, contribuyendo al movimiento hacia delante y mantienen la posición corporal en el agua. Unos músculos fuertes en las piernas mejoran el impulso desde la pared y facilitan todas las brazadas.

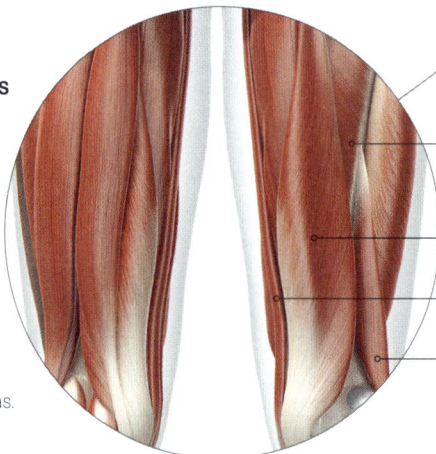

Aductor mayor

Semimembranoso

Grácil

Bíceps femoral (cabeza corta)

Glúteo mayor
Es uno de los mayores músculos del cuerpo; extiende la cadera y hace rotar la pierna

Glúteo medio
Músculo en abanico que hace rotar la pierna y extiende la cadera de forma lateral

Espalda y cuello

Los músculos de la espalda y el cuello son vitales para nadar, ya que mantienen la alineación correcta del cuerpo y reducen el arrastre. Unos músculos de la espalda fuertes favorecen unos movimientos de los brazos eficientes y la rotación, esencial para las brazadas de crol y de espalda. Los del cuello ayudan a estabilizar la cabeza, facilitando su rotación para respirar. Juntos contribuyen a una mejor mecánica de la brazada y al rendimiento.

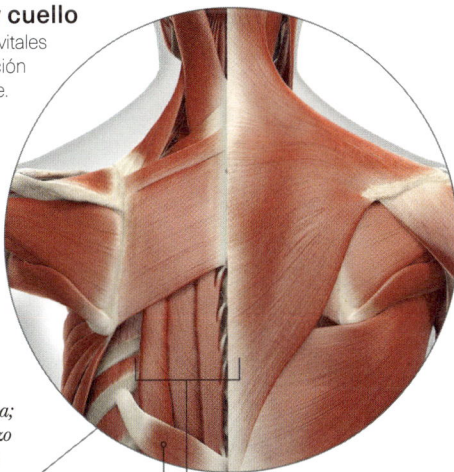

Nivel de rigidez

Un nivel idóneo de rigidez del cuerpo supone mantener un tronco firme pero flexible, que permite una transmisión eficiente de la fuerza desde la parte superior del cuerpo a la inferior. Los nadadores deben conseguir un delicado equilibrio entre tensión y relajación para mantener una posición aerodinámica en el agua. Demasiada rigidez puede aumentar la resistencia y reducir la propulsión, y un exceso de relajación puede producir movimientos poco eficientes. Con el nivel adecuado, los nadadores pueden mejorar la eficiencia de la brazada, la flotación y pueden mantener un mejor control y estabilidad durante los giros y las transiciones. Este ajuste ayuda a los nadadores a nadar más rápido.

Oblicuo externo

Dorsal ancho
Es el músculo más ancho de la espalda; está unido a la parte superior del brazo y a un tramo de la columna, hasta la fascia toracolumbar de la espalda baja

Extensores de la columna
Espinal, longísimo, iliocostal

Serrato posterior

Trapecio
Cada lado es triangular, pero juntos forman un trapecio; se une al cráneo, a la columna vertebral, a la clavícula y la escápula

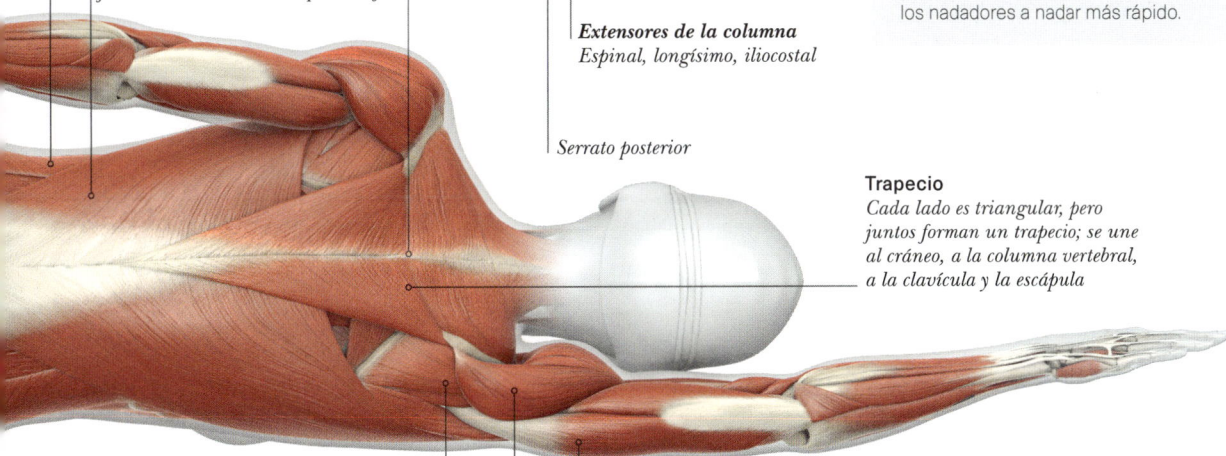

Infraespinoso
Músculo triangular que se une a la escápula y al húmero; hace rotar el brazo lateralmente hacia la línea media y estabiliza el hombro

Tríceps
Músculo de la parte superior del brazo con tres cabezas (partes) que se unen al húmero, la escápula y el cúbito; extiende el antebrazo desde el codo, y ayuda a extender y a realizar la aducción del brazo desde el hombro.

Glúteo medio

Piriforme

Deltoides
Músculo triangular (en griego, delta significa triángulo) con tres divisiones principales; se une a la clavícula, a la escápula y al húmero

Caderas y nalgas

Los músculos de la cadera son esenciales para estabilizar el cuerpo cuando se nada. Incluyen los glúteos mayor, medio y menor, que actúan juntos para ejecutar patadas fuertes y en la alineación eficiente del cuerpo cuando se nada.

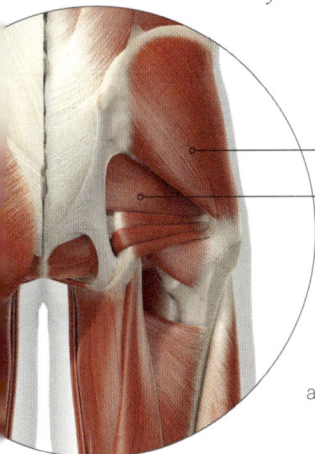

COORDINACIÓN MUSCULAR

Para nadar bien se precisa una coordinación muscular sincronizada. Los músculos clave estabilizan el cuerpo, dan fuerza a la brazada y controlan los movimientos. Una activación adecuada mejora la propulsión y minimiza el arrastre. Activar los músculos del tórax para la rotación y para mantener una forma aerodinámica mejora el rendimiento. Todo ello da resistencia y reduce el cansancio, permitiendo mantener velocidad y técnica en mayores distancias. La coordinación es crucial para unos resultados óptimos tanto en la natación competitiva como en la recreativa.

GRUPOS MUSCULARES ANTERIORES

En este apartado se detallan las rodillas, brazos, caderas, pelvis y manos, y se subraya la importancia de una alineación y una activación adecuadas para un rendimiento óptimo y para prevenir lesiones.

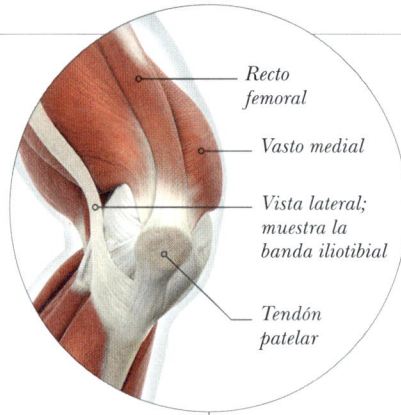

Recto femoral

Vasto medial

Vista lateral; muestra la banda iliotibial

Tendón patelar

Rodilla

La rodilla es sostenida por unos músculos fuertes para que soporte las tensiones de la natación. Una alineación y una fuerza adecuadas en esta zona son importantes para la estabilidad y para un movimiento eficiente de la pierna.

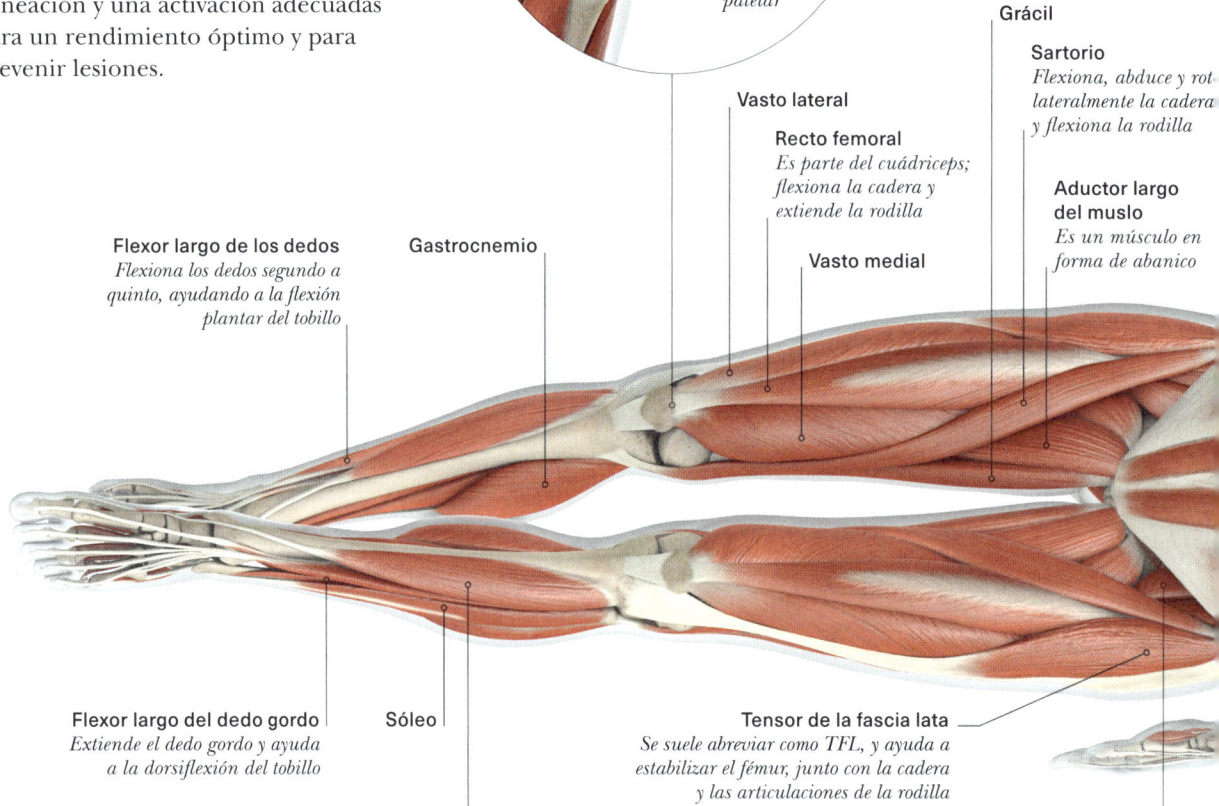

Grácil

Sartorio
Flexiona, abduce y rota lateralmente la cadera y flexiona la rodilla

Aductor largo del muslo
Es un músculo en forma de abanico

Vasto lateral

Recto femoral
Es parte del cuádriceps; flexiona la cadera y extiende la rodilla

Vasto medial

Flexor largo de los dedos
Flexiona los dedos segundo a quinto, ayudando a la flexión plantar del tobillo

Gastrocnemio

Flexor largo del dedo gordo
Extiende el dedo gordo y ayuda a la dorsiflexión del tobillo

Sóleo

Tensor de la fascia lata
Se suele abreviar como TFL, y ayuda a estabilizar el fémur, junto con la cadera y las articulaciones de la rodilla

Tibial anterior
Realiza la flexión dorsal del tobillo

Psoas mayor
Principal flexor de la cadera

Caderas y pelvis

Las caderas y la pelvis son cruciales para unas brazadas fuertes, ya que son la base para los movimientos de las piernas y del tronco. Activar estos músculos da estabilidad, una alineación adecuada y una propulsión efectiva dentro del agua.

Ilíaco
Junto con el psoas, contribuye a la flexión de la cadera

Aductor largo del muslo
Contribuye a la flexión de la cadera, estabiliza la pelvis en el movimiento

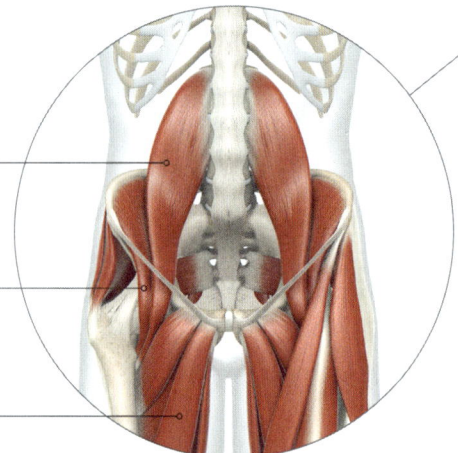

Brazos

Los músculos de los brazos son esenciales en la natación, ya que impulsan el cuerpo hacia delante. La activación adecuada de los bíceps, tríceps, deltoides y músculos del antebrazo mejora la eficiencia y la fuerza de la brazada. Mantener la flexibilidad y la fuerza en estas zonas reduce el riesgo de lesión y mejora el rendimiento.

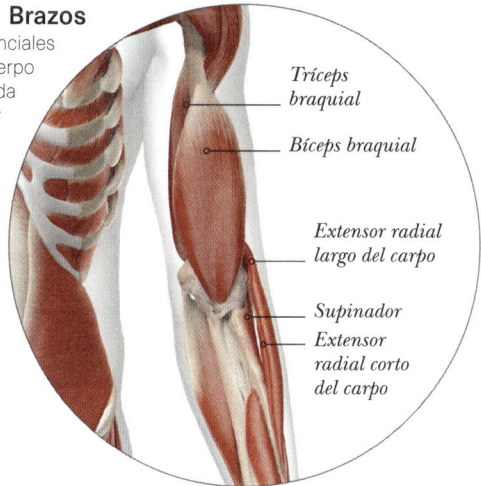

Tríceps braquial

Bíceps braquial

Extensor radial largo del carpo

Supinador

Extensor radial corto del carpo

¿Sabías que...?

DESARROLLAR UNOS MÚSCULOS DEL TÓRAX FUERTES MEJORA LA POSICIÓN AERODINÁMICA Y LA VELOCIDAD

Oblicuo externo
Es el abdominal más largo y más externo; flexiona y rota el torso

Recto abdominal
Se une a la pelvis; este músculo del «six-pack» flexiona el torso

Dorsal ancho
Activar este músculo da fuerza de tracción

Tríceps

Pronador redondo

Flexor superficial de los dedos de la mano

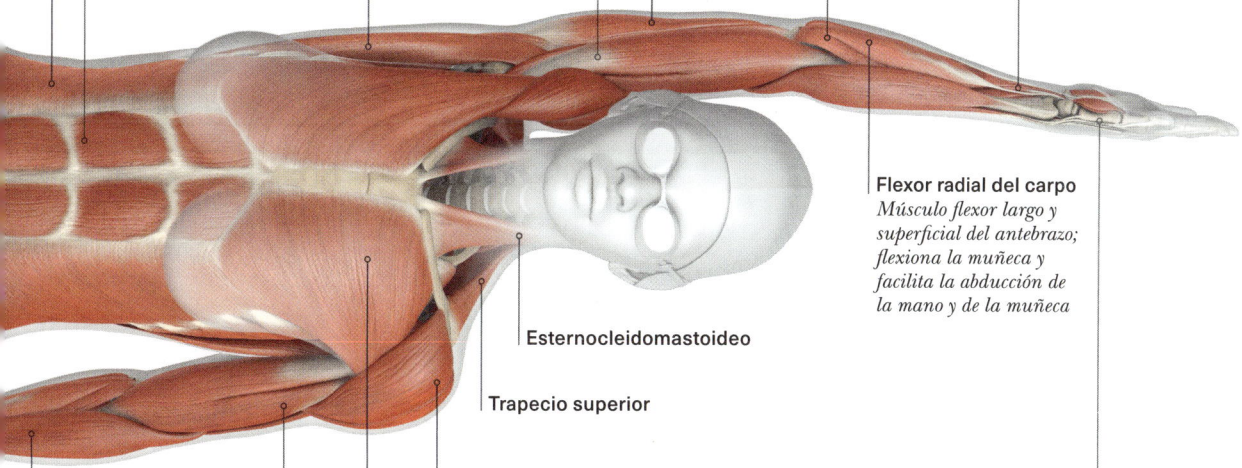

Flexor radial del carpo
Músculo flexor largo y superficial del antebrazo; flexiona la muñeca y facilita la abducción de la mano y de la muñeca

Esternocleidomastoideo

Trapecio superior

Bíceps
Músculo de la parte superior del brazo con dos cabezas (partes) que se unen a la escápula y al radio; flexiona y ayuda a supinar el brazo, y apoya la fijación y flexión del hombro

Deltoides
Es un músculo triangular (delta significa «triángulo» en griego) de las tres divisiones principales; se inserta en la clavícula, la escápula y el húmero

Pectoral mayor
Este gran músculo que cubre la parte superior del pecho va desde el esternón y la clavícula hasta la porción lateral del húmero

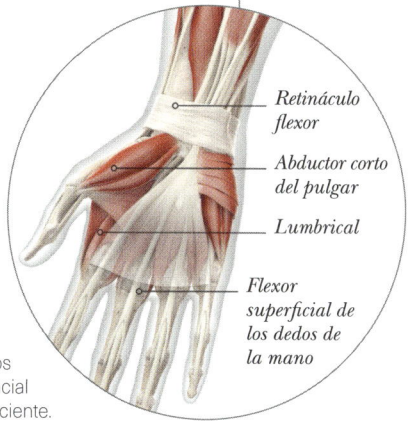

Manos

Los músculos de las manos y los dedos son vitales para ejecutar un remo efectivo dentro del agua. Activar estos músculos correctamente puede mejorar la técnica de la brazada, aumentar la propulsión y mantener una posición aerodinámica. Un entrenamiento y una forma física adecuados de los músculos de las manos es esencial para nadar de forma eficiente.

Retináculo flexor

Abductor corto del pulgar

Lumbrical

Flexor superficial de los dedos de la mano

Braquiorradial
Se origina en una cresta del húmero y se inserta en el radio; flexiona el antebrazo a nivel del codo

MÚSCULOS EN ACCIÓN

Comprender la acción muscular puede ayudar a mejorar la técnica. Optimizando la interacción entre contracciones y asegurando una actividad muscular equilibrada, se logra una brazada más eficiente y efectiva, lo que mejora el rendimiento y reduce el riesgo de lesión.

TIPOS DE CONTRACCIÓN MUSCULAR

Con la contracción concéntrica (en rojo), el músculo se acorta al contraerse, lo que genera fuerza. En la excéntrica (en morado), el músculo se alarga mientras está en tensión, y a menudo vuelve desde una posición acortada a su longitud de reposo. Un tercer tipo es la isométrica (en naranja), con la que el músculo genera fuerza sin variar su longitud, como cuando mantenemos una posición constante. Las contracciones musculares concéntricas generan fuerza en las fases de brazada para impulsarse. Las excéntricas controlan la deceleración de las extremidades, estabilizan los movimientos y absorben impactos.

Banda iliotibial (BIT)
Estabiliza la pierna lateralmente desde la cadera hasta la parte inferior, aumentando la fuerza de la patada de tijera

Dedos
La energía se transfiere por los músculos de las piernas hasta los dedos para generar propulsión

Cuádriceps
Intervienen en una pauta recíproca contralateral, alternando movimientos entre cada pierna

Caderas
Trabajan con los músculos del tronco para estabilizar el cuerpo y generar gran parte de la energía para la patada de tijera

Flexores del tobillo
Trabajan de forma excéntrica durante la extensión del tobillo

MÚSCULOS

- 🔴 Acortamiento con tensión
- 🟣 Alargamiento con tensión
- 🔵 Alargamiento sin tensión
- 🟠 Tensionados sin movimiento

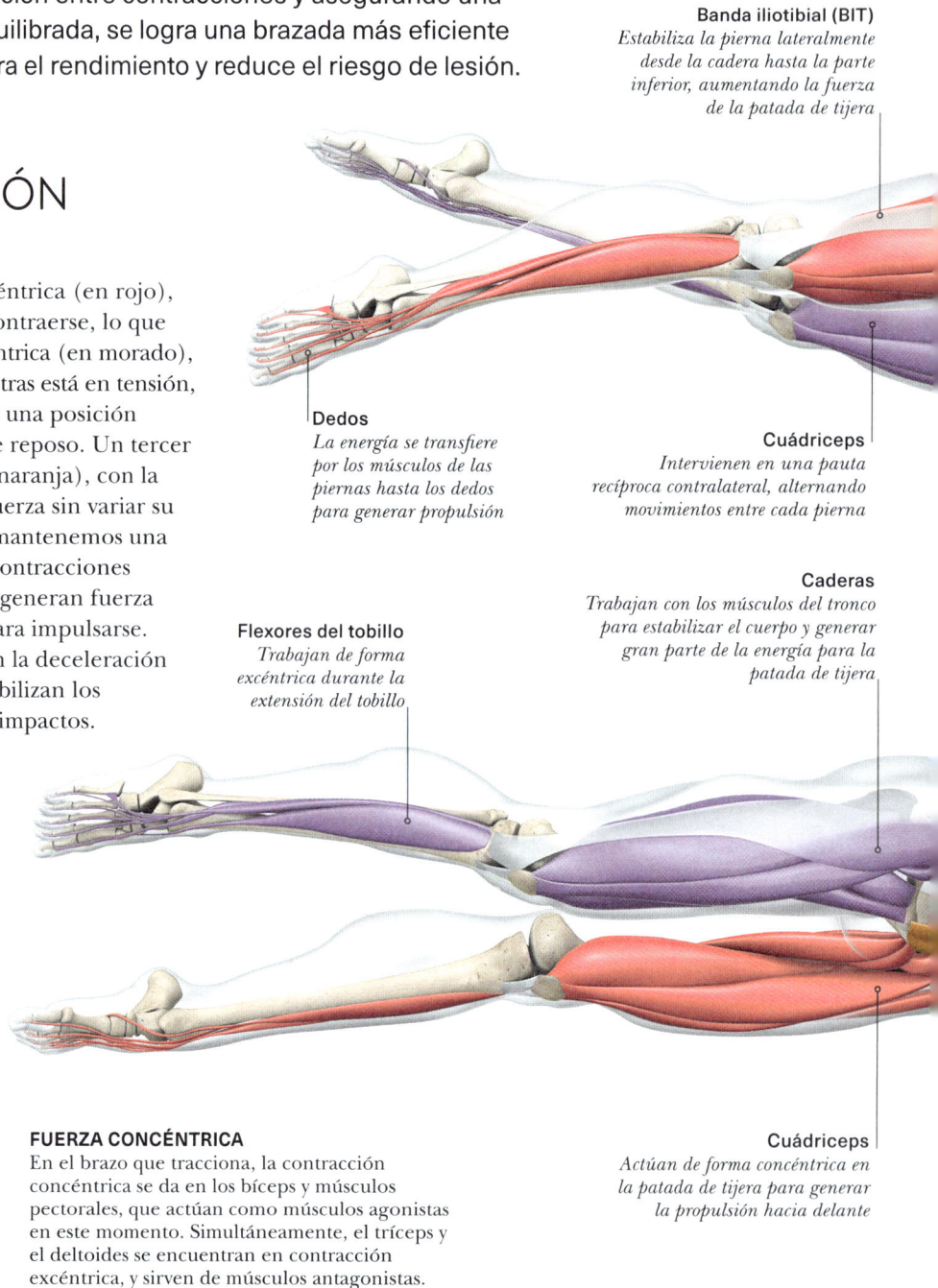

FUERZA CONCÉNTRICA
En el brazo que tracciona, la contracción concéntrica se da en los bíceps y músculos pectorales, que actúan como músculos agonistas en este momento. Simultáneamente, el tríceps y el deltoides se encuentran en contracción excéntrica, y sirven de músculos antagonistas.

Cuádriceps
Actúan de forma concéntrica en la patada de tijera para generar la propulsión hacia delante

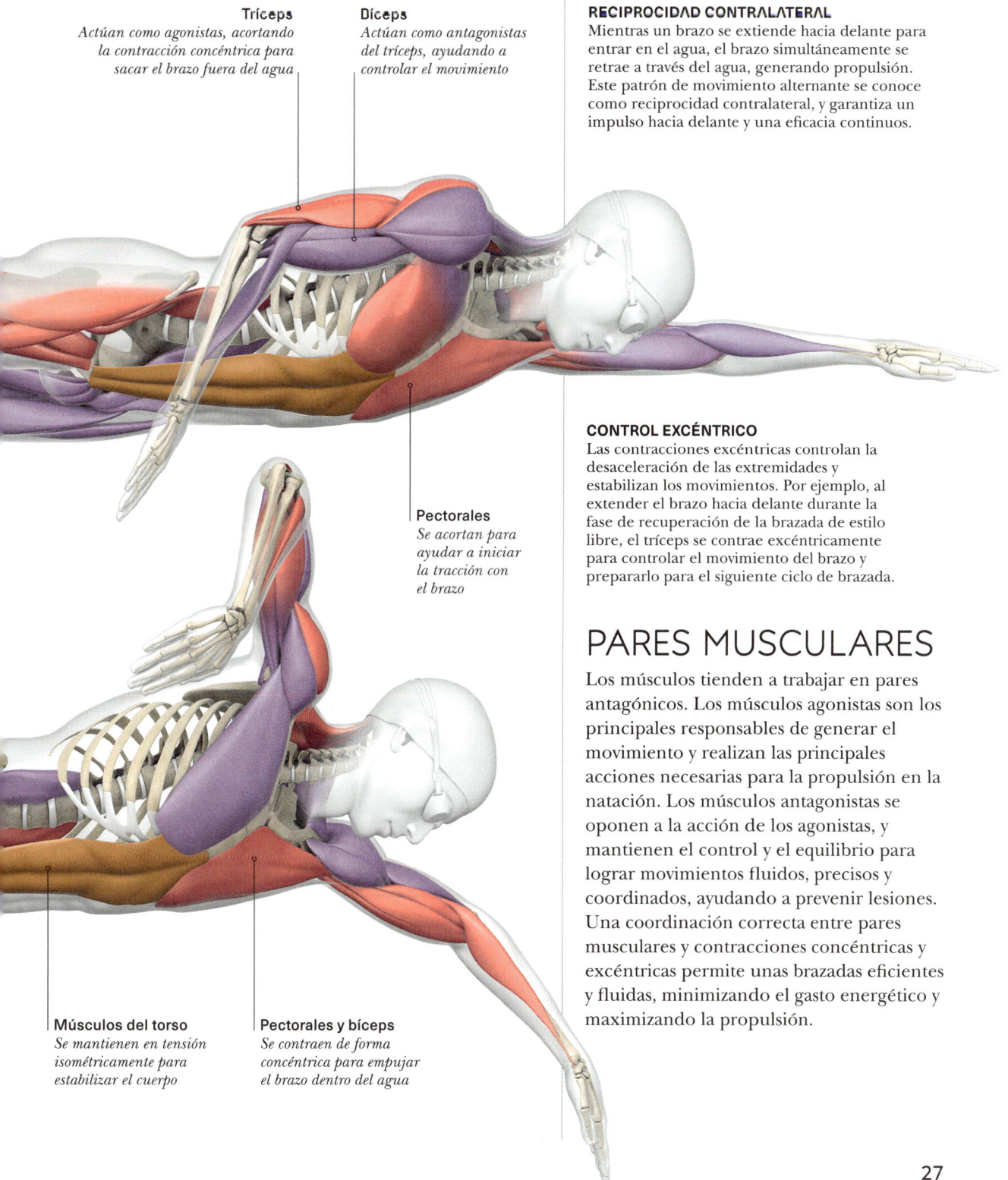

Tríceps
Actúan como agonistas, acortando la contracción concéntrica para sacar el brazo fuera del agua

Díceps
Actúan como antagonistas del tríceps, ayudando a controlar el movimiento

RECIPROCIDAD CONTRALATERAL

Mientras un brazo se extiende hacia delante para entrar en el agua, el brazo simultáneamente se retrae a través del agua, generando propulsión. Este patrón de movimiento alternante se conoce como reciprocidad contralateral, y garantiza un impulso hacia delante y una eficacia continuos.

Pectorales
Se acortan para ayudar a iniciar la tracción con el brazo

CONTROL EXCÉNTRICO

Las contracciones excéntricas controlan la desaceleración de las extremidades y estabilizan los movimientos. Por ejemplo, al extender el brazo hacia delante durante la fase de recuperación de la brazada de estilo libre, el tríceps se contrae excéntricamente para controlar el movimiento del brazo y prepararlo para el siguiente ciclo de brazada.

PARES MUSCULARES

Los músculos tienden a trabajar en pares antagónicos. Los músculos agonistas son los principales responsables de generar el movimiento y realizan las principales acciones necesarias para la propulsión en la natación. Los músculos antagonistas se oponen a la acción de los agonistas, y mantienen el control y el equilibrio para lograr movimientos fluidos, precisos y coordinados, ayudando a prevenir lesiones. Una coordinación correcta entre pares musculares y contracciones concéntricas y excéntricas permite unas brazadas eficientes y fluidas, minimizando el gasto energético y maximizando la propulsión.

Músculos del torso
Se mantienen en tensión isométricamente para estabilizar el cuerpo

Pectorales y bíceps
Se contraen de forma concéntrica para empujar el brazo dentro del agua

ALIMENTAR LOS MÚSCULOS

Para realizar las contracciones coordinadas de los músculos cuando se nada se precisa energía. El cuerpo produce esta energía convirtiendo nutrientes almacenados en moléculas de ATP (trifosfato de adenosina) que transportan la energía.

LA RESPIRACIÓN

El término científico que designa el proceso químico de generar energía es *respiración*. Un componente clave de la respiración humana es el intercambio de gases mediante la respiración pulmonar. El oxígeno necesario para la conversión en energía aeróbica es introducido en el cuerpo, mientras que el dióxido de carbono, uno de los principales productos de desecho del mismo proceso químico, es expulsado con la espiración. Por ello es tan importante inspirar y espirar el volumen suficiente de aire con regularidad para mantener la propulsión hacia delante mediante la acción muscular.

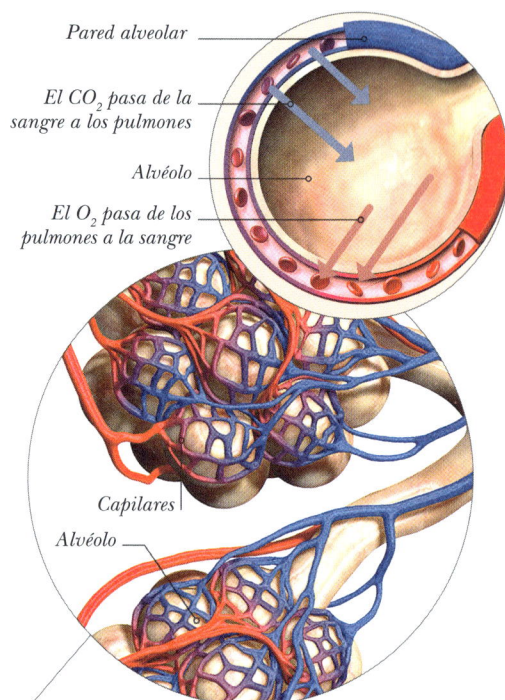

Pared alveolar

El CO_2 pasa de la sangre a los pulmones

Alvéolo

El O_2 pasa de los pulmones a la sangre

Capilares

Alvéolo

Intercambio de gases

El intercambio de gases es el proceso en que el oxígeno (O_2) de los pulmones es absorbido por el torrente sanguíneo y el dióxido de carbono (CO_2) pasa del torrente sanguíneo a los pulmones. Un intercambio de gases eficiente asegura que los músculos reciben el oxígeno que necesitan y que el dióxido de carbono, un producto de desecho del metabolismo, es eliminado de forma efectiva. Este equilibrio es crucial para mantener el rendimiento muscular y la resistencia durante una actividad física prolongada.

El diafragma se contrae para que los pulmones se expandan durante la inhalación

Los músculos intercostales ayudan a contraer la cavidad torácica en la espiración

Pulmones

Corazón

Hígado

RESERVAS DE ENERGÍA

Las reservas de energía de los músculos, el hígado y las células adiposas, como glucógeno y triglicéridos, proporcionan el combustible para las contracciones musculares. El glucógeno se convierte rápidamente en glucosa, y luego, a través de los orgánulos que son las mitocondrias, en ATP, la principal fuente de energía. Los triglicéridos son descompuestos en ácidos grasos, que son una fuente de energía adicional en los esfuerzos prolongados.

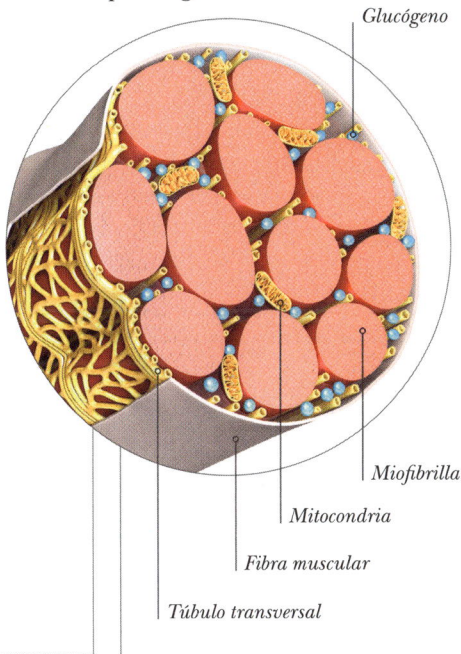

Glucógeno

Miofibrilla

Mitocondria

Fibra muscular

Túbulo transversal

CONVERSIÓN AERÓBICA Y ANAERÓBICA

En la conversión aeróbica, la glucosa y el oxígeno son usados dentro de la mitocondria para producir energía, dióxido de carbono y agua. En la conversión anaeróbica, la glucosa se transforma en ácido láctico y energía sin oxígeno, generándose menos energía, pero permitiendo la función muscular continua en esfuerzos intensos.

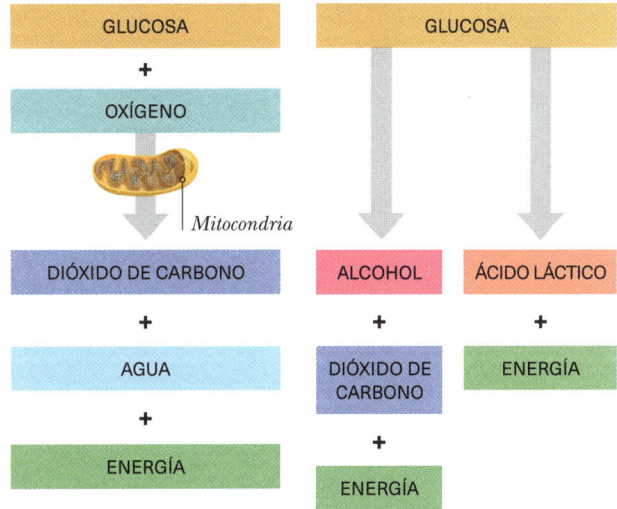

Mitocondria

RESPIRACIÓN AERÓBICA
Gran parte de la energía se genera aeróbicamente: una molécula de glucógeno puede dar 38 moléculas de ATP. La respiración aeróbica se da en las mitocondrias de las células.

RESPIRACIÓN ANAERÓBICA
De forma anaeróbica tan solo se producen moléculas de ATP, junto con el ácido láctico, que provoca la fatiga muscular. Este proceso se da en el citoplasma de la célula.

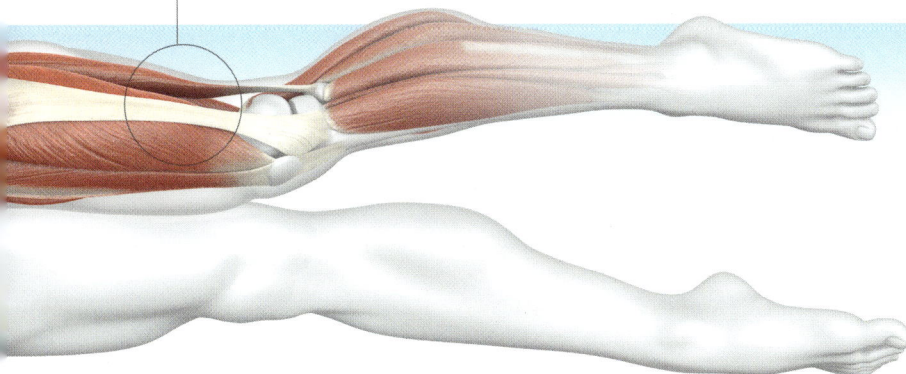

ADAPTACIONES FÍSICAS

Nadar puede favorecer unas adaptaciones físicas clave: aumentar la fuerza, densidad y capacidad de almacenar energía de los músculos esqueléticos; mejorar la fuerza del músculo cardíaco y la capacidad en general de obtener oxígeno para producir energía y eliminar los productos de desecho; y a nivel celular, aumentar la cantidad y la eficiencia de los componentes de una célula donde se genera la mayor parte de la energía.

CRECIMIENTO MUSCULAR

Nadar induce hipertrofia muscular a causa de la tensión mecánica, sobre todo, en la parte superior del cuerpo, el tronco y las piernas.

El movimiento repetitivo de alta resistencia contra el agua somete a los músculos a un estrés y provoca microrrupturas en sus fibras, que se reparan y refuerzan. Eso genera una respuesta del cuerpo para aumentar el crecimiento muscular con cambios en las sustancias químicas de la célula y una mayor síntesis de proteínas. Los músculos clave, como el dorsal ancho, los pectorales y los cuádriceps, se fortalecen y crecen, favoreciendo la propulsión y la resistencia. Los entrenamientos de fuerza contribuyen a estos cambios.

TRABAJO DE RESISTENCIA FÍSICA

↓

RESPUESTA EN TODO EL CUERPO

↓

CAMBIOS EN LA QUÍMICA CELULAR

↓

CRECE LA SÍNTESIS DE PROTEÍNAS

↓

CRECIMIENTO MUSCULAR / ADAPTACIÓN POR ENTRENAMIENTO

DEL TRABAJO AL CRECIMIENTO
El estímulo físico del trabajo de resistencia en tensión mecánica estimula una serie de respuestas químicas y biológicas que redunda en unos músculos más grandes y más fuertes.

MEJORA CARDÍACA

Nadar mejora la salud cardiovascular incrementando el ritmo cardíaco y la capacidad pulmonar, y también favorece la resistencia, hace bajar la presión sanguínea y estimula la eficiencia cardíaca y respiratoria.

Como entrenamiento de todo el cuerpo, la natación requiere unos movimientos rítmicos continuos que hacen subir la frecuencia cardíaca y favorecen una circulación eficiente. La actividad ayuda a reforzar el músculo cardíaco, haciéndolo más efectivo al bombear sangre por el cuerpo. Nadar regularmente aumenta la capacidad pulmonar, pues las técnicas de respiración requeridas obligan a los pulmones a trabajar más duro y, con el tiempo, mejoran su eficiencia.

Además, nadar puede ayudar a reducir la presión de la sangre, limita los niveles de colesterol malo y, en cambio, aumenta los de colesterol bueno. Al tener bajo impacto, la natación es adecuada para muchos, y ofrece una manera sostenible de mantener adecuadamente la forma cardiovascular y mejorar la función respiratoria hasta la vejez.

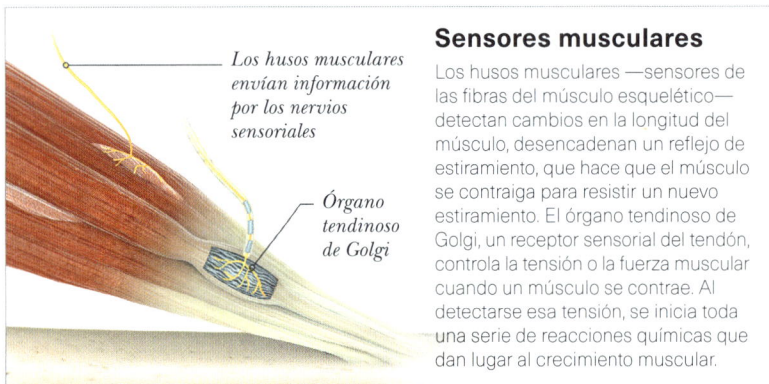

Los husos musculares envían información por los nervios sensoriales

Órgano tendinoso de Golgi

Sensores musculares
Los husos musculares —sensores de las fibras del músculo esquelético— detectan cambios en la longitud del músculo, desencadenan un reflejo de estiramiento, que hace que el músculo se contraiga para resistir un nuevo estiramiento. El órgano tendinoso de Golgi, un receptor sensorial del tendón, controla la tensión o la fuerza muscular cuando un músculo se contrae. Al detectarse esa tensión, se inicia toda una serie de reacciones químicas que dan lugar al crecimiento muscular.

CORAZÓN Y CIRCULACIÓN

Las arterias (en rojo en el diagrama) llevan sangre oxigenada desde el corazón hasta todo el cuerpo. Las venas (en azul) transportan sangre desoxigenada al corazón. Esta dirección se ve invertida en el bucle pulmonar del sistema circulatorio, que conecta el corazón con los pulmones.

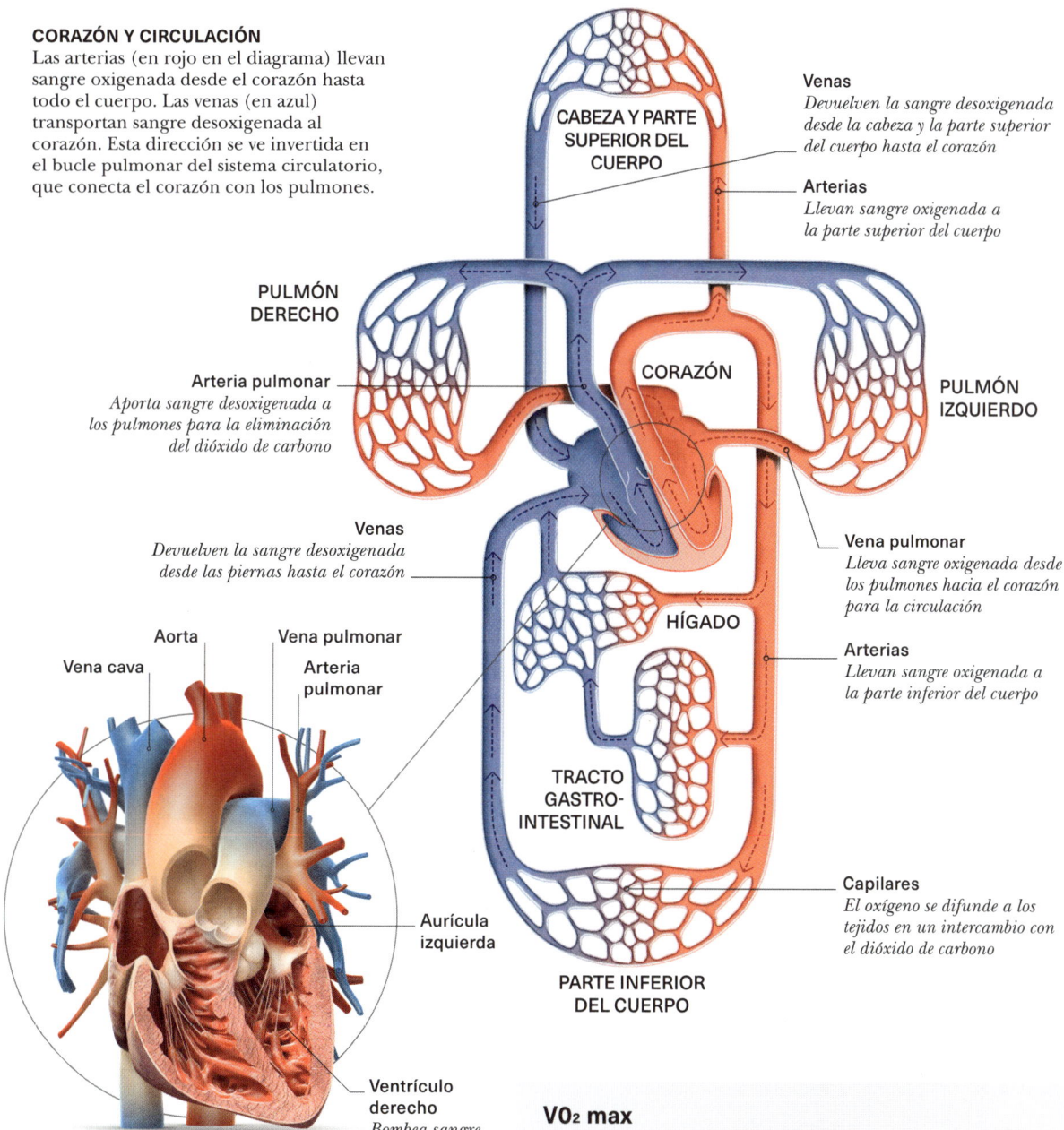

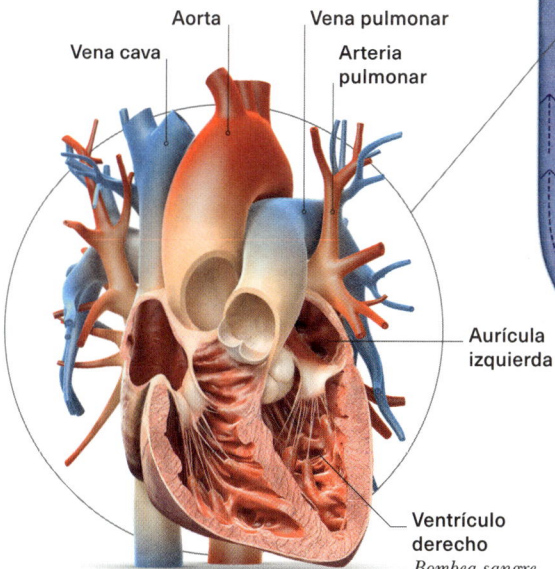

CABEZA Y PARTE SUPERIOR DEL CUERPO

Venas
Devuelven la sangre desoxigenada desde la cabeza y la parte superior del cuerpo hasta el corazón

Arterias
Llevan sangre oxigenada a la parte superior del cuerpo

PULMÓN DERECHO

Arteria pulmonar
Aporta sangre desoxigenada a los pulmones para la eliminación del dióxido de carbono

CORAZÓN

PULMÓN IZQUIERDO

Venas
Devuelven la sangre desoxigenada desde las piernas hasta el corazón

Vena pulmonar
Lleva sangre oxigenada desde los pulmones hacia el corazón para la circulación

HÍGADO

Arterias
Llevan sangre oxigenada a la parte inferior del cuerpo

TRACTO GASTRO-INTESTINAL

Capilares
El oxígeno se difunde a los tejidos en un intercambio con el dióxido de carbono

PARTE INFERIOR DEL CUERPO

Aorta

Vena pulmonar

Vena cava

Arteria pulmonar

Aurícula izquierda

Ventrículo derecho
Bombea sangre oxigenada hacia todo el cuerpo

La tarea del corazón

El corazón hace circular la sangre para cubrir las necesidades de oxígeno del cuerpo. Durante un ejercicio como la natación, el ritmo y la fuerza de las contracciones del músculo cardíaco aumentan para maximizar la circulación, permitiendo un mayor consumo de oxígeno. El ejercicio aumenta el tamaño del ventrículo izquierdo para permitir que en el corazón quepa un mayor volumen de sangre.

VO$_2$ max

El VO$_2$ max mide la cantidad de oxígeno que puedes consumir cuando realizas un esfuerzo máximo. Un valor de VO$_2$ max elevado significa que la cantidad de oxígeno disponible en los músculos para la respiración celular aeróbica es mayor. La capacidad de tu cuerpo para transportar oxígeno a los músculos depende de cuatro factores: el ritmo cardíaco máximo; el volumen sistólico (la cantidad de sangre bombeada desde el corazón por latido); la cantidad de hemoglobina (que transporta oxígeno) en la sangre y la proporción de la circulación que es transportada a los músculos que trabajan. Algunos de estos factores mejoran con el ejercicio, y otros dependen de la genética.

31

CRECIMIENTO MITOCONDRIAL

Las mitocondrias, en la célula, producen energía por un proceso llamado fosforilación oxidativa. Transforman los nutrientes en trifosfato de adenosina (ATP), la «moneda energética» de la célula, que alimenta diversas funciones celulares. La mitocondria interviene en la regulación del ciclo de la célula, la apoptosis (la muerte celular programada) y regula el equilibrio del ion de calcio.

Estos orgánulos celulares son esenciales para producir energía aeróbica para alimentar la actividad corporal. Las mitocondrias ayudan a convertir los nutrientes en energía utilizable (ATP), necesaria en diversas reacciones bioquímicas básicas para la contracción muscular, la reparación de las células y el funcionamiento del cuerpo.

En la natación, la importancia de las mitocondrias es aún mayor. Nadar es un ejercicio intenso de todo el cuerpo que requiere un aporte de energía constante en periodos prolongados. La eficiencia y el número de mitocondrias de las células

musculares influye directamente en la resistencia y el rendimiento. Mientras se nada, los músculos necesitan ATP constantemente para realizar las contracciones, sobre todo en sesiones de alta intensidad o de larga distancia. Unas mitocondrias que funcionan bien garantizan el aporte constante de ATP, permitiendo que los nadadores mantengan el ritmo y la fuerza.

Además, las mitocondrias participan en la regulación del ciclo celular y la apoptosis, garantizando que las células dañadas son sustituidas efectivamente, algo crucial para la recuperación. Nadar

regularmente y el entrenamiento de resistencia pueden incrementar la densidad y la eficiencia mitocondrial en las células musculares, lo cual aumenta la capacidad del nadador de producir ATP de forma eficiente. El ATP permite las contracciones musculares constantes y el rendimiento en general, de modo que la salud mitocondrial es un factor clave para mejorar como nadador. Mediante un entrenamiento específico, los nadadores pueden optimizar su función mitocondrial, lo cual ofrece multitud de beneficios.

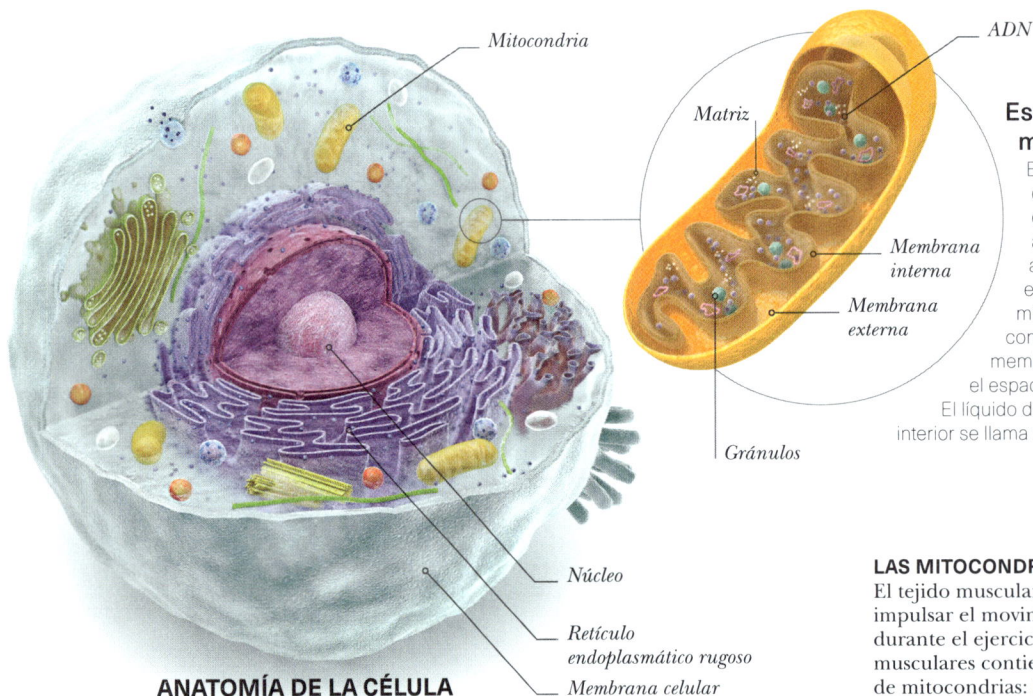

Mitocondria

ADN

Matriz

Membrana interna

Membrana externa

Gránulos

Núcleo

Retículo endoplasmático rugoso

Membrana celular

ANATOMÍA DE LA CÉLULA

Estructura de la mitocondria

Estos orgánulos utilizan oxígeno para convertir la energía química de los azúcares, grasas y otros alimentos en forma de energía, ATP. Cada mitocondria está compuesta por dos membranas, separadas por el espacio intermembranal. El líquido denso de la membrana interior se llama matriz.

LAS MITOCONDRIAS DE UNA CÉLULA
El tejido muscular requiere energía para impulsar el movimiento, sobre todo durante el ejercicio. Por ello, las células musculares contienen un gran número de mitocondrias: hasta 5000.

UMBRAL DE LACTATO

La conversión de la energía anaeróbica se produce cuando el ejercicio es de máxima intensidad, y se crea un subproducto químico, el ácido láctico, que debe reconvertirse para evitar las agujetas y el cansancio (p. 29). Si se supera el umbral de lactato, el ácido láctico se acumula en la sangre más rápidamente de lo que se elimina.

El umbral de lactato representa la máxima intensidad de ejercicio que puedes hacer antes de llegar al punto en que acumulas ácido láctico en los músculos. Entrenar en este umbral, o cerca de él, es esencial para mejorar tu rendimiento, aumentar la eficiencia en la eliminación del lactato y mejorar la capacidad de tus músculos de

neutralizar la acumulación de ácido, lo que permite soportar intensidades más altas durante periodos más prolongados sin cansancio.

El entrenamiento regular en el umbral de lactato supone realizar series a un ritmo en el que la acumulación de lactato es apreciable, pero gestionable, y llevar el umbral a

intensidades más altas de manera progresiva. Al mejorar el umbral de lactato, los nadadores pueden ejercitarse a intensidades más altas sin los efectos extenuantes del ácido láctico, lo que les permite obtener un mayor rendimiento en carrera, con tiempos más rápidos mantenidos durante más tiempo.

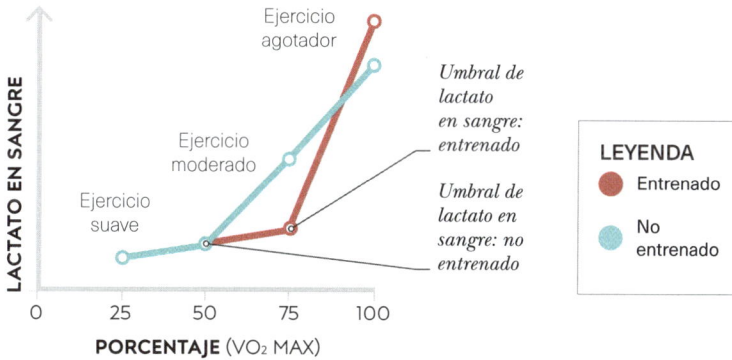

EL LACTATO EN LA SANGRE
Este gráfico muestra los niveles de lactato en sangre en individuos entrenados y no entrenados que trabajan a diferentes intensidades. Aparecen como porcentaje del consumo de oxígeno máximo (VO_2 max, p. 31). El entrenamiento desplaza la curva de la acumulación de lactato (en rojo) hacia la derecha. Un músculo entrenado soporta más ejercicio agotador hasta que el lactato se acumula. Identificar tu umbral de lactato te permite evitar un aumento excesivo del lactato en sangre y el cansancio que comporta.

EL METABOLISMO DE LAS GRASAS

Descomponer las grasas para obtener energía es esencial para la resistencia y para un uso eficiente de la energía.

Al gastar energía, el cuerpo obtiene el combustible de las reservas de grasas, que se descomponen en ácidos grasos y glicerol, y se convierten en energía por un proceso de beta-oxidación. Ello constituye una fuente de energía duradera, por lo que el metabolismo de las grasas es esencial para mantener la resistencia y el rendimiento durante sesiones de nado prolongadas.

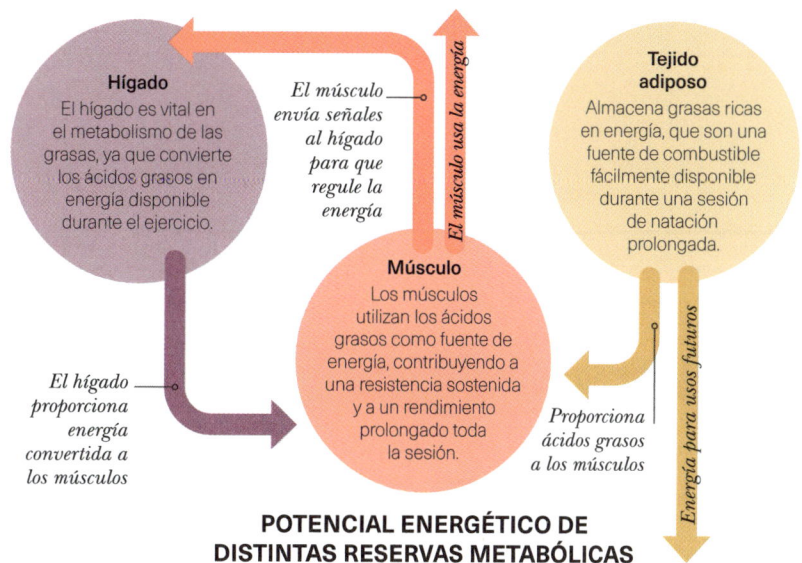

POTENCIAL ENERGÉTICO DE DISTINTAS RESERVAS METABÓLICAS

DIETA E HIDRATACIÓN

La nutrición comprende tanto los macronutrientes (carbohidratos, proteínas, grasas) como los micronutrientes (vitaminas y minerales) esenciales para la salud y el rendimiento de los nadadores. Un equilibrio adecuado de estos elementos favorece la producción de energía, la reparación muscular y el bienestar general, optimizando el rendimiento y la recuperación.

ELEMENTOS DE LA NUTRICIÓN

Los macronutrientes (carbohidratos, proteínas y grasas) son clave para la natación. Los carbohidratos aportan glucosa, la principal fuente de energía, y las proteínas contribuyen a la reparación de los tejidos y a las funciones corporales. Las grasas, esenciales para la producción de hormonas, también son una reserva energética. Equilibrarlos optimiza la energía y el rendimiento. La fibra es un «cuarto» macronutriente y, aunque no se puede digerir, es básica para la salud, principalmente para el microbioma intestinal, que tiene un papel vital en diversas funciones corporales, como la digestión, el sistema inmunitario y la salud mental.

Micronutrientes

Aunque se consumen en pequeñas cantidades, vitaminas y minerales tienen un papel fundamental en la inmunidad, la renovación celular y la producción de energía. Si los obtenemos de alimentos y no de suplementos, su absorción y utilización son óptimas.

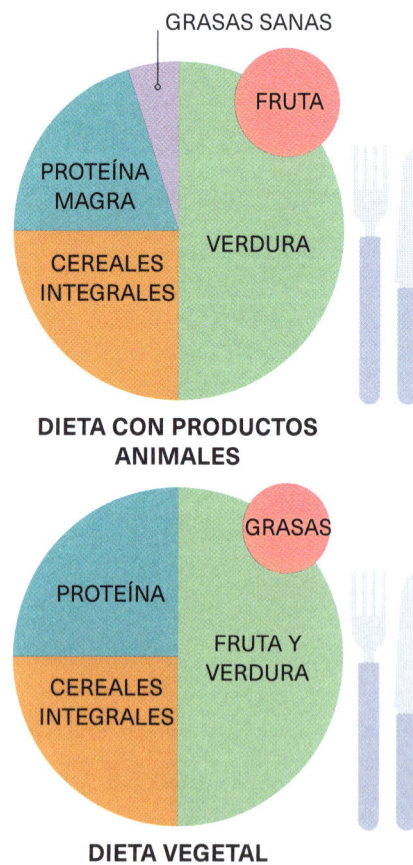

Los carbohidratos deben ser la mayor parte de la ingesta de alimentos, priorizando los alimentos integrales para una liberación progresiva de la energía. Prioriza los cereales, fruta y verduras, teniendo en cuenta su contenido de azúcar. Las proteínas deben ser un 20 % de la ingesta diaria, ya sean de origen vegetal, como legumbres y frutos secos, o animal, como carne y lácteos. Las grasas saludables, especialmente las mono y poliinsaturadas, son esenciales y no hay que evitarlas. Incorpora productos como el aceite de oliva, el aguacate y frutos secos a tu dieta. Con alimentos integrales y con una ingesta equilibrada de macronutrientes, se optimizan los niveles de energía, se favorece la reparación muscular y se mejora el rendimiento. Un buen consumo de micronutrientes, como vitaminas y minerales, de frutas y verduras, es vital para la inmunidad y para recuperarse tras el entrenamiento.

DIETAS VEGETALES

Las dietas basadas en plantas, ricas en frutas, verduras, cereales, frutos secos, semillas y legumbres, ofrecen numerosos beneficios. Son ricas en carbohidratos complejos, fibra, vitaminas, minerales y antioxidantes, proporcionan una energía constante, contribuyen a la recuperación y favorecen la salud en general. Al ser bajas en grasas saturadas y colesterol, pueden mejorar la salud cardiovascular, esencial para la natación. Las dietas basadas en vegetales poseen propiedades antiinflamatorias y antioxidantes, lo que puede reducir la inflamación y el estrés oxidativo inducidos por el ejercicio. Planifícate bien para lograr una ingesta suficiente de nutrientes esenciales como proteínas, hierro, calcio, vitamina B12 y ácidos grasos omega-3, a fin de cubrir las necesidades específicas de la natación.

GRASAS SANAS

FRUTA

PROTEÍNA MAGRA

VERDURA

CEREALES INTEGRALES

DIETA CON PRODUCTOS ANIMALES

GRASAS

PROTEÍNA

FRUTA Y VERDURA

CEREALES INTEGRALES

DIETA VEGETAL

NUTRICIÓN ANTES Y DESPUÉS DEL ENTRENAMIENTO

Para los nadadores, la alimentación preentrenamiento debería basarse en productos altos en energía pero de fácil digestión, snacks ligeros. Durante la hora siguiente al entrenamiento, han de priorizarse las proteínas y carbohidratos para favorecer la recuperación muscular y reponer las reservas de glucógeno.

QUÉ COMER Y CUÁNDO

Consume carbohidratos de fácil digestión antes de nadar para obtener energía de forma rápida. Comer proteínas después ayuda a la adaptación muscular, y los hidratos de carbono complejos recuperarán y aumentarán las reservas de energía.

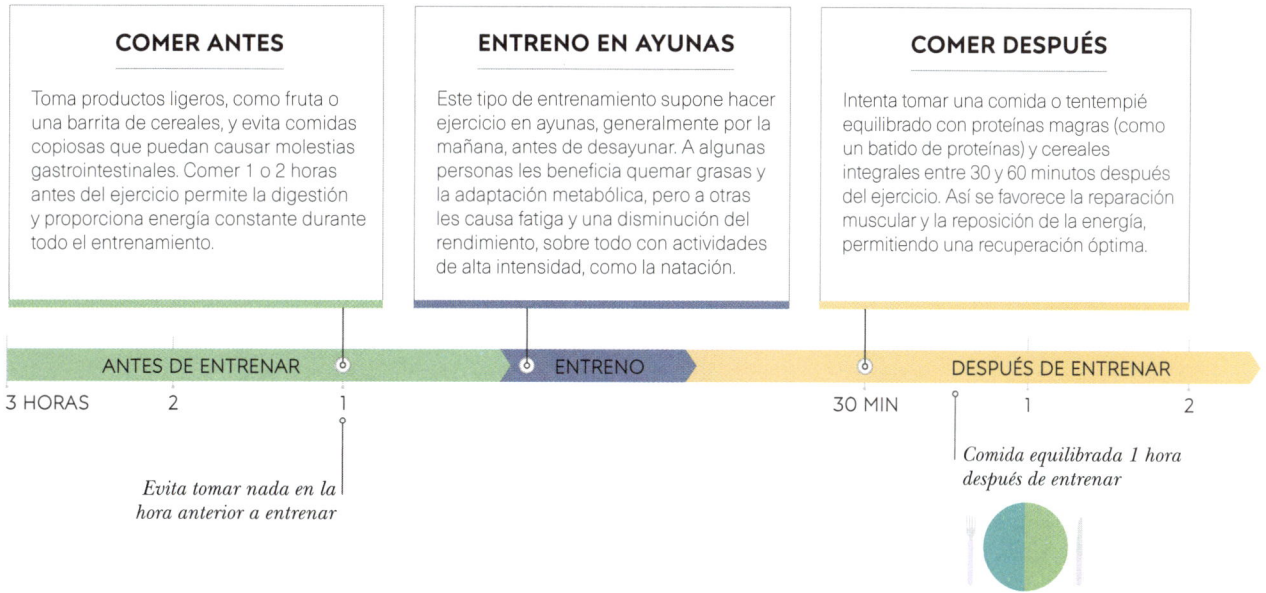

COMER ANTES

Toma productos ligeros, como fruta o una barrita de cereales, y evita comidas copiosas que puedan causar molestias gastrointestinales. Comer 1 o 2 horas antes del ejercicio permite la digestión y proporciona energía constante durante todo el entrenamiento.

ENTRENO EN AYUNAS

Este tipo de entrenamiento supone hacer ejercicio en ayunas, generalmente por la mañana, antes de desayunar. A algunas personas les beneficia quemar grasas y la adaptación metabólica, pero a otras les causa fatiga y una disminución del rendimiento, sobre todo con actividades de alta intensidad, como la natación.

COMER DESPUÉS

Intenta tomar una comida o tentempié equilibrado con proteínas magras (como un batido de proteínas) y cereales integrales entre 30 y 60 minutos después del ejercicio. Así se favorece la reparación muscular y la reposición de la energía, permitiendo una recuperación óptima.

ANTES DE ENTRENAR | ENTRENO | DESPUÉS DE ENTRENAR

3 HORAS | 2 | 1 | 30 MIN | 1 | 2

Evita tomar nada en la hora anterior a entrenar

Comida equilibrada 1 hora después de entrenar

EQUILIBRIO DE LÍQUIDOS

El agua, que constituye el 60 % del cuerpo, tiene un papel clave en el rendimiento. Regula la temperatura, transporta los nutrientes, elimina desechos y mantiene el riego sanguíneo para la oxigenación muscular. Si bien mantenerse hidratado es crucial, ten cuidado con la sobrehidratación después del ejercicio, ya que puede reducir los niveles de sodio y suponer un riesgo.

CUÁNTA AGUA HAY QUE BEBER AL DÍA

Se recomienda beber entre 30 y 40 ml/kg de agua en relación con el peso corporal. Adapta la ingesta diaria en función de factores como la sudoración, el nivel de actividad y las condiciones ambientales, como la temperatura y la humedad.

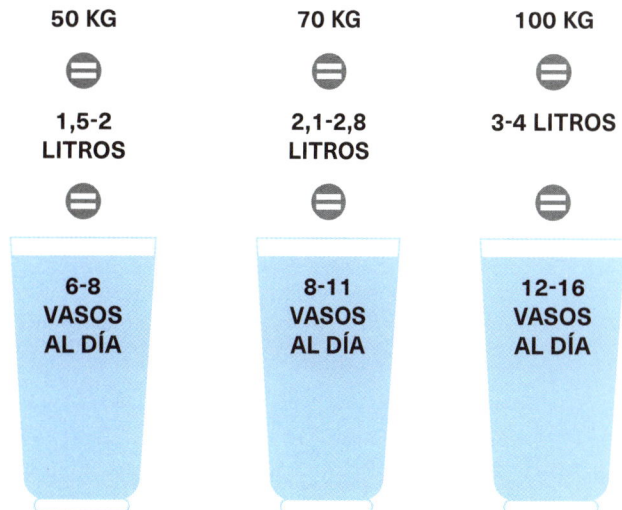

50 KG	70 KG	100 KG
1,5-2 LITROS	2,1-2,8 LITROS	3-4 LITROS
6-8 VASOS AL DÍA	8-11 VASOS AL DÍA	12-16 VASOS AL DÍA

CONTROLAR EL MOVIMIENTO

El cerebro y el sistema nervioso colaboran con el sistema endocrino para coordinar los movimientos voluntarios e involuntarios al nadar, y contribuyen significativamente a mantener el equilibrio corporal.

EQUILIBRIO Y COORDINACIÓN

En el cuerpo, el equilibrio y la coordinación se logran mediante la interacción armoniosa de músculos, nervios, médula espinal y cerebro. Los músculos se contraen y relajan con precisión, guiados por señales cerebrales transmitidas a través de la médula espinal y los nervios periféricos. Este sistema integrado permite al nadador mantener la estabilidad, controlar la posición corporal y ejecutar brazadas eficientes. El cerebro procesa la retroalimentación sensorial y ajusta en consecuencia las acciones musculares, garantizando movimientos suaves y coordinados en respuesta a los cambios en el entorno acuático, mejorando así tanto el rendimiento como la eficiencia en la natación.

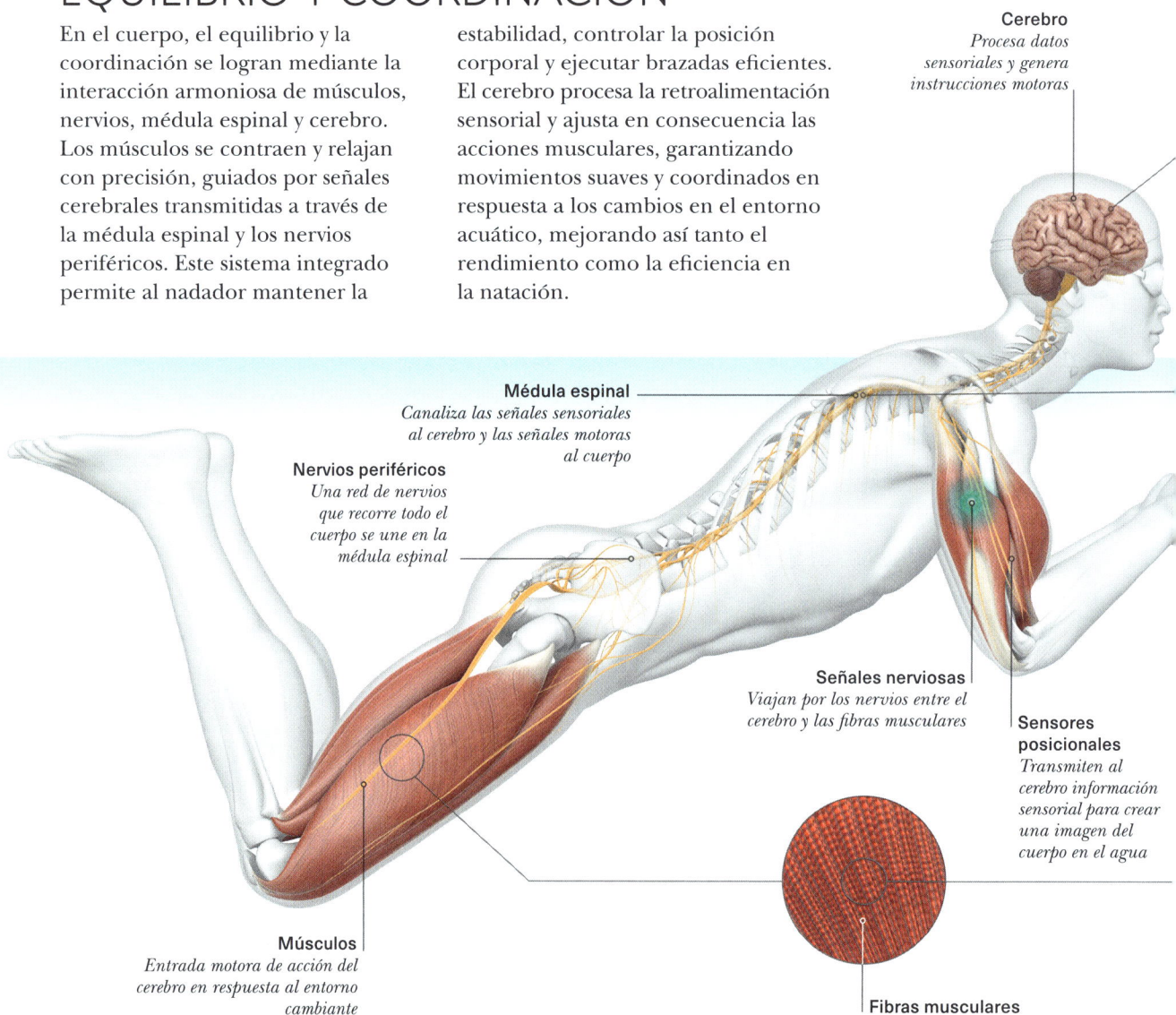

Cerebro
Procesa datos sensoriales y genera instrucciones motoras

Médula espinal
Canaliza las señales sensoriales al cerebro y las señales motoras al cuerpo

Nervios periféricos
Una red de nervios que recorre todo el cuerpo se une en la médula espinal

Señales nerviosas
Viajan por los nervios entre el cerebro y las fibras musculares

Sensores posicionales
Transmiten al cerebro información sensorial para crear una imagen del cuerpo en el agua

Músculos
Entrada motora de acción del cerebro en respuesta al entorno cambiante

Fibras musculares

Córtex sensorial
Recibe y procesa información sensorial relacionada con el tacto, el dolor y la temperatura

Córtex motor
Genera instrucciones para el movimiento voluntario

Córtex motor y sensorial

El córtex motor, situado en el córtex cerebral (p. 38), participa en la planificación, coordinación y control del movimiento voluntario. Se encuentra junto a la corteza sensorial, que procesa e integra la información sensorial del cuerpo.

VISTA CORONAL MEDIA

Neurona motora
Transmite señales nerviosas a las fibras musculares

Interneuronas
Conectan los nervios con la médula espinal

Neurona sensorial
Transporta impulso desde los nervios periféricos

Médula espinal

Hay tres tipos principales de células nerviosas en la médula. Las neuronas sensoriales envían al cerebro información sensorial del cuerpo. Las motoras envían instrucciones del cerebro a las fibras musculares esqueléticas para controlar el movimiento. Ambas se comunican con el sistema nervioso central (SNC) a través de interneuronas.

Señales motoras desde el cerebro

Señales sensoriales hacia el cerebro

Fibra de un huso muscular
Detecta cambios en la longitud de los músculos

Neurona sensorial
Transmite información sensorial al cerebro

Célula muscular

Husos musculares

Estos receptores musculares captan información sobre los cambios en la longitud y la tensión muscular para transmitirla al SNC. Mediante un acto reflejo, también evitan que los músculos se estiren excesivamente, iniciando una contracontracción más fuerte.

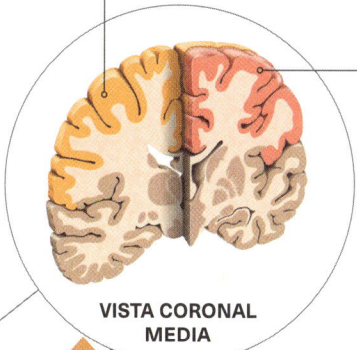

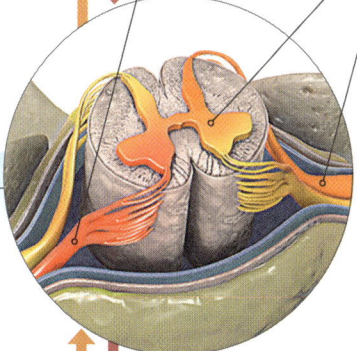

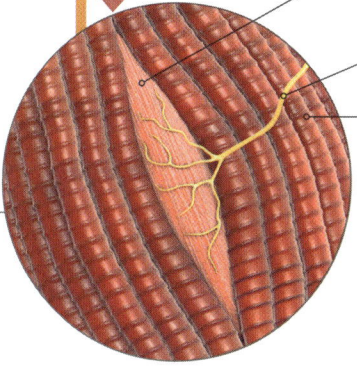

CÓMO NOS MOVEMOS

El córtex motor, en la parte posterior del lóbulo frontal del cerebro, coordina la actividad muscular de los movimientos voluntarios y de los involuntarios. Las señales de las neuronas motoras de la médula espinal y los nervios periféricos impulsan las contracciones musculares. Como en cualquier movimiento, la natación implica que el córtex motor dirija una secuencia coordinada de activaciones de neuronas motoras, lo que provoca contracciones musculares específicas para el movimiento. Esta coordinación meticulosa garantiza brazadas eficientes y un rendimiento óptimo en el agua, poniendo de relieve el papel del córtex motor en la biomecánica de la natación.

El músculo esquelético está formado por fibras largas y multinucleadas

Núcleos musculares

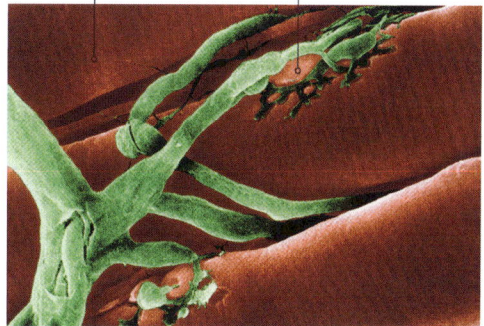

SINAPSIS NEUROMUSCULAR
Las neuronas motoras se conectan con las fibras musculares que inervan en una sinapsis, transmitiendo impulsos nerviosos que desencadenan las contracciones musculares. Cada fibra muscular esquelética suele tener una sinapsis neuromuscular.

NOTAR TUS MOVIMIENTOS
Los sensores transmiten información sobre la posición articular, la longitud muscular y la carga de los tendones al cerebro, lo que le permite crear una imagen de la posición del cuerpo en el espacio. Esto permite respuestas rápidas incluso a los cambios repentinos.

LA NEUROLOGÍA DEL MOVIMIENTO

El córtex motor coordina la actividad muscular con señales desde las neuronas motoras de la médula espinal y los nervios periféricos. Ello permite contracciones precisas, y garantiza movimientos eficientes y un rendimiento óptimo en el agua.

ADAPTACIÓN NEURONAL

Se refiere a la capacidad del cerebro y del sistema nervioso para adaptarse y mejorar en respuesta a estímulos o tareas específicas, como nadar. Con un entrenamiento constante, las vías neuronales ganan eficiencia, lo que resulta en una mayor coordinación, activación muscular y pautas de movimiento. Gracias a esta adaptación, los nadadores pueden ejecutar las brazadas con mayor eficacia, ahorrar energía y perfeccionar la técnica. Con el tiempo, la adaptación neuronal contribuye significativamente a un mejor rendimiento y una mayor habilidad para nadar.

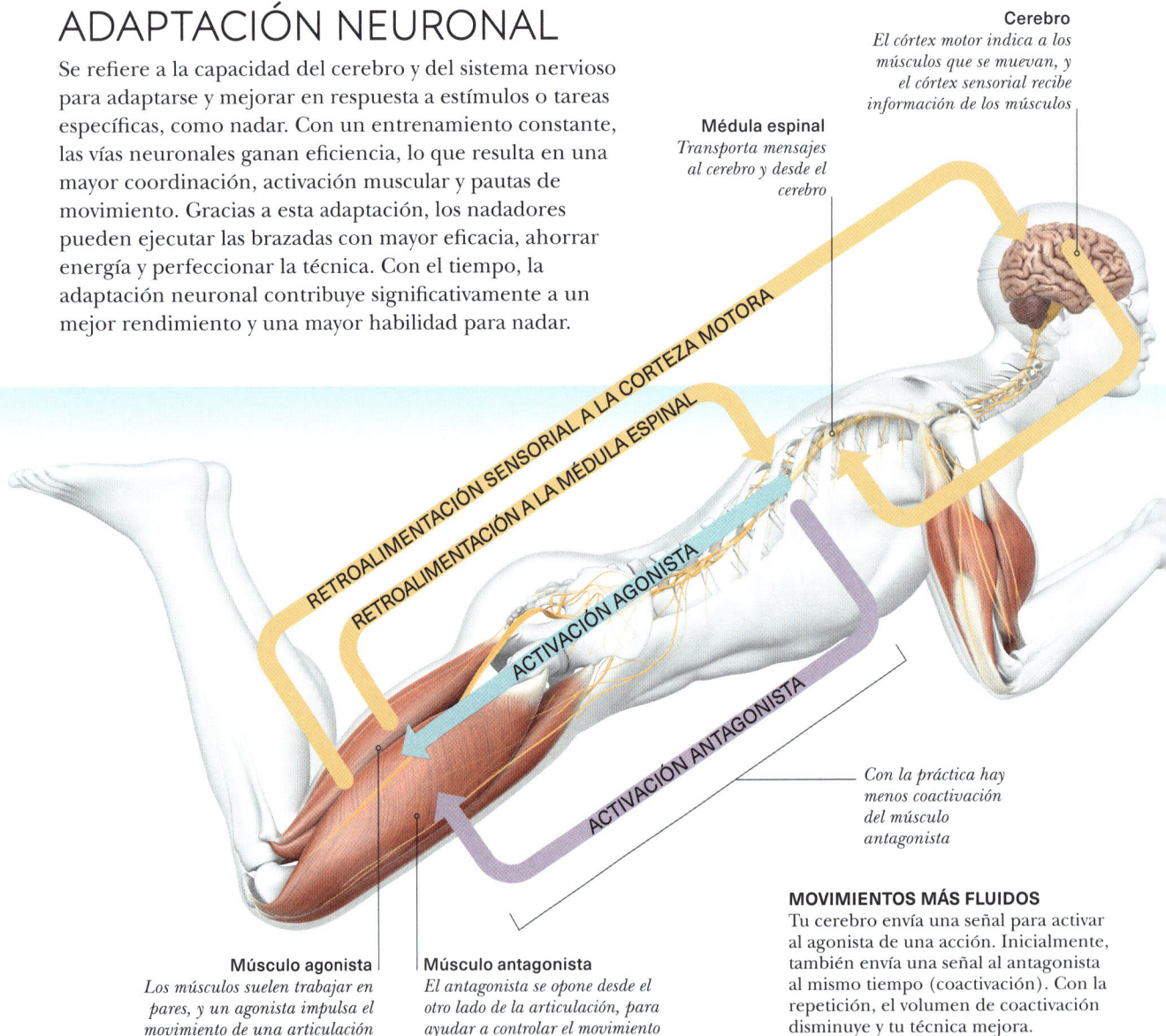

Cerebro
El córtex motor indica a los músculos que se muevan, y el córtex sensorial recibe información de los músculos

Médula espinal
Transporta mensajes al cerebro y desde el cerebro

RETROALIMENTACIÓN SENSORIAL A LA CORTEZA MOTORA

RETROALIMENTACIÓN A LA MÉDULA ESPINAL

ACTIVACIÓN AGONISTA

ACTIVACIÓN ANTAGONISTA

Con la práctica hay menos coactivación del músculo antagonista

Músculo agonista
Los músculos suelen trabajar en pares, y un agonista impulsa el movimiento de una articulación

Músculo antagonista
El antagonista se opone desde el otro lado de la articulación, para ayudar a controlar el movimiento

MOVIMIENTOS MÁS FLUIDOS
Tu cerebro envía una señal para activar al agonista de una acción. Inicialmente, también envía una señal al antagonista al mismo tiempo (coactivación). Con la repetición, el volumen de coactivación disminuye y tu técnica mejora.

SALUD CEREBRAL

Se ha demostrado que el ejercicio regular tiene efectos neuroprotectores en el cerebro al estimular la neurogénesis y la neuroplasticidad. El aumento del flujo sanguíneo al cerebro permite el suministro de oxígeno y nutrientes para favorecer la neurogénesis. Se ha comprobado que el ejercicio regular, como la natación, aumenta la producción de factores neurotróficos que estimulan el crecimiento y la supervivencia de las células nerviosas.

Neurogénesis

El ejercicio estimula la creación de nuevas neuronas en el hipocampo, región cerebral esencial para el aprendizaje y la memoria. Este proceso, conocido como neurogénesis, se ve mejorado por la actividad física en personas de todas las edades, incluyendo a aquellas con afecciones neurológicas como el alzhéimer. Incluso un mínimo de ejercicio diario tiene un efecto positivo sustancial en la salud cerebral en todas las etapas de la vida.

Beneficios para el cerebro

La natación es muy beneficiosa para el cerebro: mejor función cognitiva, reducción del estrés y buen estado de ánimo. Propicia una mejor calidad del sueño, una mejor memoria y una mayor concentración, por lo que es beneficiosa para la salud del cerebro y su funcionamiento.

Mejora de la función cognitiva: la natación estimula el flujo sanguíneo al cerebro, lo que promueve una mayor concentración, memoria y capacidades cognitivas.

Reducción del estrés: los movimientos rítmicos de la natación inducen a la relajación, la cual mitiga el estrés y favorece el bienestar mental.

Mejor estado de ánimo: nadar libera endorfinas, que mejoran el estado de ánimo y producen una sensación de felicidad y bienestar.

Mejora del sueño: nadar puede mejorar la calidad del sueño al reducir el estrés y favorecer la relajación, dando lugar a unos ciclos de sueño más profundos y reparadores, cruciales para la salud y el funcionamiento general del cerebro.

Mayor neuroplasticidad: nadar regularmente estimula la capacidad del cerebro para adaptarse y reorganizarse, lo cual favorece las conexiones neuronales y mejora el aprendizaje, la memoria y la flexibilidad cognitiva con el tiempo.

Neuroplasticidad

Es el proceso por el que el cerebro experimenta cambios estructurales y funcionales adaptativos. El ejercicio estimula el cerebro, crea nuevas conexiones y reconecta las existentes. Los movimientos que suponen una dificultad o que requieren aprendizaje mejoran la neuroplasticidad, lo que hace que se adapte y se reorganice en respuesta a las nuevas exigencias.

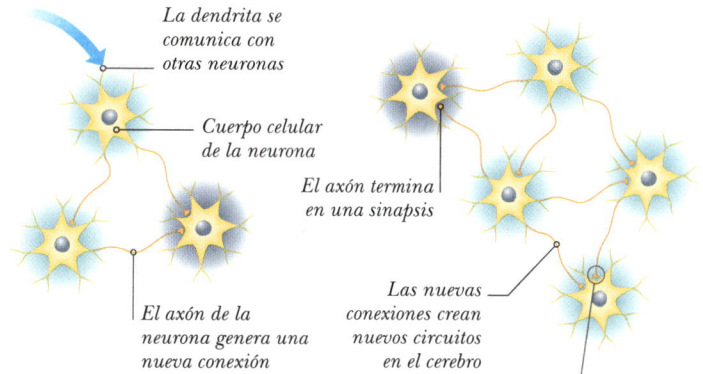

La dendrita se comunica con otras neuronas

Cuerpo celular de la neurona

El axón termina en una sinapsis

El axón de la neurona genera una nueva conexión

Las nuevas conexiones crean nuevos circuitos en el cerebro

CONEXIONES NEURONALES
Las neuronas forman conexiones que son reforzadas por los estímulos repetitivos, reforzando así las vías neurales del cerebro.

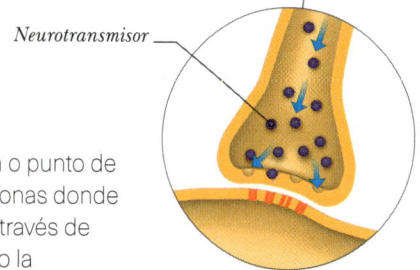

Neurotransmisor

Neuroquímica

La sinapsis es una unión o punto de conexión entre dos neuronas donde se comunican entre sí a través de neurotransmisores, como la dopamina. La comunicación a través de las sinapsis es la forma en la que el cerebro procesa y transmite la información, y es crucial para diversas funciones como el aprendizaje, la memoria y el movimiento.

Detalle de la sinapsis
Una neurona envía una señal, o neurotransmisor, a través de la sinapsis a la otra neurona, que recibe la señal y responde en consecuencia.

RECUPERACIÓN, SUEÑO Y RITMOS CIRCADIANOS

Estos tres factores son cruciales para los nadadores. Una recuperación correcta después de nadar y un sueño reparador favorecen la reparación muscular, y un ritmo circadiano constante optimiza los niveles de energía, la salud y el rendimiento general.

LA RECUPERACIÓN

La recuperación es esencial para la reparación de los músculos, para la reposición de las reservas de energía y la optimización del rendimiento. Un descanso suficiente, la hidratación, la nutrición y las estrategias de recuperación activa, como los estiramientos y los masajes, son fundamentales para la recuperación muscular y prevenir lesiones.

Un sueño de calidad es importante para la reparación y el crecimiento muscular, y para la regulación hormonal y la función inmunitaria y cognitiva. La hidratación es clave para reponer los líquidos perdidos por el sudor al entrenar, mientras que una nutrición adecuada garantiza una ingesta suficiente de macronutrientes y micronutrientes para la reparación muscular y la reposición del glucógeno.

Las técnicas de recuperación activa (estiramientos suaves, uso de rodillos de espuma y natación de baja intensidad) alivian el dolor muscular y mejoran la circulación, lo que facilita la recuperación. La terapia de masajes y la terapia acuática de contraste (ver abajo) ayudan a reducir la inflamación y propician la recuperación muscular.

Equilibrar el entrenamiento y la recuperación es vital para prevenir el sobreentrenamiento y el agotamiento. Incorpora días de descanso en tus rutinas y presta atención a las señales de fatiga para optimizar la recuperación y el éxito a largo plazo. Al priorizar la recuperación junto con el entrenamiento, puede mantenerse un rendimiento óptimo y minimizar el riesgo de lesiones.

El síndrome de sobreentrenamiento

Este síndrome (SSE) es consecuencia de entrenar en exceso sin suficiente descanso ni recuperación. Entre sus síntomas están el cansancio, la disminución del rendimiento, el dolor muscular persistente y un mayor riesgo de lesiones. El SSE altera las pautas de sueño, afecta a la función inmunitaria y provoca alteraciones del estado de ánimo. Quienes experimentan SSE mejoran reduciendo el volumen de entrenamiento, tomándose días de descanso y siguiendo pautas de sueño, nutrición y gestión del estrés. Controlar la carga de entrenamiento y escuchar el cuerpo son esenciales para prevenir y controlar el SSE.

RECUPERACIÓN ACTIVA

Implica ejercicios de baja intensidad como natación suave, estiramientos o uso de rodillos de espuma para promover el flujo sanguíneo, aliviar el dolor muscular y mejorar la recuperación sin fatiga adicional.

RECUPERACIÓN PASIVA

Requiere descanso completo o mínima actividad física para permitir que el cuerpo repare los músculos, reponga las reservas de energía y se recupere de los entrenamientos intensos o las competiciones.

BAÑOS DE CONTRASTE

Consiste en alternar la inmersión en agua caliente y fría para reducir la inflamación, mejorar la circulación, y acelerar la recuperación al aumentar la reparación muscular y aliviar el dolor tras el ejercicio.

SUEÑO

Un sueño de calidad es vital para la recuperación y el rendimiento. Favorece la reparación muscular, repone las reservas de energía y mejora la función cognitiva, el estado de ánimo y la salud inmunitaria, todo lo cual es necesario para un rendimiento óptimo en la natación.

La falta de sueño altera los sistemas inmunitario y endocrino, y dificulta la recuperación. También perjudica la función cognitiva, aumenta la percepción del dolor, altera el estado de ánimo y perturba el metabolismo eficiente. La natación de resistencia inhibe la inmunidad, lo que subraya la necesidad de una buena higiene del sueño para la recuperación del sistema inmunitario. La falta de sueño limita la reparación corporal y la consolidación de la memoria, lo que aumenta el riesgo de lesión a causa de un tiempo de reacción lento.

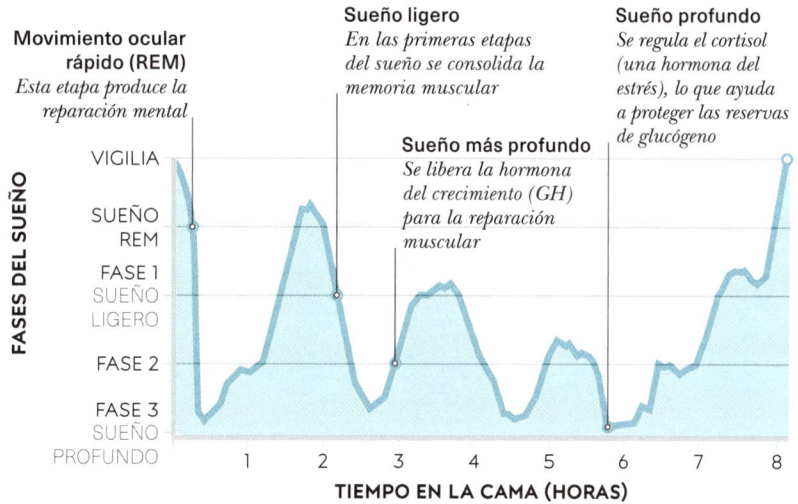

Movimiento ocular rápido (REM)
Esta etapa produce la reparación mental

Sueño ligero
En las primeras etapas del sueño se consolida la memoria muscular

Sueño profundo
Se regula el cortisol (una hormona del estrés), lo que ayuda a proteger las reservas de glucógeno

Sueño más profundo
Se libera la hormona del crecimiento (GH) para la reparación muscular

FASES DEL SUEÑO

VIGILIA
SUEÑO REM
FASE 1 SUEÑO LIGERO
FASE 2
FASE 3 SUEÑO PROFUNDO

1 2 3 4 5 6 7 8

TIEMPO EN LA CAMA (HORAS)

RITMOS CIRCADIANOS

Estos ritmos, regulados por la hormona melatonina, determinan tu reloj biológico, influyendo en los procesos fisiológicos a lo largo de todo el día.

Los ritmos circadianos tienen un papel crucial para optimizar los horarios de entrenamiento y el rendimiento. Ajustar las sesiones de natación a las fluctuaciones naturales de los niveles de energía, la secreción hormonal y la temperatura corporal puede mejorar la eficacia y la recuperación. Su alteración, como las sesiones de entrenamiento nocturnas o pautas irregulares de sueño por un viaje, afectan al rendimiento, la recuperación y el bienestar. Sigue unos ciclos de sueño-vigilia constantes y adapta los horarios de entrenamiento a tus ritmos circadianos.

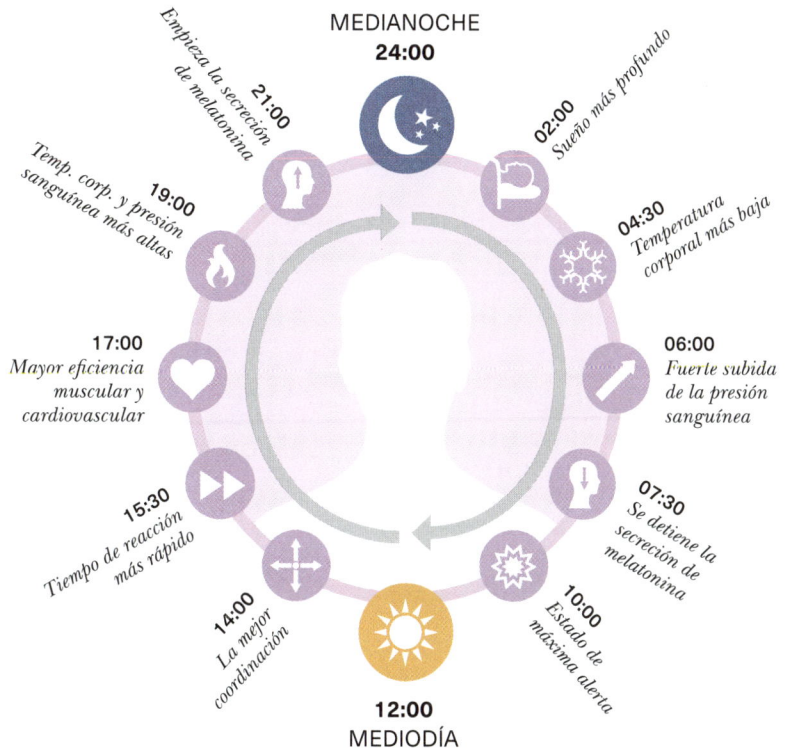

MEDIANOCHE
24:00

21:00 *Empieza la secreción de melatonina*

02:00 *Sueño más profundo*

19:00 *Temp. corp. y presión sanguínea más altas*

04:30 *Temperatura corporal más baja*

17:00 *Mayor eficiencia muscular y cardiovascular*

06:00 *Fuerte subida de la presión sanguínea*

15:30 *Tiempo de reacción más rápido*

07:30 *Se detiene la secreción de melatonina*

14:00 *La mejor coordinación*

10:00 *Estado de máxima alerta*

12:00 MEDIODÍA

41

ESPÍRITU DE LOGRO

El éxito requiere una mentalidad resiliente, aceptar los desafíos, establecer metas claras y ser constante. Implica ser positivo, saber adaptarse y aprender de los fracasos. Un espíritu de triunfo fomenta la perseverancia y convierte los obstáculos en oportunidades de crecimiento.

> ❝ ❞
>
> *El éxito no es definitivo, el fracaso no es fatal: lo que cuenta es el valor para continuar.*
>
> **Winston Churchill**

¿QUÉ IMPULSA A UN TRIUNFADOR?

A los grandes triunfadores les mueve una combinación de motivación intrínseca, afán de maestría y compromiso con la excelencia personal. Se fijan metas ambiciosas e intentan lograrlas con tenacidad, determinación y pasión.

MENTALIDAD COMPETITIVA

Una mentalidad competitiva impulsa una determinación incansable, resiliencia y la búsqueda de la excelencia. Al aceptar los desafíos como oportunidades de crecimiento, los competidores mejoran bajo presión, canalizando las adversidades. A continuación, se describen algunas de las teorías sobre la mentalidad más célebres, ideadas para ayudarte a alcanzar tus objetivos de natación.

MENTALIDAD DE CRECIMIENTO

Una mentalidad de crecimiento es la creencia de que las habilidades se pueden desarrollar con trabajo y dedicación. Es clave aceptar los desafíos, perseverar ante los fracasos y aprender de las críticas. Las personas con mentalidad de crecimiento no ven el fracaso como algo permanente, sino como una oportunidad de crecer y aprender. Aceptan consejos, buscan nuevas estrategias y son resilientes en el avance hacia sus objetivos. Esta mentalidad fomenta el amor por el aprendizaje, la resiliencia y la voluntad de afrontar desafíos, lo que en última instancia conduce a un mayor éxito y satisfacción en diversos aspectos de la vida.

TEORÍA DEL GRIT

Esta teoría, de la psicóloga Angela Duckworth, subraya la importancia de la perseverancia y la pasión para alcanzar objetivos a largo plazo. Sostiene que el éxito no depende solo del talento o la inteligencia, sino también de la capacidad de perseverar ante los desafíos. Las personas con grit demuestran determinación, resiliencia y un esfuerzo inquebrantable para alcanzar sus objetivos. Ven los fracasos como oportunidades de crecimiento, y mantienen la concentración y el compromiso con sus aspiraciones. El grit fomenta una mentalidad de resiliencia, perseverancia y mejora continua, lo que permite superar obstáculos y alcanzar el éxito en diversos ámbitos, como la vida académica, la carrera profesional y los objetivos personales.

TEORÍA DE LA MOTIVACIÓN PARA TRIUNFAR

Explora cómo las personas se ven impulsadas al éxito. Sugiere que las personas están motivadas por el deseo de alcanzar la competencia, dominar tareas difíciles y alcanzar metas personales. Esta teoría plantea que las personas orientadas al logro buscan oportunidades para demostrar sus habilidades y se esfuerzan por alcanzar el éxito, fijándose altos estándares. La motivación intrínseca, las creencias de autoeficacia y la búsqueda del dominio influyen en la motivación para triunfar.

EFECTOS PSICOLÓGICOS

Utiliza estrategias psicológicas para descubrir tus motivaciones para entrenar y desarrollar hábitos duraderos para lograr tus objetivos a largo plazo. Considera los objetivos como principios directrices, y ten presente que los hábitos diarios constantes son la base del progreso y el éxito sostenidos.

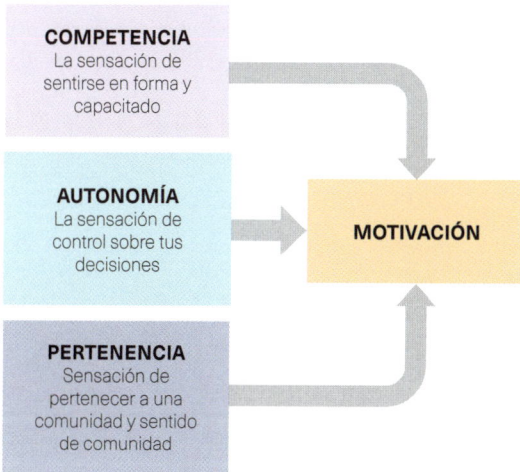

COMPETENCIA
La sensación de sentirse en forma y capacitado

AUTONOMÍA
La sensación de control sobre tus decisiones

PERTENENCIA
Sensación de pertenecer a una comunidad y sentido de comunidad

MOTIVACIÓN

IMPULSO
Para actuar

ACCIÓN
Comportamiento

FUERZA IMPULSORA
Motivación para repetir la conducta

SEÑAL
Estímulo

Adopta hábitos que puedas mantener

Crear rutinas y hábitos duraderos te prepara para el éxito y te permite realizar tareas sin tener que pensar demasiado en ellas. Al repetir este ciclo, fortalecerás el vínculo entre la señal y la acción. Este proceso puede ser difícil al principio, pero cuanto más practiques esta rutina, más fuerte se volverá el hábito. Puede que al principio te cueste, pero recuerda que es importante empezar poco a poco con algo que disfrutes.

Descubre tu motivación

Para que la motivación te lleve a alcanzar tu meta, debes comprender por qué la deseas. La motivación puede ser intrínseca: generada por tus necesidades básicas, cosas que te satisfacen o cosas en las que eres bueno. Y puede ser extrínseca: centrada en complacer a los demás. Las investigaciones demuestran que, mientras trabajas para alcanzar tus metas, las motivaciones extrínsecas se desvanecen, mientras que las intrínsecas se convierten en tu prioridad.

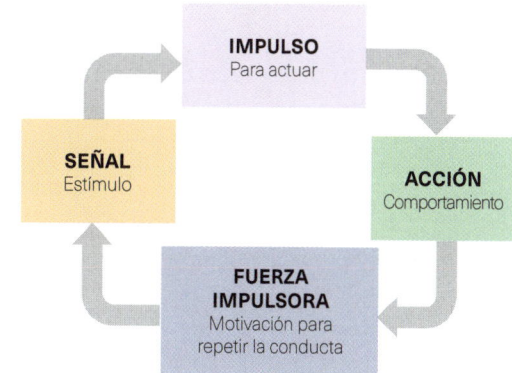

Fíjate objetivos realistas

Una vez que hayas identificado tus motivaciones para generar cambios, es importante entender cómo establecer metas alcanzables. Fijarte objetivos contribuye de manera positiva a lograr lo que te has propuesto, a la vez que reduce las posibilidades de sentirte abrumado o desanimado. Cuando te fijes un objetivo, asegúrate de que sea **SMART** (ver más abajo).

¡Sé SMART!

Este acrónimo inglés es una valiosa herramienta para fijar objetivos. Estos deben ser: Específicos (define exactamente lo que deseas lograr); Mesurables (fíjate plazos y decide qué vas a supervisar); Factibles (empieza poco a poco y ve aumentando la intensidad o el compromiso), y Realistas (asegúrate de que tienen cabida en tu vida diaria) y de una duración determinada (márcate un plazo inicial para el objetivo).

LA «ZONA RICITOS DE ORO»

Busca el punto ideal de la «zona Ricitos de Oro»: ni demasiado difícil ni demasiado fácil, sino lo justo. Es fundamental que encuentres el nivel de dificultad adecuado para mantener la motivación.

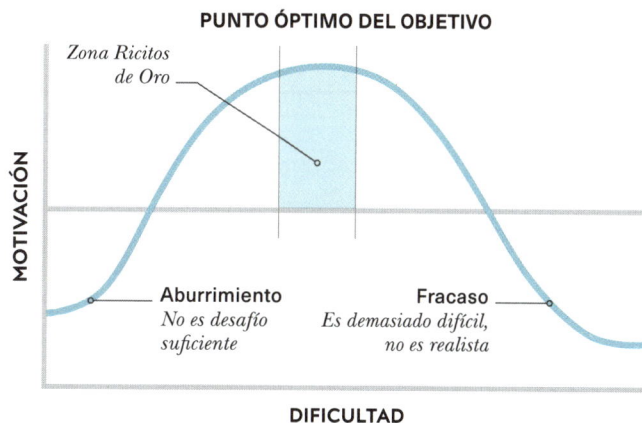

PUNTO ÓPTIMO DEL OBJETIVO

Zona Ricitos de Oro

MOTIVACIÓN

Aburrimiento
No es desafío suficiente

Fracaso
Es demasiado difícil, no es realista

DIFICULTAD

ANATOMÍA DE LAS **BRAZADAS**

Los cinco estilos de natación —lateral, mariposa, espalda, braza y crol— requieren diferentes grupos musculares y distintas técnicas. El crol y la espalda enfatizan la velocidad y la eficiencia; la braza se centra en la sincronización y el deslizamiento; la mariposa requiere movimientos potentes y coordinados, y la natación lateral consiste en un enfoque más relajado y orientado a la resistencia. Juntos, proporcionan un entrenamiento completo de todo el cuerpo. En esta sección encontrarás instrucciones paso a paso sobre cómo ejecutar cada estilo, junto con información sobre aspectos importantes, como la respiración y la posición de las piernas y los brazos.

CROL

El crol, o estilo libre, es reconocido como la brazada más rápida y eficiente de la natación competitiva, y es la más utilizada en muchas pruebas de aguas abiertas y triatlón.

Una de sus principales dificultades es coordinar la respiración, ya que es una brazada boca abajo. Debe perfeccionarse el giro de la cabeza hacia un lado para respirar sin alterar la posición estilizada del cuerpo. Lograr una postura alineada con la superficie del agua es esencial para minimizar la resistencia y maximizar la velocidad. Coordinar el ritmo de la patada con el de la brazada es vital. Las patadas deben ser constantes y propulsivas, como complemento de unas brazadas potentes y alternadas. Es un entrenamiento de cuerpo completo en el que intervienen múltiples grupos musculares y que mejora la condición cardiovascular, la flexibilidad y la coordinación.

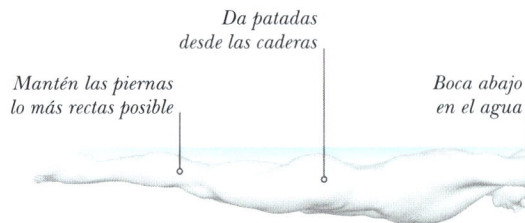

Da patadas desde las caderas

Mantén las piernas lo más rectas posible

Boca abajo en el agua

FASE PREPARATORIA («DESLIZAMIENTO»)
Comienza en posición horizontal en el agua, con el cuerpo boca abajo, la cabeza dentro del agua, y el torso y las caderas paralelos al agua. Comienza con una patada de tijera (ver recuadro) para impulsarte y mantén las piernas y el cuerpo lo más rectos posible. Inicia el movimiento desde las caderas.

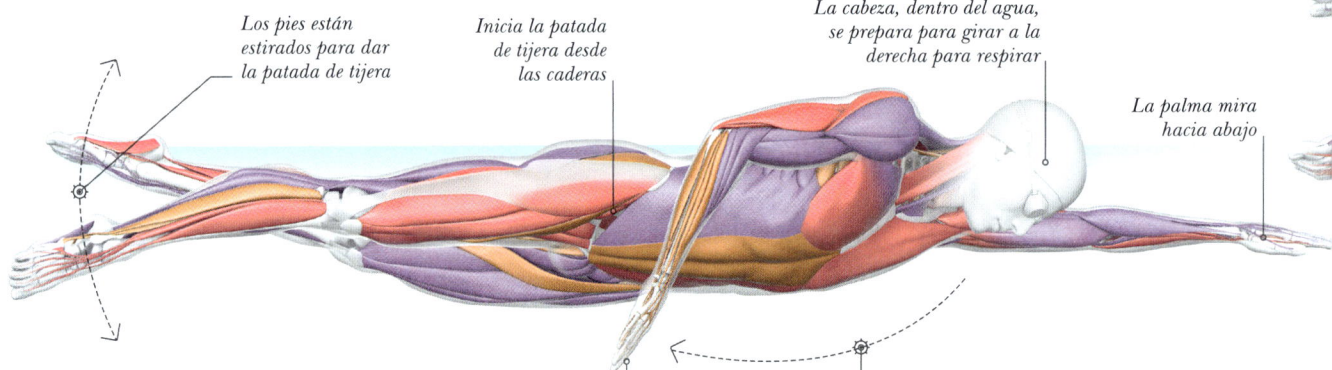

Los pies están estirados para dar la patada de tijera

Inicia la patada de tijera desde las caderas

La cabeza, dentro del agua, se prepara para girar a la derecha para respirar

La palma mira hacia abajo

PRIMERA FASE («AGARRE»)
La fase de agarre de crol supone extender el brazo hacia delante, usar el antebrazo para tirar el agua con el codo alto y rotar el cuerpo para aumentar la potencia. Este movimiento se sincroniza con una patada de tijera constante, que da una propulsión y estabilidad continuas, y permite una brazada fluida, eficiente y potente.

Dirige los dedos hacia abajo, un poco inclinados hacia los pies

El brazo corta el agua trazando un arco

Parte inferior del cuerpo

En los muslos los **cuádriceps** impulsan la patada y las **rodillas** están rectas mientras que los **gemelos** trabajan. Los **flexores plantares** y **dorsales del tobillo** se activan para mantener los tobillos flexionados.

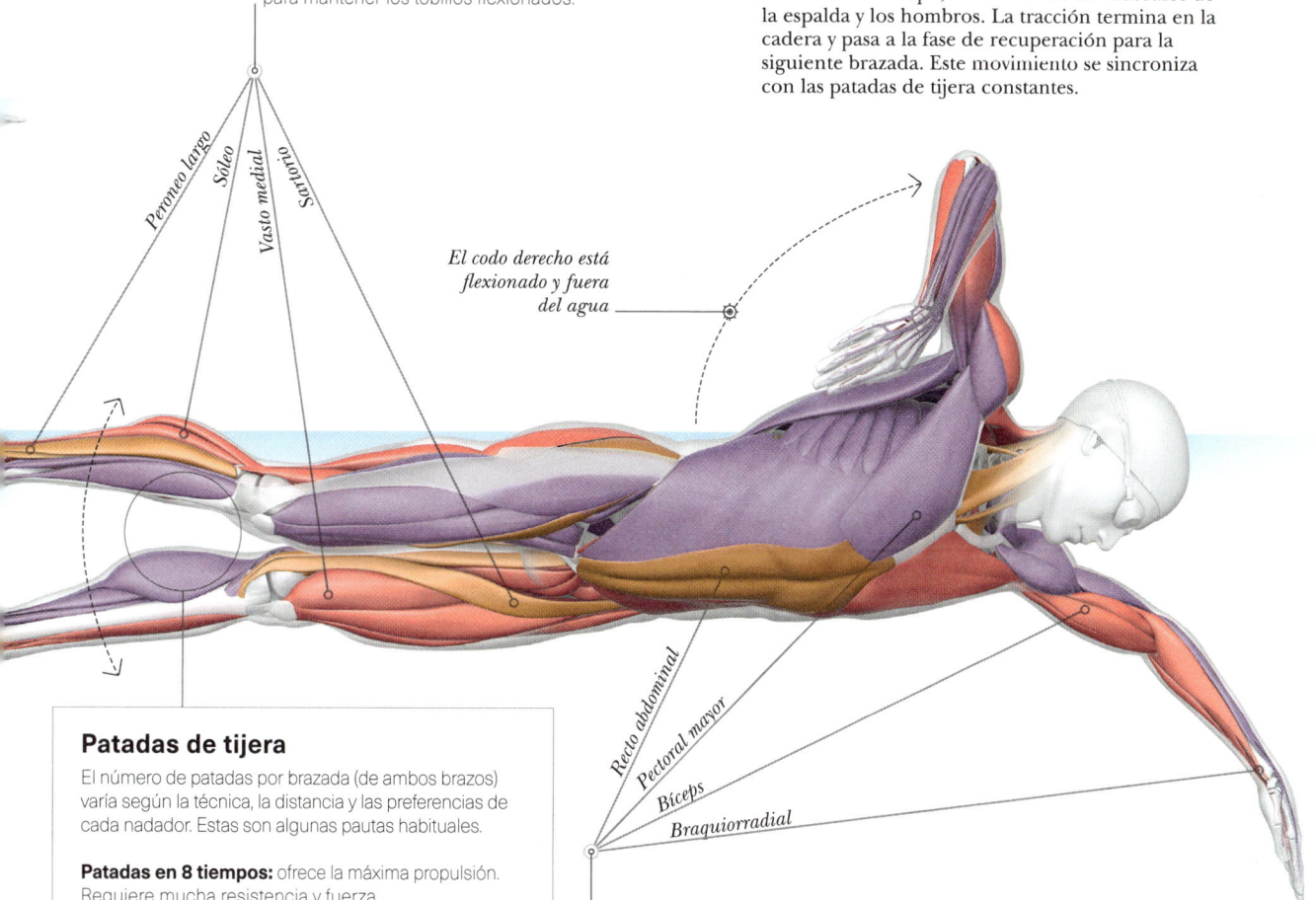

SEGUNDA FASE («TRACCIÓN»)

En el estilo libre la tracción consiste en extender el brazo hacia delante, meter la mano en el agua con el codo elevado y tirar del agua hacia atrás a lo largo del cuerpo. Este movimiento es impulsado por la rotación del cuerpo, e intervienen los músculos de la espalda y los hombros. La tracción termina en la cadera y pasa a la fase de recuperación para la siguiente brazada. Este movimiento se sincroniza con las patadas de tijera constantes.

Peroneo largo

Sóleo

Vasto medial

Sartorio

El codo derecho está flexionado y fuera del agua

Recto abdominal

Pectoral mayor

Bíceps

Braquiorradial

Patadas de tijera

El número de patadas por brazada (de ambos brazos) varía según la técnica, la distancia y las preferencias de cada nadador. Estas son algunas pautas habituales.

Patadas en 8 tiempos: ofrece la máxima propulsión. Requiere mucha resistencia y fuerza.

Patadas en 6 tiempos: proporciona un buen equilibrio entre la propulsión y el mantenimiento de una posición aerodinámica.

Patadas en 4 tiempos: la usan algunos nadadores para una buena relación velocidad-resistencia.

Patadas en 2 tiempos: es eficiente en energía y ayuda a mantener un ritmo constante y sostenible en largas distancias.

Torso y brazos

Para impulsar el cuerpo en el agua, se activan los **tríceps** y **bíceps** de los brazos. El **pectoral mayor**, en el pecho, sostiene la parte superior de los **brazos**. Los **flexores de la muñeca** se activan para facilitar el movimiento eficiente de las **manos** dentro y fuera del agua.

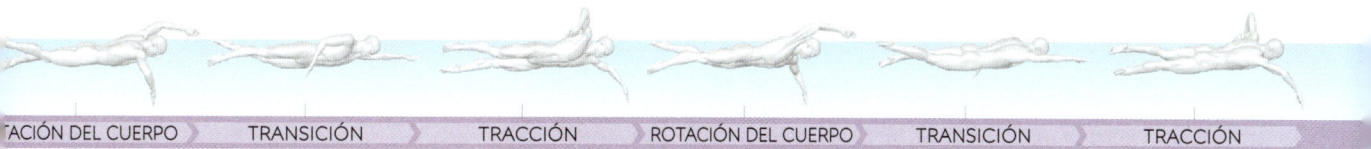

TACIÓN DEL CUERPO ⟩ TRANSICIÓN ⟩ TRACCIÓN ⟩ ROTACIÓN DEL CUERPO ⟩ TRANSICIÓN ⟩ TRACCIÓN

Realiza unas patadas rítmicas para propulsarte

La espalda está estable cuando el brazo se levanta

Activa las piernas para dar unas patadas fuertes

Mantén el pecho estable para una respiración óptima

Alterna los brazos para extender bien y traccionar

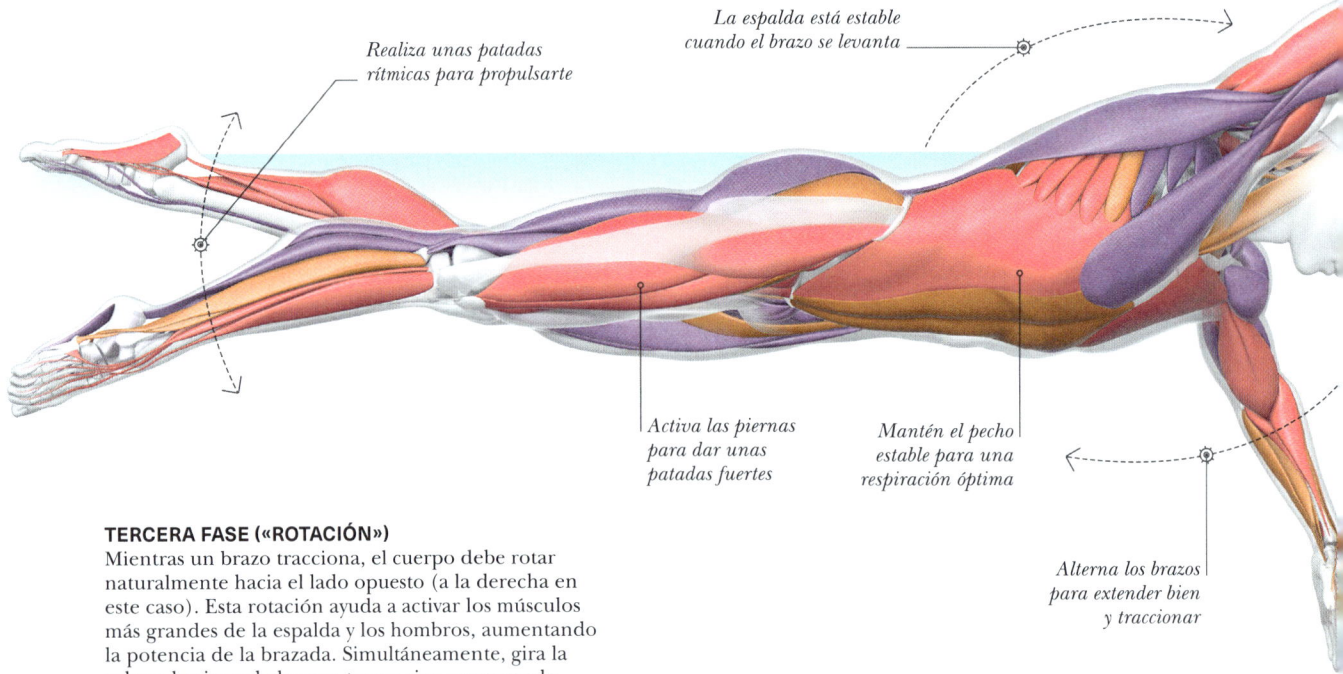

TERCERA FASE («ROTACIÓN»)

Mientras un brazo tracciona, el cuerpo debe rotar naturalmente hacia el lado opuesto (a la derecha en este caso). Esta rotación ayuda a activar los músculos más grandes de la espalda y los hombros, aumentando la potencia de la brazada. Simultáneamente, gira la cabeza hacia un lado para tomar aire, procurando respirar de forma sincronizada con la brazada.

Errores frecuentes

- **Respiración** Levantar demasiado la cabeza
- **Recobro** Abrir excesivamente los brazos
- **Ritmo de patada** Demasiado rápido o lento
- **Entrada de la mano** Se cruzan en la línea central
- **Posición corporal** Bajar demasiado las caderas

LEYENDA

- *Articulaciones*
- *Músculos*
- Acortamiento con tensión
- Alargamiento con tensión
- Alargamiento sin tensión
- Músculos tensos sin movimiento

DESLIZAMIENTO AGARRE TRACCIÓN ROTACIÓN TRANSICIÓN TRACCIÓN

SECUENCIA COMPLETA

Vuelve a introducir la mano en el agua

Activa el diafragma para una respiración eficiente y controlada

Al nadar crol, es mejor respirar por la boca

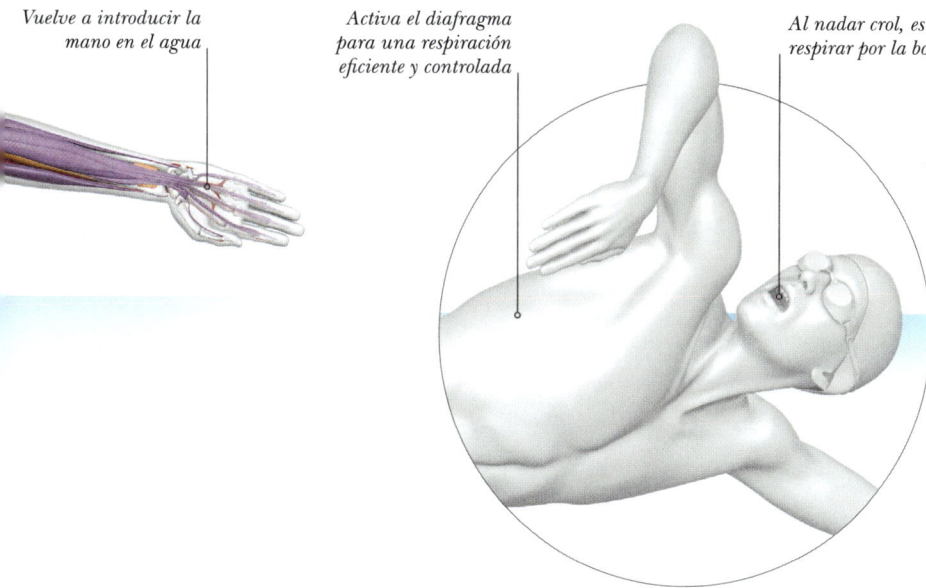

Técnica de respiración

Una técnica de respiración adecuada al nadar es crucial para una toma de oxígeno eficiente y un buen control de la flotabilidad. Concéntrate en espirar bajo el agua e inspirar rápidamente durante la fase de recuperación de la brazada para mantener un ritmo constante. Así reduces el arrastre y logras una natación más fluida y aerodinámica, mejorando el rendimiento general y la resistencia.

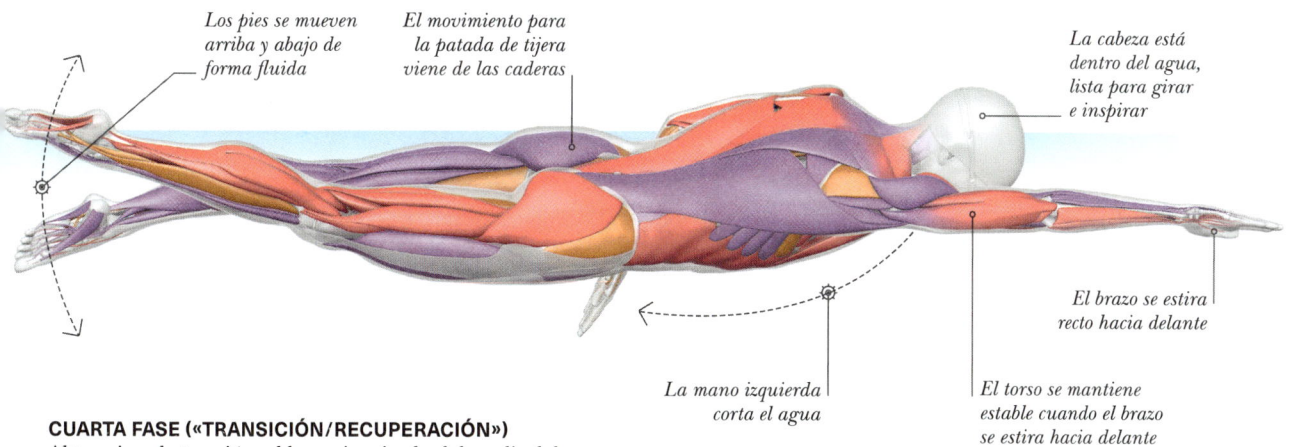

Los pies se mueven arriba y abajo de forma fluida

El movimiento para la patada de tijera viene de las caderas

La cabeza está dentro del agua, lista para girar e inspirar

El brazo se estira recto hacia delante

La mano izquierda corta el agua

El torso se mantiene estable cuando el brazo se estira hacia delante

CUARTA FASE («TRANSICIÓN/RECUPERACIÓN»)

Al terminar la tracción, el brazo izquierdo debe salir del agua por la cadera y hacer el recobro. Mientras, el brazo derecho debe entrar al agua y comenzar la fase de agarre. Este movimiento se conoce como brazada de «agarre», en la que las dos manos se juntan una con la otra al principio del ciclo de la brazada, lo que garantiza una transición fluida y eficiente entre brazadas.

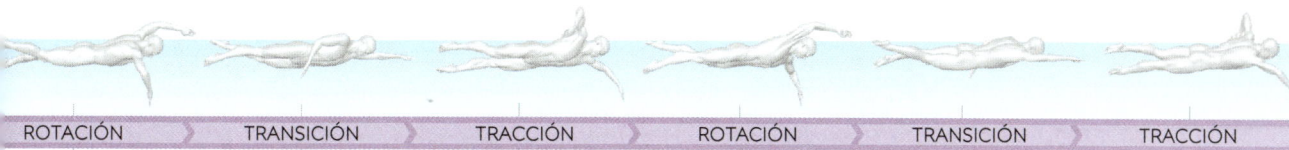

| ROTACIÓN | TRANSICIÓN | TRACCIÓN | ROTACIÓN | TRANSICIÓN | TRACCIÓN |

ESPALDA

La brazada de espalda tiene varias características únicas. A diferencia de otras brazadas, se realiza boca arriba, de modo que no hay necesidad de girarse o sacar la cabeza del agua para respirar.

Como se realiza boca arriba en el agua, esta brazada presenta beneficios y dificultades. Para quienes no les gusta tener la cara en el agua todo el tiempo, será un placer poder mirar al techo o al cielo. Pero tendrán la dificultad de nadar en línea recta, ya que se nada «a ciegas». Intenta usar guías como las cuerdas de carril o cuenta cuántas brazadas das hasta llegar a la pared.

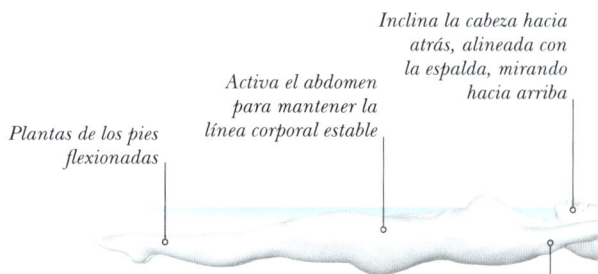

Inclina la cabeza hacia atrás, alineada con la espalda, mirando hacia arriba

Activa el abdomen para mantener la línea corporal estable

Plantas de los pies flexionadas

FASE PREPARATORIA («DESLIZAMIENTO»)
Prepárate para la brazada hacia atrás tendido boca arriba en posición relajada. Procura alinear la columna y activar el abdomen para estabilizar tu cuerpo.

Sumerge los brazos en el agua con suavidad

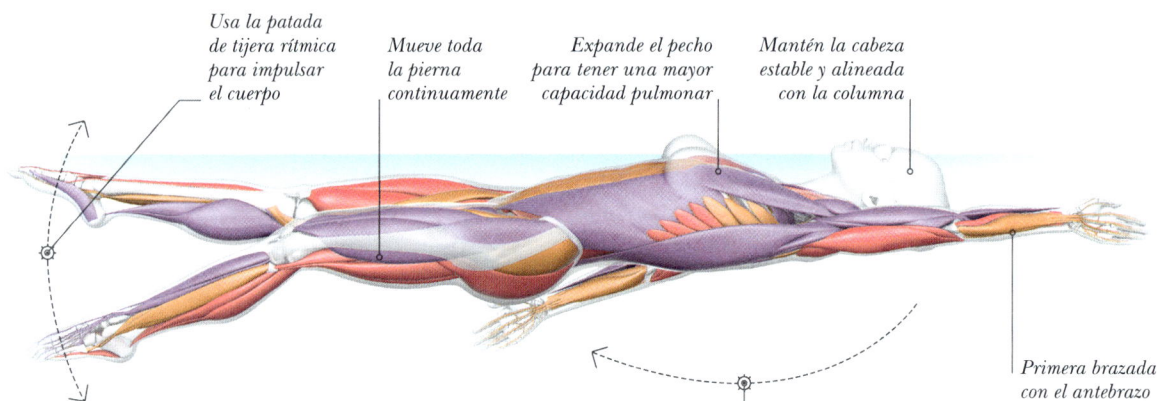

Usa la patada de tijera rítmica para impulsar el cuerpo

Mueve toda la pierna continuamente

Expande el pecho para tener una mayor capacidad pulmonar

Mantén la cabeza estable y alineada con la columna

Primera brazada con el antebrazo para iniciar la tracción

Mueve los brazos para reflejar la resistencia del agua

PRIMERA FASE («AGARRE»)
En la fase inicial de agarre, extiende un brazo por encima de la cabeza mientras mantienes la cabeza en posición neutra, alineada con la columna vertebral, y da patadas fuertes con los pies. Este movimiento coordinado mejora la propulsión y la alineación del cuerpo, iniciando el ciclo de brazada con un suave barrido de brazos bajo el agua y una patada rítmica (p. 47).

| AGARRE | TRACCIÓN | ROTACIÓN | AGARRE | TRACCIÓN | ROTACIÓN |

SECUENCIA COMPLETA

Parte superior del cuerpo

La parte superior del cuerpo ejecuta un movimiento amplio con el brazo que impulsa al nadador hacia delante, activando intensamente los músculos de los **hombros**, la **espalda** y el **pecho**.

LEYENDA

- •-- *Articulaciones*
- o— *Músculos*

- Acortamiento con tensión
- Alargamiento con tensión
- Alargamiento sin tensión
- Músculos tensos sin movimiento

Levanta el primer brazo, activando el deltoides y el tríceps

Bíceps

Oblicuo externo

Pectoral mayor

Deltoides

Recto femoral

Vasto lateral

Gastrocnemio

Sartorio

El torso rota de forma dinámica, alineando el cuerpo para una mayor eficiencia

El brazo que tracciona se prepara para un movimiento de recobro

SEGUNDA FASE («TRACCIÓN»)

Haz una potente tracción de brazos bajo el agua, complementada con unas patadas rápidas, firmes y constantes. Combina un movimiento de brazos hacia abajo con la rotación del cuerpo para generar propulsión y mantener el impulso con eficiencia mientras te preparas para el siguiente ciclo de brazada.

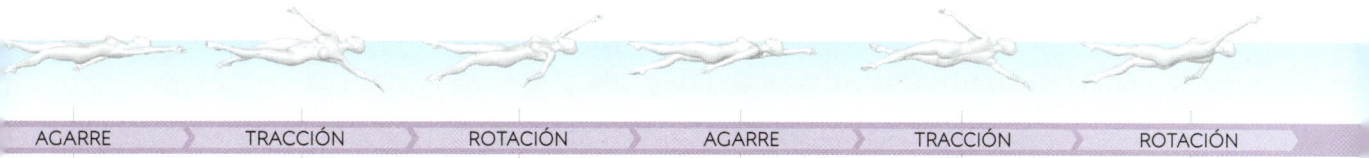

Parte inferior del cuerpo

En la parte inferior del cuerpo, los **cuádriceps**, **isquiotibiales** y **gemelos** se coordinan para generar una patada de tijera vigorosa. Esta acción estabiliza el cuerpo del nadador en el agua, asegurando una propulsión continua y ayudando a mantener una posición corporal efectiva y aerodinámica.

AGARRE　　TRACCIÓN　　ROTACIÓN　　AGARRE　　TRACCIÓN　　ROTACIÓN

Flexiona los tobillos para unas patadas rítmicas

Impulsa tu movimiento ascendente con el movimiento vertical de las piernas

Los movimientos simétricos del brazo impulsan el cuerpo

Por encima de la rodilla, activa los cuádriceps para una mayor potencia

El brazo termina la tracción y pasa al recobro

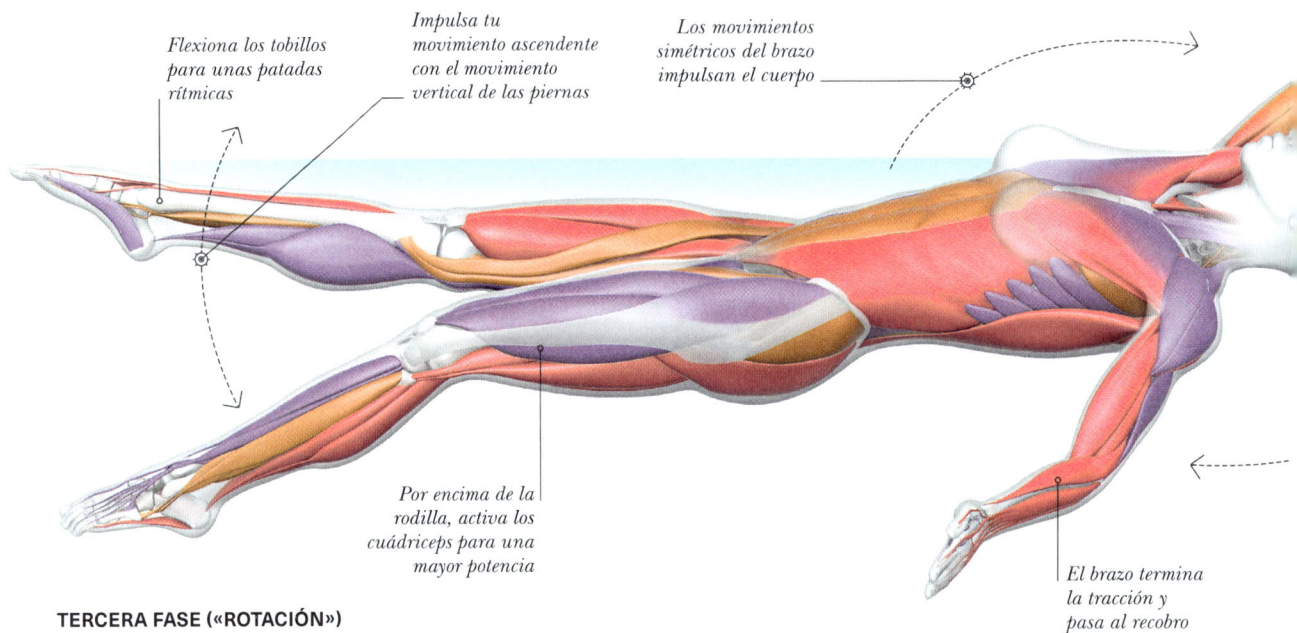

TERCERA FASE («ROTACIÓN»)

Optimiza la tracción mediante un balanceo corporal preciso y coordinado. Mientras un brazo tracciona dentro del agua, el cuerpo gira hacia el otro lado, permitiendo una tracción más fuerte y profunda. Esta rotación optimiza la brazada de cada brazo, permitiendo una tracción más profunda y un recobro más aerodinámico. Cuando el brazo que tira termina su brazada y sale del agua, el cuerpo gira hacia el lado opuesto. Al mismo tiempo, el otro brazo entra en el agua para iniciar la tracción. Este movimiento coordinado de balanceo y tracción reduce el arrastre, mantiene el impulso y garantiza un ciclo de brazada suave y eficiente.

Rotar el cuerpo

En espalda, la rotación del cuerpo es crucial para mantener el impulso y un ciclo fluido. Al utilizar los músculos del torso, los nadadores rotan los hombros y las caderas a la vez con cada tracción del brazo. Esta rotación coordinada alinea los hombros y las caderas, lo que permite una transferencia de la potencia y la estabilidad óptimas, y asegura una secuencia de nado fluida.

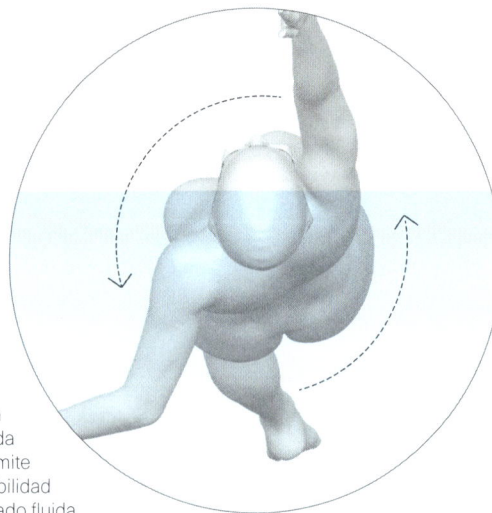

| AGARRE | TRACCIÓN | ROTACIÓN | AGARRE | TRACCIÓN | ROTACIÓN |

SECUENCIA COMPLETA

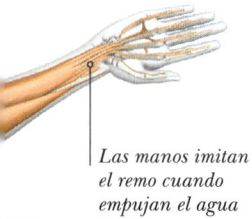

66 99

Con la vista en el cielo, cada brazada impulsa al nadador hacia atrás en una combinación perfecta de fuerza y técnica.

Errores frecuentes

- **Cabeza** Demasiado hacia atrás o barbilla metida hacia dentro
- **Alineación corporal** Hombros y caderas mal alineados
- **Entrada de las manos** Entran en el agua por detrás de los hombros
- **Técnica de patada** Patadas de tijera demasiado profundas o demasiado separadas
- **Rotación** Rotar en exceso puede alterar el equilibrio y la eficiencia de la brazada

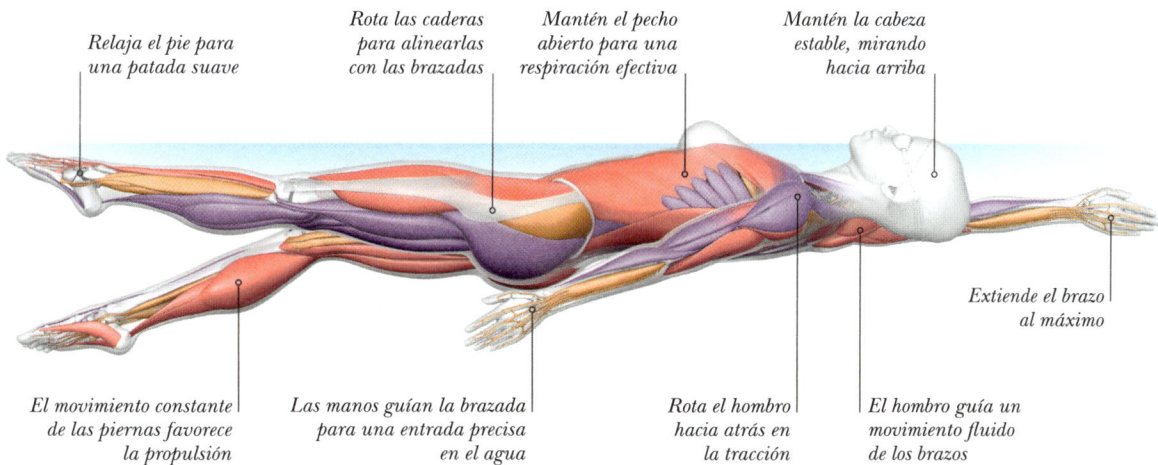

Las manos imitan el remo cuando empujan el agua

Relaja el pie para una patada suave

Rota las caderas para alinearlas con las brazadas

Mantén el pecho abierto para una respiración efectiva

Mantén la cabeza estable, mirando hacia arriba

Extiende el brazo al máximo

El movimiento constante de las piernas favorece la propulsión

Las manos guían la brazada para una entrada precisa en el agua

Rota el hombro hacia atrás en la tracción

El hombro guía un movimiento fluido de los brazos

CUARTA FASE («ACABADO»)

En la última fase de la brazada de espalda, extiende el cuerpo por completo, creando una posición aerodinámica. Ejecuta unas patadas de tijera controladas, alternando los brazos cuando te impulsas por el agua y manteniendo un ritmo suave y equilibrado. Esta fase se centra en maximizar la propulsión y mantener el equilibrio en el agua.

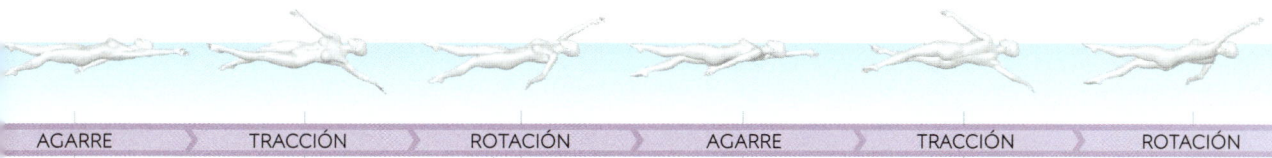

AGARRE	TRACCIÓN	ROTACIÓN	AGARRE	TRACCIÓN	ROTACIÓN

BRAZA

La braza, de ritmo más lento, es menos exigente aeróbicamente que los estilos más rápidos, como el crol y la mariposa, lo que permite un esfuerzo sostenido durante largos periodos y la hace ideal para la natación de larga distancia. El ritmo y la fase de deslizamiento permiten conservar la energía, lo que se traduce en una mayor fuerza y resistencia.

La braza desarrolla fuerza y aguante mediante movimientos de resistencia, como el fuerte impulso de brazos, la patada de rana y el deslizamiento aerodinámico. Una vez domines los movimientos sincronizados de brazos y piernas, la braza podría ser tu opción ideal para nadar de forma relajante y tranquila, ya que no requiere la misma capacidad aeróbica que otras brazadas más exigentes.

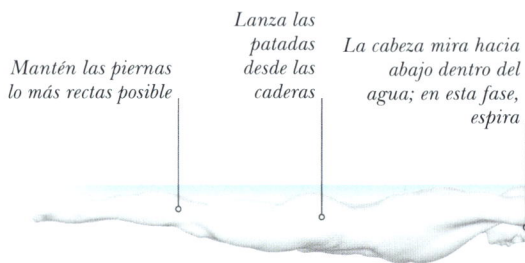

Mantén las piernas lo más rectas posible

Lanza las patadas desde las caderas

La cabeza mira hacia abajo dentro del agua; en esta fase, espira

FASE PREPARATORIA («DESLIZAMIENTO»)
Comienza en una posición aerodinámica con los brazos completamente extendidos hacia delante, las piernas rectas y el cuerpo horizontal en el agua. Esta fase permite al nadador deslizarse suavemente, reduciendo el arrastre.

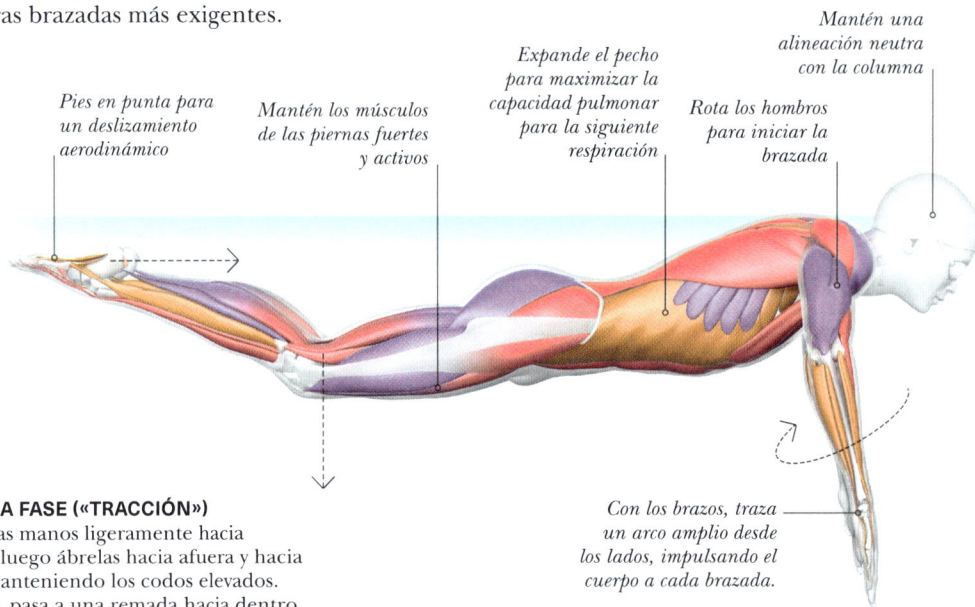

Pies en punta para un deslizamiento aerodinámico

Mantén los músculos de las piernas fuertes y activos

Expande el pecho para maximizar la capacidad pulmonar para la siguiente respiración

Rota los hombros para iniciar la brazada

Mantén una alineación neutra con la columna

PRIMERA FASE («TRACCIÓN»)
Separa las manos ligeramente hacia afuera y luego ábrelas hacia afuera y hacia abajo, manteniendo los codos elevados. Después, pasa a una remada hacia dentro, juntando las manos por debajo del pecho. Esta fase genera propulsión.

Con los brazos, traza un arco amplio desde los lados, impulsando el cuerpo a cada brazada.

| DESLIZAMIENTO | TRACCIÓN | PATADA | RECOBRO | DESLIZAMIENTO | TRACCIÓN |

SECUENCIA COMPLETA

54

Posición de las piernas

La acción de las piernas en braza requiere una potente patada de rana. Cuando flexionas y separas las rodillas, los pies se flexionan y se acercan a los glúteos. Luego las piernas dan una patada hacia fuera y hacia atrás en un movimiento circular, y se termina con un deslizamiento.

Inspira cuando sacas la cabeza del agua

Gira los hombros hacia delante

Tensa los glúteos para impulsar el cuerpo hacia delante

Plantas de los pies paralelas a la superficie del agua

Flexiona los codos, para estirarlos de nuevo

Junta las manos después de cada brazada

Junta las rodillas para dar la brazada

SEGUNDA FASE («PATADA»)

Cuando los brazos dejan de tirar y están en posición de recobro, las piernas realizan una potente patada de rana. Flexiona las rodillas y lleva los talones hacia las caderas. Luego, da una patada hacia fuera y hacia atrás, y a continuación junta los pies en una posición aerodinámica.

Posición de los brazos

En braza, la posición de los brazos comienza con un deslizamiento aerodinámico. Los brazos se extienden hacia fuera en un movimiento circular, y las manos empujan el agua hacia el cuerpo. Los codos se flexionan y las manos se juntan bajo el pecho para luego extenderse hacia delante.

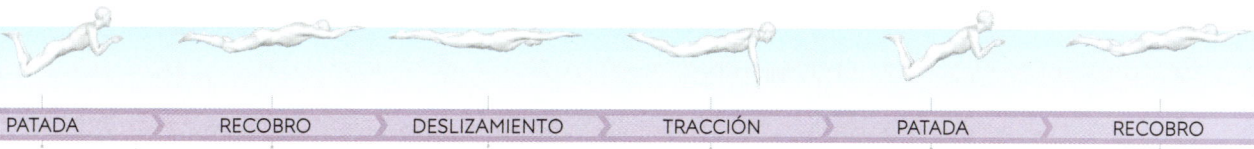

| PATADA | RECOBRO | DESLIZAMIENTO | TRACCIÓN | PATADA | RECOBRO |

Tobillo flexionado para iniciar la patada

Rodillas flexionadas para preparar la fuerte propulsión

Activa los glúteos para el movimiento hacia delante

Gira los hombros hacia delante cuando remes hacia dentro

Extensor largo de los dedos

Peroneo largo

Gastrocnemio

Vasto lateral

Activa el centro del cuerpo para mayor estabilidad

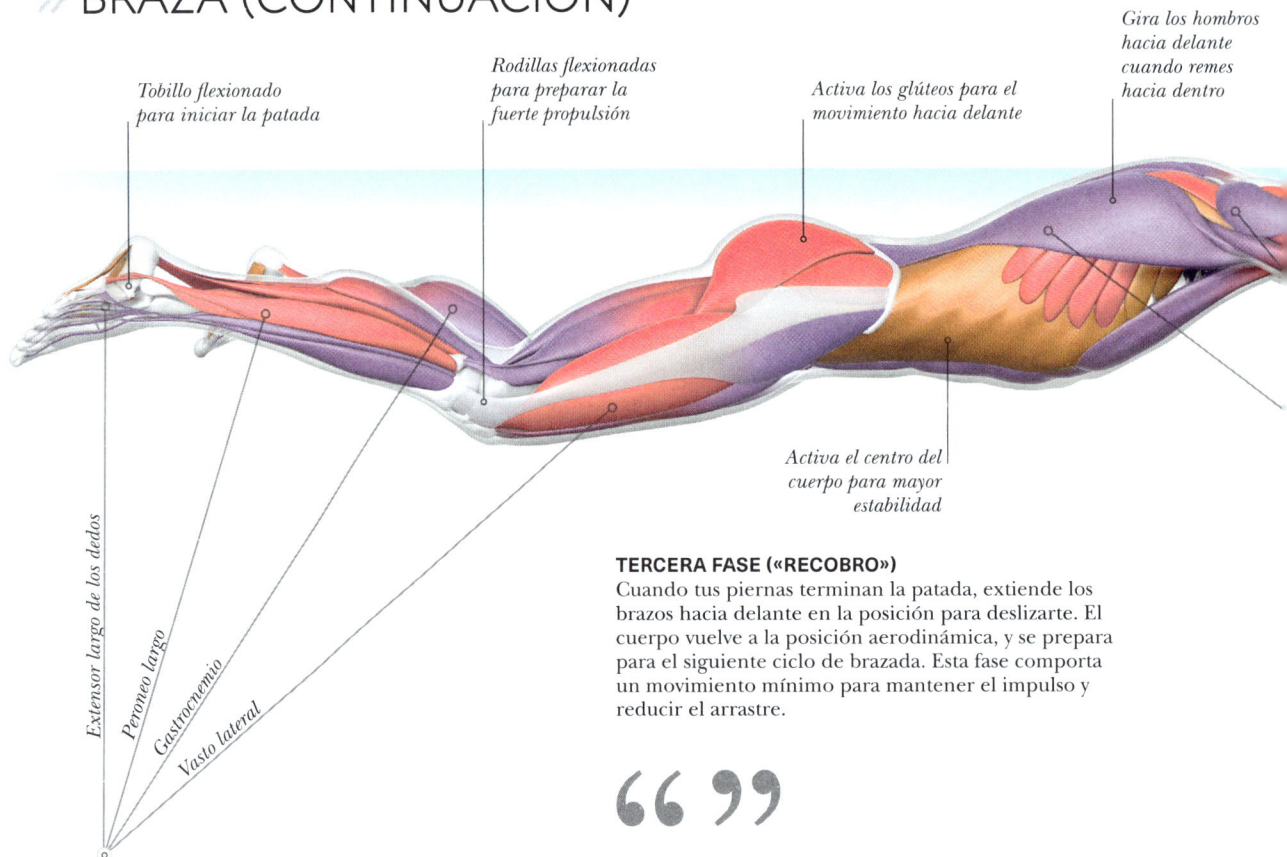

TERCERA FASE («RECOBRO»)

Cuando tus piernas terminan la patada, extiende los brazos hacia delante en la posición para deslizarte. El cuerpo vuelve a la posición aerodinámica, y se prepara para el siguiente ciclo de brazada. Esta fase comporta un movimiento mínimo para mantener el impulso y reducir el arrastre.

66 99

Espira de forma continua y constante mientras la cabeza está sumergida para lograr un ritmo constante y un intercambio de gases eficiente al nadar.

Parte inferior del cuerpo

Las piernas ejecutan una patada de látigo, activando los **glúteos** y los **músculos internos del muslo**. Luego llevan rápidamente los talones hacia los glúteos y los extienden hacia fuera en un movimiento rápido y fluido, esencial para impulsar al nadador hacia delante con eficacia.

| DESLIZAMIENTO | TRACCIÓN | PATADA | RECOBRO | DESLIZAMIENTO | TRACCIÓN |

SECUENCIA COMPLETA

Mantén la cabeza alineada con la columna para que la brazada sea aerodinámica

Entra en el agua con las manos juntas

Errores frecuentes

- **Mala sincronización** patada-tracción
- **Posición incorrecta de la cabeza** durante la respiración
- **Patada ancha** o asimétrica
- **Recobro incompleta de los brazos** y extensión

Braquial
Tríceps
Deltoides
Dorsal ancho

LEYENDA

- •-- *Articulaciones*
- ○— *Músculos*
- ● Acortamiento con tensión
- ● Alargamiento con tensión
- ● Alargamiento sin tensión
- ● Músculos tensos sin movimiento

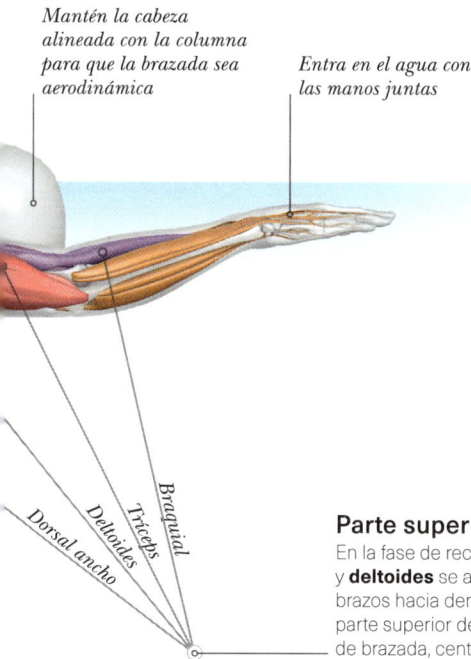

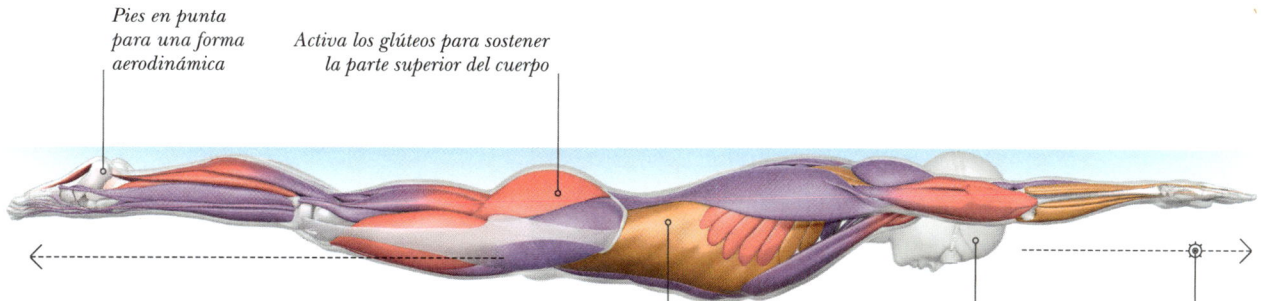

Parte superior del cuerpo

En la fase de recobro de la braza, los **pectorales** y **deltoides** se activan para levantar y llevar los brazos hacia dentro. Este movimiento prepara la parte superior del cuerpo para el siguiente ciclo de brazada, centrándose en el control y en minimizar la resistencia del agua.

Pies en punta para una forma aerodinámica

Activa los glúteos para sostener la parte superior del cuerpo

CUARTA FASE («DESLIZAMIENTO»)

Termina en una posición aerodinámica con los brazos completamente extendidos hacia delante, las piernas rectas y el cuerpo horizontal dentro del agua. Esta fase permite al nadador deslizarse con fluidez, reduciendo el arrastre. Empieza la secuencia de nuevo.

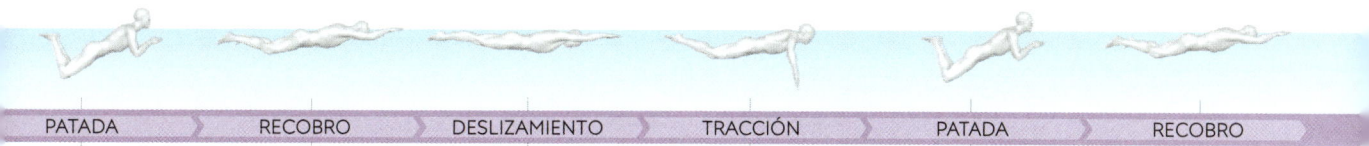

Activa los músculos de la zona lumbar para mantener la postura mientras te deslizas

Mantén la cabeza baja para reducir el arrastre

Extiende los brazos hacia delante para prepararte para la siguiente brazada

PATADA › RECOBRO › DESLIZAMIENTO › TRACCIÓN › PATADA › RECOBRO

MARIPOSA

Dominar esta brazada requiere fuerza, coordinación y ritmo, lo que mejora las habilidades generales. Es un entrenamiento equilibrado para los músculos de la parte superior e inferior del cuerpo, y es especialmente beneficiosa para mejorar la capacidad pulmonar, la salud cardiovascular y desarrollar una sincronización y coordinación precisas.

La brazada de mariposa, así conocida por su singular movimiento ondulante y su potente doble patada de delfín, es esencial para la natación de competición: es la primera brazada en las pruebas de estilos individuales (p. 199) y la tercera en los relevos combinados. La competencia en mariposa es crucial para que los nadadores de competición tengan éxito en estas carreras de varios estilos.

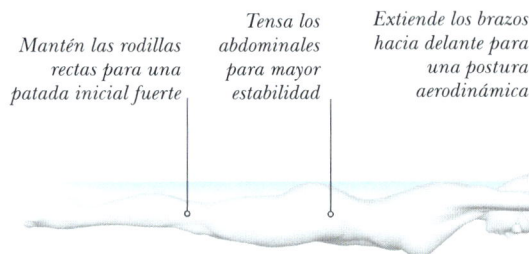

Mantén las rodillas rectas para una patada inicial fuerte

Tensa los abdominales para mayor estabilidad

Extiende los brazos hacia delante para una postura aerodinámica

FASE PREPARATORIA («DESLIZAMIENTO»)

Empieza en una posición horizontal en el agua, con los brazos extendidos hacia delante y las piernas bien juntas. En posición horizontal, extiende los brazos hacia delante y mantén las piernas juntas. Impúlsate hacia delante con una patada de delfín (ver fase 4), manteniendo el cuerpo aerodinámico. Mantén la cabeza alineada neutra y siempre impulsa la patada desde la fuerza de los abdominales.

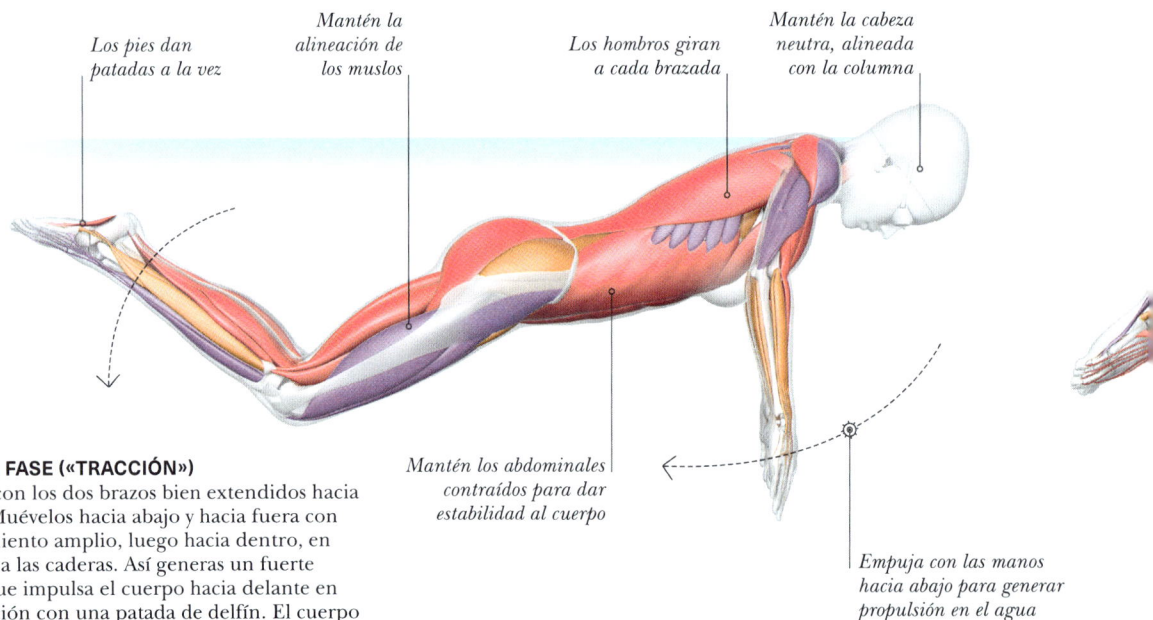

Los pies dan patadas a la vez

Mantén la alineación de los muslos

Los hombros giran a cada brazada

Mantén la cabeza neutra, alineada con la columna

PRIMERA FASE («TRACCIÓN»)

Empieza con los dos brazos bien extendidos hacia delante. Muévelos hacia abajo y hacia fuera con un movimiento amplio, luego hacia dentro, en dirección a las caderas. Así generas un fuerte empuje que impulsa el cuerpo hacia delante en coordinación con una patada de delfín. El cuerpo debe ondularse suavemente, con el pecho presionando hacia abajo.

Mantén los abdominales contraídos para dar estabilidad al cuerpo

Empuja con las manos hacia abajo para generar propulsión en el agua

| DESLIZAMIENTO | TRACCIÓN | EMPUJE | RECOBRO | PATADA | TRACCIÓN |

SECUENCIA COMPLETA

Parte superior del cuerpo

En la fase de tracción de mariposa, los **deltoides** y los **músculos de la parte superior de la espalda** se activan para impulsar la acción de los brazos, para realizar un movimiento eficiente y aerodinámico dentro del agua.

LEYENDA

- •-- *Articulaciones*
- ○- *Músculos*
- 🔴 Acortamiento con tensión
- 🟣 Alargamiento con tensión
- 🔵 Alargamiento sin tensión
- 🟠 Músculos tensos sin movimiento

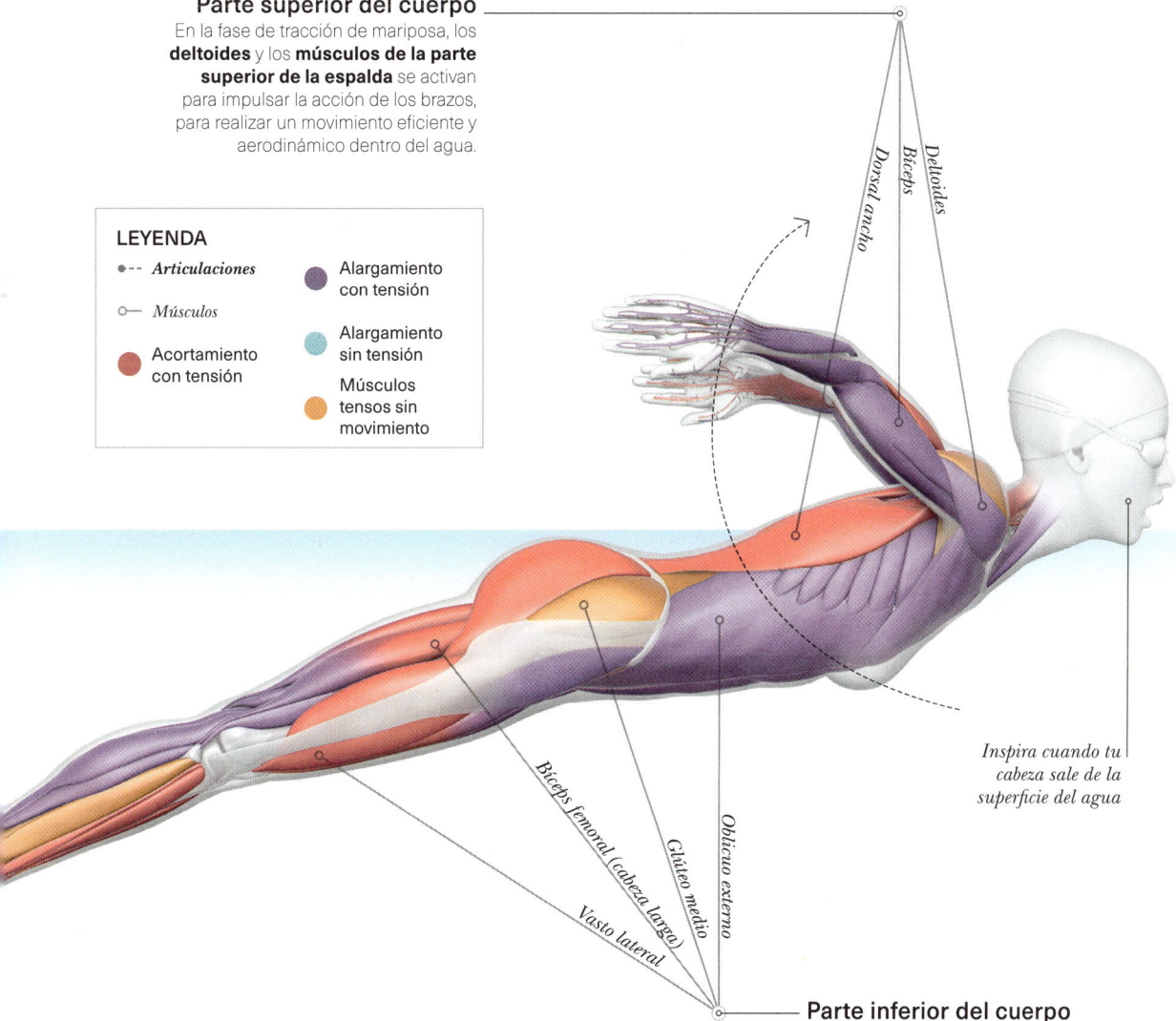

Dorsal ancho

Bíceps

Deltoides

Inspira cuando tu cabeza sale de la superficie del agua

Bíceps femoral (cabeza larga)

Glúteo medio

Oblicuo externo

Vasto lateral

SEGUNDA FASE («EMPUJE»)

Continúa el movimiento del brazo de la fase de tracción empujando el agua hacia atrás, más allá de las caderas. Este empuje, sumado con el movimiento ascendente del cuerpo, ayuda a sacar la parte superior del cuerpo y la cabeza del nadador fuera del agua para respirar.

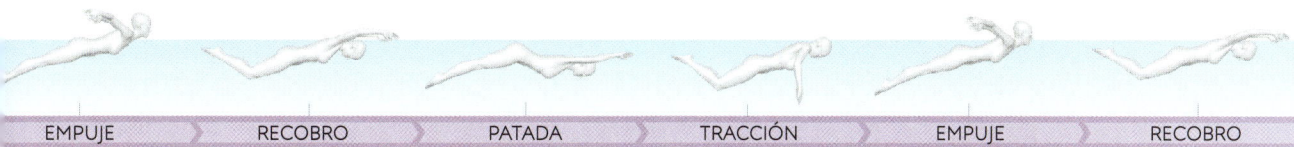

Parte inferior del cuerpo

Los **músculos centrales** estabilizan el cuerpo mientras las piernas ejecutan una potente patada de delfín, en la que intervienen los **glúteos** y los **isquiotibiales**. Esta acción coordinada ayuda a impulsar al nadador hacia delante, aumentando el impulso y la velocidad de la brazada.

EMPUJE	RECOBRO	PATADA	TRACCIÓN	EMPUJE	RECOBRO

59

Posición de los brazos y respiración

Sincroniza los movimientos de los brazos y la respiración para mayor eficiencia, a fin de maximizar la propulsión y reducir la resistencia durante el ciclo de natación. Respira durante la fase de tracción, cuando tus brazos se desplazan hacia atrás y salen del agua.

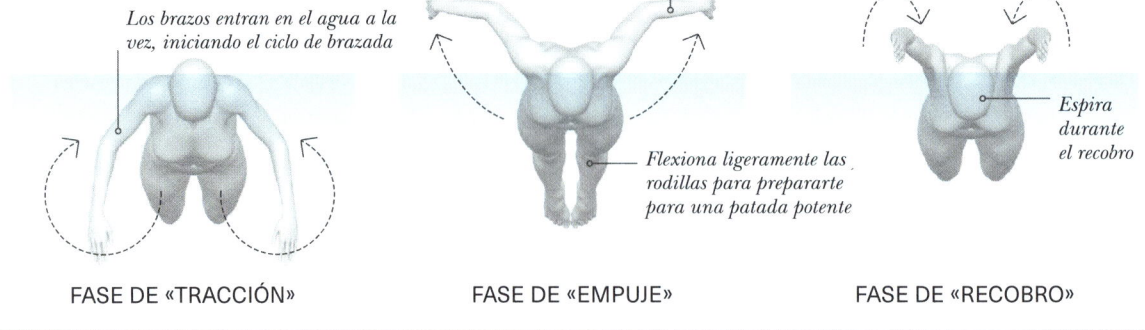

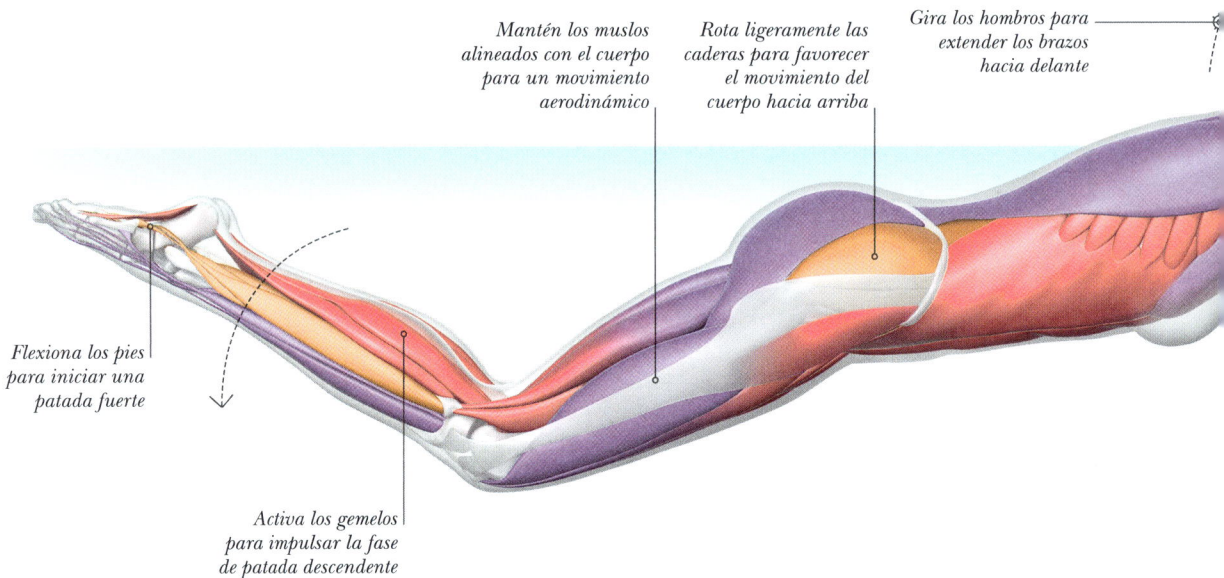

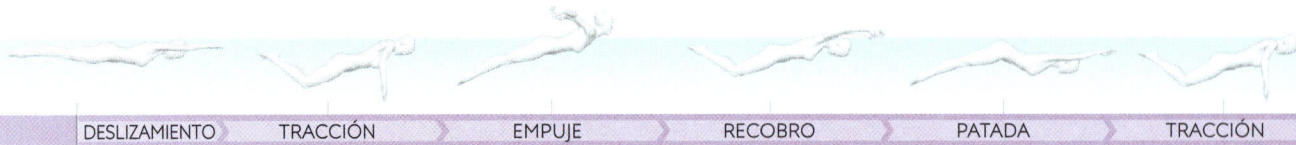

Los brazos entran en el agua a la vez, iniciando el ciclo de brazada

Arrástrate con los codos doblados, mientras inspiras

Los brazos salen del agua, preparándose para el recobro y la siguiente entrada

Flexiona ligeramente las rodillas para prepararte para una patada potente

Espira durante el recobro

FASE DE «TRACCIÓN»

FASE DE «EMPUJE»

FASE DE «RECOBRO»

Mantén los muslos alineados con el cuerpo para un movimiento aerodinámico

Rota ligeramente las caderas para favorecer el movimiento del cuerpo hacia arriba

Gira los hombros para extender los brazos hacia delante

Flexiona los pies para iniciar una patada fuerte

Activa los gemelos para impulsar la fase de patada descendente

DESLIZAMIENTO | TRACCIÓN | EMPUJE | RECOBRO | PATADA | TRACCIÓN

SECUENCIA COMPLETA

Activa los glúteos para realizar la rotación de la cadera

Gira los hombros para llevar los brazos a la posición para la siguiente brazada

Usa las manos para optimizar la entrada y la salida de la brazada

Flexiona los músculos de la pantorrilla para estabilizar y ayudar a propulsarte en el agua

Activa el arco y los dedos para mejorar la postura aerodinámica

Activa el centro del cuerpo para impulsar esta zona y realizar una ondulación firme

Coordina bíceps y tríceps para tirar del agua de forma eficiente y para el recobro

CUARTA FASE («PATADA»)

La fase de patada consiste en la fuerte y sincronizada patada de delfín. Las piernas se mueven juntas en un movimiento de arriba hacia abajo, iniciando la patada desde las caderas. La primera patada se da durante la fase de tracción, y la segunda, en el recobro de los brazos, ayudando a mantener el impulso y el ritmo.

Dobla un poco los codos para prepararte para la siguiente tracción

Entra en el agua con los dedos por delante para reducir el arrastre

Mantén la cabeza alineada con la columna, mirando hacia abajo para mantener la postura

Errores frecuentes

- **Sincronización** incorrecta de los movimientos de brazos y piernas
- **Posición** de la cabeza demasiado alta o baja al respirar
- **Ondulación** del cuerpo insuficiente
- **No realizar** una patada fuerte y constante durante la brazada

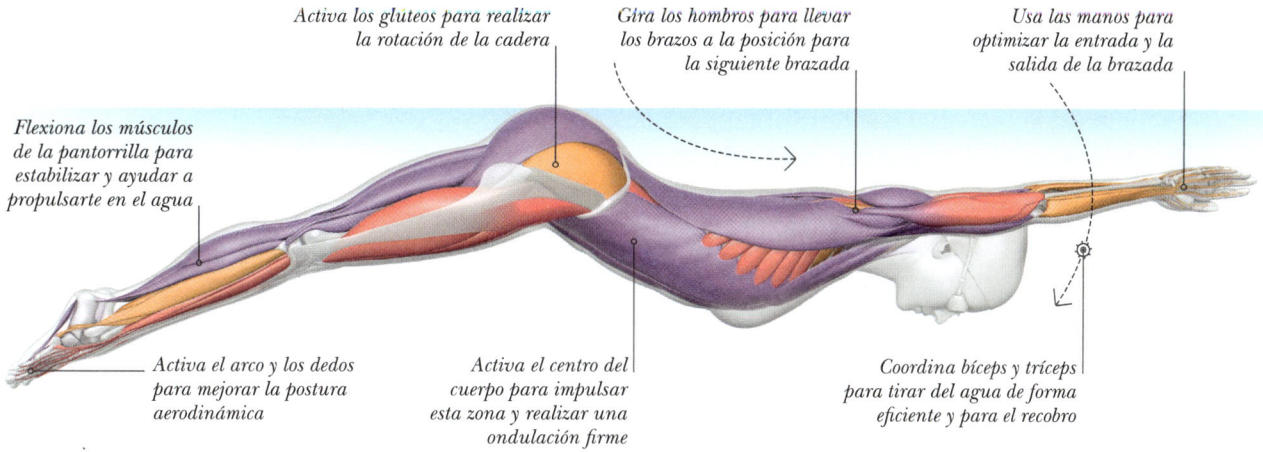

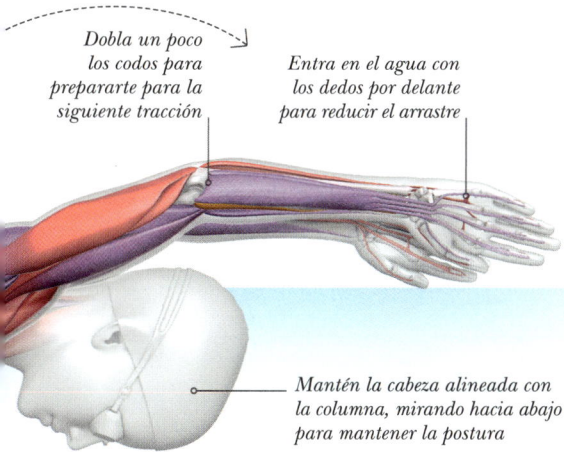

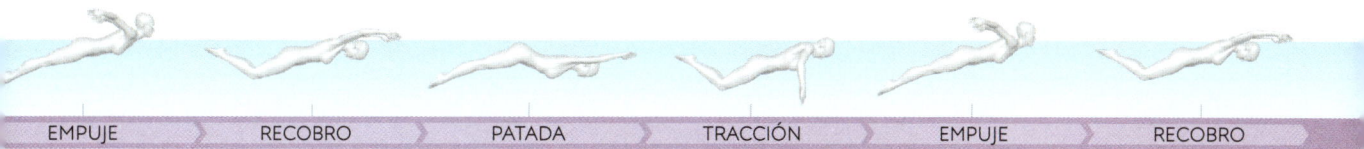

TERCERA FASE («RECOBRO»)

Al salir del agua, los brazos se desplazan hacia delante por encima del agua en un movimiento circular y vuelven a la posición inicial. Durante esta fase, el cuerpo debe permanecer lo más plano posible para minimizar el arrastre, y las piernas continúan con una patada rítmica de delfín.

| EMPUJE | RECOBRO | PATADA | TRACCIÓN | EMPUJE | RECOBRO |

61

BRAZADA LATERAL

La brazada lateral ofrece varias ventajas, como su eficiencia energética: se puede recorrer largas distancias sin cansarse tanto como con otras brazadas. Esto la hace especialmente útil para los socorristas que necesitan nadar hacia un nadador en apuros y llevarlo de vuelta a la orilla.

Cuando los socorristas realizan un rescate, la exigente tarea de arrastrar a los nadadores en apuros se reduce gracias a la posición de decúbito lateral, que permite «abrazar» al nadador con un brazo para sostenerle, mientras que con el otro brazo y una potente patada de tijera se logra una propulsión eficiente. Así ambos tienen la cara fuera del agua, lo que garantiza un movimiento constante y una respiración fluida.

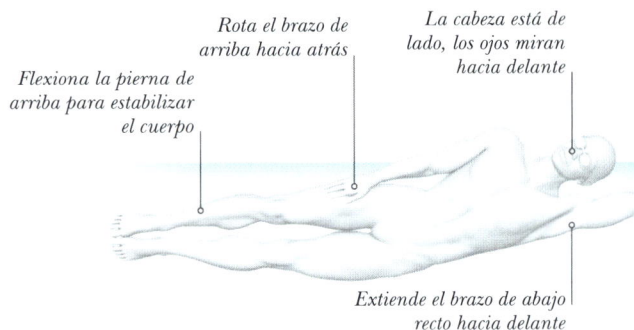

Rota el brazo de arriba hacia atrás

La cabeza está de lado, los ojos miran hacia delante

Flexiona la pierna de arriba para estabilizar el cuerpo

Extiende el brazo de abajo recto hacia delante

FASE PREPARATORIA («DESLIZAMIENTO»)

Ponte de lado en el agua, con el antebrazo hacia delante, más allá de la cabeza, y el brazo superior junto al cuerpo. Coloca la pierna inferior recta y la superior, algo flexionada, listas para un movimiento aerodinámico y un arrastre mínimo (la resistencia que el agua ejerce sobre el cuerpo).

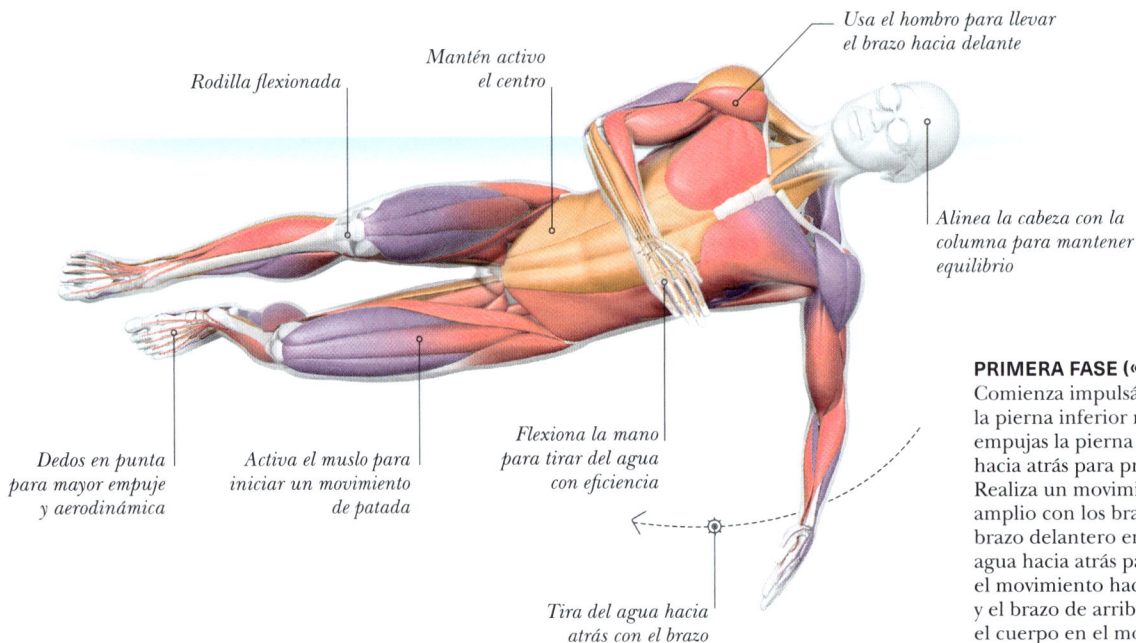

Usa el hombro para llevar el brazo hacia delante

Rodilla flexionada

Mantén activo el centro

Alinea la cabeza con la columna para mantener equilibrio

Dedos en punta para mayor empuje y aerodinámica

Activa el muslo para iniciar un movimiento de patada

Flexiona la mano para tirar del agua con eficiencia

Tira del agua hacia atrás con el brazo

PRIMERA FASE («AGARRE»)

Comienza impulsándote con la pierna inferior mientras empujas la pierna superior hacia atrás para propulsarte. Realiza un movimiento amplio con los brazos: el brazo delantero empuja el agua hacia atrás para facilitar el movimiento hacia delante, y el brazo de arriba estabiliza el cuerpo en el movimiento.

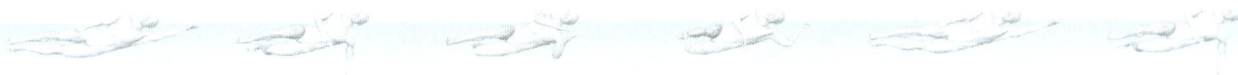

| DESLIZAMIENTO | AGARRE | TRACCIÓN | PATADA | DESLIZAMIENTO | AGARRE |

SECUENCIA COMPLETA

Parte inferior del cuerpo

Los **glúteos** y los **isquiotibiales** se activan para iniciar una patada potente. Los **cuádriceps** y los **gemelos** intervienen para cerrar la patada, aumentando la propulsión.

LEYENDA

- ●-- *Articulaciones*
- ○— *Músculos*
- ● Acortamiento con tensión
- ● Alargamiento con tensión
- ● Alargamiento sin tensión
- ● Músculos tensos sin movimiento

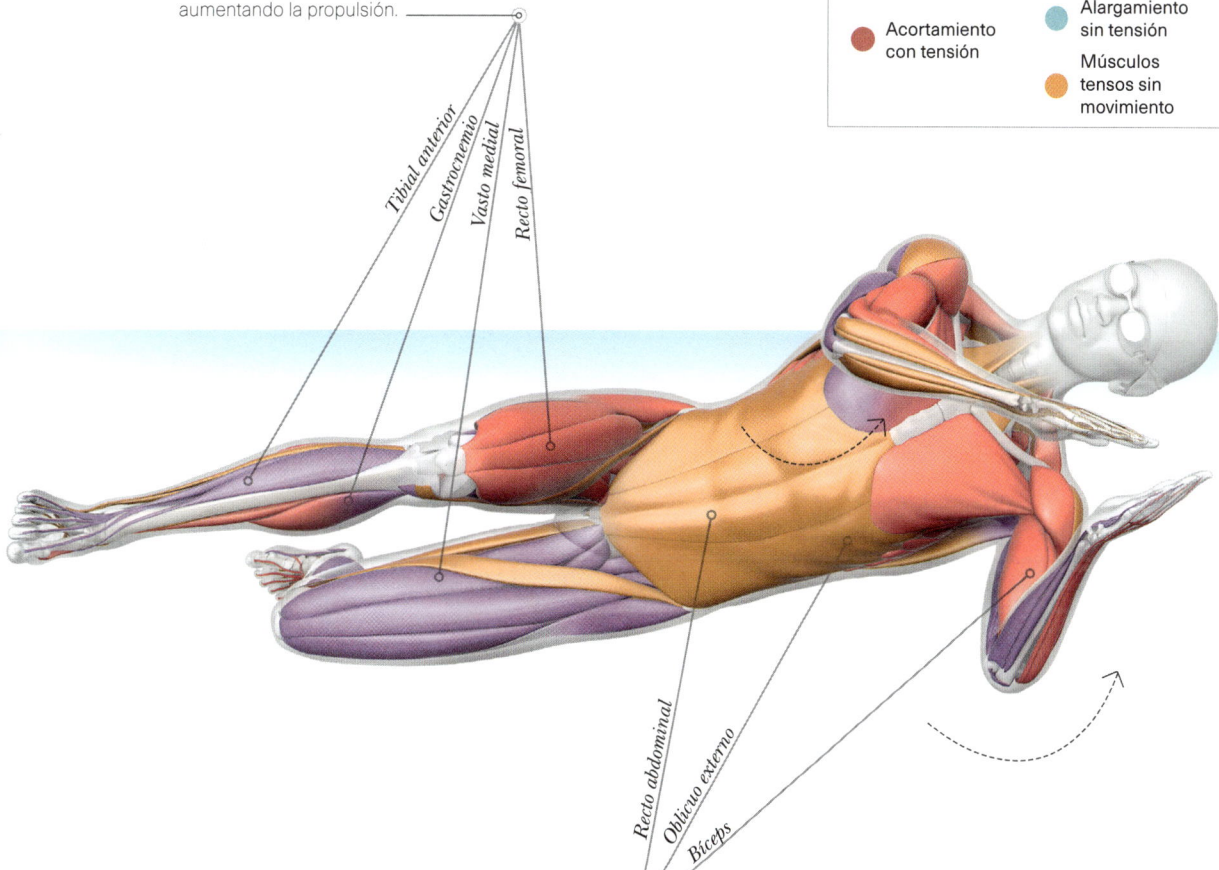

Tibial anterior

Gastrocnemio

Vasto medial

Recto femoral

Recto abdominal

Oblicuo externo

Bíceps

Parte superior del cuerpo

Los **músculos de los hombros** y los **tríceps** se activan durante la fase de recobro del brazo para estabilizarse y prepararse para la siguiente brazada, asegurando una entrada en el agua y una propulsión eficientes.

SEGUNDA FASE («TRACCIÓN»)

Alarga el brazo derecho hacia delante, extendiéndolo hacia la cabeza, preparándote para la siguiente tracción. El brazo izquierdo termina la brazada, roza el brazo derecho y se extiende hacia delante. Ejecuta una potente patada de tijera, empujando la pierna de arriba hacia atrás y la de abajo hacia delante, para propulsar el cuerpo hacia delante.

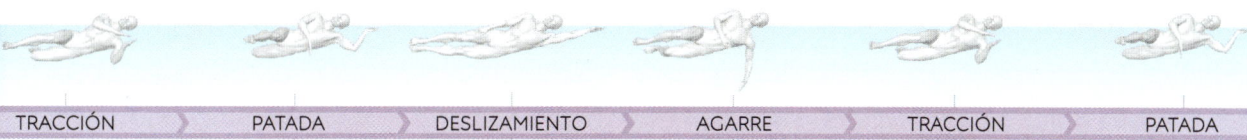

TRACCIÓN | PATADA | DESLIZAMIENTO | AGARRE | TRACCIÓN | PATADA

Posición de las piernas

La posición de las piernas es crucial para la propulsión eficiente y para un menor arrastre. Mantén las piernas bien extendidas cuando no se mueven, con los pies en punta, para ser más aerodinámico. Durante las patadas, flexiona la cadera y la rodilla para realizar impulsos fuertes, asegurando un uso óptimo de los músculos de la pierna para cada fase de brazada.

Arrastra un poco la otra pierna para mantener el apoyo y el equilibrio

Extiende la pierna delantera hacia delante para iniciar la brazada

FASE DE «AGARRE»

Mantén las caderas alineadas para una posición aerodinámica

Flexiona ambas rodillas para dar una patada fuerte

FASE DE «TRACCIÓN»

Dedos en punta para reducir la resistencia del agua

Ejecuta una fuerte patada de tijera para impulsarte hacia delante

FASE DE «PATADA»

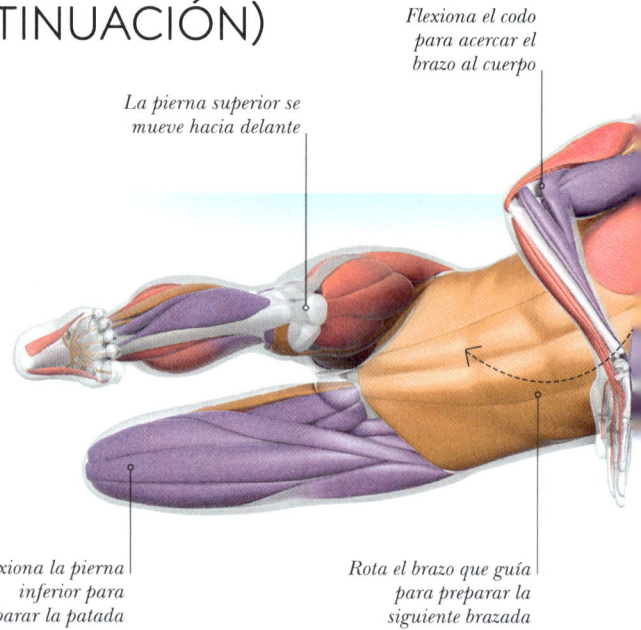

Flexiona el codo para acercar el brazo al cuerpo

La pierna superior se mueve hacia delante

Flexiona la pierna inferior para preparar la patada

Rota el brazo que guía para preparar la siguiente brazada

TERCERA FASE («PATADA»)

Empuja el brazo derecho en el agua, impulsando el cuerpo hacia delante, mientras extiendes el brazo izquierdo hacia delante preparándote para la siguiente brazada. Simultáneamente, ejecuta una potente patada de tijera, con la pierna de arriba moviéndose hacia delante y la de abajo hacia atrás, optimizando la eficiencia del deslizamiento y manteniendo una alineación corporal aerodinámica.

Errores frecuentes

- **Alineación** incorrecta del cuerpo, que causa arrastre
- **No extender** del todo el brazo delantero
- **Patada de tijera** demasiado irregular
- **No mantener** una respiración constante

| DESLIZAMIENTO | AGARRE | TRACCIÓN | PATADA | DESLIZAMIENTO | AGARRE |

SECUENCIA COMPLETA

Mantén la cabeza alineada con la columna

Extiende el brazo que tracciona al máximo

66 99

Para el nado lateral se puede marcar un ritmo de respiración. Inspirar en la fase de deslizamiento y espirar en la fase de propulsión

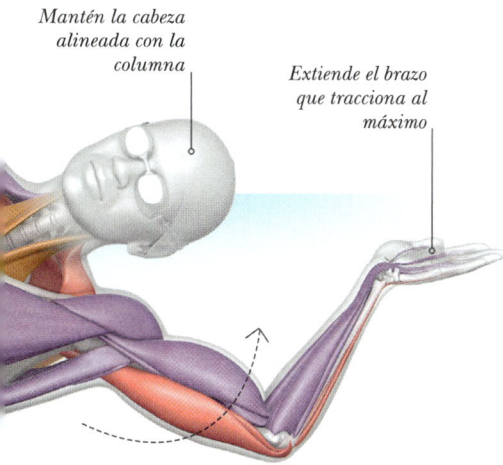

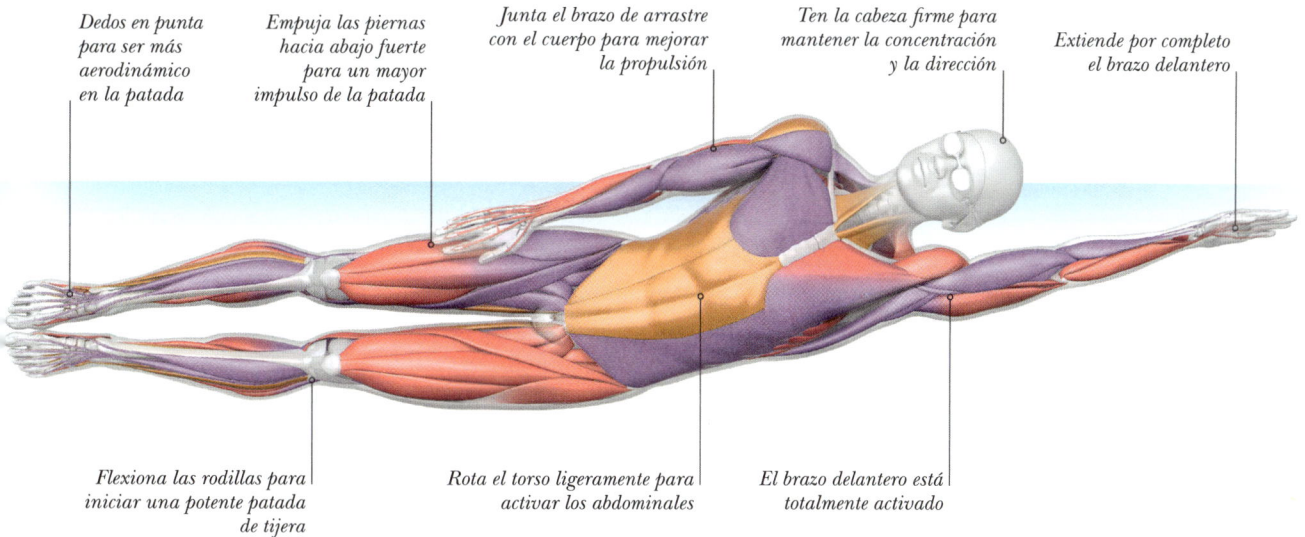

Dedos en punta para ser más aerodinámico en la patada

Empuja las piernas hacia abajo fuerte para un mayor impulso de la patada

Junta el brazo de arrastre con el cuerpo para mejorar la propulsión

Ten la cabeza firme para mantener la concentración y la dirección

Extiende por completo el brazo delantero

Flexiona las rodillas para iniciar una potente patada de tijera

Rota el torso ligeramente para activar los abdominales

El brazo delantero está totalmente activado

CUARTA FASE («DESLIZAMIENTO»)

Concéntrate en extender el brazo completamente hacia delante y coordinar los movimientos de las piernas para mejorar la eficiencia del deslizamiento. Es fundamental maximizar el alcance de cada brazada, mantener una alineación corporal aerodinámica para reducir la resistencia, y realizar movimientos precisos y sincronizados con brazos y piernas para impulsarse con suavidad por el agua.

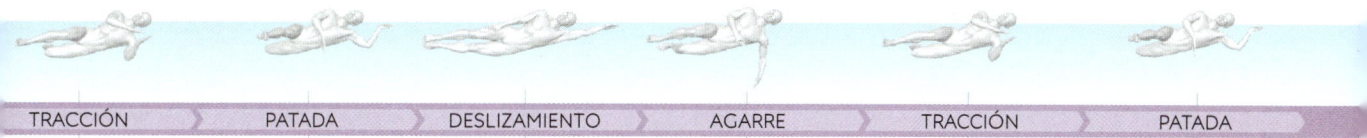

TRACCIÓN	PATADA	DESLIZAMIENTO	AGARRE	TRACCIÓN	PATADA

EJERCICIOS
DE FUERZA

Investigaciones recientes apuntan a que el entrenamiento de la fuerza no solo reduce el riesgo de lesiones, sino que también mejora el rendimiento en el agua. Los ejercicios que presentamos aquí, seleccionados porque inciden en los músculos que más se utilizan al nadar, están ideados para desarrollar la potencia y la resistencia necesarias para ejecutar los movimientos repetitivos de la natación y las crecientes exigencias de un régimen de entrenamiento. En esta sección, encontrarás instrucciones paso a paso sobre cómo configurar y realizar una serie de ejercicios para potenciar tu progreso en la natación, entre ellos, algunas variaciones para modificar o aumentar el nivel de exigencia. Las notas sobre la seguridad ayudan a personas de todos los niveles de forma física a entrenar sin temor a lesionarse.

INTRODUCCIÓN A LOS EJERCICIOS

Los ejercicios de fuerza son cruciales para nadar, pues aumentan la potencia, la resistencia y el rendimiento. Centrarse en la estabilidad del centro del cuerpo, la fuerza de la parte superior y la potencia de la parte inferior te permite hacer brazadas más eficientes y lograr mejores tiempos. Incorporar un entrenamiento de resistencia, ejercicios pliométricos y movimientos funcionales en tu rutina te ayudará a desarrollar la fuerza necesaria para destacar en natación.

VERSIÓN PRINCIPAL Y VARIACIONES

Entre los ejercicios de fuerza están los levantamientos principales y sus variaciones para trabajar diferentes grupos musculares. Los ejercicios principales como las dominadas, la prensa de banca y las sentadillas desarrollan la potencia y la estabilidad. Variaciones como el remo con un brazo, la prensa de banca inclinada y las sentadillas divididas aumentan la fuerza funcional y corrigen los desequilibrios musculares. Incorporar ambos tipos garantiza un incremento general de la fuerza, crucial para mejorar la eficiencia de la brazada y la velocidad en el agua.

❗ Recuadros de precaución

Los recuadros de aviso subrayan los posibles riesgos. Contienen avisos o directrices importantes, a fin de que los usuarios conozcan los peligros y las precauciones necesarias para prevenir accidentes o errores.

EJECUCIÓN CORRECTA DEL EJERCICIO
La ejecución correcta del ejercicio requiere tener una posición correcta, movimientos controlados y distribución adecuada del peso. Céntrate en la técnica, la alineación y la respiración para maximizar los beneficios y minimizar el riesgo de lesiones.

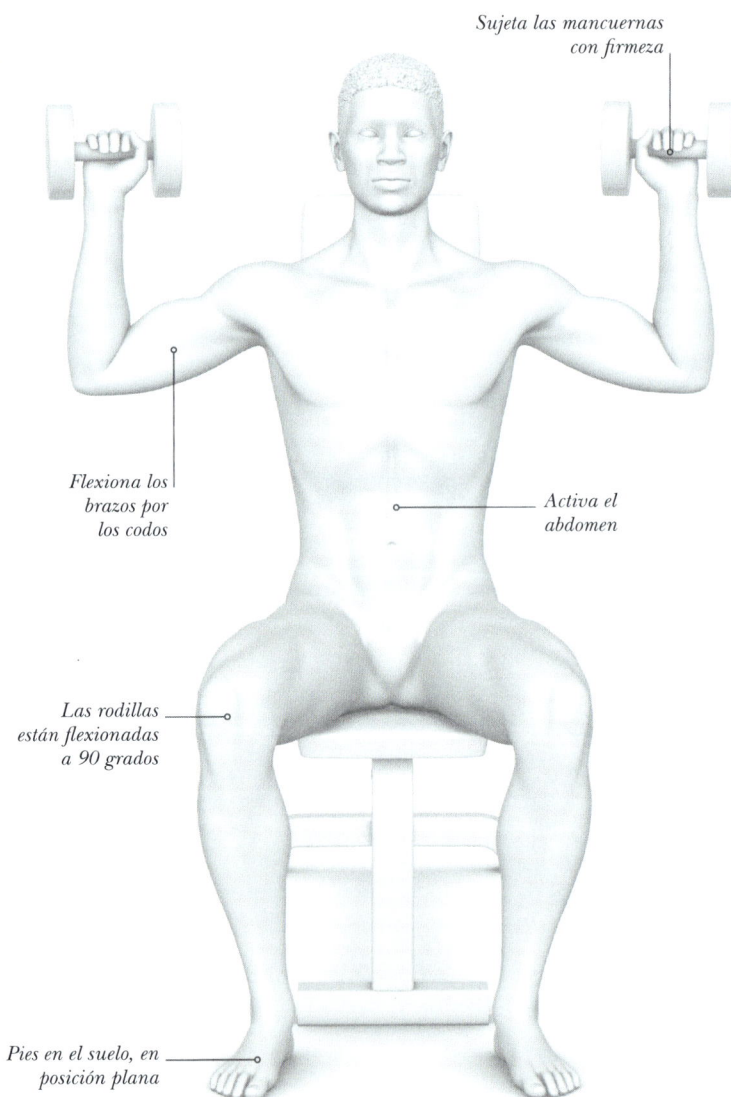

Sujeta las mancuernas con firmeza

Flexiona los brazos por los codos

Activa el abdomen

Las rodillas están flexionadas a 90 grados

Pies en el suelo, en posición plana

IMPORTANCIA DE LA RESPIRACIÓN

La respiración es básica durante el ejercicio, ya que proporciona oxígeno a los músculos y contribuye a la producción de energía. Unas técnicas de respiración adecuadas mejoran el rendimiento, la resistencia y la concentración. También ayudan a regular la frecuencia cardíaca, reducir la fatiga y evitar mareos. Una respiración coordinada durante los movimientos garantiza una mayor estabilidad y control, lo que aumenta la eficacia de los entrenamientos y reduce el riesgo de lesiones.

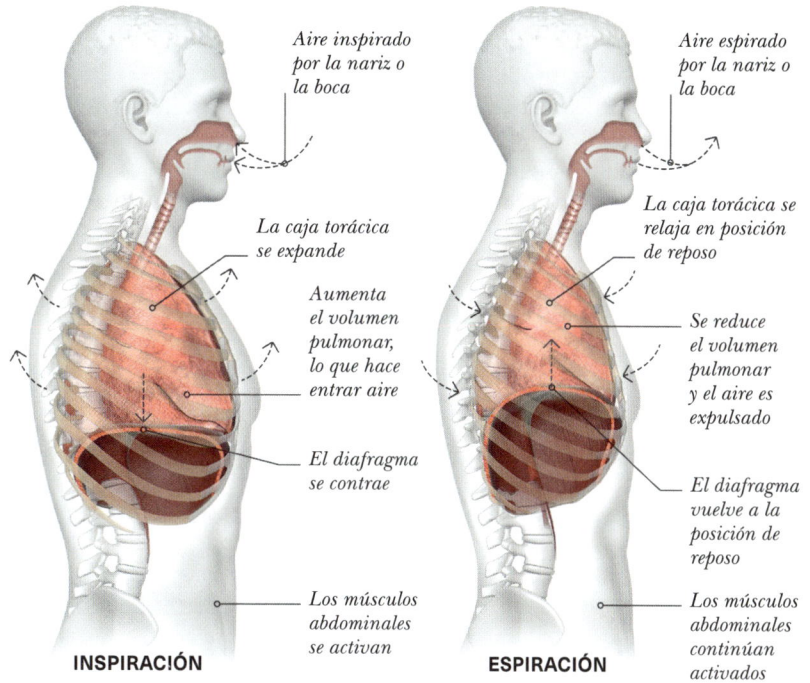

Aire inspirado por la nariz o la boca

La caja torácica se expande

Aumenta el volumen pulmonar, lo que hace entrar aire

El diafragma se contrae

Los músculos abdominales se activan

INSPIRACIÓN

Aire espirado por la nariz o la boca

La caja torácica se relaja en posición de reposo

Se reduce el volumen pulmonar y el aire es expulsado

El diafragma vuelve a la posición de reposo

Los músculos abdominales continúan activados

ESPIRACIÓN

Material para entrenar

Entrenar en casa nunca ha sido más fácil con la aparición de material multifuncional más asequible. Quizá no quieras comprar todos estos artículos, pero si lo haces, estarás bien encaminado para realizar la mayoría de los ejercicios en la comodidad de tu hogar.

Las mancuernas de peso fijo vienen en varias formas y tamaños

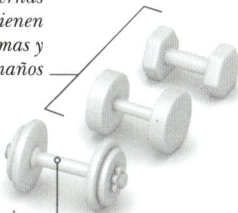

Las versiones ajustables pueden llevar una amplia gama de pesos

MANCUERNAS

Las bandas con asas pueden ser más cómodas de usar

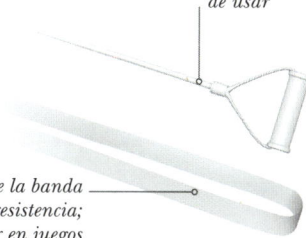

El color de la banda indica su resistencia; suelen venir en juegos

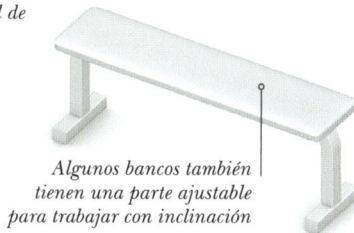

BANDAS ELÁSTICAS

Compra el tamaño adecuado a tu estatura

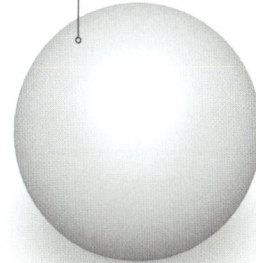

PELOTA DE PILATES

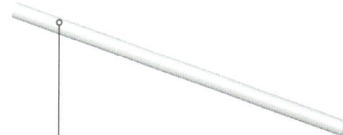

Elije una esterilla que no resbale y que sea fácil de enrollar y guardar

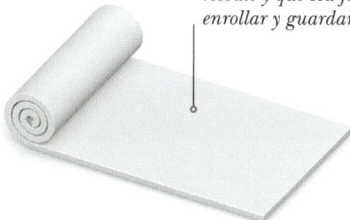

ESTERILLA

Algunos bancos también tienen una parte ajustable para trabajar con inclinación

BANCO BÁSICO

Las hay de muchos tipos, desde telescópicas hasta las que deben fijarse en la pared o el techo

BARRA DE DOMINADAS/CHIN-UP

ELEGIR LOS PESOS

Cuando empiezas un programa de entrenamiento de fuerza, te enseñarán a usar de forma segura todo el material necesario. Seleccionar los niveles de resistencia adecuados a su complexión física es fundamental para la seguridad y la eficacia. Empieza cada ejercicio con una resistencia ligera que puedas manejar fácilmente y luego auméntala gradualmente según tu criterio y según el número de repeticiones deseado.

Máquinas

Tienes dos tipos de máquinas de resistencia: las máquinas «selectorizadas», que utilizan un sistema de pasadores para ajustar las pesas, y las máquinas «asistidas por discos», que llevan discos en unos soportes específicos, similares a los que se usan con las barras. Las máquinas que trabajan grupos musculares grandes (piernas, pecho y espalda) suelen tener columnas de pesas más pesadas que las que trabajan grupos musculares más pequeños (brazos, hombros y pantorrillas). Si no estás seguro de la resistencia que necesitas, empieza colocando el pasador selectorizado en la primera ranura y realiza una repetición para comprobar si es adecuada.

Pesas libres

Las pesas libres que se utilizan en los ejercicios de natación son las barras y las mancuernas. Las barras estándar suelen pesar 20 kg, miden 28,5 mm de diámetro y 2,15 m de largo, aunque existen modelos más cortos. Para cargar una barra, ponle los discos y sujétalos con un clip. Las mancuernas indican su peso y suelen venir en pares del mismo tamaño. Comienza con un peso que puedas levantar cómodamente para las repeticiones requeridas. Si eres nuevo con las barras, empieza solo con la barra y aumenta gradualmente el peso con incrementos de entre 2 y 5 kg.

TRABAJAR CON MÁQUINAS

Deberías ajustar cada máquina del gimnasio a tu estructura corporal. Si ahora te inicias en el uso de estas máquinas, puedes realizar una sesión con un entrenador para aprender cómo funcionan y qué ajustes son los óptimos para ti. Los elementos que se suelen ajustar son la superficie del asiento, el respaldo y el acolchado de los muslos. Fíjate bien en el eje de rotación de la máquina para alinear las piernas correctamente. Si durante las primeras repeticiones hay algo que te hace sentir incómodo, efectúa los ajustes precisos hasta que puedas realizar el ejercicio sin molestias.

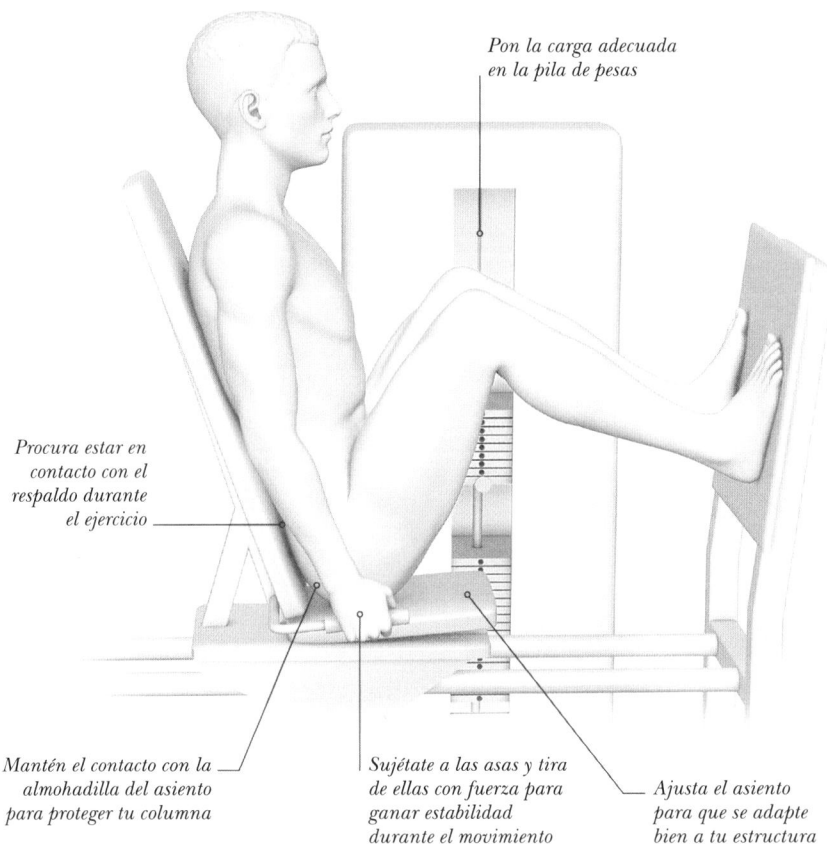

Pon la carga adecuada en la pila de pesas

Procura estar en contacto con el respaldo durante el ejercicio

Mantén el contacto con la almohadilla del asiento para proteger tu columna

Sujétate a las asas y tira de ellas con fuerza para ganar estabilidad durante el movimiento

Ajusta el asiento para que se adapte bien a tu estructura

ENTRENAR CON SEGURIDAD

La seguridad es el aspecto principal del entrenamiento de fuerza. Levantar pesas de forma segura requiere una concentración y atención constantes, tanto en el gimnasio como en casa. Mantener la concentración durante el ejercicio no solo es esencial por seguridad, sino también para maximizar la efectividad del entrenamiento. Los factores más relevantes son el agarre, la alineación y el peso adecuado.

El agarre

Asir las barras correctamente es básico para sujetar las pesas con seguridad y minimizar el dolor de manos. Las formas de agarre más habituales son el supino, el neutro y el pronador; el semisupino es un término intermedio entre las dos primeras. Cada una de ellas tiene diferentes propósitos, todos esenciales para que los ejercicios de fuerza sean efectivos y seguros.

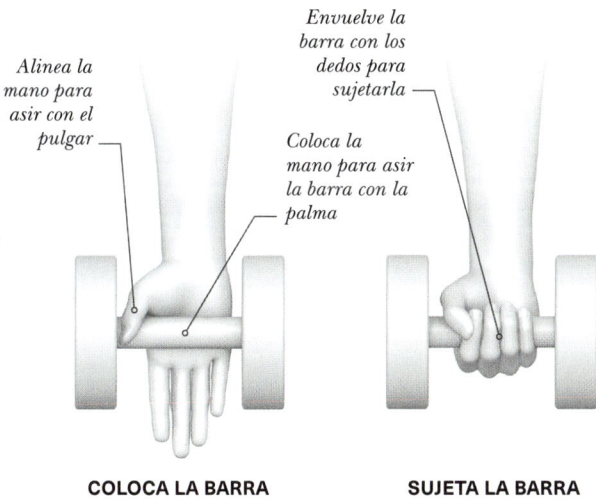

Alinea la mano para asir con el pulgar

Coloca la mano para asir la barra con la palma

Envuelve la barra con los dedos para sujetarla

COLOCA LA BARRA

SUJETA LA BARRA

Posiciones y tipos de agarre

La distancia entre tus manos en una barra o máquina, y la posición de la muñeca, determinan qué músculos trabajan más y son más efectivos en el movimiento. Pasar de un agarre ancho a uno estrecho o neutro en el mismo ejercicio activa distintos grupos musculares, lo que proporciona distintos beneficios y aumenta la fuerza general.

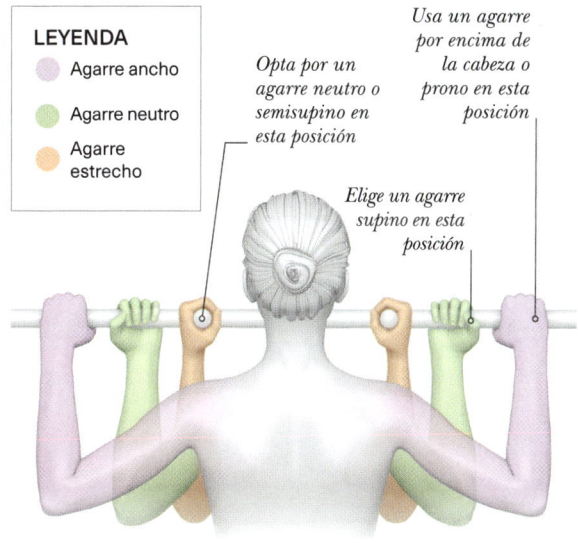

LEYENDA
- Agarre ancho
- Agarre neutro
- Agarre estrecho

Opta por un agarre neutro o semisupino en esta posición

Usa un agarre por encima de la cabeza o prono en esta posición

Elige un agarre supino en esta posición

Anota tus entrenamientos

Tomar nota de cada entrenamiento te ayuda a supervisarte y mantener tu progreso. Por ejemplo, puedes ver rápidamente el peso usado la semana anterior y ajustarlo según convenga, a menos que se marcase como demasiado exigente. Llevar un registro, ya sea en un cuaderno, una hoja de cálculo o una aplicación, es un buen hábito. Esta tabla muestra los datos que debes anotar.

FECHA DE ENTRENAMIENTO

EJERCICIO	REP. Y SERIES	PESO POR SERIE	DESCANSO	NOTAS
PRESS DE PIERNAS	4 series de 10 rep.	Serie 1 XX kg	60 segundos	Aumentar el peso en XX kg la próxima semana
PRESS DE HOMBROS	4 series de 10 rep.	Serie 1 XX kg	60 segundos	Exigente; seguir con el mismo peso la próxima vez

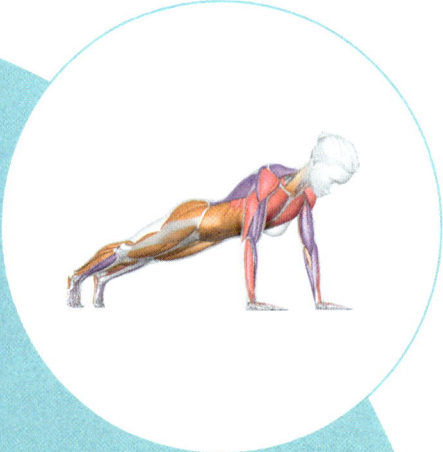

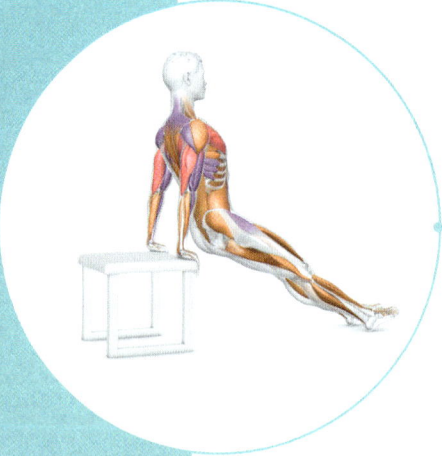

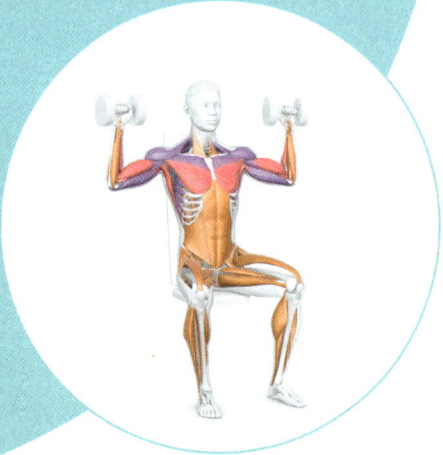

PARTE SUPERIOR DEL CUERPO

Una parte superior del cuerpo en forma y fuerte (brazos, hombros, espalda y pecho) es fundamental para nadar con eficacia. Además de las piernas, los nadadores activan constantemente la parte superior del cuerpo cuando se mueven en el agua. Esta sección se centra en ejercicios ideados para fortalecer los músculos de la parte superior del cuerpo, esenciales para una brazada efectiva y para impulsarse por el agua con facilidad. Estos ejercicios, que trabajan estos grupos musculares, ayudarán a mejorar la potencia y la técnica de natación.

FLEXIÓN DE BRAZOS

Este ejercicio fortalece grupos musculares esenciales para un buen rendimiento al nadar. Se trata de los músculos pectorales del pecho, los deltoides en los hombros y los tríceps en la parte posterior de los brazos (que mejoran la fase de tracción de las brazadas). También refuerza los serratos anteriores, bajo las axilas, y los abdominales. Las piernas estabilizan el cuerpo.

La flexión de brazos requiere activar todo el cuerpo, y la forma y el control correctos son cruciales cuando se ejecuta el movimiento. Controla el descenso, evitando una bajada súbita al suelo. Mantén siempre activados los abdominales durante todo el movimiento. Para quienes se inician en este ejercicio, un buen punto de partida es hacer 4 series, cada una de 5 o 6 repeticiones.

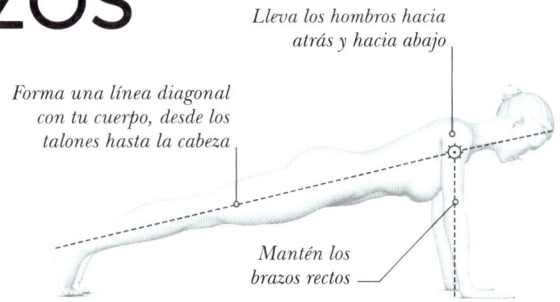

Lleva los hombros hacia atrás y hacia abajo

Forma una línea diagonal con tu cuerpo, desde los talones hasta la cabeza

Mantén los brazos rectos

FASE PREPARATORIA

Comienza colocándote en posición de plancha alta, con la pelvis alineada, el cuello en posición neutra y las manos algo más separadas que el ancho de los hombros. Los hombros deben estar hacia atrás y abajo, y la zona abdominal completamente contraída. Flexiona los dedos de los pies y extiende los talones hacia atrás.

! Precaución

Es importante que contraigas los abdominales durante todo el ejercicio para evitar que la columna se hunda y ejerza presión sobre la zona lumbar y las articulaciones.

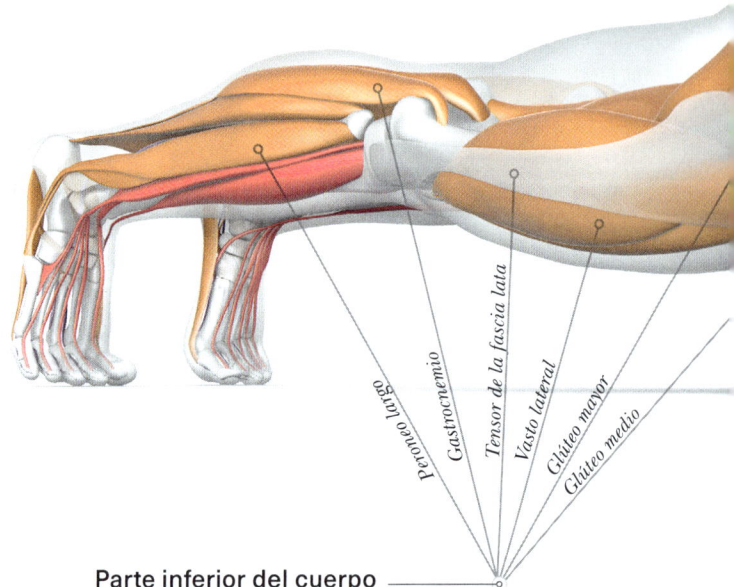

Peroneo largo

Gastrocnemio

Tensor de la fascia lata

Vasto lateral

Glúteo mayor

Glúteo medio

Parte inferior del cuerpo

El **glúteo mayor** es fundamental para estabilizar las caderas y evitar que bajen hacia delante, afectando la alineación de la columna. El **recto femoral**, que forma parte del grupo de los **cuádriceps**, trabaja en posición isométrica.

LEYENDA

- •-- *Articulaciones*
- ○— *Músculos*
- ● Acortamiento con tensión
- ● Alargamiento con tensión
- ● Alargamiento sin tensión
- ● Músculos tensos sin movimiento

SEGUNDA FASE

Espira y estira los codos con cuidado, levantando el cuerpo de nuevo a la posición inicial de plancha. Asegúrate de mantener la zona abdominal contraída durante todo el movimiento para mantener la postura y la estabilidad adecuadas.

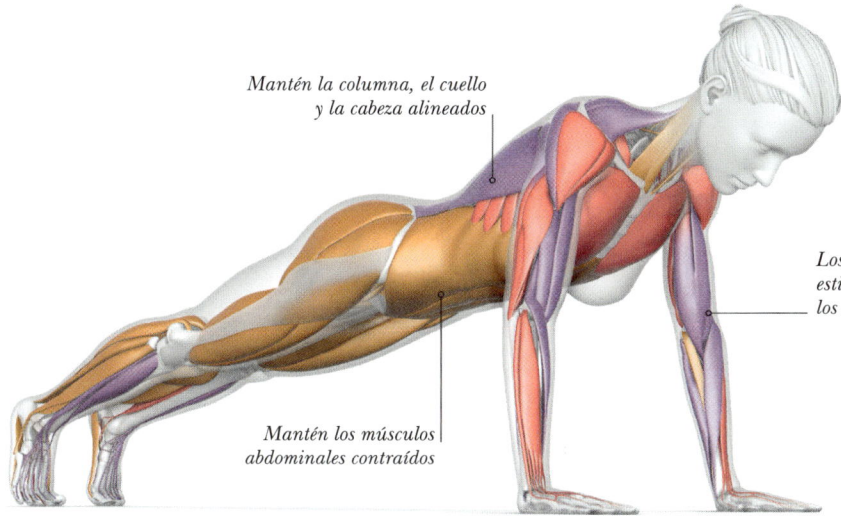

Mantén la columna, el cuello y la cabeza alineados

Los brazos están estirados, sin bloquear los codos

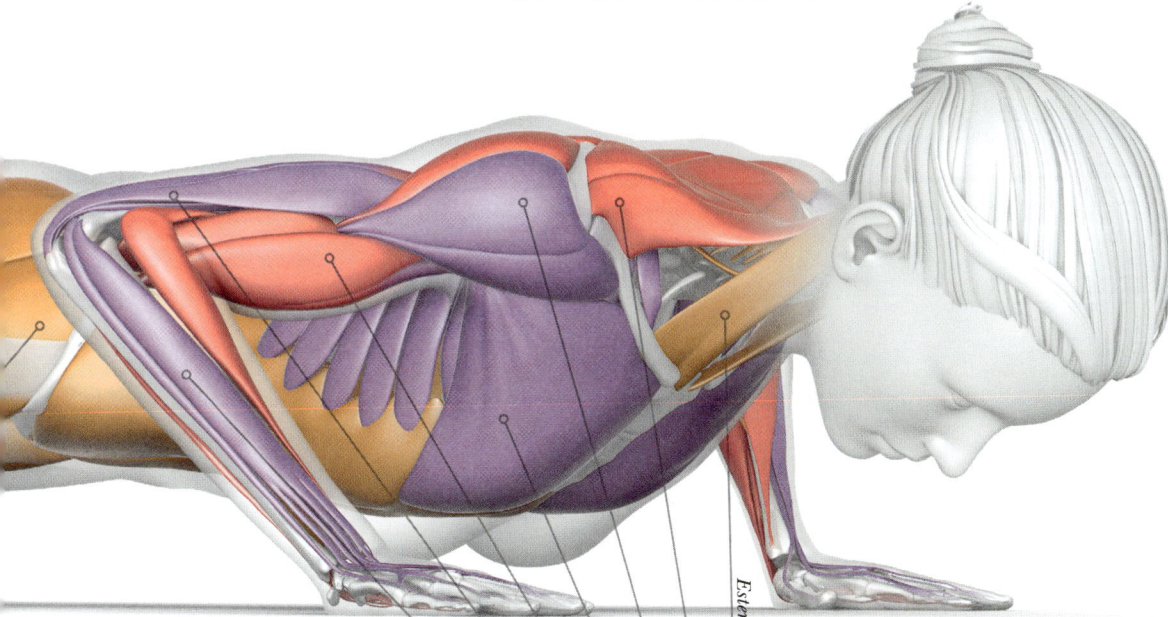

Mantén los músculos abdominales contraídos

Esternocleidomastoideo

Redondo mayor

Deltoides

Pectoral mayor

Bíceps

Tríceps

Extensor corto de los dedos

PRIMERA FASE

Inspira profundamente, contrayendo aún más el abdomen y activando los músculos del torso. Desplaza el peso corporal hacia delante, apoyándolo en las manos. Con la espalda recta, baja el cuerpo de manera gradual, doblando los codos ligeramente hacia atrás. Baja hasta que tu pecho casi toque el suelo. Espira mientras bajas y luego inspira, manteniendo la columna recta.

Parte superior del cuerpo

Las flexiones trabajan eficazmente el **pectoral mayor** en el pecho, el **serrato anterior** debajo del omóplato y los **deltoides** en los hombros. El **tríceps braquial** es crucial como grupo muscular secundario, responsable de la extensión y flexión del codo. Los **músculos del core** también participan activamente, ya que sostienen y mantienen la columna vertebral en una posición neutra.

75

» VARIACIONES

Las diferentes variantes de las flexiones pretenden aislar y trabajar diversos grupos musculares. Las flexiones siguientes inciden en los tríceps, el pecho y los hombros, los cuales, al fortalecerse, aumentarán considerablemente el rendimiento del nadador en el agua.

FLEXIÓN DE TRÍCEPS

Esta flexión trabaja grupos musculares de todo el cuerpo, pero activa específicamente el tríceps. En esta variación se modifica la posición y el movimiento de las manos y los brazos.

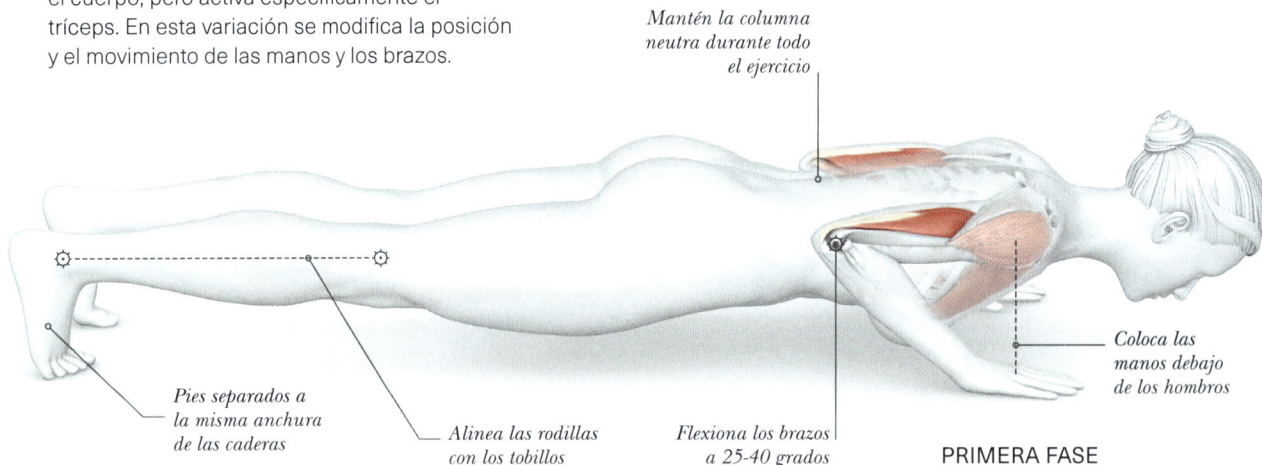

Mantén la columna neutra durante todo el ejercicio

Coloca las manos debajo de los hombros

Pies separados a la misma anchura de las caderas

Alinea las rodillas con los tobillos

Flexiona los brazos a 25-40 grados

PRIMERA FASE

FASE PREPARATORIA
Empieza en la posición de plancha alta, con las manos bajo los hombros, el cuello y la columna en posición neutra, y los pies separados a la anchura de las caderas.

PRIMERA FASE
Contrae la zona abdominal y luego inspira mientras bajas el cuerpo hacia el suelo, flexionando los codos y apretando los brazos contra la caja torácica.

SEGUNDA FASE
Espira mientras te impulsas hacia arriba, hasta extender los codos casi por completo para volver a la posición de plancha alta. Repite los pasos 1 y 2.

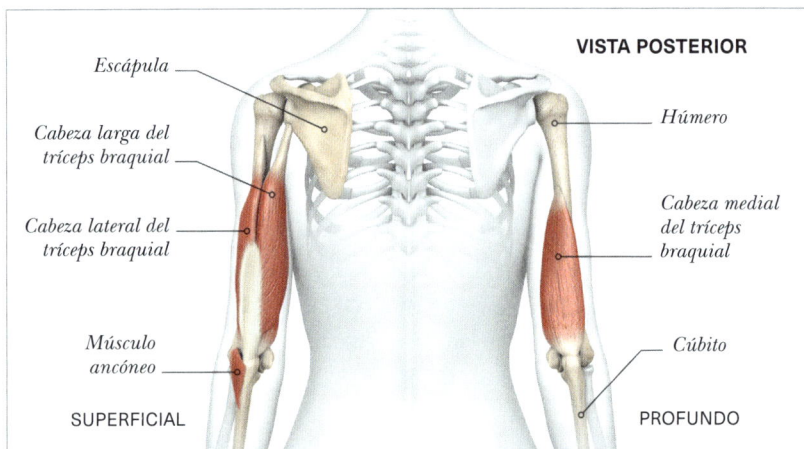

VISTA POSTERIOR

Escápula

Húmero

Cabeza larga del tríceps braquial

Cabeza lateral del tríceps braquial

Cabeza medial del tríceps braquial

Músculo ancóneo

Cúbito

SUPERFICIAL

PROFUNDO

El tríceps en detalle

El tríceps, también llamado tríceps braquial, es un músculo grande situado en la parte posterior del brazo. Consta de tres partes: las cabezas lateral y medial, que se insertan en el húmero y el codo, y la cabeza larga, que se inserta en la escápula o el omóplato. Algunos ejercicios de tríceps trabajan las tres cabezas a la vez; otros solo una o dos. Si conoces la anatomía de la inserción de cada cabeza al hueso, entenderás por qué un ejercicio activa más músculos tríceps que otro.

FLEXIONES LATERALES

Esta variante más difícil, en la que se alternan los lados, implica que un lado en todo momento sostiene todo el cuerpo. Es importante mantener el cuerpo firme y controlado. Se trabaja principalmente el pectoral mayor en el pecho, mientras que los músculos abdominales actúan como estabilizadores.

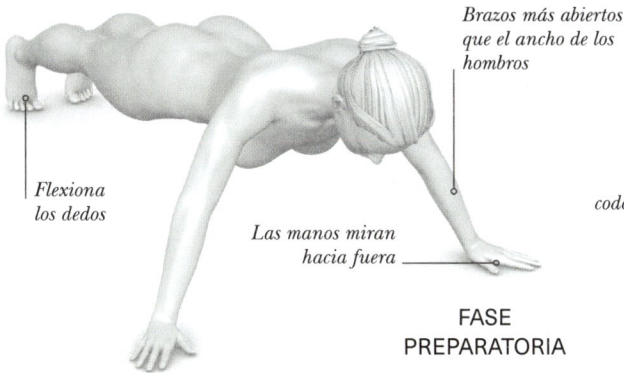

Piernas tensas durante todo el ejercicio

Brazos más abiertos que el ancho de los hombros

Mantén la espalda plana

Flexiona los dedos

Dobla el codo derecho

Las manos miran hacia fuera

FASE PREPARATORIA

El pecho toca el suelo brevemente

PRIMERA FASE

FASE PREPARATORIA
Comienza en la posición de plancha alta (pp. 74-75), pero con los brazos más separados que el ancho de los hombros, y las puntas de los dedos mirando hacia fuera. Mantén el cuerpo recto.

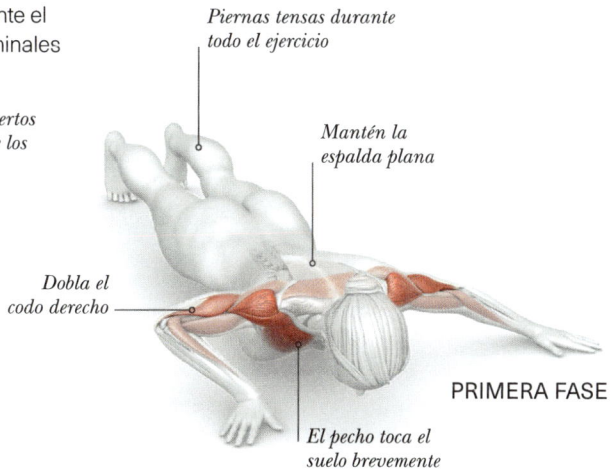

PRIMERA FASE
Baja hacia el lado derecho doblando el codo derecho y estirando el brazo izquierdo hacia la izquierda, y acerca el pecho brevemente al suelo. Vuelve a la posición inicial.

SEGUNDA FASE
Baja el cuerpo hacia el lado izquierdo doblando el codo izquierdo y estirando el brazo derecho hacia el lado derecho.

FLEXIONES DIAMANTE

El nombre de esta flexión se debe a la forma de diamante que se dibuja con las manos para realizar el ejercicio. Ahora el peso recae en los tríceps.

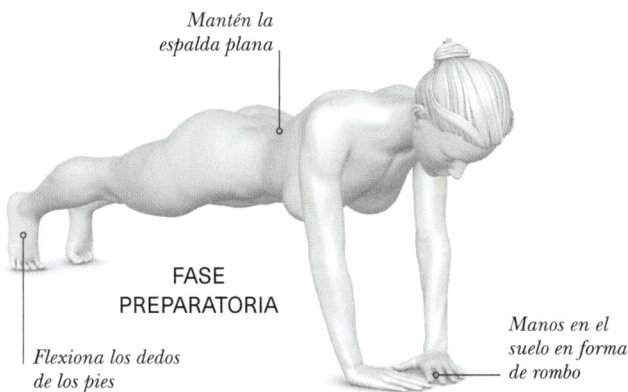

Mantén la espalda plana

Pies separados a la anchura de los hombros

Extiende los codos hacia los lados

Alinea los brazos con los hombros

FASE PREPARATORIA

Flexiona los dedos de los pies

Manos en el suelo en forma de rombo

PRIMERA FASE

FASE PREPARATORIA
Comienza en la posición de plancha alta con la pelvis hacia dentro, y la cabeza y el cuello en posición neutra. Haz un rombo con las manos debajo del pecho.

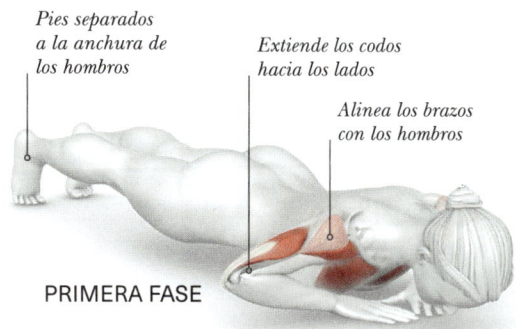

PRIMERA FASE
Contrae el abdomen y flexiona despacio los codos para que queden a ambos lados del cuerpo, alineados con los hombros. Baja el cuerpo hasta llegar al rombo.

SEGUNDA FASE
Mantén la posición 2 segundos y espira al estirar los brazos para volver a la posición inicial. Mantén las manos en forma de rombo durante todo el ejercicio. Repítelo.

FONDOS DE TRÍCEPS

Este ejercicio es un entrenamiento específico para la parte superior del cuerpo. Fortalece los brazos, especialmente los tríceps, lo que mejora la capacidad del nadador para realizar brazadas potentes. Unos tríceps fuertes son la clave para mantener un movimiento eficiente de los brazos en el agua, especialmente durante la fase de impulso de la brazada.

Al mejorar la estabilidad y la potencia de los brazos, este ejercicio de fortalecimiento ayuda a los nadadores a lograr una extensión más efectiva de los brazos en el agua, esencial para generar velocidad y mejorar la eficiencia de la brazada durante la natación competitiva. Para modificar el ejercicio, prueba primero la variante en el suelo (derecha).

! Precaución

Te puedes dañar el hombro si no lo mueves adecuadamente. Para evitarlo, asegúrate de no bajar demasiado.

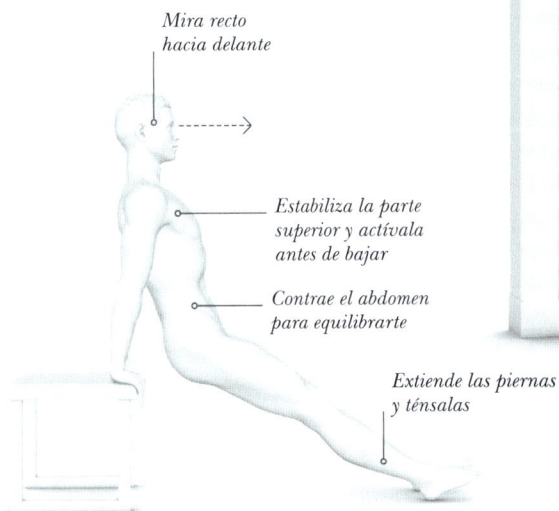

Mira recto hacia delante

Estabiliza la parte superior y actívala antes de bajar

Contrae el abdomen para equilibrarte

Extiende las piernas y ténsalas

FASE PREPARATORIA

Siéntate en el borde de una silla y agárrate al borde, con los dedos apuntando hacia abajo. Extiende las piernas rectas hacia delante ti. Presiona las palmas para levantar el cuerpo y deslízate hacia delante lo suficiente para que tus nalgas no toquen el borde de la silla.

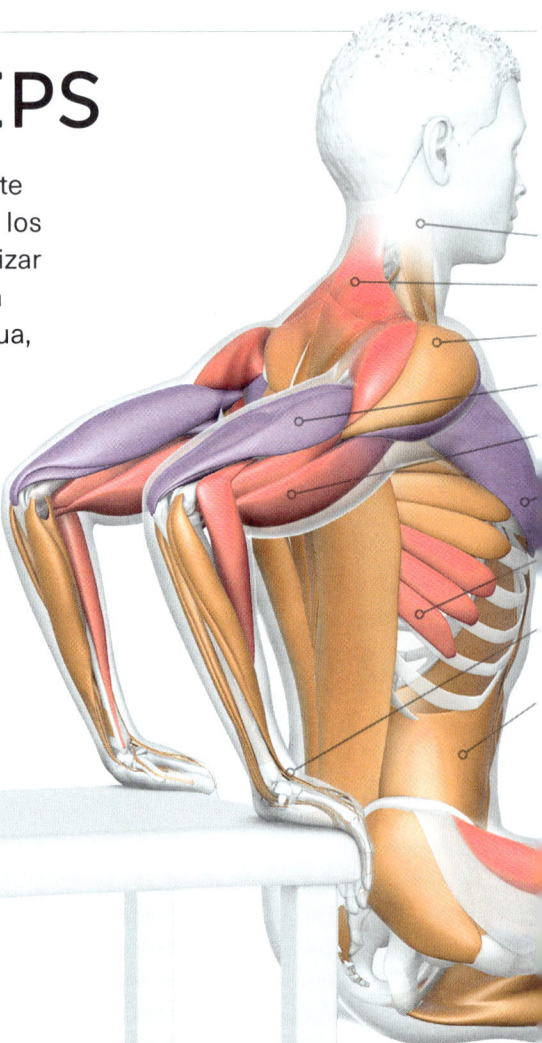

PRIMERA FASE

Baja el cuerpo doblando los codos hasta que formen un ángulo de 90 grados, siempre pegados al cuerpo. La espalda debe bajar recta, rozando apenas el borde de la silla.

Parte superior del cuerpo

El **tríceps braquial** es el músculo principal que extiende los codos para levantar el cuerpo.
El **pectoral mayor** ayuda a dar estabilidad al pecho, mientras que el **deltoides** mantiene la estabilidad del hombro.

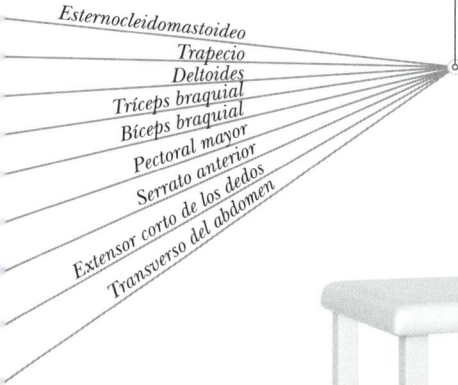

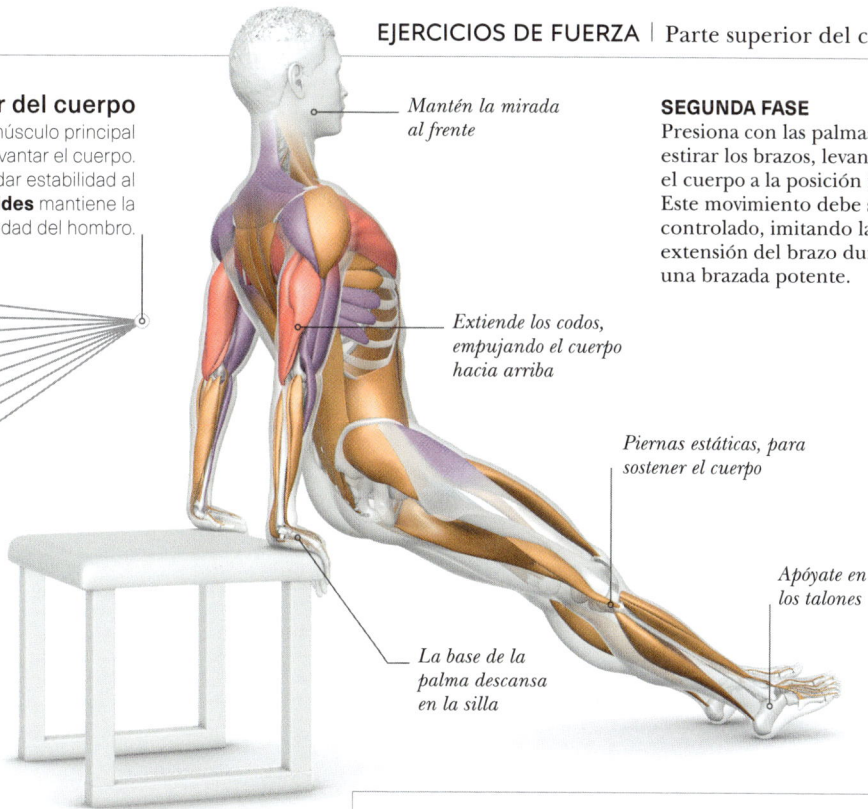

Esternocleidomastoideo
Trapecio
Deltoides
Tríceps braquial
Bíceps braquial
Pectoral mayor
Serrato anterior
Extensor corto de los dedos
Transverso del abdomen

Mantén la mirada al frente

Extiende los codos, empujando el cuerpo hacia arriba

Piernas estáticas, para sostener el cuerpo

Apóyate en los talones

La base de la palma descansa en la silla

SEGUNDA FASE

Presiona con las palmas para estirar los brazos, levantando el cuerpo a la posición inicial. Este movimiento debe ser controlado, imitando la extensión del brazo durante una brazada potente.

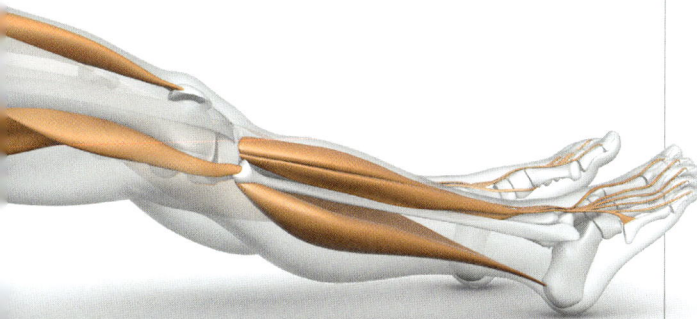

VARIACIÓN: FONDO DE TRÍCEPS EN EL SUELO

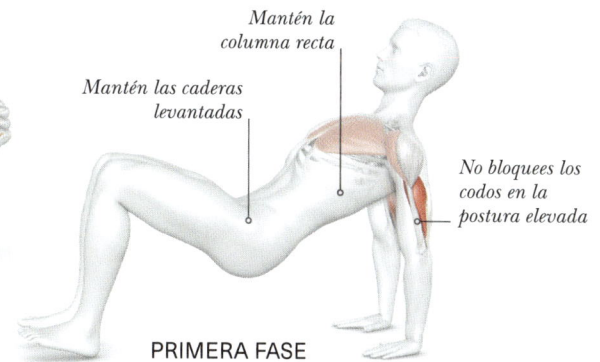

Mantén la columna recta

Mantén las caderas levantadas

No bloquees los codos en la postura elevada

PRIMERA FASE

FASE PREPARATORIA

Empieza sentado en el suelo con las manos por detrás y las piernas rectas hacia delante. Activa los abdominales y apóyate en las plantas, preparándote para levantar el torso del suelo para luego bajar el cuerpo.

PRIMERA / SEGUNDA FASE

Levántate del suelo, estira los brazos y flexiona los codos para bajar el cuerpo, manteniendo las caderas cerca del suelo. Activa los tríceps para soportar tu peso y prepárate para volver a levantarte.

LEYENDA

•-- *Articulaciones*

○— *Músculos*

● Acortamiento con tensión

● Alargamiento con tensión

● Alargamiento sin tensión

● Músculos tensos sin movimiento

FLEXIÓN
DE TRÍCEPS

Trabajar la fuerza muscular de la parte superior del brazo es crucial para ejecutar brazadas controladas y potentes. Este ejercicio estimula una sólida extensión del brazo y su resistencia, para un gran rendimiento en brazadas repetitivas.

La flexión de tríceps fortalece la parte superior de los brazos y desarrolla no solo la potencia bruta, sino también la resiliencia muscular, lo cual facilita unas brazadas sostenidas y potentes que cortan el agua con precisión. Este trabajo es fundamental, pues se traduce en una mejor técnica de brazada —menor resistencia en el agua— y una mayor velocidad de nado en diversas técnicas.

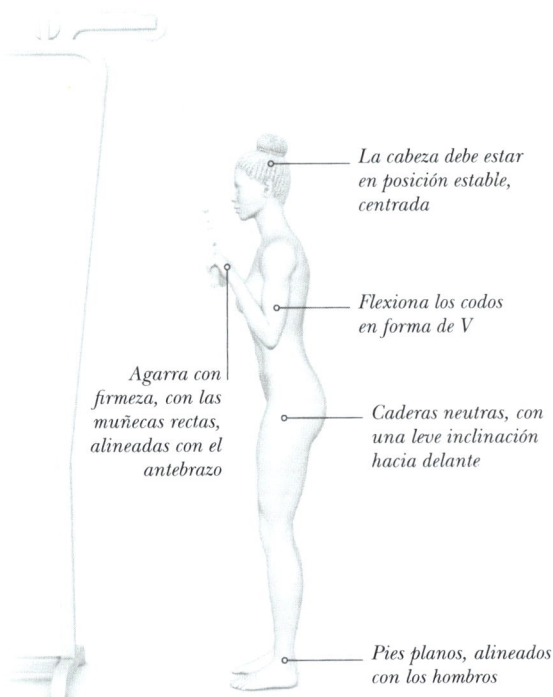

La cabeza debe estar en posición estable, centrada

Flexiona los codos en forma de V

Agarra con firmeza, con las muñecas rectas, alineadas con el antebrazo

Caderas neutras, con una leve inclinación hacia delante

Pies planos, alineados con los hombros

LEYENDA

●-- *Articulaciones*

○— *Músculos*

● Acortamiento con tensión

● Alargamiento con tensión

● Alargamiento sin tensión

● Músculos tensos sin movimiento

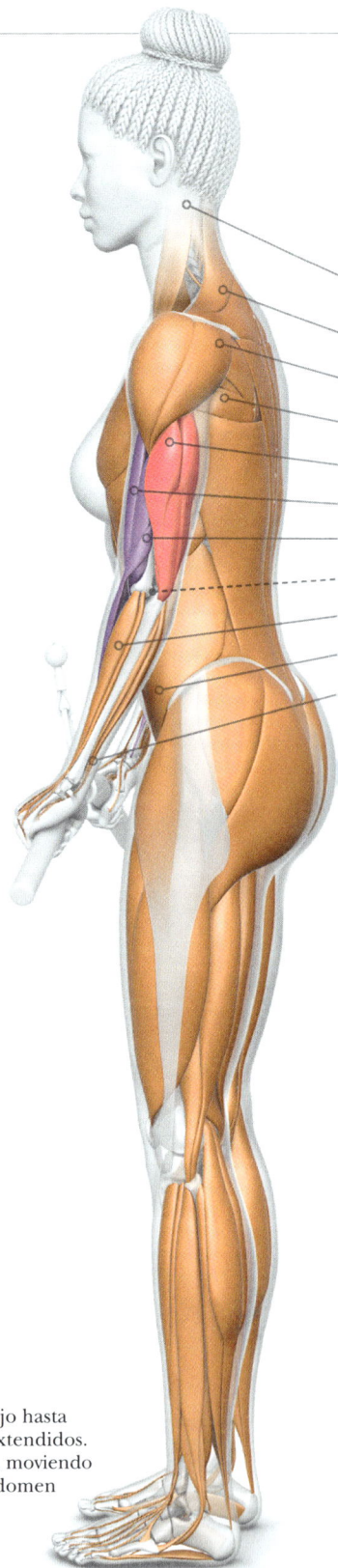

FASE PREPARATORIA

Selecciona un peso adecuado y colócate frente a la máquina de polea con una barra recta o en ángulo unida a la polea alta. Sujeta la barra con un agarre prono, con las manos separadas a la anchura de los hombros. Inclínate ligeramente hacia delante y mantén los codos junto al cuerpo.

PRIMERA FASE

Espira y empuja la barra hacia abajo hasta tener los brazos completamente extendidos. Mantén los codos fijos en los lados, moviendo solo los antebrazos. Contrae el abdomen para mantener la estabilidad.

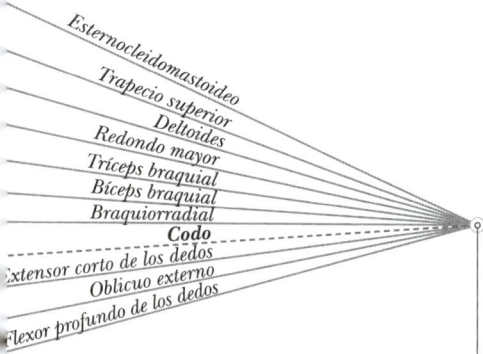

Esternocleidomastoideo
Trapecio superior
Deltoides
Redondo mayor
Tríceps braquial
Bíceps braquial
Braquiorradial
Codo
Extensor corto de los dedos
Oblicuo externo
Flexor profundo de los dedos

Echa los omóplatos un poco atrás y mantén una postura firme

Controla la subida de la barra; codos junto al cuerpo

Inclina las caderas un poco hacia delante

Parte superior del cuerpo

Durante el ejercicio de extensión de tríceps, los **músculos de la parte superior del brazo**, en particular los **tríceps**, trabajan para extender los codos. Los **músculos de la espalda** dan estabilidad y los **músculos del hombro** hacen que los brazos estén bien colocados y estables.

Mantén las piernas relajadas pero fuertes

Piernas separadas a la altura de los hombros durante todo el ejercicio

" "

Unas brazadas eficientes comienzan con unos brazos fuertes. Las flexiones de tríceps fortalecen los brazos.

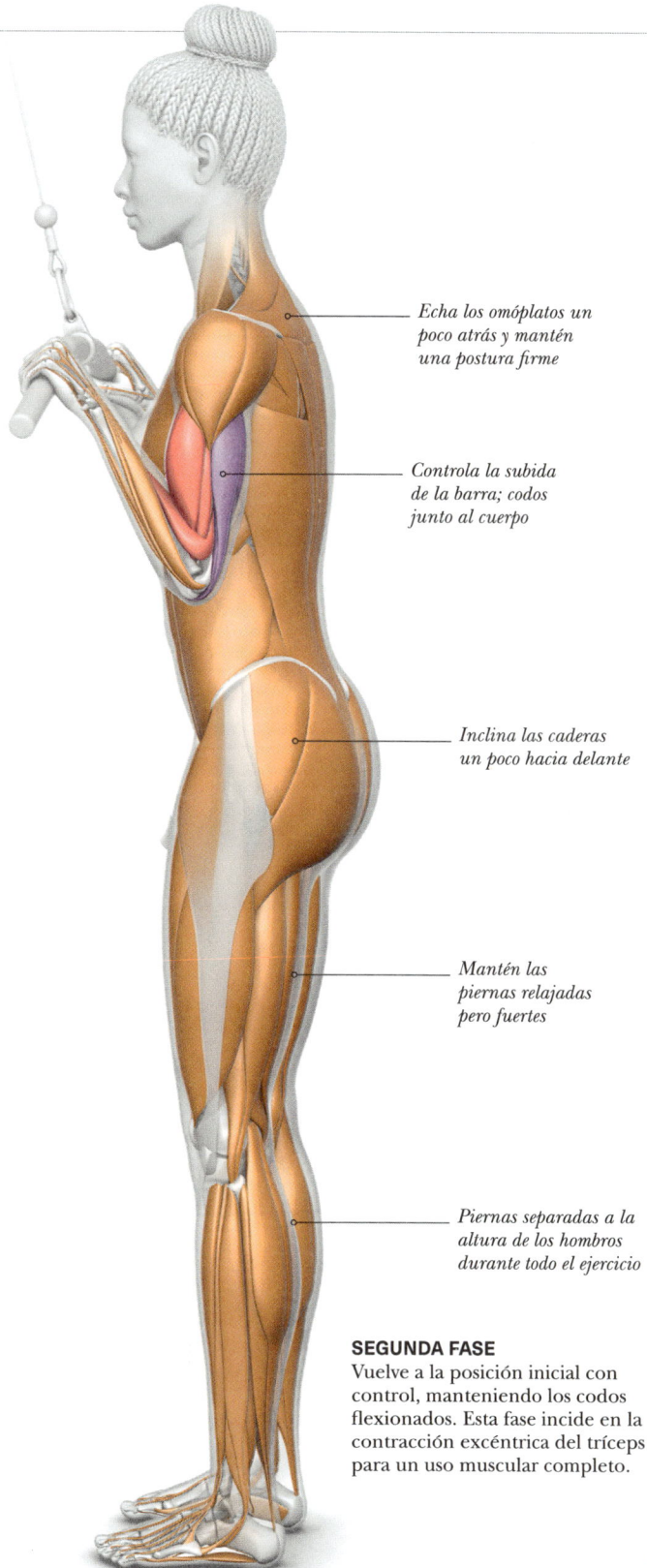

SEGUNDA FASE

Vuelve a la posición inicial con control, manteniendo los codos flexionados. Esta fase incide en la contracción excéntrica del tríceps para un uso muscular completo.

PRESS
DE BANCA

Este es un ejercicio excelente para nadadores, ya que fortalece el pecho y los tríceps, músculos esenciales que participan en la fase de tracción de las brazadas. Usar mancuernas en lugar de una barra permite un mayor rango de movimiento en el antebrazo, con lo que se imita mejor los movimientos de los brazos en natación.

Para ejecutar el press de banca con mancuernas, colócate plano sobre un banco. Sosteniendo las pesas por encima de ti, efectúa un agarre prono, con los pulgares alrededor de los dedos índice y medio. Tu cuerpo y piernas deben permanecer firmes mientras controlas las pesas, tanto al bajarlas como al levantarlas. Comienza tu rutina con 4 series de 8 a 10 repeticiones.

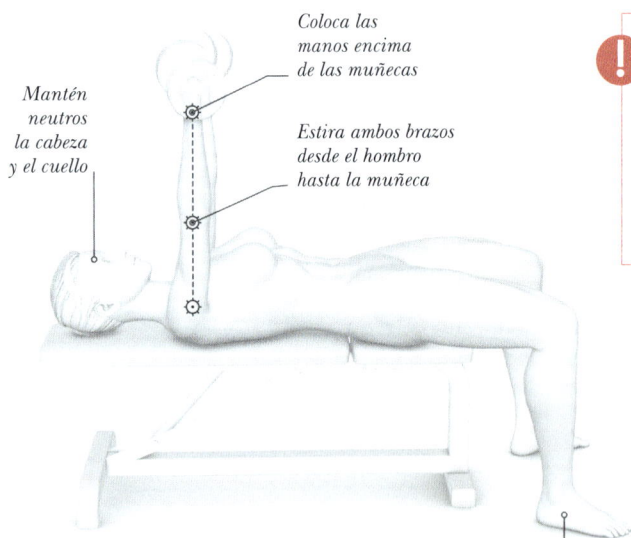

Mantén neutros la cabeza y el cuello

Coloca las manos encima de las muñecas

Estira ambos brazos desde el hombro hasta la muñeca

! Precaución

Ten cuidado de no forzar la articulación del hombro o el codo durante el ejercicio: fortalecer el pecho y usar la trayectoria correcta al levantar los brazos te ayudará a evitarlo.

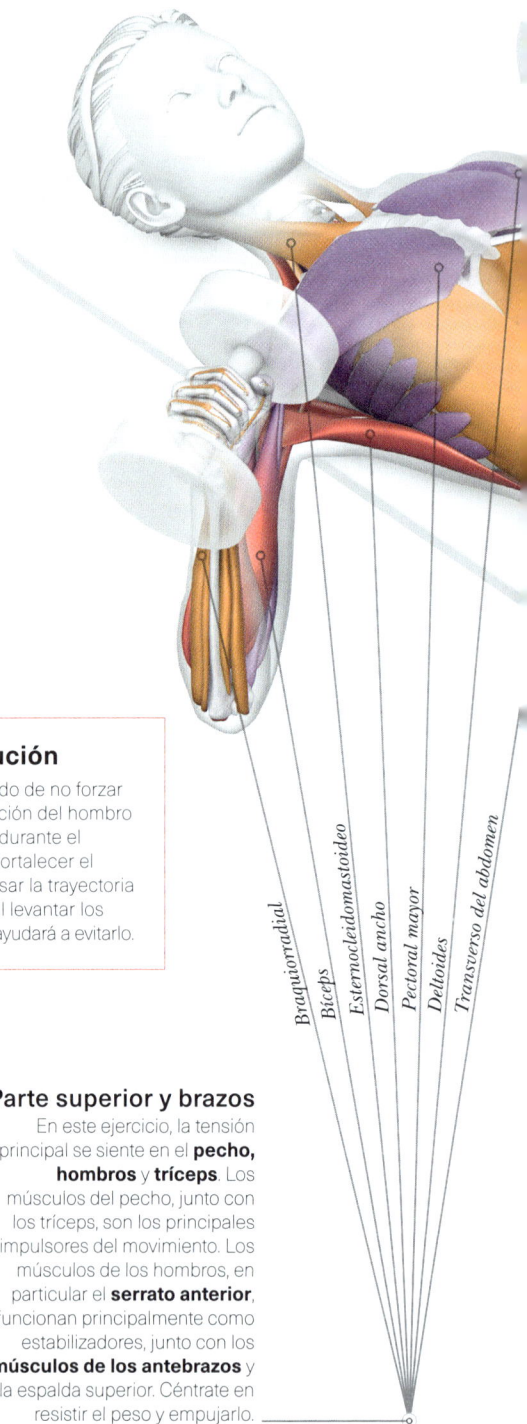

Braquiorradial
Bíceps
Esternocleidomastoideo
Dorsal ancho
Pectoral mayor
Deltoides
Transverso del abdomen

FASE PREPARATORIA
Tiéndete en el banco con los glúteos completamente encima del mismo y los pies apoyados firmemente en el suelo. Toma las mancuernas con agarre prono y apóyalas inicialmente en los muslos. Luego, levanta las pesas por encima de los hombros, alineando las muñecas con los brazos.

Coloca los pies separados, a mayor anchura que tus caderas

Parte superior y brazos
En este ejercicio, la tensión principal se siente en el **pecho, hombros** y **tríceps**. Los músculos del pecho, junto con los tríceps, son los principales impulsores del movimiento. Los músculos de los hombros, en particular el **serrato anterior**, funcionan principalmente como estabilizadores, junto con los **músculos de los antebrazos** y la espalda superior. Céntrate en resistir el peso y empujarlo.

PRIMERA FASE

Inspira profundamente, contrayendo los abdominales y activando los músculos de la espalda superior para mayor estabilidad. Flexiona los codos, controlando el descenso de las mancuernas hacia el pecho. Las mancuernas pueden tocar ligeramente el pecho o detenerse justo antes de tocarlo. Puedes hacer una pausa en esta posición de 1 o 2 segundos, manteniendo la tensión en la zona pectoral.

Levanta las mancuernas y lleva la parte superior de los brazos hacia el pecho

Mantén los abdominales activados para una mayor estabilidad

Mantén las escápulas estables activando los músculos superiores de la espalda

Mantén las caderas y los glúteos inmóviles sobre el banco

LEYENDA

- •-- *Articulaciones*
- ○— *Músculos*
- 🔴 Acortamiento con tensión
- 🟣 Alargamiento con tensión
- 🔵 Alargamiento sin tensión
- 🟠 Músculos tensos sin movimiento

Aductor mayor

Cadera

Rodilla

Sóleo

Peroneo largo

Tobillo

SEGUNDA FASE

Con los abdominales contraídos, espira y ejerce fuerza con el pecho y los tríceps para estirar los codos, levantando las mancuernas. Mueve los brazos por encima del pecho mientras los levantas. Con los brazos ya estirados, haz una breve pausa de 1 segundo para regular la respiración antes de repetir las fases 1 y 2.

Músculos inferiores

Los **músculos de las piernas** son primordiales. Son el punto de contacto con el suelo, ayudan a estabilizar el torso y contribuyen a un impulso de piernas eficaz. Manteniendo la parte inferior del cuerpo tensa y asentada firmemente aumentamos la fuerza ejercida por la parte superior. Ello mejora la eficacia del ejercicio y ofrece un entorno más seguro para ir aumentando la carga a medida que mejoras.

» VARIACIONES

Aquí tienes dos variantes basadas en el press de banca con mancuernas que puedes probar: una sentada en un banco inclinado y otra para realizar tumbado en el suelo. Estos ejercicios fortalecen el pecho, los hombros y los brazos, lo cual es importante para una brazada eficaz.

LEYENDA

● Músculo principal

● Músculo secundario

PRESS INCLINADO CON MANCUERNAS

Este ejercicio, realizado en un banco inclinado, es excelente para fortalecer la parte superior del cuerpo: pecho, hombros y brazos. La fuerza de la parte superior del cuerpo permite realizar movimientos de brazos potentes al nadar.

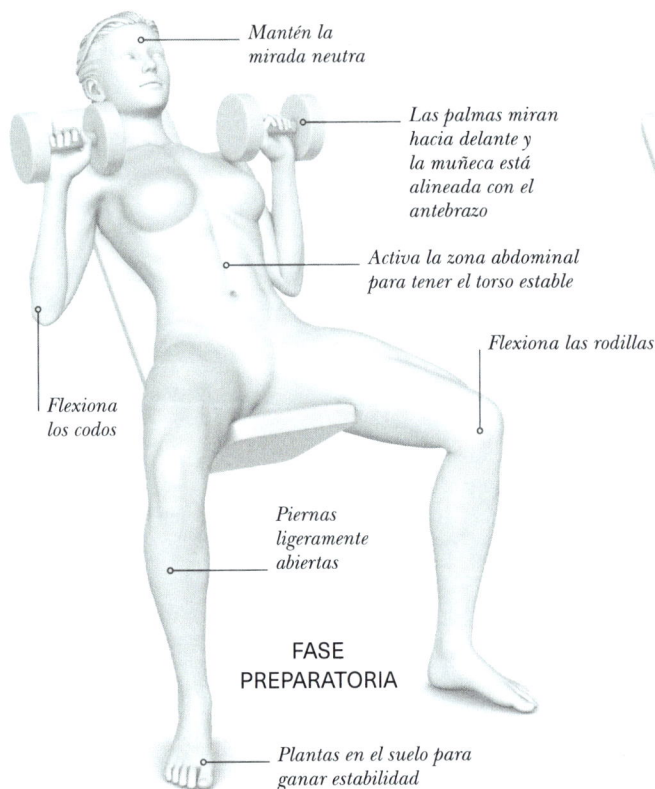

Mantén la mirada neutra

Las palmas miran hacia delante y la muñeca está alineada con el antebrazo

Activa la zona abdominal para tener el torso estable

Flexiona las rodillas

Flexiona los codos

Piernas ligeramente abiertas

FASE PREPARATORIA

Plantas en el suelo para ganar estabilidad

Las mancuernas se juntan sobre la cabeza

Extiende los brazos por completo

Mantén las caderas en contacto con el banco constantemente

Los muslos están situados a ambos lados del asiento

PRIMERA FASE

Los pies miran ligeramente hacia fuera

FASE PREPARATORIA
Inclina el banco a un ángulo de 30 a 45 grados. Siéntate con una mancuerna en cada mano a la altura de los hombros, con las palmas hacia delante. Tiéndete, con los pies planos en el suelo para mayor estabilidad.

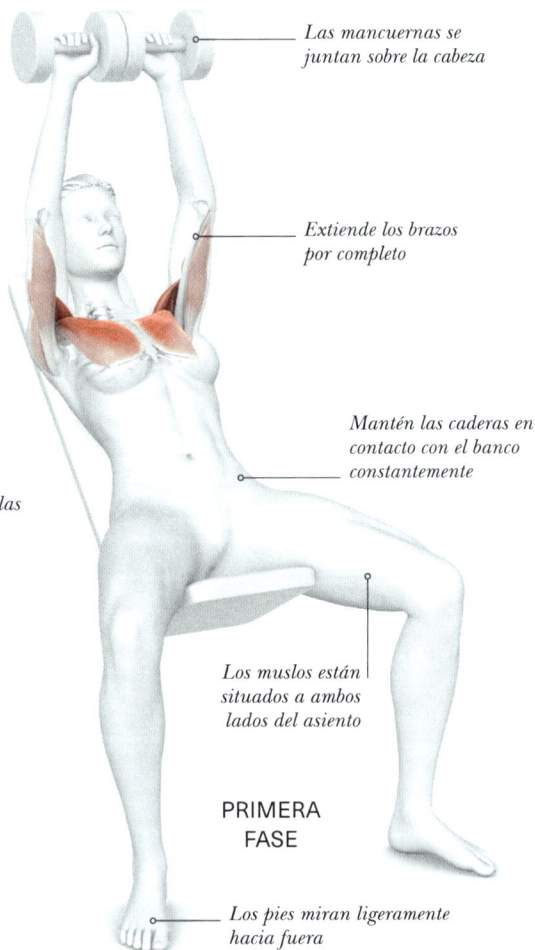

PRIMERA FASE
Levanta las mancuernas y júntalas por encima del pecho hasta que los brazos queden extendidos. Mantén las muñecas rectas y evita bloquear los codos en la máxima extensión.

SEGUNDA FASE
Baja las mancuernas a la posición inicial de forma controlada. Mantén los brazos levemente arqueados, con las mancuernas justo encima de la parte superior del pecho.

" "

Estas variaciones optimizan la potencia de la brazada, la resistencia y el control de la parte superior del cuerpo del nadador en el agua.

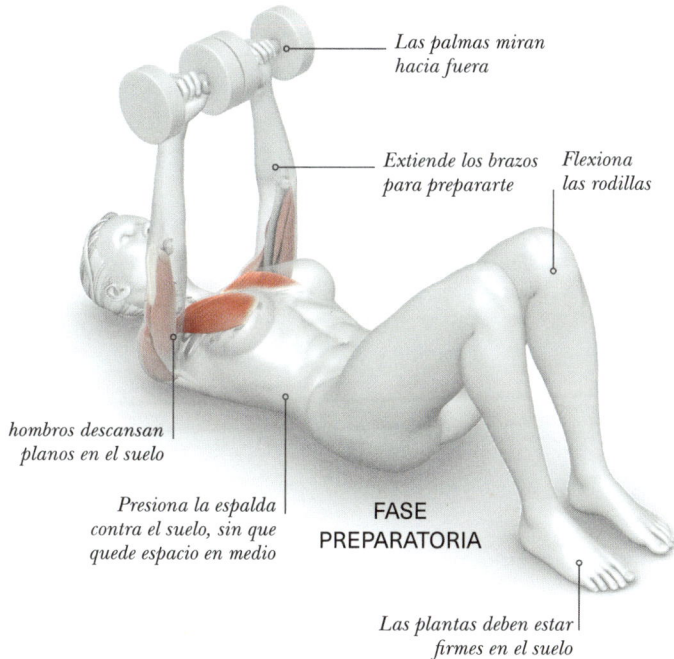

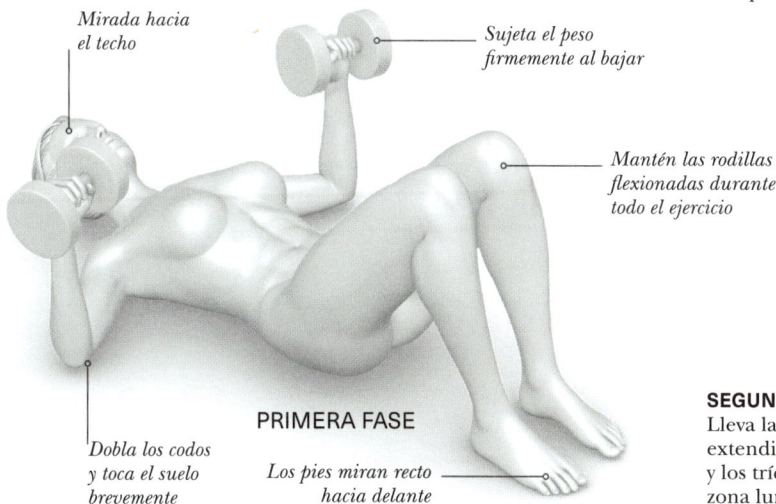

Las palmas miran hacia fuera

Extiende los brazos para prepararte

Flexiona las rodillas

hombros descansan planos en el suelo

Presiona la espalda contra el suelo, sin que quede espacio en medio

FASE PREPARATORIA

Las plantas deben estar firmes en el suelo

PRESS CON MANCUERNAS EN EL SUELO

Si no tienes acceso a un banco, el press en el suelo es una alternativa excelente. Aunque no ofrece el rango de movimiento del press de banca, permite aumentar el peso si se desea. Este ejercicio mejora la fuerza de los tríceps y el pecho, lo cual es importante para lograr finales de brazada más fuertes al nadar.

FASE PREPARATORIA
Tiéndete en una colchoneta con una mancuerna en cada mano, las rodillas flexionadas y los pies apoyados en el suelo. Sostén las mancuernas por encima del pecho con los brazos extendidos y las palmas mirando hacia delante.

PRIMERA FASE
Baja las mancuernas hacia el pecho flexionando los codos hasta que los brazos toquen ligeramente el suelo. Mantén los codos a 45 grados del cuerpo para proteger los hombros.

Mirada hacia el techo

Sujeta el peso firmemente al bajar

Mantén las rodillas flexionadas durante todo el ejercicio

PRIMERA FASE

Dobla los codos y toca el suelo brevemente

Los pies miran recto hacia delante

SEGUNDA FASE
Lleva las mancuernas a la posición inicial extendiendo los brazos. Contrae el pecho y los tríceps para levantar, manteniendo la zona lumbar presionada contra el suelo.

PRESS DE MINAS

Este ejercicio unilateral, que trabaja un solo brazo a la vez, mejora la estabilidad y la fuerza de los hombros, a la vez que activa el torso y la parte inferior del cuerpo. Es un excelente ejercicio para mejorar el equilibrio y la potencia al realizar brazadas de natación.

Con el press de minas se trabajan los músculos de los hombros y el torso, lo que potencia una técnica de brazada eficiente. También se activa la parte inferior del cuerpo, reforzando la conexión entre la potencia del torso y la técnica general de natación.

Parte superior del cuerpo

Los **deltoides** presionan activamente la barra; los **tríceps** extienden el brazo. Los **pectorales** contribuyen a la presión, mientras que los **músculos costales** estabilizan los omóplatos.

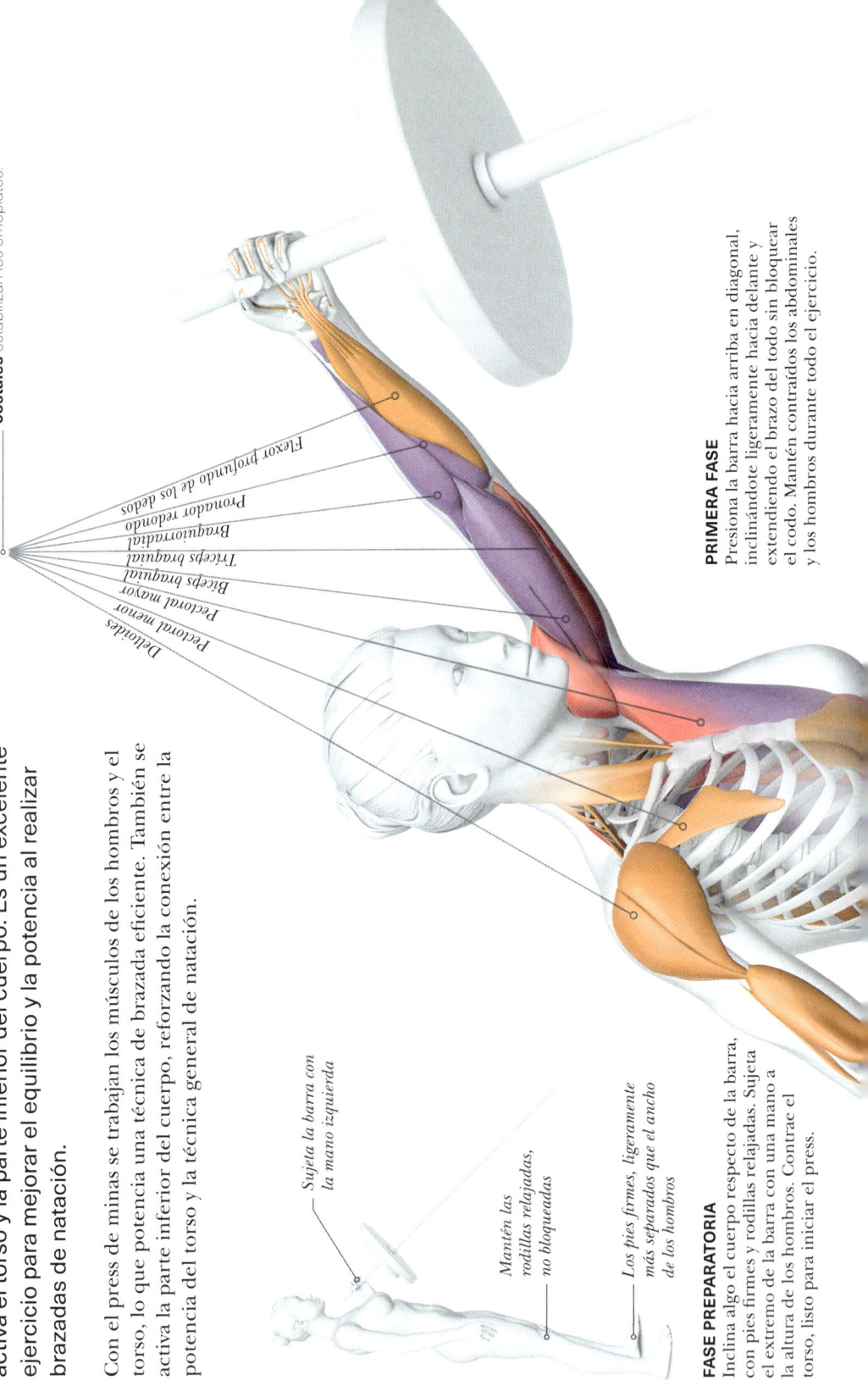

Flexor profundo de los dedos
Pronador redondo
Braquiorradial
Tríceps braquial
Bíceps braquial
Pectoral mayor
Pectoral menor
Deltoides

PRIMERA FASE

Presiona la barra hacia arriba en diagonal, inclinándote ligeramente hacia delante y extendiendo el brazo del todo sin bloquear el codo. Mantén contraídos los abdominales y los hombros durante todo el ejercicio.

FASE PREPARATORIA

Inclina algo el cuerpo respecto de la barra, con pies firmes y rodillas relajadas. Sujeta el extremo de la barra con una mano a la altura de los hombros. Contrae el torso, listo para iniciar el press.

Sujeta la barra con la mano izquierda

Mantén las rodillas relajadas, no bloqueadas

Los pies firmes, ligeramente más separados que el ancho de los hombros

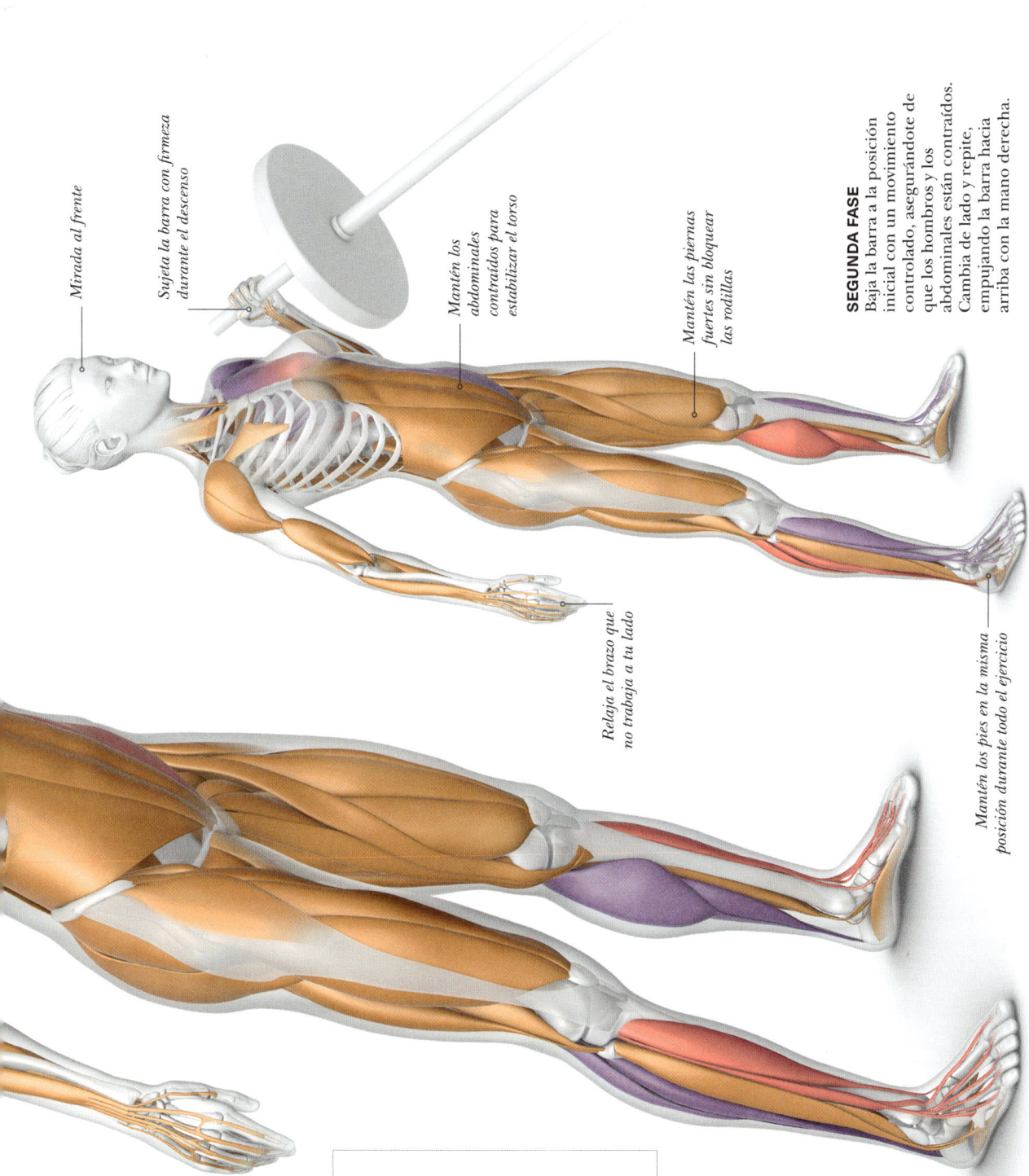

Mirada al frente

Sujeta la barra con firmeza durante el descenso

Mantén los abdominales contraídos para estabilizar el torso

Mantén las piernas fuertes sin bloquear las rodillas

Relaja el brazo que no trabaja a tu lado

Mantén los pies en la misma posición durante todo el ejercicio

SEGUNDA FASE

Baja la barra a la posición inicial con un movimiento controlado, asegurándote de que los hombros y los abdominales están contraídos. Cambia de lado y repite, empujando la barra hacia arriba con la mano derecha.

LEYENDA

●--- _Articulaciones_

○— _Músculos_

● Acortamiento con tensión

● Alargamiento con tensión

● Alargamiento sin tensión

● Músculos tensos sin movimiento

PRESS DE HOMBROS

El press de hombros es vital para los nadadores, ya que trabaja los deltoides y los tríceps para la recuperación y entrada de la brazada, lo cual es determinante para una propulsión potente y aerodinámica.

Este ejercicio fortalece la parte superior del cuerpo, especialmente los hombros y los brazos. Reforzar los deltoides y los tríceps mediante la prensa mejora la potencia y la eficiencia de la brazada, mientras que una parte superior robusta ayuda a reducir el arrastre y mejora la velocidad y la resistencia en el agua.

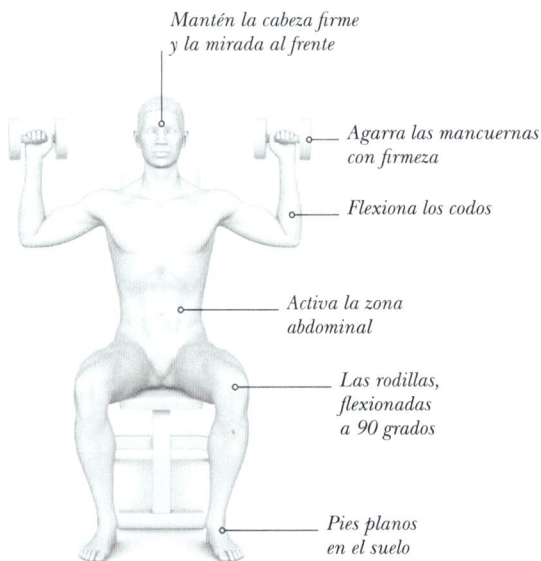

Mantén la cabeza firme y la mirada al frente

Agarra las mancuernas con firmeza

Flexiona los codos

Activa la zona abdominal

Las rodillas, flexionadas a 90 grados

Pies planos en el suelo

LEYENDA

• - - **Articulaciones**

○— *Músculos*

● Acortamiento con tensión

● Alargamiento con tensión

● Alargamiento sin tensión

● Músculos tensos sin movimiento

FASE PREPARATORIA
Siéntate en el borde de un banco con mancuernas a la altura de los hombros, con los dedos hacia afuera. Apoya los pies firmemente en el suelo, con los pies algo más separados que la anchura de los hombros y las rodillas ligeramente flexionadas. Inspira mientras te preparas para levantarlas.

PRIMERA FASE
Levanta las mancuernas sobre la cabeza con un movimiento suave y controlado, involucrando completamente los músculos de los hombros y los brazos con los brazos bien extendidos.

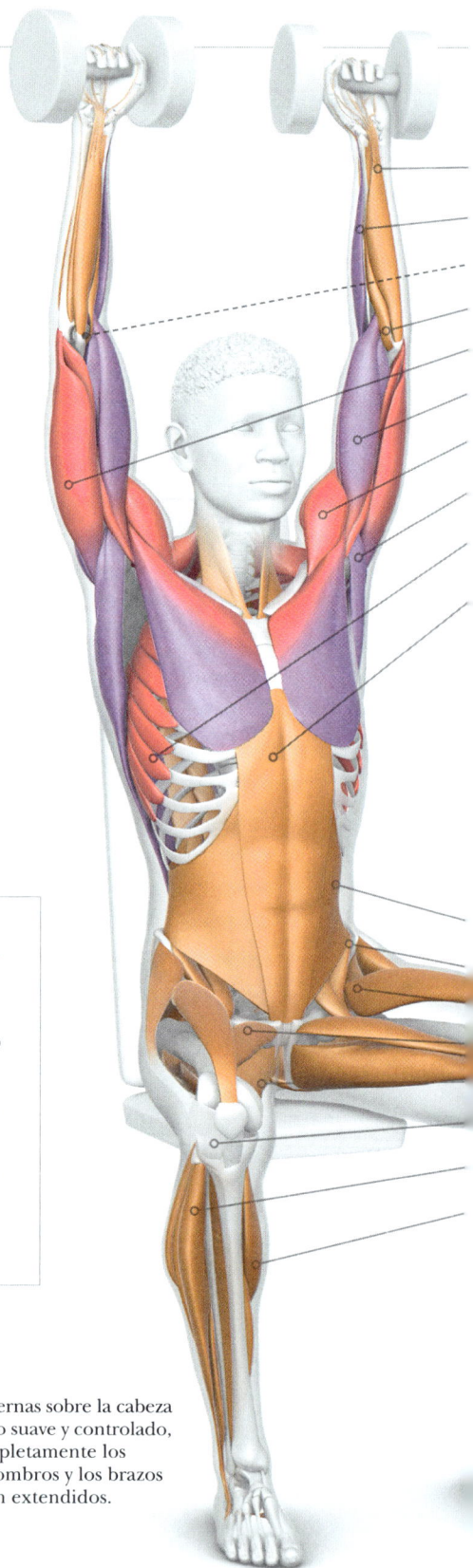

! Precaución

Ten cuidado con las lesiones de hombro: levantar de forma incorrecta o un peso excesivo pueden causar un esguince. Haz movimientos fluidos y controlados.

" "

Fuerza arriba, estabilidad abajo: los press de hombros desarrollan la potencia a cada extensión y levantamiento.

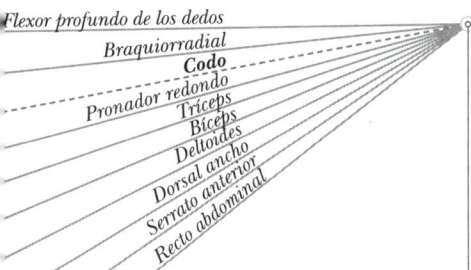

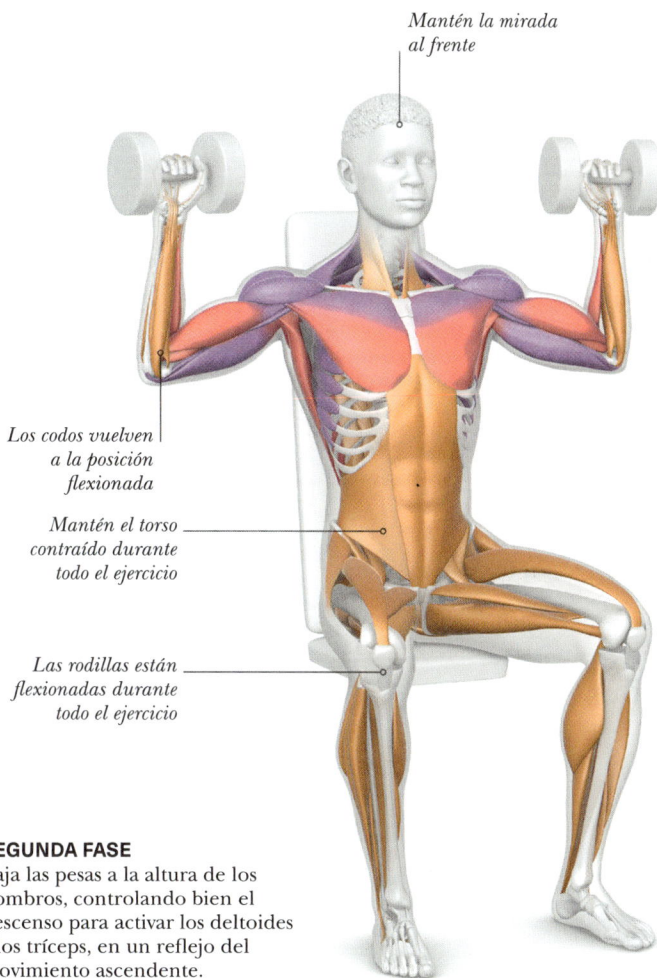

Flexor profundo de los dedos
Braquiorradial
Codo
Pronador redondo
Tríceps
Bíceps
Deltoides
Dorsal ancho
Serrato anterior
Recto abdominal

Parte superior del cuerpo

Los **deltoides** son los principales impulsores de la prensa. Los **tríceps** extienden los codos, lo que facilita el levantamiento. Los **músculos de los antebrazos** mantienen el agarre y la posición de las muñecas cuando sostienes las pesas por encima de la cabeza.

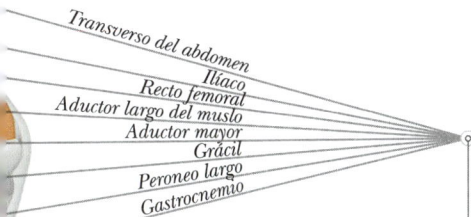

Mantén la mirada al frente

Los codos vuelven a la posición flexionada

Mantén el torso contraído durante todo el ejercicio

Las rodillas están flexionadas durante todo el ejercicio

Transverso del abdomen
Ilíaco
Recto femoral
Aductor largo del muslo
Aductor mayor
Grácil
Peroneo largo
Gastrocnemio

Parte inferior del cuerpo

Los **músculos abdominales** se activan para estabilizar el torso y la pelvis. Los **músculos de la parte inferior del cuerpo**, entre ellos los **cuádriceps**, ayudan al levantamiento de la parte superior. Los **gemelos** se activan para estabilizar la postura durante todo el levantamiento.

SEGUNDA FASE

Baja las pesas a la altura de los hombros, controlando bien el descenso para activar los deltoides y los tríceps, en un reflejo del movimiento ascendente.

ELEVACIÓN LATERAL

Esta elevación lateral fortalece los músculos del hombro, en particular los deltoides, lo que aumenta la estabilidad y la resistencia del hombro necesarias para las brazadas repetitivas. También contribuye a una mejor postura y a la salud escapular, reduciendo el riesgo de lesiones de hombro.

Este ejercicio trabaja la sección media del deltoides, además del supraespinoso y el trapecio superior, que son básicos para estabilizar los omóplatos.

Hacer elevaciones laterales con mancuernas, extendiéndolas hacia los lados, trabaja específicamente la parte media del deltoides. Es importante que el movimiento sea controlado y constante durante todo el ejercicio; hay que evitar levantar las pesas o bajarlas bruscamente. Para principiantes, un buen punto de partida son 4 series de 8 a 10 repeticiones.

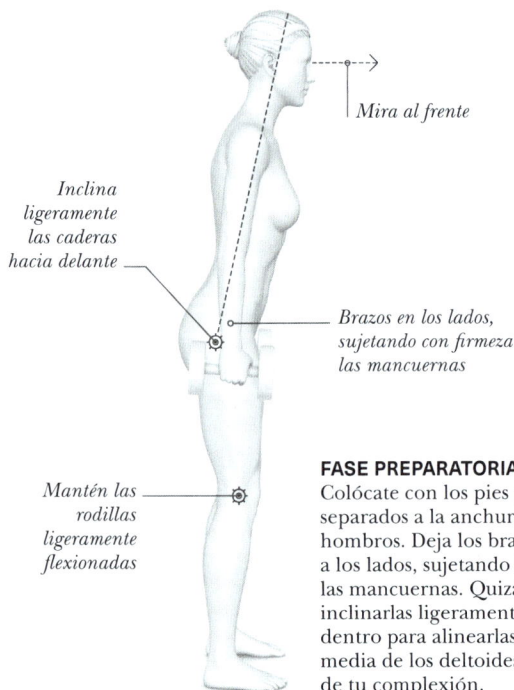

Precaución

Si mueves la parte inferior del cuerpo y doblas las rodillas, quizá es porque estás levantando demasiado peso. Evita bajar las pesas rápidamente sin control, ya que entonces pierdes la beneficiosa fase de contracción excéntrica.

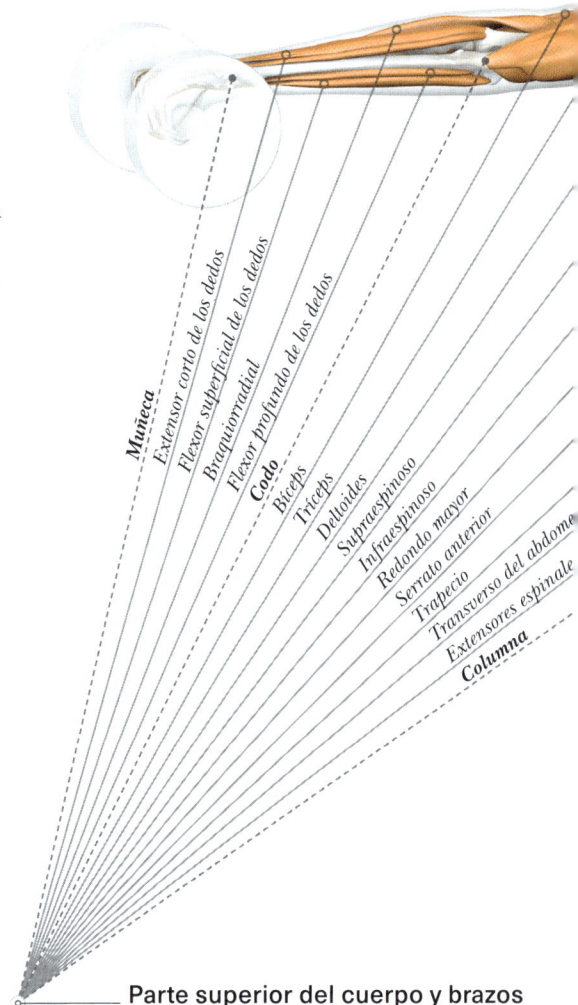

Mira al frente

Inclina ligeramente las caderas hacia delante

Brazos en los lados, sujetando con firmeza las mancuernas

Mantén las rodillas ligeramente flexionadas

Muñeca
Extensor corto de los dedos
Flexor superficial de los dedos
Braquiorradial
Flexor profundo de los dedos
Codo
Bíceps
Tríceps
Deltoides
Supraespinoso
Infraespinoso
Redondo mayor
Serrato anterior
Trapecio
Transverso del abdomen
Extensores espinales
Columna

FASE PREPARATORIA

Colócate con los pies paralelos y separados a la anchura de los hombros. Deja los brazos colgando a los lados, sujetando firmemente las mancuernas. Quizá debas inclinarlas ligeramente hacia dentro para alinearlas con la parte media de los deltoides, en función de tu complexión.

Parte superior del cuerpo y brazos

El **supraespinoso** tiene un papel clave en la capacidad del hombro para levantar el brazo lateralmente, trabajando con el **deltoides anterior** y la parte superior del **trapecio**. Ambos ayudan a estabilizar el omóplato y facilitan el movimiento. Céntrate en empujar las mancuernas, o las manos cerradas, hacia fuera mientras elevas los brazos en la fase ascendente (primera fase) del ejercicio.

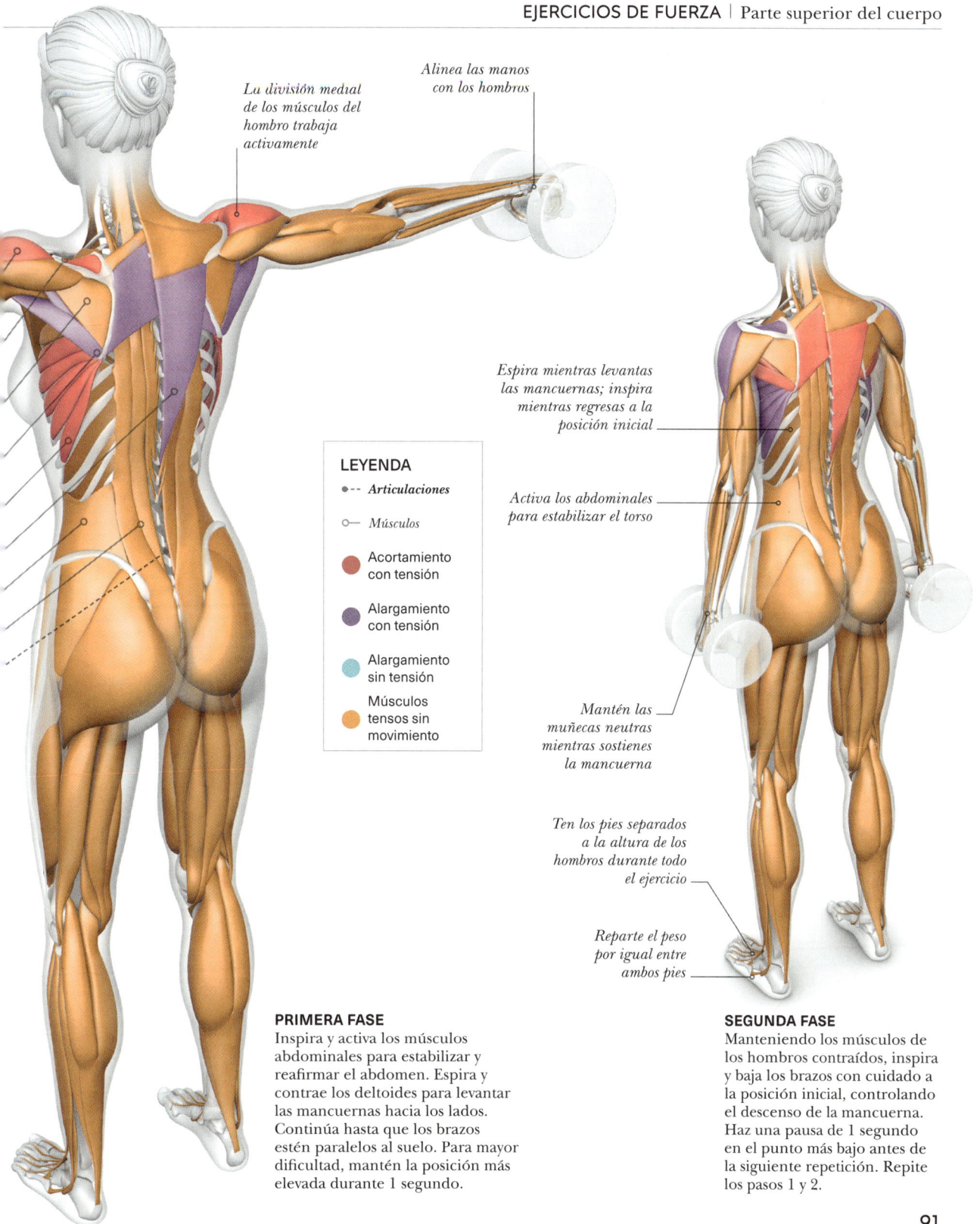

Lu división medial de los músculos del hombro trabaja activamente

Alinea las manos con los hombros

Espira mientras levantas las mancuernas; inspira mientras regresas a la posición inicial

Activa los abdominales para estabilizar el torso

Mantén las muñecas neutras mientras sostienes la mancuerna

Ten los pies separados a la altura de los hombros durante todo el ejercicio

Reparte el peso por igual entre ambos pies

LEYENDA

●-- **Articulaciones**

○— *Músculos*

● Acortamiento con tensión

● Alargamiento con tensión

● Alargamiento sin tensión

● Músculos tensos sin movimiento

PRIMERA FASE

Inspira y activa los músculos abdominales para estabilizar y reafirmar el abdomen. Espira y contrae los deltoides para levantar las mancuernas hacia los lados. Continúa hasta que los brazos estén paralelos al suelo. Para mayor dificultad, mantén la posición más elevada durante 1 segundo.

SEGUNDA FASE

Manteniendo los músculos de los hombros contraídos, inspira y baja los brazos con cuidado a la posición inicial, controlando el descenso de la mancuerna. Haz una pausa de 1 segundo en el punto más bajo antes de la siguiente repetición. Repite los pasos 1 y 2.

91

DOMINADAS

La dominada es un ejercicio completo que fortalece la parte superior de la espalda, los bíceps y los músculos de los hombros, importantes para desarrollar la brazada y mantener la estabilidad de los hombros. Su práctica regular asegura que estos músculos permitirán un movimiento eficiente y favorecerán la resistencia en el agua.

Las dominadas son esenciales para desarrollar fuerza en relación con el peso corporal. Se centran en los músculos necesarios para dominar el «agarre» con el codo en alto, fundamental para la natación, que acelera la propulsión de la brazada (ver Anatomía de las brazadas, pp. 44-65). El entrenamiento constante de dominadas mejora la capacidad para deslizarse por el agua con menos resistencia, lo cual permite nadar de forma más eficiente y rápida.

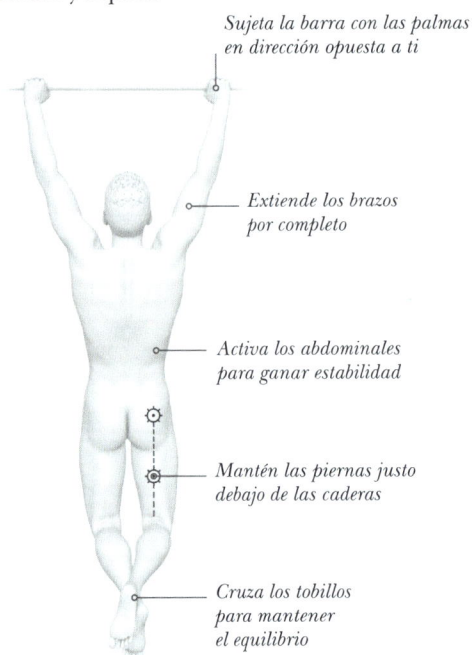

Sujeta la barra con las palmas en dirección opuesta a ti

Extiende los brazos por completo

Activa los abdominales para ganar estabilidad

Mantén las piernas justo debajo de las caderas

Cruza los tobillos para mantener el equilibrio

Extensor corto de los dedos
Bíceps
Deltoides
Infraespinoso
Trapecio
Dorsal ancho
Redondo mayor
Braquiorradial
Tríceps braquial
Oblicuo externo

Parte superior del cuerpo y brazos

Los músculos de la parte superior de la **espalda,** como los **deltoides**, el **dorsal ancho** y el **trapecio**, se coordinan para una elevación potente, lo cual es esencial para imitar la acción de tracción contra la resistencia del agua. Los **bíceps** y **tríceps** de los brazos también se activan.

FASE PREPARATORIA

Comienza colgándote de la barra, con las manos separadas a una distancia mayor que el ancho de los hombros. Contrae el torso, inclínate ligeramente hacia atrás y saca el pecho, listo para elevarte.

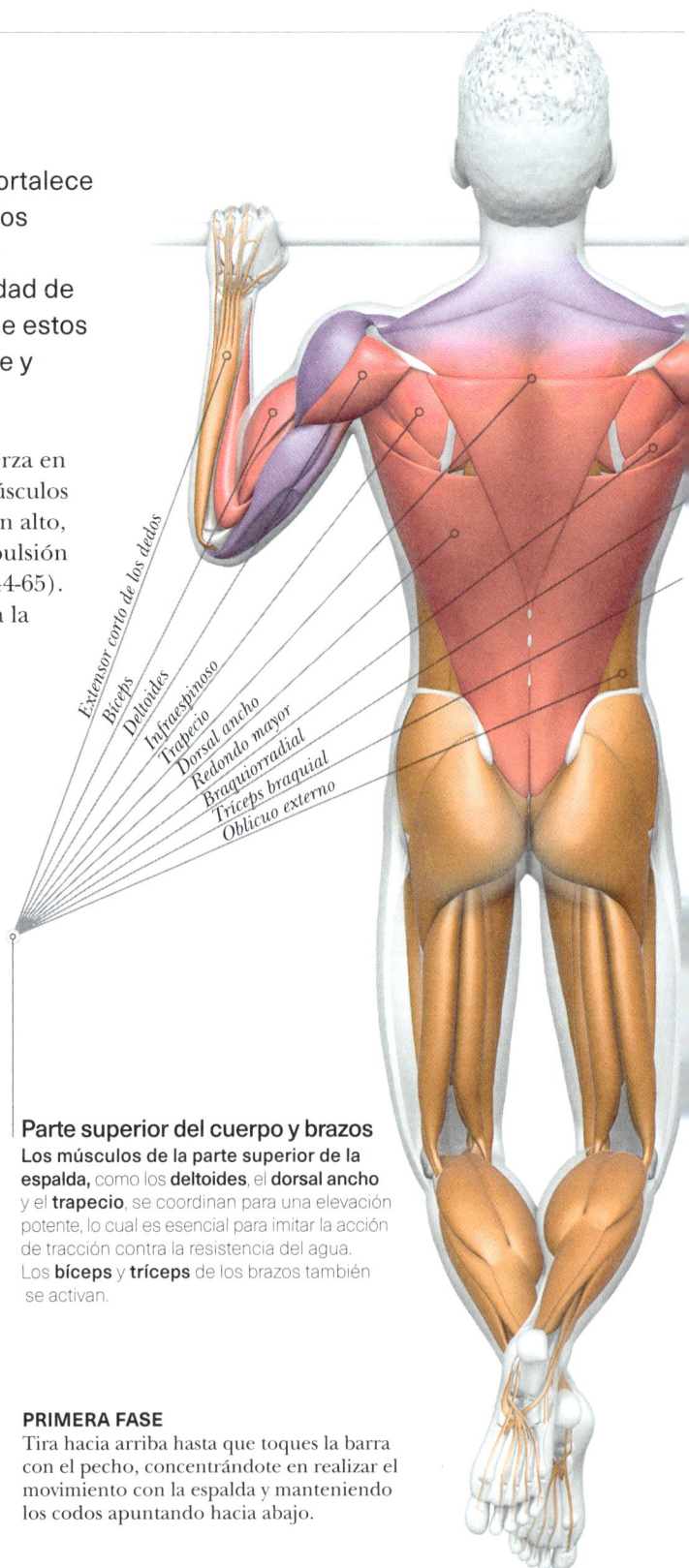

PRIMERA FASE

Tira hacia arriba hasta que toques la barra con el pecho, concentrándote en realizar el movimiento con la espalda y manteniendo los codos apuntando hacia abajo.

LEYENDA

•-- *Articulaciones*

○- *Músculos*

● Acortamiento con tensión

● Alargamiento con tensión

● Alargamiento sin tensión

● Músculos tensos sin movimiento

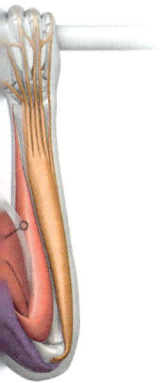

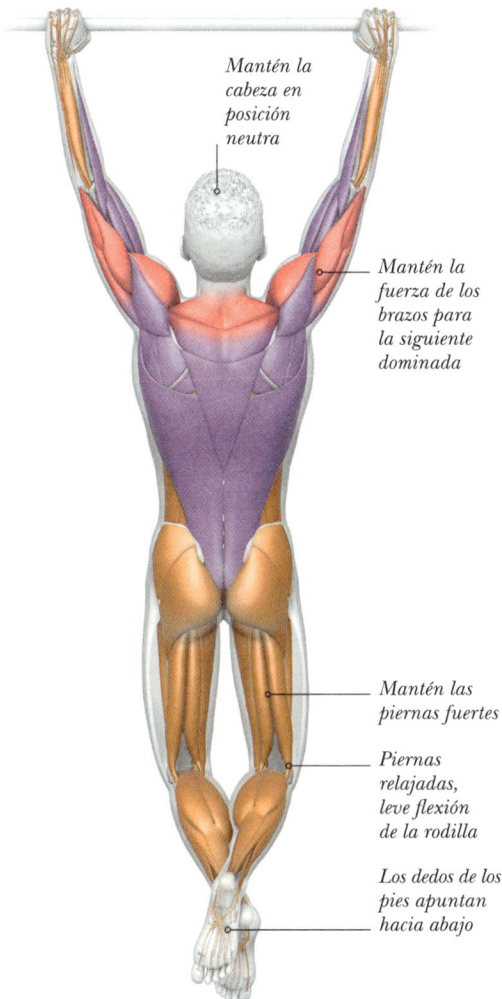

VARIACIÓN: CHIN-UP

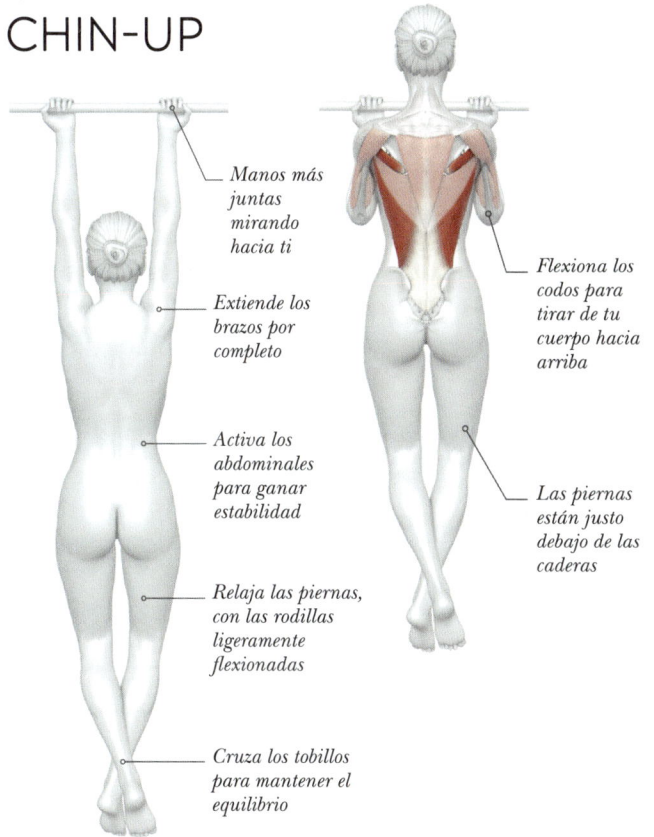

Manos más juntas mirando hacia ti

Extiende los brazos por completo

Activa los abdominales para ganar estabilidad

Relaja las piernas, con las rodillas ligeramente flexionadas

Cruza los tobillos para mantener el equilibrio

Flexiona los codos para tirar de tu cuerpo hacia arriba

Las piernas están justo debajo de las caderas

Mantén la cabeza en posición neutra

Mantén la fuerza de los brazos para la siguiente dominada

Mantén las piernas fuertes

Piernas relajadas, leve flexión de la rodilla

Los dedos de los pies apuntan hacia abajo

FASE PREPARATORIA
Comienza colgándote de la barra, con las manos a la altura de los hombros y los pies cruzados. Asegúrate de que tienes la zona abdominal contraída.

PRIMERA FASE
Espira y flexiona los hombros para elevarte hacia la barra, y sobrepásala con la barbilla. Para mayor dificultad, mantén esta posición durante 1 o 2 segundos antes de bajar.

SEGUNDA FASE
Inspira y extiende los codos para bajar el cuerpo, con cuidado de no balancearte al realizar este movimiento. Repite los pasos 1 y 2.

SEGUNDA FASE
Controla el descenso hasta la extensión completa del brazo, sintiendo cómo se estiran los músculos dorsales, y preparándolos para el siguiente tirón potente hacia arriba.

93

TRACCIÓN LATERAL

Esta tracción con agarre amplio trabaja el dorsal ancho, los hombros y los bíceps, todos los músculos que se utilizan para generar fuerza de tracción en todas las brazadas de natación. También ayuda a mejorar la flexibilidad y el rango de movimiento de la articulación del hombro, esenciales para una mecánica de brazada eficiente y para la prevención de lesiones.

La tracción vertical es excelente para mejorar la postura y la flexibilidad general. Usar un agarre amplio en esta versión incide en los músculos de la parte superior de la espalda y el dorsal ancho, además de involucrar los bíceps y los deltoides posteriores de los brazos y los hombros.

Si al realizar este ejercicio sientes dolor en las articulaciones, puedes modificar el movimiento en la fase 2 para reducir la tensión en los hombros. Los principiantes pueden comenzar con 4 series de 8 a 10 repeticiones.

Sujeta la barra con un agarre pronador, con las manos separadas más que el ancho de los hombros

Activa los músculos superiores de la espalda para mantener los hombros hacia atrás

Inclina la espalda ligeramente hacia atrás

Ajusta la almohadilla de las piernas para mayor comodidad y seguridad

FASE PREPARATORIA
Selecciona las pesas y ajusta el asiento a la altura correcta. Pasa los muslos por debajo del reposapiernas y siéntate con los pies apoyados firmemente en el suelo. Sujeta la barra e inclínate ligeramente hacia atrás, arqueando un poco la parte superior de la espalda.

PRIMERA FASE
Inspira y activa los abdominales para estabilizar y fortalecer el tórax. Al espirar, baja la barra flexionando los codos y contrayendo los músculos de la parte superior y media de la espalda. Los codos deben extenderse hacia los lados. Mantén el pecho elevado y dirige la barra hacia la parte superior del pecho (no es necesario que llegue a hacer contacto).

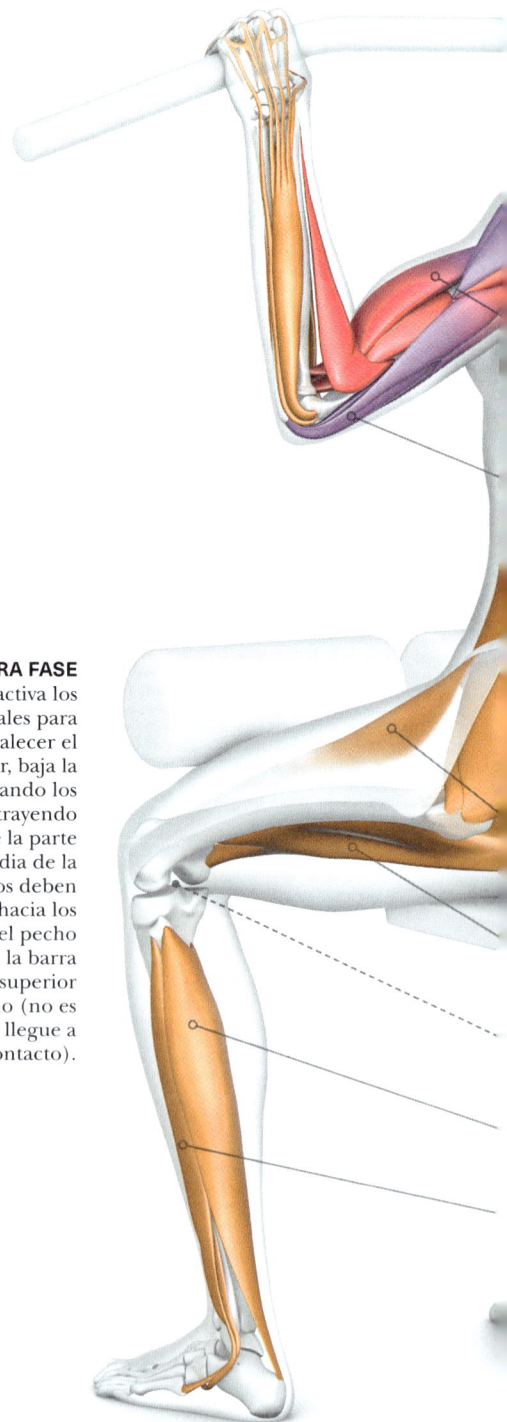

Mira al frente durante
todo el ejercicio

Contrae los bíceps y los
músculos de la espalda
para ayudar a realizar
el movimiento

Mantén la zona
abdominal activada

Los pies planos
en el suelo, para
más estabilidad

Siéntate bien
en el banco;
no dejes que
los glúteos se
levanten

Braquiorradial
Deltoides
Trapecio
Romboides
Infraespinoso
Redondo mayor
Bíceps
Serrato anterior
Tríceps
Dorsal ancho
Extensores espinales
Muñeca
Columna

Tensor de la fascia lata
Glúteo medio
Aductor mayor
Sóleo
Peroneo largo
Rodilla
Tobillo

SEGUNDA FASE

Mantén el torso contraído e inspira mientras
levantas suavemente la barra hasta su posición
inicial, sin reducir la tensión constante en la
espalda y los bíceps. Recupera el aliento y
repite el ciclo de las fases 1 y 2. Para mayor
dificultad, mantén la tracción durante 1 o 2
segundos al principio o al final del movimiento.

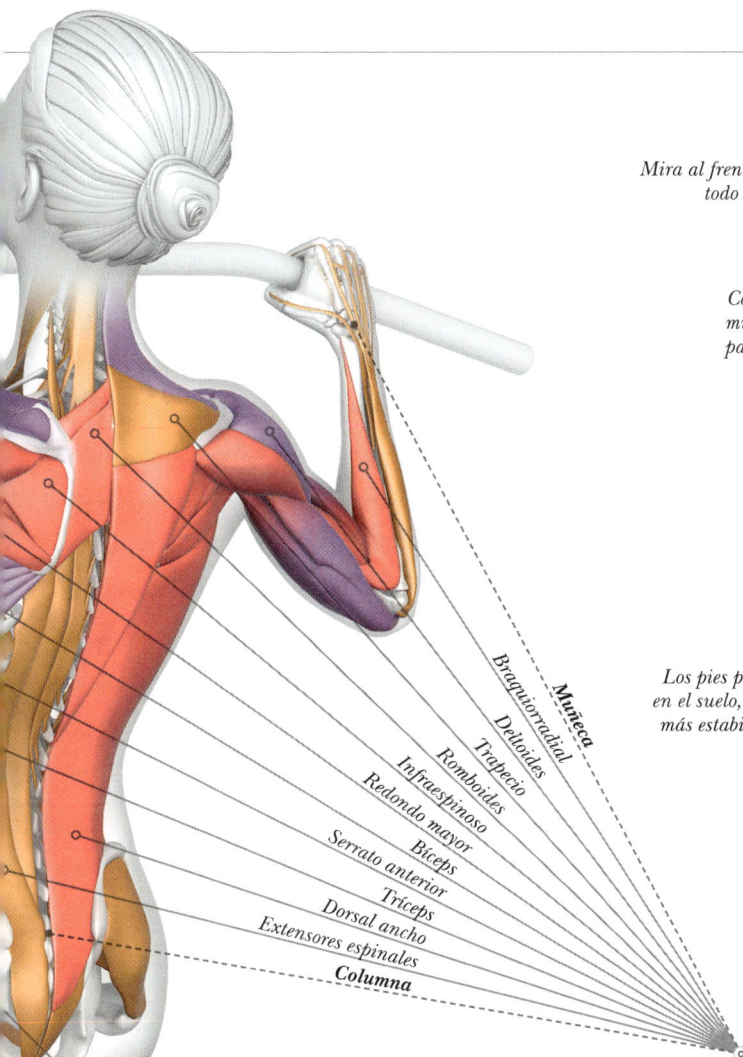

Parte superior del cuerpo y brazos

Este ejercicio trabaja los músculos de la **parte
superior de la espalda**, entre ellos el **redondo
mayor**, los **romboides**, el **trapecio**, el **deltoides
posterior**, el **dorsal ancho** y el **bíceps**. Céntrate en
controlar la fase descendente (fase 2) del ejercicio
manteniendo la tensión en los músculos de la espalda,
evitando que los bíceps dominen el movimiento.

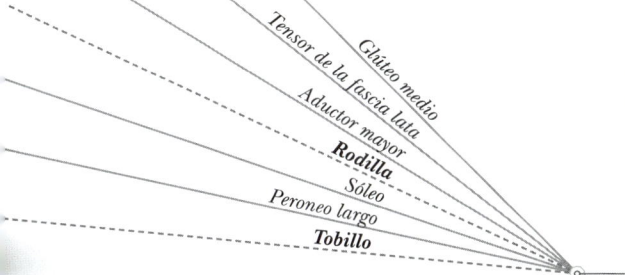

Parte inferior del cuerpo

Los **músculos de la parte inferior del
cuerpo** actúan como soporte fundamental.
En esta tracción, la estabilidad se consigue
apoyando las piernas contra la almohadilla
del muslo, lo que facilita una mayor
concentración y tensión en los grupos
musculares deseados. Puedes colocar un
disco de pesas debajo de cada pie para
asegurar un contacto continuo con el suelo.

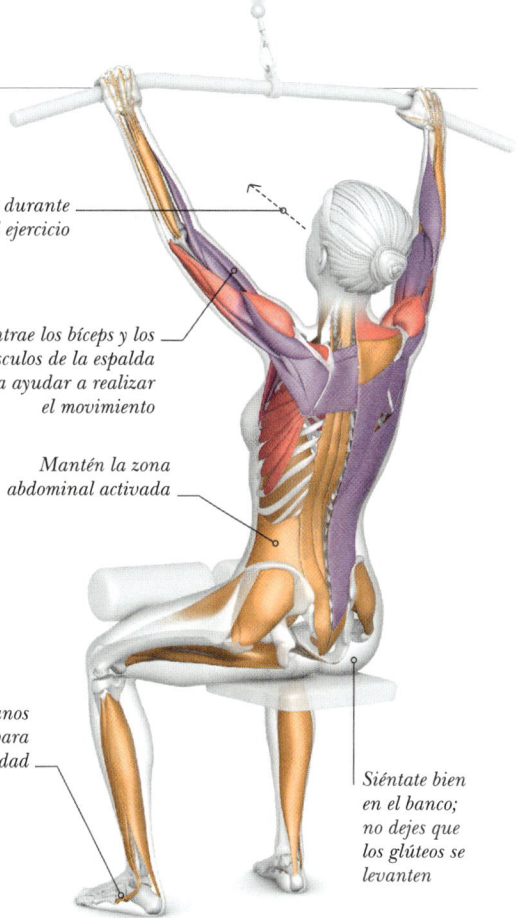

LEYENDA

- ●-- *Articulaciones*
- ○— *Músculos*
- ● Acortamiento con tensión
- ● Alargamiento con tensión
- ● Alargamiento sin tensión
- ● Músculos tensos sin movimiento

REMO SENTADO

El ejercicio de remo sentado fortalece la espalda, los hombros y los brazos, que son básicos para lograr brazadas potentes y una mayor resistencia en el agua. También mejora la postura y la estabilidad escapular, esenciales para mantener una técnica de natación eficiente y reducir el riesgo de lesiones de hombro.

La tracción horizontal es un valioso complemento de las rutinas de entrenamiento de fuerza, especialmente esta versión con agarre neutro, en la que las manos no están muy separadas y las palmas se colocan una frente a la otra, una posición que trabaja la parte superior de la espalda, los dorsales y los bíceps. Una postura correcta en el banco y mantener una distancia adecuada del equipo garantizan un rango de movimiento completo.

Coloca los pies cerca de la base del reposapiés para garantizar la flexibilidad de la cadera. Si experimentas alguna molestia en los hombros, puedes modificar tu rango de movimiento en la segunda fase del ejercicio. Los principiantes pueden comenzar con 4 series de 8 a 10 repeticiones.

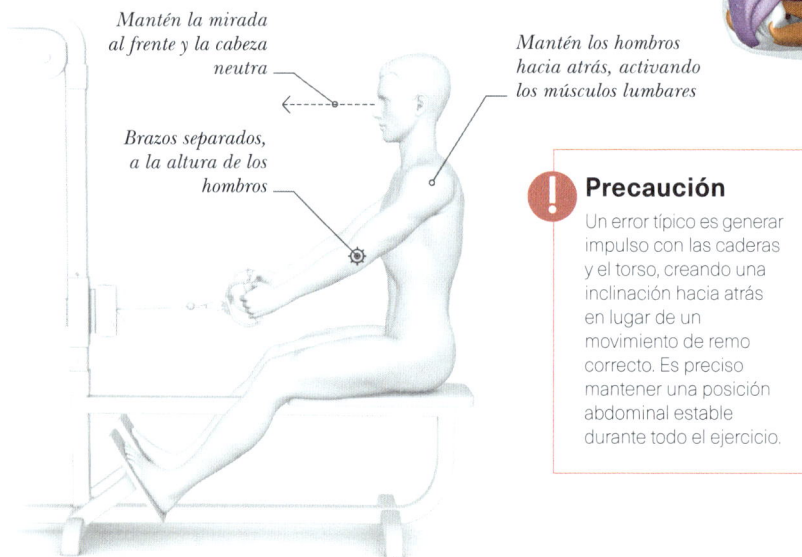

Mantén la mirada al frente y la cabeza neutra

Brazos separados, a la altura de los hombros

Mantén los hombros hacia atrás, activando los músculos lumbares

! Precaución

Un error típico es generar impulso con las caderas y el torso, creando una inclinación hacia atrás en lugar de un movimiento de remo correcto. Es preciso mantener una posición abdominal estable durante todo el ejercicio.

FASE PREPARATORIA
Coloca las pesas y ajusta la altura del asiento. Luego siéntete en el banco, con los pies apoyados en la plataforma y las rodillas ligeramente flexionadas. Sujeta el manillar, siéntate con los brazos extendidos y mantén la espalda erguida.

PRIMERA FASE
Inspira y activa los músculos abdominales. Espira mientras flexionas los codos y contraes los músculos de la parte superior/media de la espalda para tirar del manillar hacia la parte superior del abdomen, llevando los codos hacia atrás. Detente justo antes de que tus hombros comiencen a curvarse hacia delante.

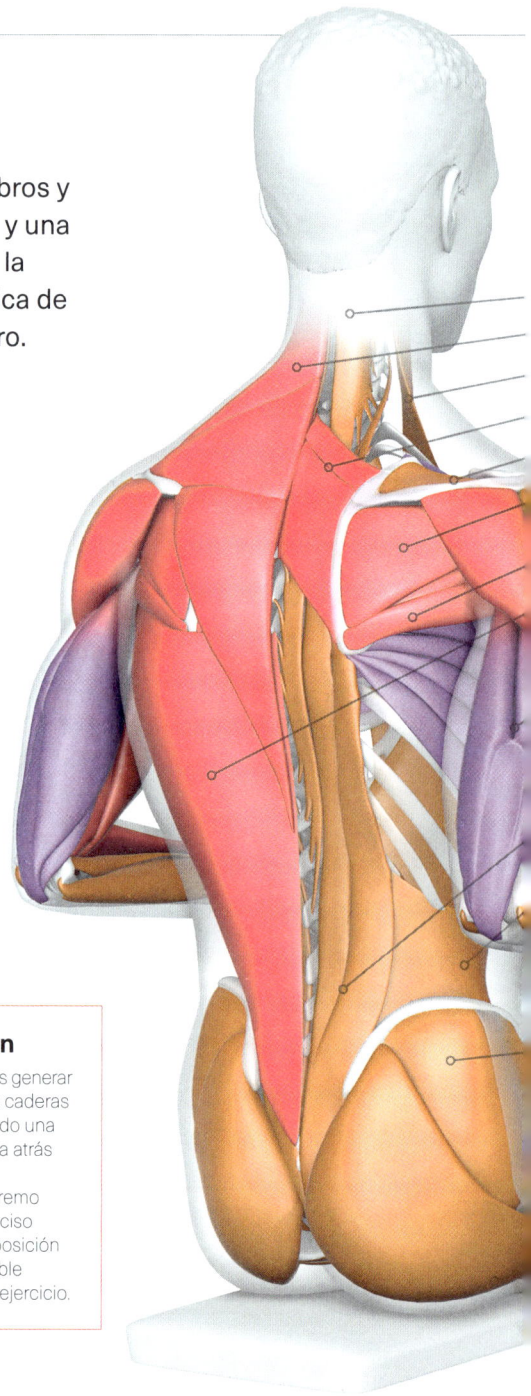

espinoso de la cabeza
Trapecio
sternocleidomastoideo
Romboides
Supraespinoso
Infraespinoso
Redondo mayor
Dorsal ancho
Deltoides
Tríceps
Bíceps
Extensores espinales
Transverso del abdomen
Braquiorradial

Siéntate erguido y mantén
la columna neutra durante
todo el ejercicio

Extiende los dos
brazos cuando
resistas la carga

Leve
flexión en
las rodillas

Parte superior
del cuerpo y brazos

Este tipo de remo trabaja eficazmente
el **dorsal ancho** y activa el **bíceps**
durante la flexión del codo. Los
músculos de soporte de la parte
superior de la espalda, como el
redondo mayor, los **romboides** y
el **trapecio**, así como los **deltoides
posteriores**, actúan como impulsores
secundarios. Durante la fase 2, mantén
la tensión en los músculos de la
espalda, evitando que el bíceps
domine el movimiento.

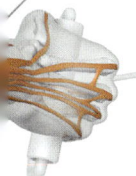

Coloca los pies en la
base de la plataforma

SEGUNDA FASE

Mantén el torso contraído e inspira al
llevar el manillar a la posición inicial,
controlando cuidadosamente la
resistencia; mantén la espalda y los
bíceps firmes en todo momento.
Regula la respiración y repite las fases
1 y 2. Para mayor dificultad, haz una
pausa de 1 segundo en este momento
o después de la fase 1.

Glúteo medio
Recto femoral
Vasto lateral
Glúteo mayor
Gastrocnemio
Tibial anterior
Peroneo largo
Sóleo
Tobillo

Piernas

Los **músculos de la parte
inferior del cuerpo** proporcionan
estabilidad y soporte. La base de la
estabilidad se establece al
mantener los pies en contacto con
la plataforma, lo que permite una
mayor tensión en los músculos
activados. Para asegurar un
contacto constante con el suelo
durante todo el movimiento,
puedes usar un disco de pesas
debajo de cada pie, si es necesario.

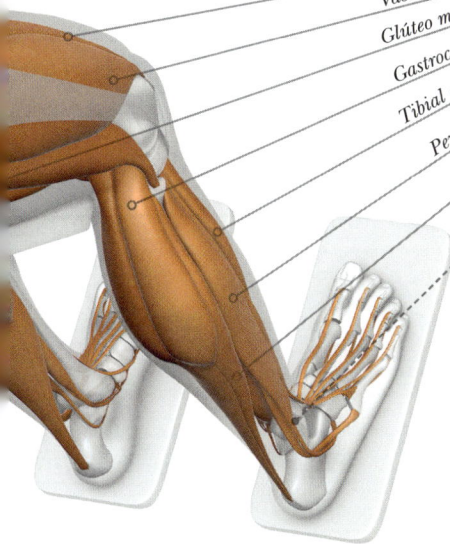

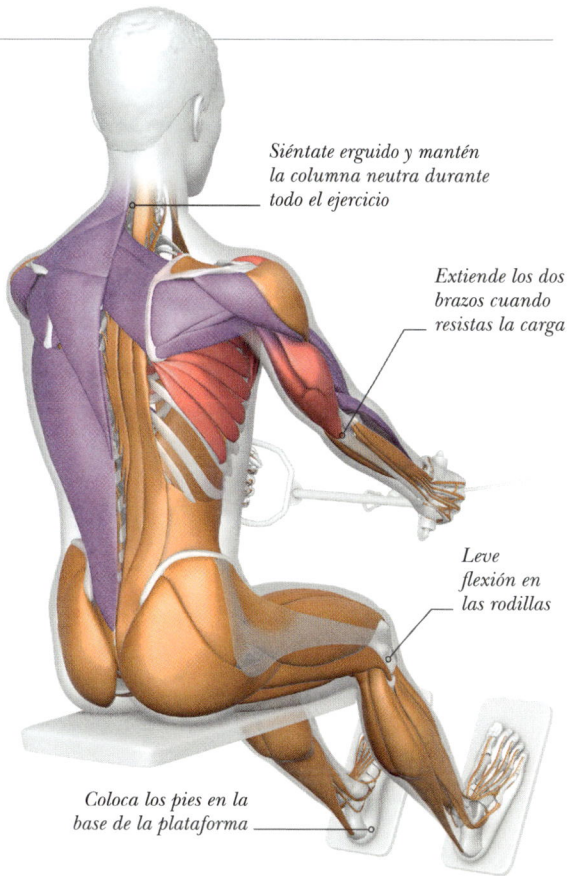

LEYENDA

- -- *Articulaciones*

○— *Músculos*

● Acortamiento
con tensión

● Alargamiento
con tensión

● Alargamiento
sin tensión

● Músculos
tensos sin
movimiento

97

» VARIACIONES

Con el ejercicio de remo se trabaja principalmente el dorsal ancho, otros músculos de la espalda y el bíceps. Este ejercicio se puede ajustar en función del equipo disponible. Mantén el torso estable mientras llevas los hombros y los brazos hacia atrás con suavidad con cada repetición.

LEYENDA
- Músculo principal
- Músculo secundario

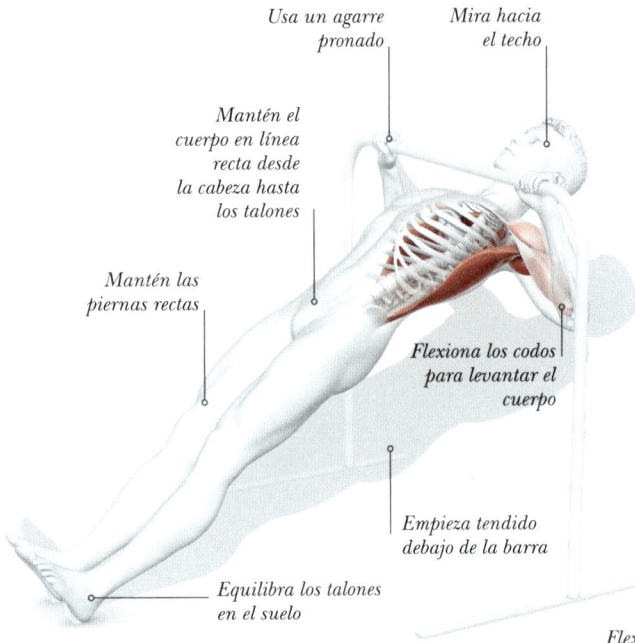

Usa un agarre pronado

Mira hacia el techo

Acerca los omóplatos a la línea central

Ten la cabeza en posición neutra

Mantén el cuerpo en línea recta desde la cabeza hasta los talones

Mantén el torso estable y activado

Apoya la rodilla izquierda flexionada sobre el banco

Mantén las piernas rectas

Flexiona los codos para levantar el cuerpo

Empieza tendido debajo de la barra

PRIMERA FASE

Equilibra los talones en el suelo

Flexiona ligeramente la pierna de apoyo

Baja la mancuerna en la fase 2

FASE PREPARATORIA / PRIMERA FASE

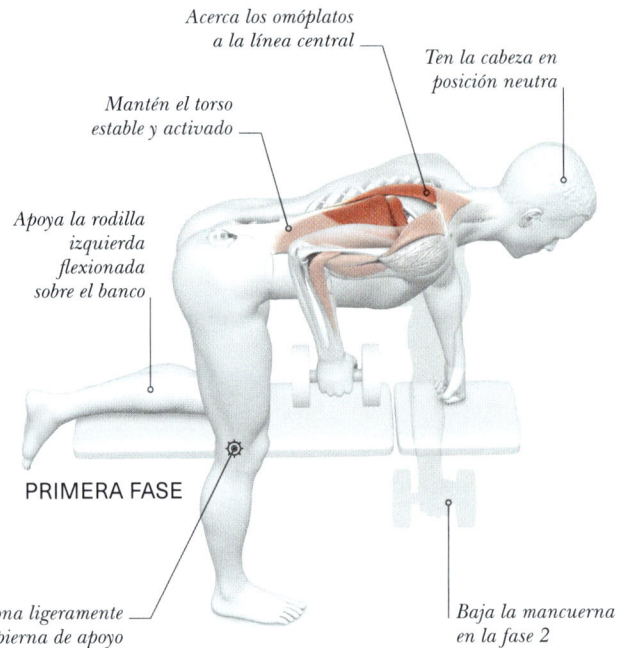

REMO INVERTIDO

Este exigente ejercicio fortalece los músculos de la espalda y los hombros, a la vez que trabaja los bíceps. Una buena fuerza en estos músculos es esencial para lograr una tracción potente en todas las brazadas.

FASE PREPARATORIA
Fija una barra en una máquina Smith o coloca una barra baja y resistente en un soporte para sentadillas. Tiéndete debajo de la barra. Sujétala con un agarre prono, con una separación mayor a la de los hombros. Extiende las piernas, con los talones apoyados en el suelo.

PRIMERA FASE
Acerca el pecho a la barra contrayendo los omóplatos y flexionando los codos, con el core activado.

SEGUNDA FASE
Vuelve a la posición inicial de forma controlada.

REMO INCLINADO CON MANCUERNAS

Este ejercicio de remo consiste en flexionar una pierna sobre un banco, con la otra apoyada en el suelo. La mano del lado de la pierna de apoyo sostiene una mancuerna. Para mayor dificultad, mantén la posición superior durante 1 o 2 segundos.

FASE PREPARATORIA
Coloca la rodilla izquierda en el banco y coloca la otra pierna debajo de la cadera. Inclínate hacia delante con la espalda recta e inspira para fortalecer la zona abdominal.

PRIMERA FASE
Espira mientras juntas los omóplatos y elevas el brazo, flexionando el codo entre 30 y 75 grados; el ángulo cambia la inclinación muscular.

SEGUNDA FASE
Inspira mientras bajas la mancuerna con un movimiento controlado, manteniendo los abdominales activos. Repite las fases 1 y 2, y luego cambia de lado.

REMO INCLINADO CON BARRA

Esta variante con barra trabaja los músculos abdominales, además de los de la parte superior y media de la espalda. Ten en cuenta que tu rango de movimiento se puede reducir cuando estás de pie. Intenta mantener la posición superior durante 1 o 2 segundos para una mayor dificultad.

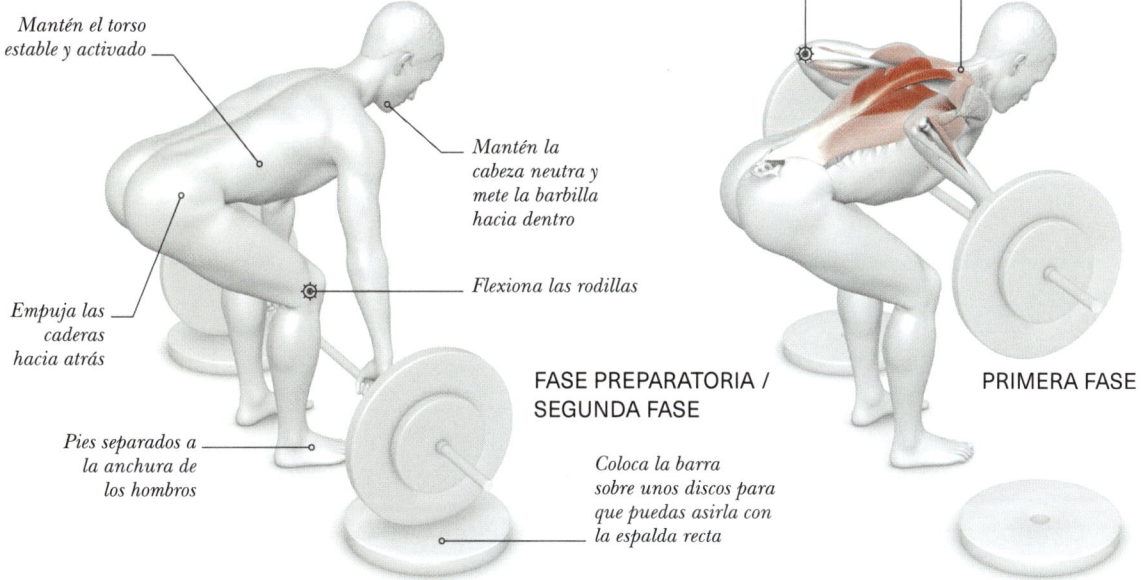

Mantén el torso estable y activado

Empuja las caderas hacia atrás

Pies separados a la anchura de los hombros

Mantén la cabeza neutra y mete la barbilla hacia dentro

Flexiona las rodillas

FASE PREPARATORIA / SEGUNDA FASE

Coloca la barra sobre unos discos para que puedas asirla con la espalda recta

El ángulo de los brazos debería ser de 45 grados aprox.

Mantén la columna neutra cuando levantes la barra

PRIMERA FASE

FASE PREPARATORIA

Inclínate hacia delante y sujeta la barra con las manos en pronación. Mantén la columna en posición neutra y apoya bien los pies en el suelo para más estabilidad.

PRIMERA FASE

Inspira para activar la zona abdominal y luego espira mientras remas, levantando la barra hacia el pecho y llevando los codos hacia atrás del cuerpo.

SEGUNDA FASE

Inspira mientras bajas la barra a su posición inicial, manteniendo el control en brazos, hombros, espalda y torso. Repite los pasos 1 y 2.

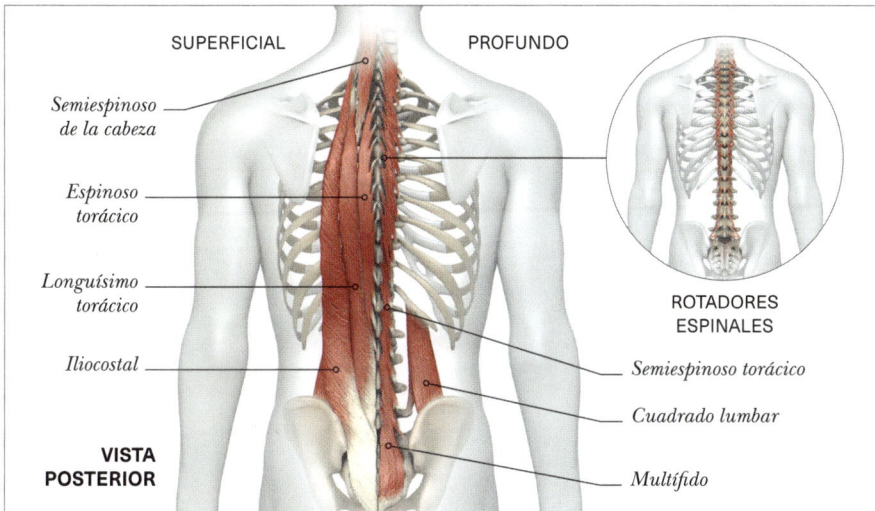

SUPERFICIAL   PROFUNDO

Semiespinoso de la cabeza

Espinoso torácico

Longuísimo torácico

Iliocostal

VISTA POSTERIOR

ROTADORES ESPINALES

Semiespinoso torácico

Cuadrado lumbar

Multífido

Extensores de la columna

El grupo muscular extensor superficial (erector de la columna) se extiende por las vértebras y está compuesto por tres divisiones: espinal, longuísimo e iliocostal. Los músculos extensores profundos (incluidos los rotadores) favorecen la movilidad del erector de la columna, y ayudan a estabilizar la columna y la pelvis. Juntos, estos músculos trabajan constantemente para evitar que el cuerpo se incline hacia delante y ayudan a mantener una buena postura.

TRACCIÓN FRONTAL

La tracción frontal trabaja la parte superior de la espalda y los músculos del manguito de los rotadores, importantes para mantener la integridad del hombro del nadador y su potencia. La práctica habitual de este ejercicio favorece una mejor postura y es fundamental para mejorar la calidad de la fase de tracción en todas las brazadas de natación.

Este ejercicio de resistencia es esencial para que los nadadores mejoren la mecánica de la brazada. La ejecución regular de la tracción frontal mejora el equilibrio muscular y ayuda a prevenir lesiones comunes en la natación al fortalecer la cintura escapular posterior. Si no dispones de una máquina de poleas, puedes realizar esta tracción con bandas elásticas resistentes fijadas a un punto de sujeción alto y estable, como una barra de dominadas.

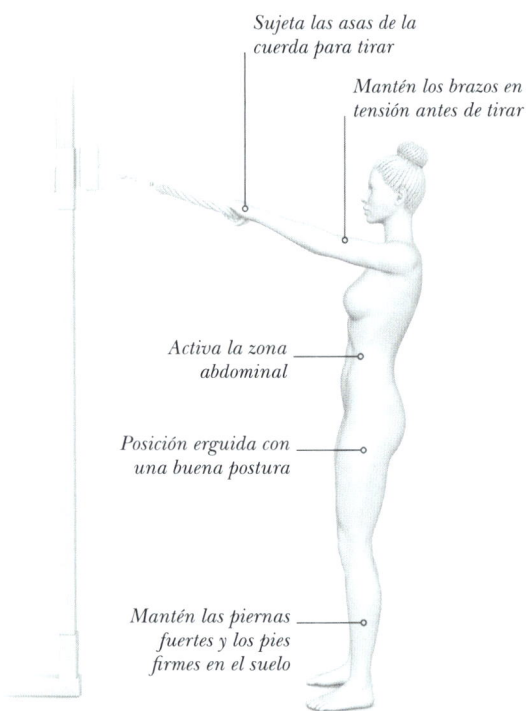

Sujeta las asas de la cuerda para tirar

Mantén los brazos en tensión antes de tirar

Activa la zona abdominal

Posición erguida con una buena postura

Mantén las piernas fuertes y los pies firmes en el suelo

LEYENDA

- ● - - *Articulaciones*
- ○— *Músculos*
- 🔴 Acortamiento con tensión
- 🟣 Alargamiento con tensión
- 🔵 Alargamiento sin tensión
- 🟠 Músculos tensos sin movimiento

FASE PREPARATORIA

Ajusta el peso y colócate con los brazos extendidos a la altura de los hombros, sujetando las asas. Ponte de pie con los pies separados a la anchura de los hombros.

PRIMERA FASE

Separa las asas y llévalas hacia la cara, manteniendo los codos elevados y alineados con los hombros. Sepáralas a ambos lados de la cabeza, apretando los omóplatos al final para activar completamente los músculos objetivo.

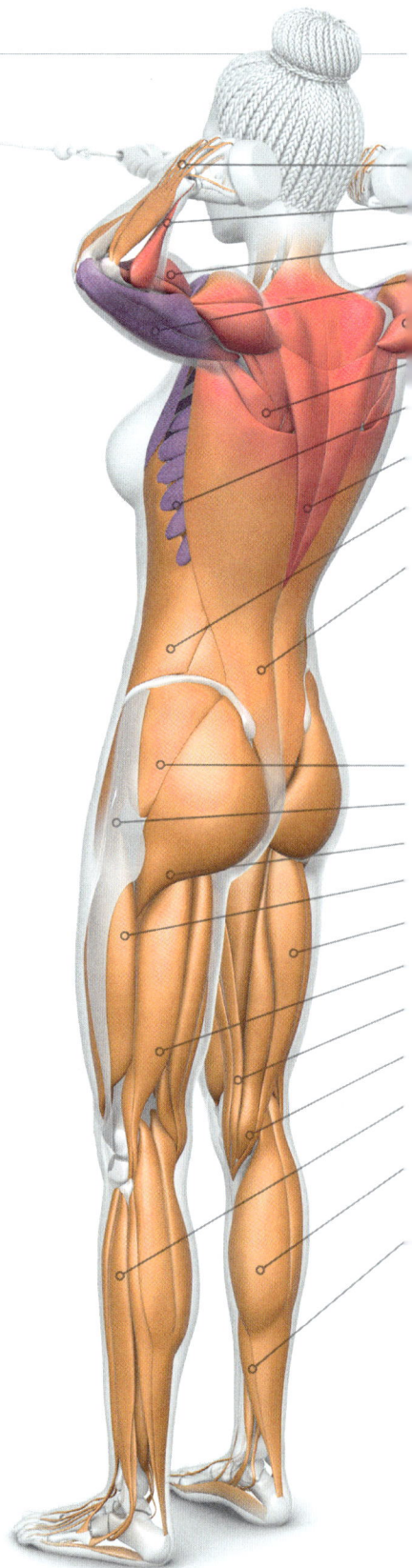

" "

La tracción frontal desarrolla gradualmente la fuerza que impulsa las brazadas.

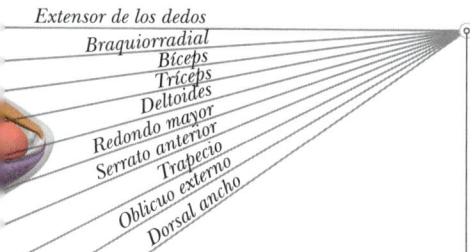

Extensor de los dedos
Braquiorradial
Bíceps
Tríceps
Deltoides
Redondo mayor
Serrato anterior
Trapecio
Oblicuo externo
Dorsal ancho

Parte superior del cuerpo

En la fase de tracción, los **músculos del hombro**, **la parte superior de la espalda** y los **músculos del brazo** se coordinan para tirar de la resistencia, mientras que los **músculos del manguito rotador** dan estabilidad a la articulación y un control preciso del movimiento.

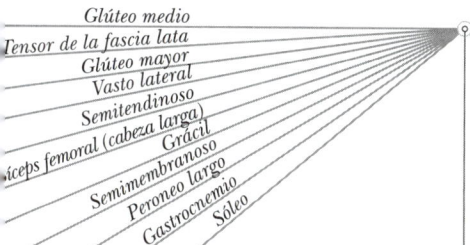

Glúteo medio
Tensor de la fascia lata
Glúteo mayor
Vasto lateral
Semitendinoso
Bíceps femoral (cabeza larga)
Grácil
Semimembranoso
Peroneo largo
Gastrocnemio
Sóleo

Parte inferior del cuerpo

Esta parte se mantiene estable. Los **glúteos**, **cuádriceps** y **gemelos** mantienen el equilibrio y la postura para soportar el esfuerzo de la parte superior en el movimiento de tracción.

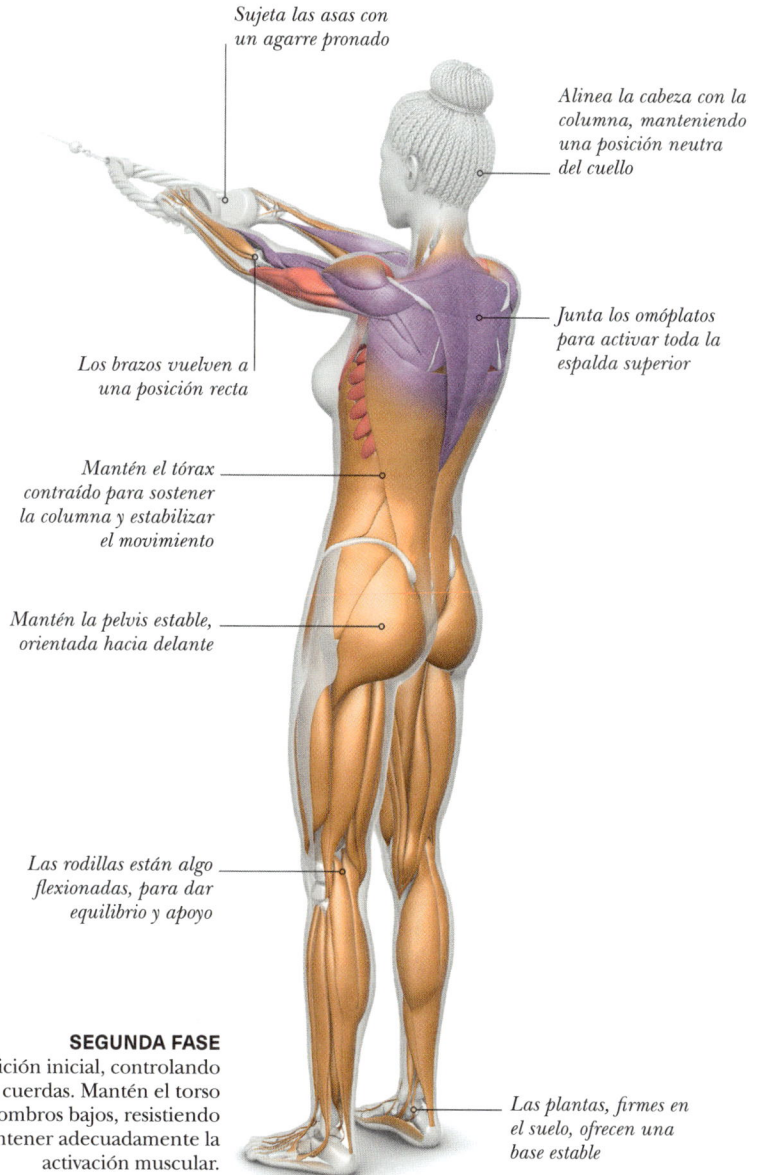

Sujeta las asas con un agarre pronado

Alinea la cabeza con la columna, manteniendo una posición neutra del cuello

Junta los omóplatos para activar toda la espalda superior

Los brazos vuelven a una posición recta

Mantén el tórax contraído para sostener la columna y estabilizar el movimiento

Mantén la pelvis estable, orientada hacia delante

Las rodillas están algo flexionadas, para dar equilibrio y apoyo

SEGUNDA FASE

Vuelve a la posición inicial, controlando la tensión en las cuerdas. Mantén el torso contraído y los hombros bajos, resistiendo el tirón para mantener adecuadamente la activación muscular.

Las plantas, firmes en el suelo, ofrecen una base estable

101

VUELO INCLINADO

Este ejercicio fortalece los músculos de la parte superior de la espalda y los deltoides posteriores, responsables de estabilizar los hombros durante las brazadas de natación. También mejora la retracción escapular, aumentando la eficiencia de la brazada y reduciendo el riesgo de lesiones de hombro.

El movimiento de vuelo se orienta a fortalecer el deltoides posterior y también trabaja los músculos de la espalda superior. Al levantar y bajar las mancuernas con un movimiento amplio desde una posición frontal inferior a una lateral superior, se trabaja específicamente la parte posterior del deltoides. Asegúrate de mover las mancuernas con cuidado, evitando cualquier impulso que pueda hacer que salgan lanzadas o se caigan. Si eres nuevo en este ejercicio, realiza 4 series de 8 a 10 repeticiones cada una.

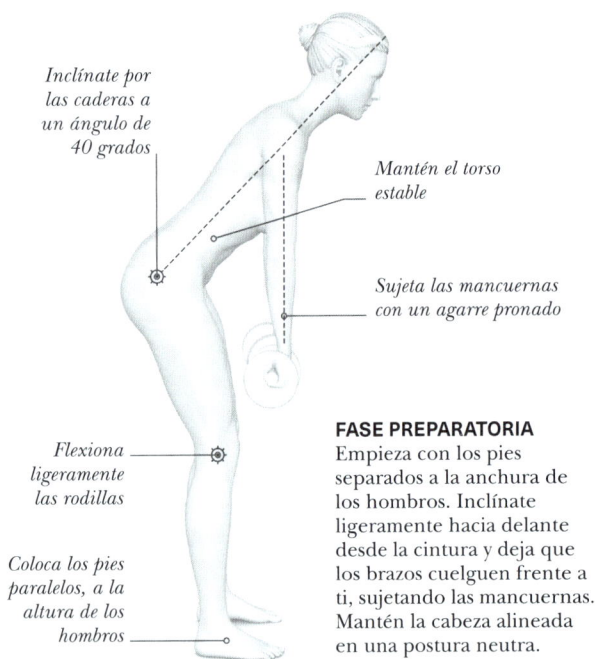

Precaución

Con demasiado peso puedes perjudicar la mecánica del ejercicio; aumentar el número de series es una forma más efectiva de intensificar el entrenamiento. Dado el menor tamaño del deltoides posterior, debes concentrarte para asegurarte de trabajarlo.

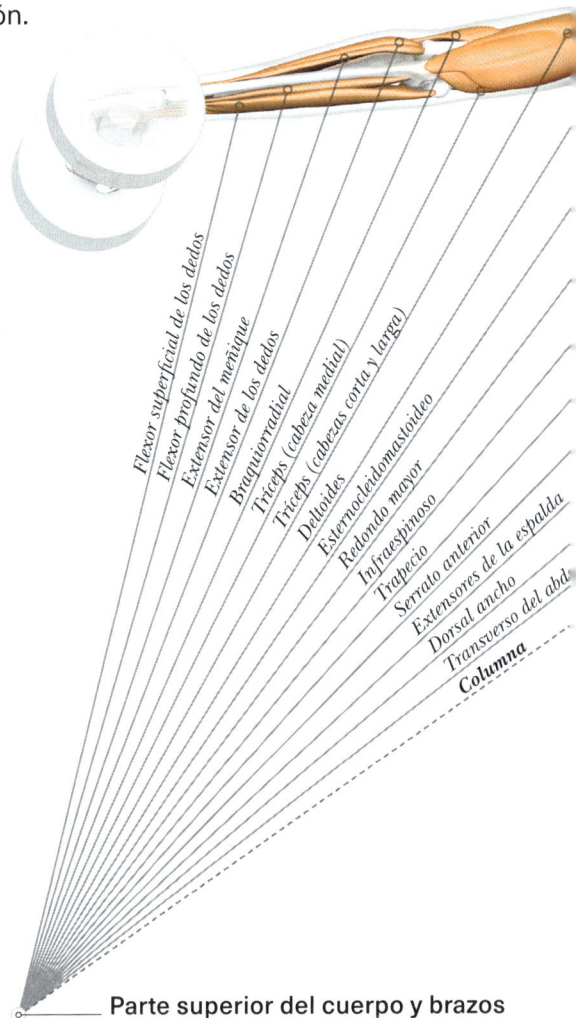

Inclínate por las caderas a un ángulo de 40 grados

Mantén el torso estable

Sujeta las mancuernas con un agarre pronado

Flexiona ligeramente las rodillas

Coloca los pies paralelos, a la altura de los hombros

FASE PREPARATORIA
Empieza con los pies separados a la anchura de los hombros. Inclínate ligeramente hacia delante desde la cintura y deja que los brazos cuelguen frente a ti, sujetando las mancuernas. Mantén la cabeza alineada en una postura neutra.

Flexor superficial de los dedos
Flexor profundo de los dedos
Extensor del meñique
Extensor de los dedos
Braquiorradial
Triceps (cabeza medial)
Triceps (cabezas corta y larga)
Deltoides
Esternocleidomastoideo
Redondo mayor
Infraespinoso
Trapecio
Serrato anterior
Extensores de la espalda
Dorsal ancho
Transverso del abd
Columna

Parte superior del cuerpo y brazos
Esta rutina trabaja los **deltoides posteriores** y los **músculos de la parte superior de la espalda**, incluyendo el **trapecio**. Los **abdominales** y los **extensores de la espalda** desempeñan un papel vital para mantener la estabilidad del torso y la columna. El ejercicio alcanza su máxima dificultad en la parte superior del movimiento, por lo que es importante seleccionar un peso manejable que permita una forma y técnica adecuadas.

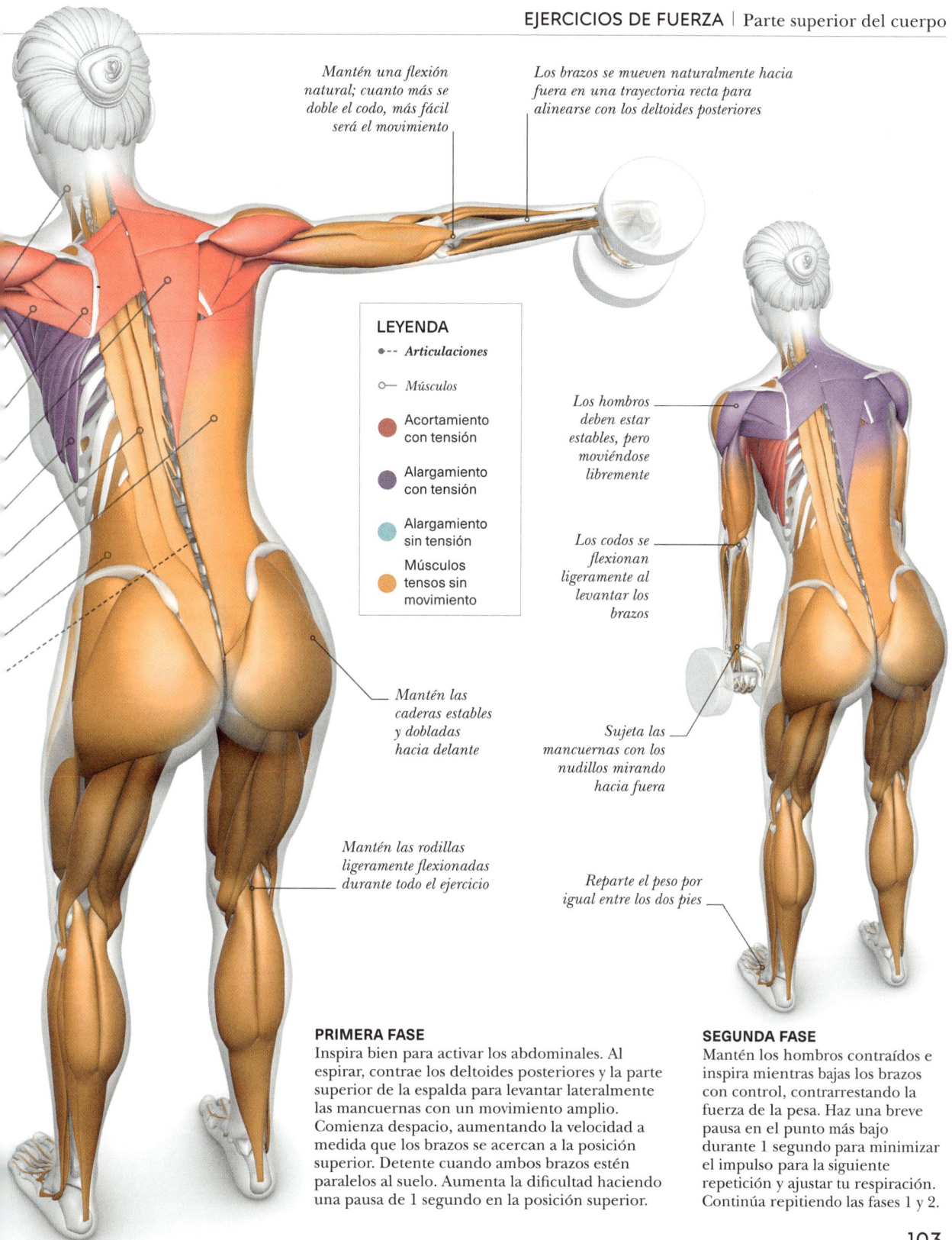

Mantén una flexión natural; cuanto más se doble el codo, más fácil será el movimiento

Los brazos se mueven naturalmente hacia fuera en una trayectoria recta para alinearse con los deltoides posteriores

LEYENDA

- •-- *Articulaciones*
- ○- *Músculos*
- ● Acortamiento con tensión
- ● Alargamiento con tensión
- ● Alargamiento sin tensión
- ● Músculos tensos sin movimiento

Los hombros deben estar estables, pero moviéndose libremente

Los codos se flexionan ligeramente al levantar los brazos

Mantén las caderas estables y dobladas hacia delante

Sujeta las mancuernas con los nudillos mirando hacia fuera

Mantén las rodillas ligeramente flexionadas durante todo el ejercicio

Reparte el peso por igual entre los dos pies

PRIMERA FASE

Inspira bien para activar los abdominales. Al espirar, contrae los deltoides posteriores y la parte superior de la espalda para levantar lateralmente las mancuernas con un movimiento amplio. Comienza despacio, aumentando la velocidad a medida que los brazos se acercan a la posición superior. Detente cuando ambos brazos estén paralelos al suelo. Aumenta la dificultad haciendo una pausa de 1 segundo en la posición superior.

SEGUNDA FASE

Mantén los hombros contraídos e inspira mientras bajas los brazos con control, contrarrestando la fuerza de la pesa. Haz una breve pausa en el punto más bajo durante 1 segundo para minimizar el impulso para la siguiente repetición y ajustar tu respiración. Continúa repitiendo las fases 1 y 2.

CURL DE BÍCEPS

Estas flexiones de bíceps aumentan la fuerza del bíceps, esencial para la fase de tracción de las brazadas, especialmente en estilo libre y mariposa. Este ejercicio también mejora la fuerza de agarre, lo que ayuda a mantener una sujeción firme durante la tracción del agua y los giros.

Este entrenamiento sentado está ideado para trabajar eficazmente los bíceps, junto con otros músculos que intervienen en la flexión del codo. La acción fundamental de un curl de bíceps es levantar y bajar una pesa flexionando los codos. Realizar este ejercicio sentado, ya sea en un banco inclinado o en una silla con respaldo ajustable, en lugar de estar de pie, ofrece un rango de movimiento más amplio y permite aislar los músculos trabajados. Elige el peso adecuado a tu nivel físico para evitar lesiones al empezar. Los principiantes pueden comenzar realizando 4 series de 8 a 10 repeticiones cada una.

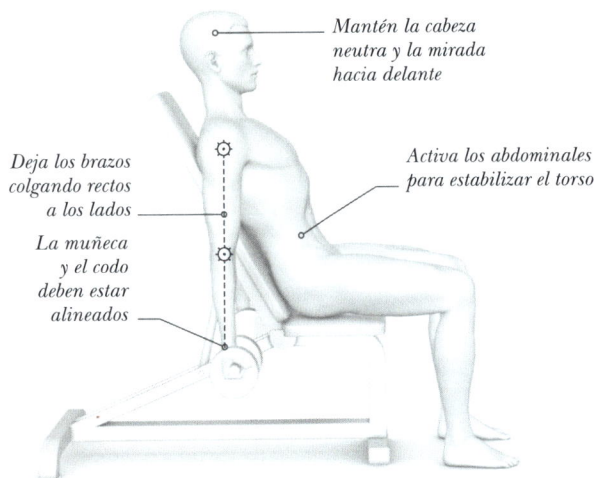

Mantén la cabeza neutra y la mirada hacia delante

Deja los brazos colgando rectos a los lados

Activa los abdominales para estabilizar el torso

La muñeca y el codo deben estar alineados

Deltoides
Tríceps
Braquial
Bíceps
Braquiorradial
Extensor de los dedos

FASE PREPARATORIA

Siéntate en un banco inclinado, asegurándote de que la espalda esté apoyada contra el soporte y los pies firmemente apoyados en el suelo a la anchura de los hombros. Sujeta las mancuernas con un agarre estándar en pronación y extiende los brazos hacia abajo, con las muñecas alineadas.

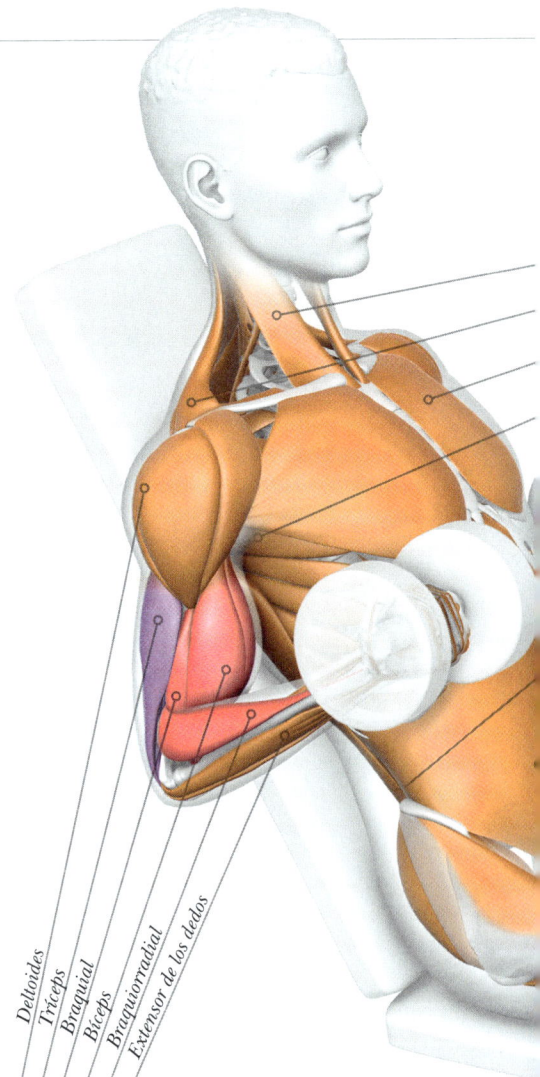

Brazos

El curl de brazos trabaja el **bíceps**, enfatizando su función de flexión del codo. Trabaja el **deltoides anterior**, el **bíceps braquial**, el **braquial anterior** y el **braquiorradial**. También se trabajan los **flexores** y **extensores** del antebrazo. Mantén los hombros firmes y concéntrate en flexionar y estirar el codo. Visualiza cómo tiras del antebrazo hacia el bíceps.

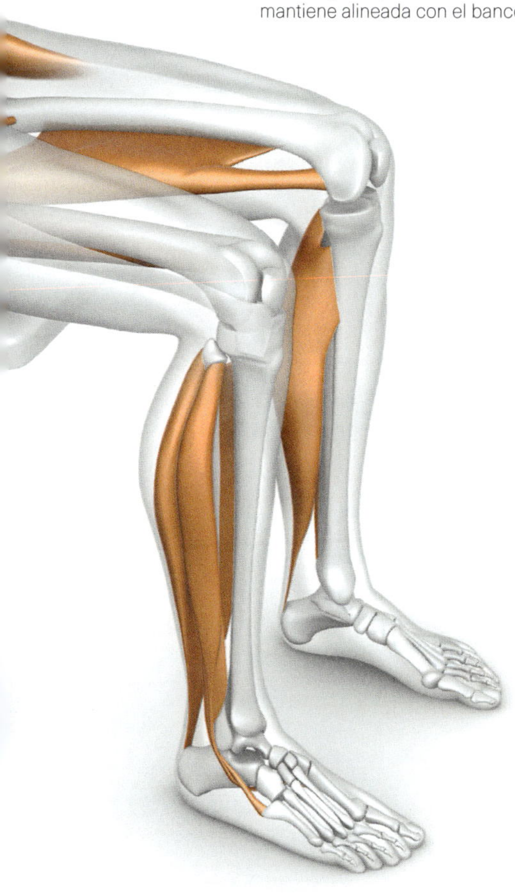

Esternocleidomastoideo
Trapecio
Pectoral mayor
Serrato anterior
Dorsal ancho
Transverso del abdomen

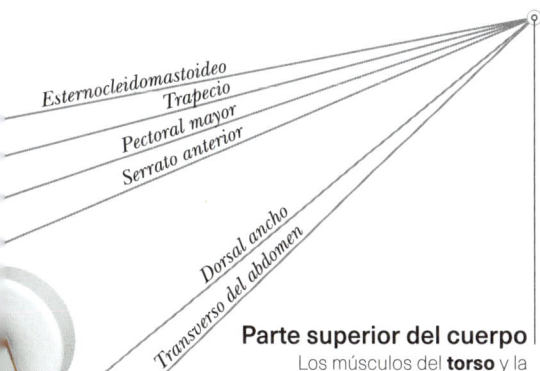

Parte superior del cuerpo

Los músculos del **torso** y la **espalda** desempeñan un papel fundamental para estabilizar la parte superior del cuerpo durante este ejercicio. Asegúrate de mantener los músculos de la parte superior de la espalda contraídos, la cabeza en una posición neutra y los hombros hacia atrás. Es importante activar los **abdominales** constantemente para asegurar que la columna se mantiene alineada con el banco.

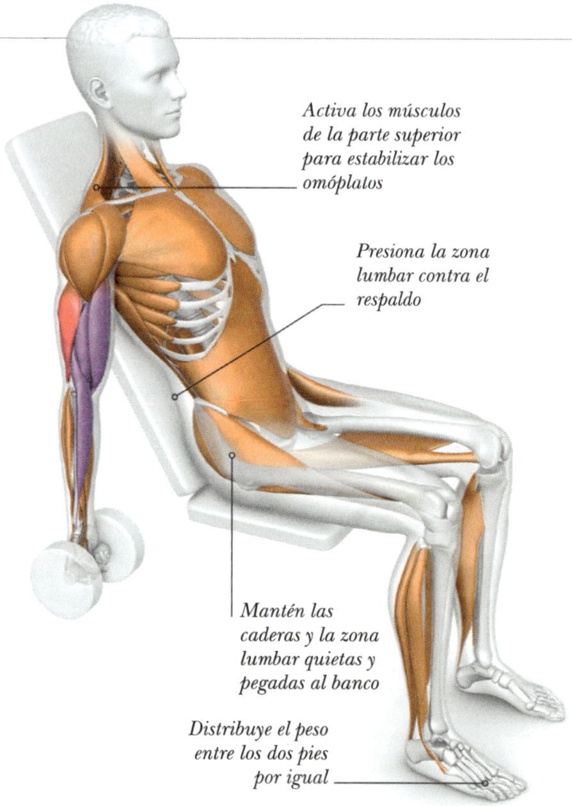

Activa los músculos de la parte superior para estabilizar los omóplatos
Presiona la zona lumbar contra el respaldo
Mantén las caderas y la zona lumbar quietas y pegadas al banco
Distribuye el peso entre los dos pies por igual

SEGUNDA FASE

Mantén la contracción abdominal y los codos en su sitio mientras inspiras y bajas lentamente las mancuernas a la posición inicial, controlando el descenso con los bíceps. Regula la respiración y repite las fases 1 y 2.

LEYENDA

- *Articulaciones*
- *Músculos*
- Acortamiento con tensión
- Alargamiento con tensión
- Alargamiento sin tensión
- Músculos tensos sin movimiento

PRIMERA FASE

Inspira y contrae los abdominales para estabilizar el torso. Espira mientras flexionas los codos, levantando las mancuernas hacia los hombros, manteniéndolos inmóviles. Los pies deben permanecer planos sobre el suelo, sin mover las caderas ni la parte superior del cuerpo.

Precaución

La falta de estabilidad en hombros, caderas o lumbares puede causar un impulso indeseado y provocar que otros músculos, como el deltoides anterior, compensen la carga durante el levantamiento. Así, la estabilidad muscular es clave. Es mejor comenzar con pesos ligeros para perfeccionar la técnica y aumentar gradualmente la carga.

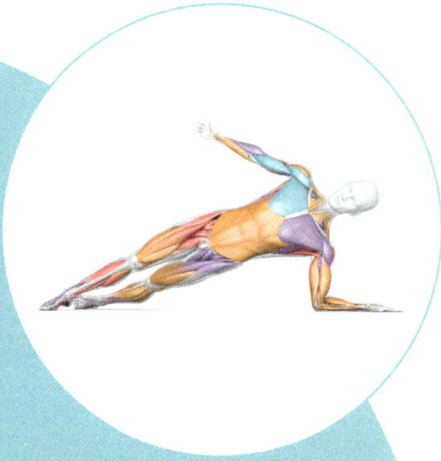
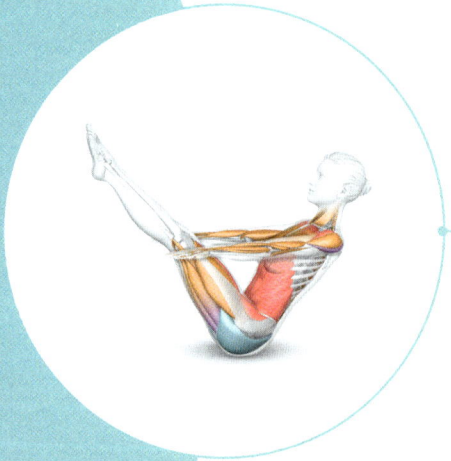
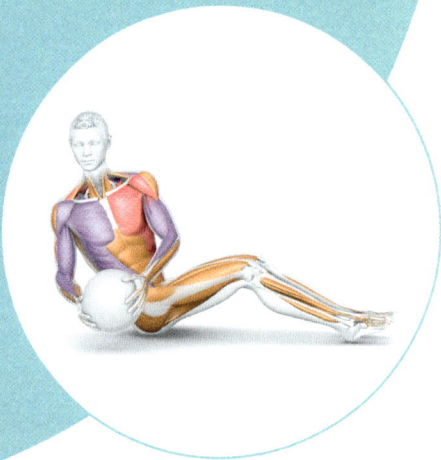

CORE

Un torso fuerte, logrado mediante el entrenamiento del transverso abdominal, el recto abdominal y los músculos oblicuos internos y externos, es clave para una técnica de natación competente, ya que fortalece grandes grupos musculares para impulsarte en el agua. Los beneficios del entrenamiento del core incluyen una mayor velocidad, salidas, giros y patadas más fuertes, mejor alineación corporal y menor riesgo de lesiones. Practica los ejercicios de core de esta sección para desarrollar la fuerza necesaria para lograr un movimiento estable y ágil en el agua.

PLANCHA LATERAL CON ROTACIÓN

! Precaución

Si sientes dolor en la zona lumbar al hacer este ejercicio, es recomendable que consultes a un fisioterapeuta para evitar que empeore.

Este entrenamiento fortalece el core y aumenta la eficiencia de las estructuras de soporte entrecruzadas del tronco. Los movimientos de torsión alternados te ayudan a mover la parte superior del cuerpo y las caderas de forma independiente, lo cual es beneficioso para nadar.

El ejercicio se centra en la zona desde la parte media de la espalda hasta la parte superior de las piernas, manteniendo las rodillas y el pecho apuntando hacia delante mientras giras la parte media del cuerpo. Asegúrate de que las caderas giren sin torcer la parte superior del cuerpo ni el pecho. Realiza 3 series, cada una de 10 a 15 repeticiones en ambos lados, con una transición suave entre los movimientos.

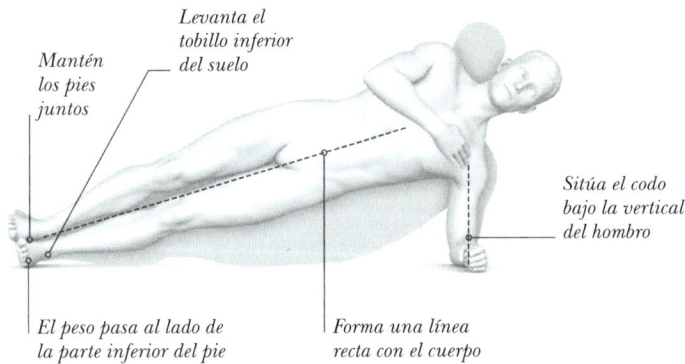

Caderas

Los **aductores de la cadera** de la pierna superior y los **abductores de la cadera** de la pierna inferior se activan para elevar el cuerpo del suelo. También garantizan que las caderas y la columna vertebral se mantengan alineadas.

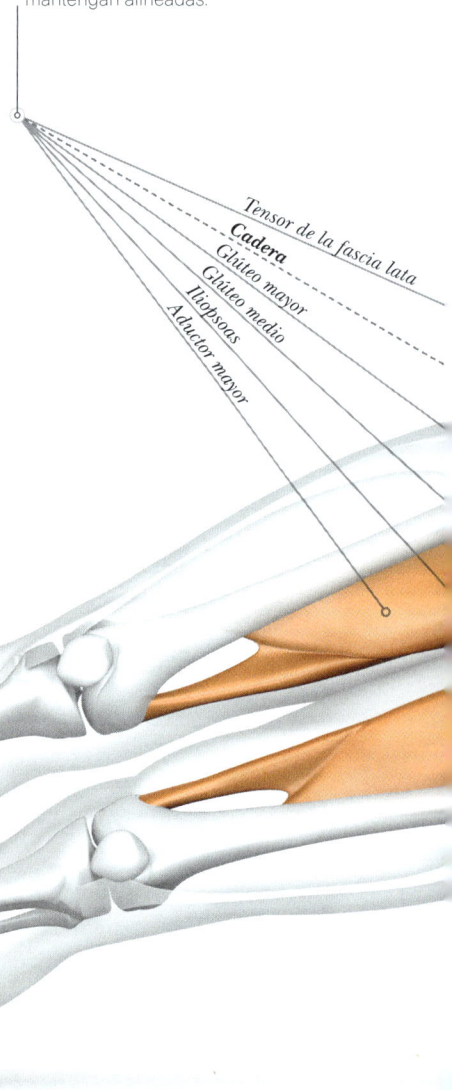

Tensor de la fascia lata

Cadera

Glúteo mayor

Glúteo medio

Iliopsoas

Aductor mayor

Mantén los pies juntos

Levanta el tobillo inferior del suelo

Sitúa el codo bajo la vertical del hombro

El peso pasa al lado de la parte inferior del pie

Forma una línea recta con el cuerpo

FASE PREPARATORIA

Tiéndete de lado con las piernas juntas, apoyando la parte superior del cuerpo en el antebrazo. Coloca el otro brazo sobre el pecho. Levanta las caderas para formar una línea recta con el cuerpo.

*Movimiento de
rotación impulsado
por los oblicuos*

*Gira la pelvis empujando
la parte superior de la
cadera hacia delante*

*Empuja la cadera
de abajo hacia atrás*

SEGUNDA FASE

Inclina las caderas hacia el suelo, manteniendo el pecho hacia delante para asegurar que solo se muevan las caderas. Alterna entre las fases 1 y 2 durante el número de repeticiones establecido y luego baja las caderas al suelo para terminar.

Parte superior del cuerpo

Al rotar, visualiza una línea central que se extiende desde la parte superior de la cabeza hasta el torso. La pelvis y las caderas deben girar alrededor de esta línea imaginaria, manteniendo los hombros y el pecho alineados. El movimiento es impulsado por los **músculos oblicuos**. Los **oblicuos externos** de la parte superior se contraen para la rotación ascendente, lo que se refleja en los **oblicuos internos** del lado opuesto. Los oblicuos externos de la parte inferior ayudan a la rotación mediante un alargamiento controlado. Estas acciones musculares son fundamentales para la función de soporte entrecruzada.

Columna
Esternocleidomastoideo
Extensores espinales
Recto abdominal
Oblicuo externo (superior)
Oblicuo externo (inferior)

PRIMERA FASE

Gira las caderas hacia arriba, asegurándote de que el pecho permanezca mirando hacia delante para aislar el movimiento de la cadera. Gira solo hasta donde tus caderas puedan moverse, sin que el pecho ni las rodillas giren a la vez.

LEYENDA

- --- *Articulaciones*

- ○— *Músculos*

- ● Acortamiento con tensión

- ● Alargamiento con tensión

- ● Alargamiento sin tensión (estiramiento)

- ● Músculos tensos sin movimiento

109

PLANCHA DE NATACIÓN

Este exigente ejercicio se centra en fortalecer el core, especialmente los oblicuos. Estos músculos son vitales para facilitar la rotación del cuerpo durante las brazadas.

La plancha de natación está ideada para minimizar la tensión en la zona lumbar y el cuello, a diferencia de muchos otros ejercicios para el core. Como incorpora una transición de plancha lateral, constituye un ejercicio eficaz para mejorar el equilibrio y la coordinación. Acuérdate de mantener una respiración constante: inspira por la nariz y espira por la boca durante el ejercicio. Comienza con 4 series de 8 repeticiones cada una, asegurándote de realizar el mismo número de repeticiones en ambos lados para mantener el equilibrio.

Gira las caderas hacia atrás en paralelo al suelo

Core y piernas

Este ejercicio trabaja sobre todo los **abdominales**, pero también activa significativamente los **glúteos medio y mayor**. Estos músculos son esenciales para estabilizar las caderas. En mitad del gesto de «nadar», empuja las caderas hacia delante para mantener una alineación neutra de la columna.

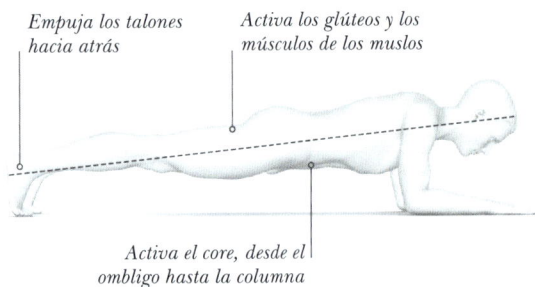

Empuja los talones hacia atrás

Activa los glúteos y los músculos de los muslos

Activa el core, desde el ombligo hasta la columna

FASE PREPARATORIA

Comienza en posición de plancha baja normal: apóyate en los antebrazos con los dedos de los pies flexionados y los talones hacia atrás. Coloca los codos justo debajo de los hombros y asegúrate de que las muñecas estén alineadas con los codos, separadas a la anchura de los hombros. Activa los músculos del torso y mantén la mirada fija en el suelo.

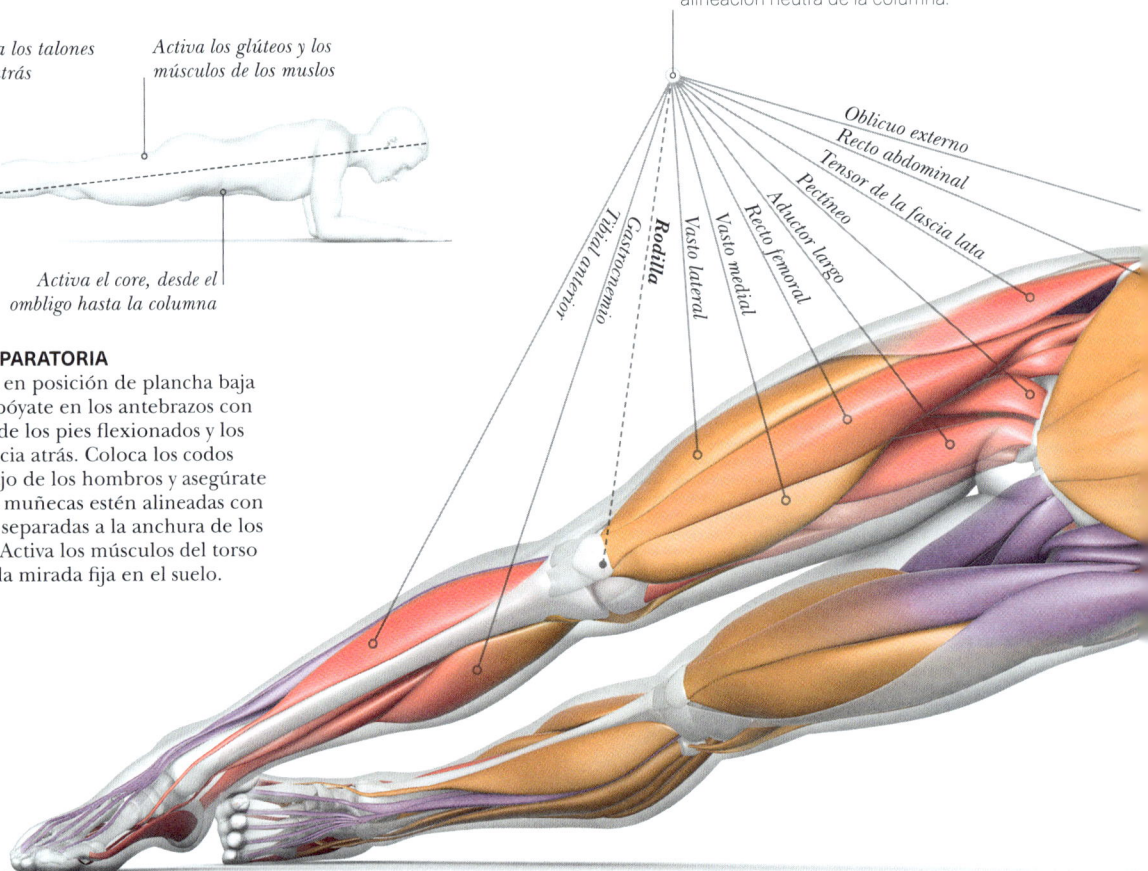

Oblicuo externo
Recto abdominal
Tensor de la fascia lata
Pectíneo
Aductor largo
Recto femoral
Vasto medial
Vasto lateral
Rodilla
Gastrocnemio
Tibial anterior

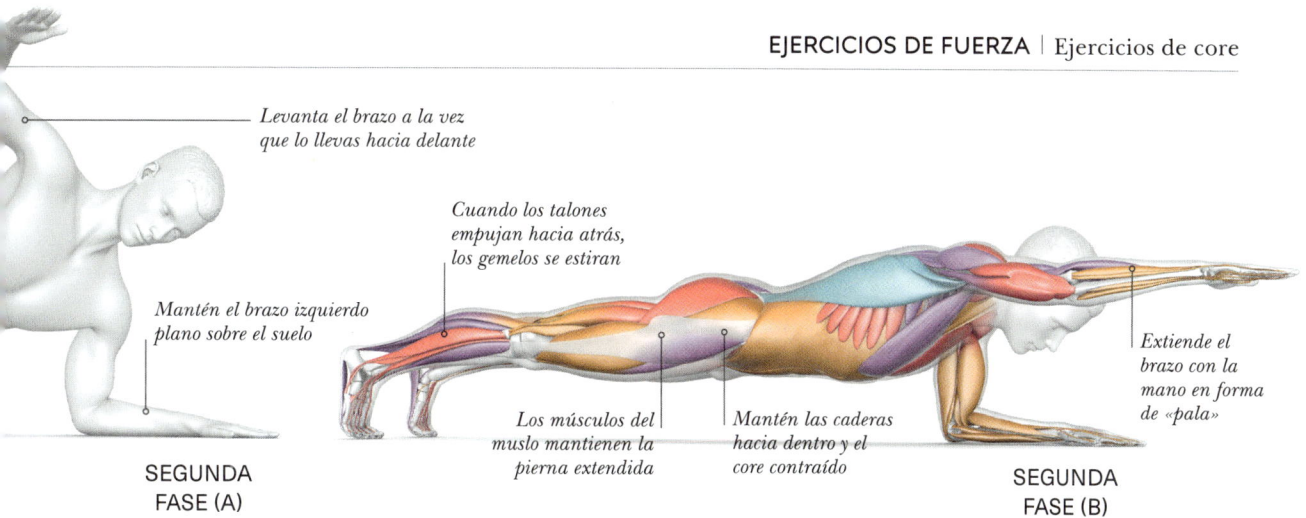

Levanta el brazo a la vez que lo llevas hacia delante

Mantén el brazo izquierdo plano sobre el suelo

Cuando los talones empujan hacia atrás, los gemelos se estiran

Los músculos del muslo mantienen la pierna extendida

Mantén las caderas hacia dentro y el core contraído

Extiende el brazo con la mano en forma de «pala»

SEGUNDA FASE (A)

SEGUNDA FASE (B)

SEGUNDA FASE

Dobla el brazo derecho a 45 grados y llévalo hacia la oreja. Este movimiento gira el cuerpo hacia atrás para alinear las caderas paralelas al suelo. A continuación, extiende el brazo derecho frente a la cabeza, manteniendo el antebrazo izquierdo en el suelo. Mantén esta posición durante 2 segundos antes de llevar el brazo derecho hacia atrás y volver a colocar el antebrazo en el suelo. Continúa la secuencia con el brazo izquierdo.

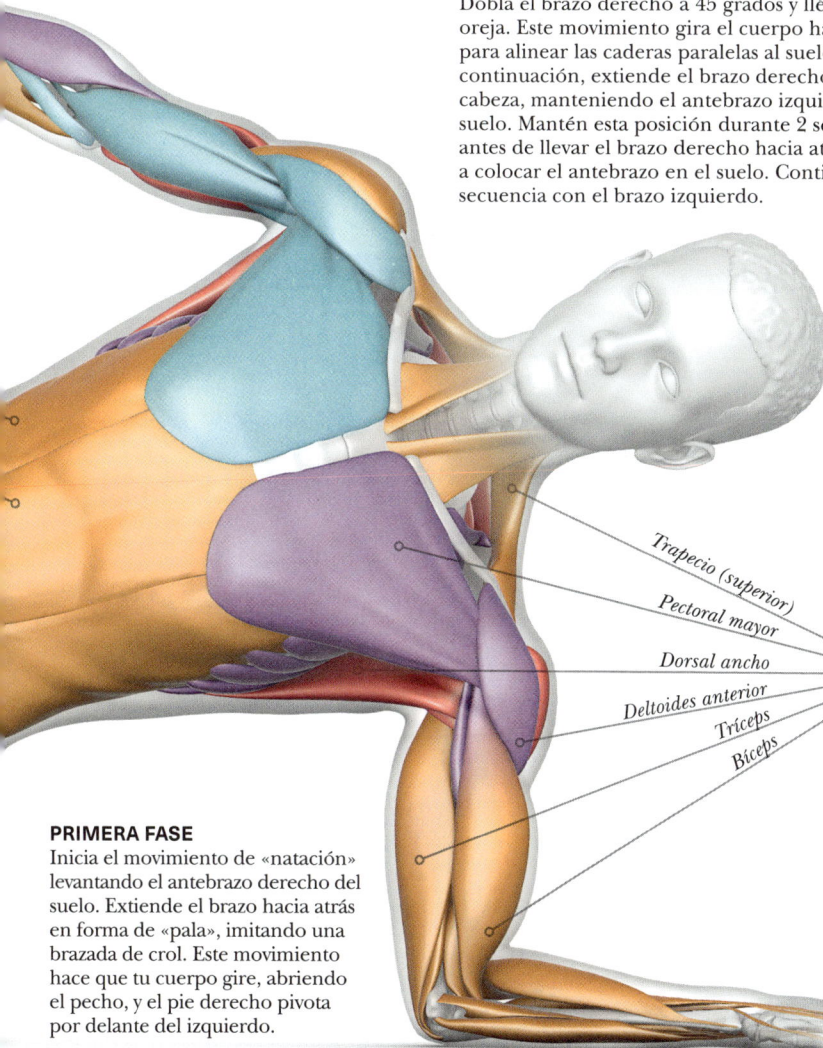

LEYENDA

- ● -- *Articulaciones*
- ○ — *Músculos*
- ● Acortamiento con tensión
- ● Alargamiento con tensión
- ● Alargamiento sin tensión
- ● Músculos tensos sin movimiento

Trapecio (superior)

Pectoral mayor

Dorsal ancho

Deltoides anterior

Tríceps

Bíceps

Parte superior del cuerpo

En este ejercicio, los **deltoides** tienen un papel clave para estabilizar el cuerpo y garantizar una alineación adecuada. Sentirás tensión en los **hombros** y en el **brazo** al realizar el movimiento de «nadar», que debe extenderse y alargarse sin causar una tensión excesiva.

PRIMERA FASE

Inicia el movimiento de «natación» levantando el antebrazo derecho del suelo. Extiende el brazo hacia atrás en forma de «pala», imitando una brazada de crol. Este movimiento hace que tu cuerpo gire, abriendo el pecho, y el pie derecho pivota por delante del izquierdo.

111

» VARIACIONES

Estas variaciones de la plancha de natación mejoran la estabilidad y el equilibrio central, que es crucial para la eficiencia en general al nadar. Fortalece los abdominales y la zona lumbar, mejorando la postura y reduciendo el riesgo de lesiones, lo cual permite unas brazadas más efectivas.

LEYENDA
- Músculo objetivo principal
- Músculo objetivo secundario

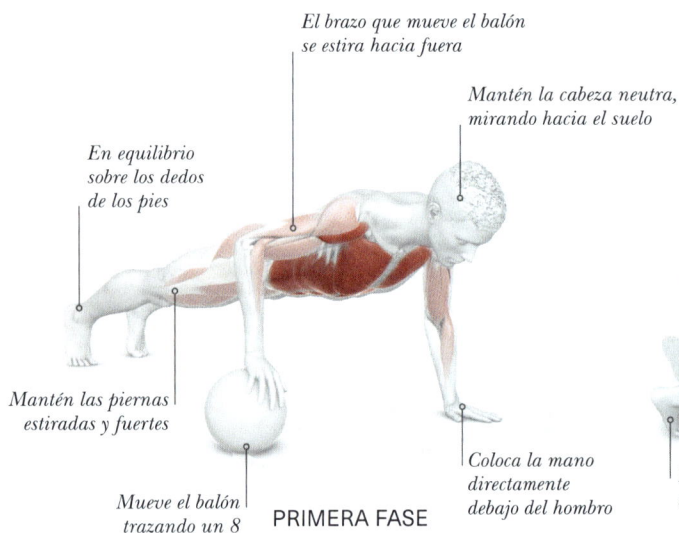

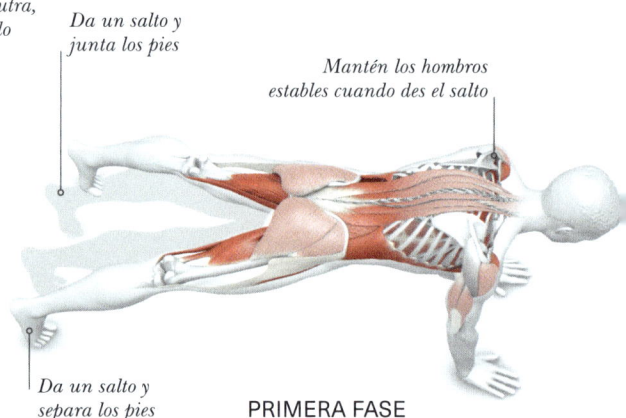

El brazo que mueve el balón se estira hacia fuera

Mantén la cabeza neutra, mirando hacia el suelo

En equilibrio sobre los dedos de los pies

Da un salto y junta los pies

Mantén los hombros estables cuando des el salto

Mantén las piernas estiradas y fuertes

Coloca la mano directamente debajo del hombro

Mueve el balón trazando un 8

PRIMERA FASE

Da un salto y separa los pies

PRIMERA FASE

PLANCHA ALTA CON BALÓN

Este difícil ejercicio requiere fuerza y coordinación del core. Incorporar la plancha alta con balón medicinal a tu rutina de ejercicios mejorará considerablemente la estabilidad del core y la fuerza de los hombros, mejorando el control y la rotación del cuerpo en cada brazada.

FASE PREPARATORIA
Comienza en posición de plancha alta con un balón medicinal en el suelo junto a una mano. Mantén una línea recta desde los hombros hasta los talones, con las manos debajo de los hombros.

PRIMERA FASE
Levanta una mano y mueve el balón medicinal en forma de 8 sobre el suelo, alternando las manos cuando el balón se desplaza de un lado al otro. Mantén las caderas niveladas y contrae el core para evitar que la espalda baja se baje.

SEGUNDA FASE
Continúa con los movimientos en forma de 8 manteniendo la posición de plancha alta sin balancear las caderas. Mantén el core contraído para evitar que el cuerpo se balancee mientras mueves el balón con los brazos.

PLANCHAS CON SALTO

Este ejercicio es similar a los saltos de tijera, pero en plancha. Ayuda a fortalecer el pecho, la espalda, los brazos y los hombros, todos ellos activos en la natación. Las planchas con salto también fortalecen el core. Si sufres de dolor de muñeca, apóyate en los antebrazos, en lugar de las manos.

FASE PREPARATORIA
Comienza en posición de plancha alta con los brazos extendidos, las manos bajo los hombros y los pies separados a la anchura de los hombros. Forma una línea recta desde la cabeza hasta los talones.

PRIMERA FASE
Salta separando los pies a cada lado, como si hicieses un salto de tijera horizontal. Mantén el cuerpo en la posición de plancha estilizada de la fase preparatoria.

SEGUNDA FASE
Junta los pies rápidamente con un salto, contrayendo el torso al volver a saltar. Repite estos saltos entre 10 y 20 segundos, aumentando gradualmente hasta 60 segundos, e incrementando la velocidad. Mantén la espalda recta durante todo el ejercicio y no dejes que las caderas se bajen.

SUPERMÁN EN CUADRUPEDIA

Este ejercicio de equilibrio a cuatro patas, también llamado bird dog, trabaja la parte superior de la espalda, los hombros y los músculos centrales, todos ellos músculos importantes para fortalecer y lograr una forma óptima de nadar.

Mantén la columna y la pelvis neutras

Mantén la mirada hacia abajo

Flexiona los dedos de los pies

Coloca las rodillas debajo de las caderas

Estira los brazos, pero sin bloquear los codos

FASE PREPARATORIA

Arrodíllate sobre una colchoneta en cuadrupedia, con la columna y la pelvis en posición neutra, el cuello estirado y la mirada hacia abajo, inclinada ligeramente hacia delante de las manos. Inspira para prepararte.

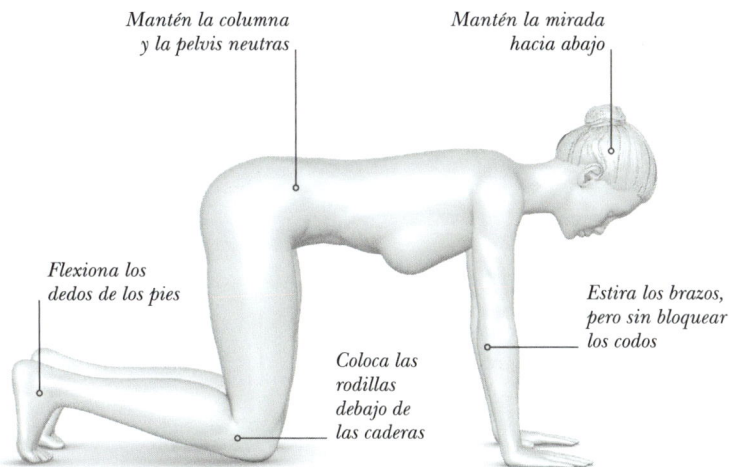

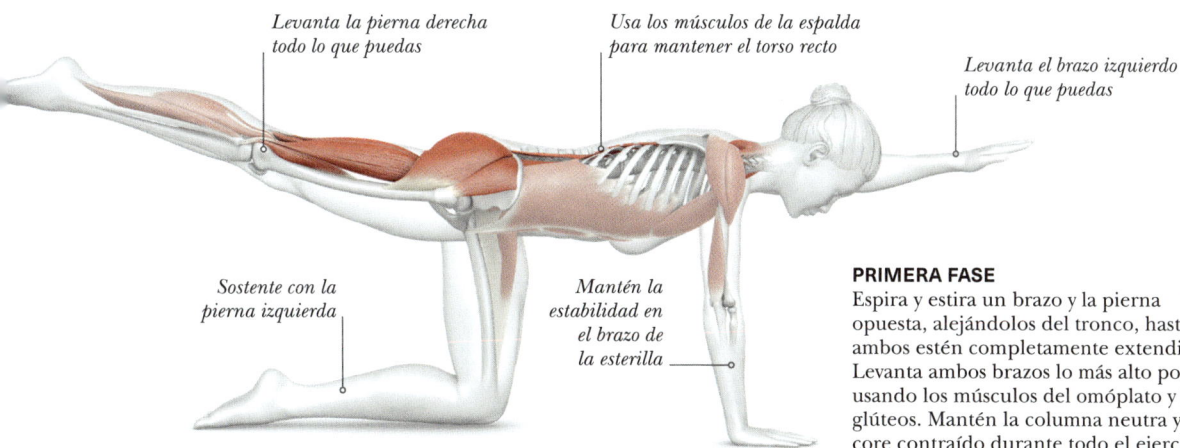

Levanta la pierna derecha todo lo que puedas

Usa los músculos de la espalda para mantener el torso recto

Levanta el brazo izquierdo todo lo que puedas

Sostente con la pierna izquierda

Mantén la estabilidad en el brazo de la esterilla

PRIMERA FASE

Espira y estira un brazo y la pierna opuesta, alejándolos del tronco, hasta que ambos estén completamente extendidos. Levanta ambos brazos lo más alto posible, usando los músculos del omóplato y los glúteos. Mantén la columna neutra y el core contraído durante todo el ejercicio.

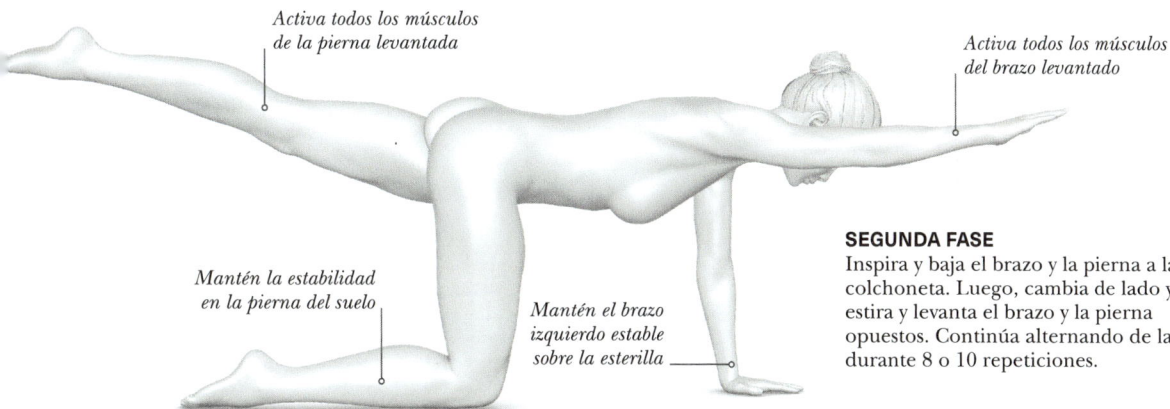

Activa todos los músculos de la pierna levantada

Activa todos los músculos del brazo levantado

Mantén la estabilidad en la pierna del suelo

Mantén el brazo izquierdo estable sobre la esterilla

SEGUNDA FASE

Inspira y baja el brazo y la pierna a la colchoneta. Luego, cambia de lado y estira y levanta el brazo y la pierna opuestos. Continúa alternando de lado durante 8 o 10 repeticiones.

113

ELEVACIÓN EN V

Este ejercicio, llamado así por la forma de V que toma el cuerpo, utiliza el peso corporal para trabajar los músculos del torso. Trabaja los músculos abdominales, tonifica los oblicuos y fortalece los músculos de la espalda. Una zona abdominal fuerte es esencial para una brazada más eficiente y un menor arrastre en el agua. También se trabajan los cuádriceps y los isquiotibiales, cruciales para una patada potente.

La elevación empieza en posición tendida boca arriba en el suelo. Asegúrate de que no quede ningún espacio entre la zona lumbar y el suelo, ya que mantener el equilibrio y la coordinación es crucial. Cuando levantes el cuerpo, mantén la espalda recta y evita curvarla. Utiliza los músculos abdominales y los isquiones para mantener el equilibrio y la estabilidad. Si la versión completa te resulta muy exigente, modifícala doblando las rodillas en un ángulo de 90 grados, llevándolas hacia el pecho y luego extendiéndolas. Para mayor dificultad, realiza esta elevación sobre una superficie inestable, como una pelota bosu o un disco de equilibrio.

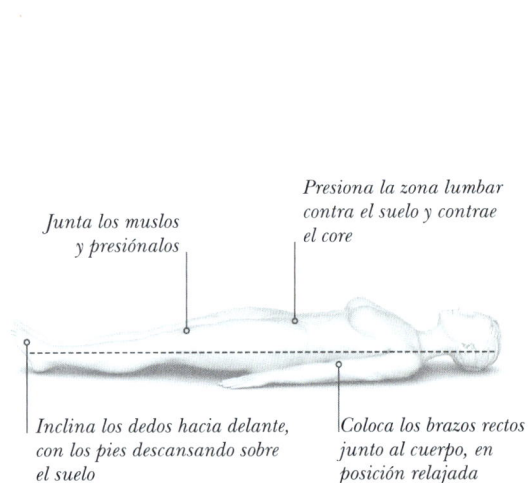

Precaución
Alinea bien la espalda. Una mala alineación puede causar dolor lumbar y tensión en los flexores de la cadera.

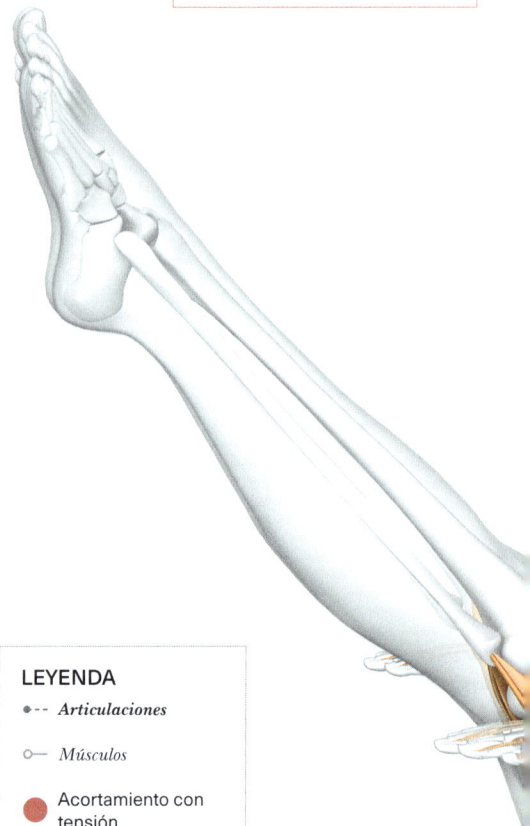

Junta los muslos y presiónalos

Presiona la zona lumbar contra el suelo y contrae el core

Inclina los dedos hacia delante, con los pies descansando sobre el suelo

Coloca los brazos rectos junto al cuerpo, en posición relajada

FASE PREPARATORIA
Empieza tendiéndote boca arriba, asegurándote de que la zona lumbar esté firmemente apoyada en el suelo. Extiende las piernas por completo y coloca los brazos junto al cuerpo. Mantén una alineación neutra de la cabeza y la columna.

LEYENDA
●--- *Articulaciones*

○— *Músculos*

● Acortamiento con tensión

● Alargamiento con tensión

● Alargamiento sin tensión

● Músculos tensos sin movimiento

PRIMERA FASE
Con un solo movimiento fluido, levanta el torso y las piernas, manteniéndolas rectas y extendiendo los brazos hacia delante. Tu cuerpo debe formar una V con el torso y los muslos. Céntrate en presionar la espalda hacia el suelo al levantarte para activar eficazmente los músculos centrales. Al levantar el torso, mantén los brazos paralelos al suelo, y evita que los dedos de las manos apunten hacia los de los pies.

Parte inferior del cuerpo

Todos los músculos **flexores de la cadera** intervienen en la elevación en V. También se contraen los **cuádriceps**, que desempeñan un papel importante al levantar las piernas del suelo y alcanzar la posición máxima.

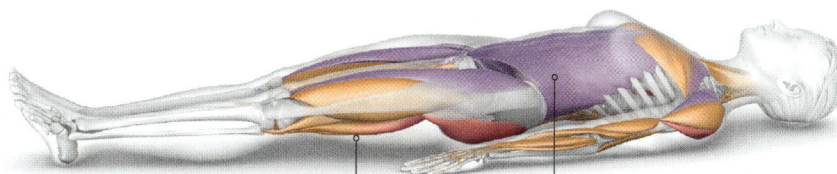

Alarga los isquiotibiales sin contraerlos

Mantén el core activado durante todo el ejercicio

SEGUNDA FASE
Con cuidado y control, baja el cuerpo a la posición inicial. Asegúrate de que la cabeza y la columna permanecen en una alineación neutra, con la parte baja de la espalda presionada contra el suelo, eliminando cualquier espacio entre la espalda y el suelo.

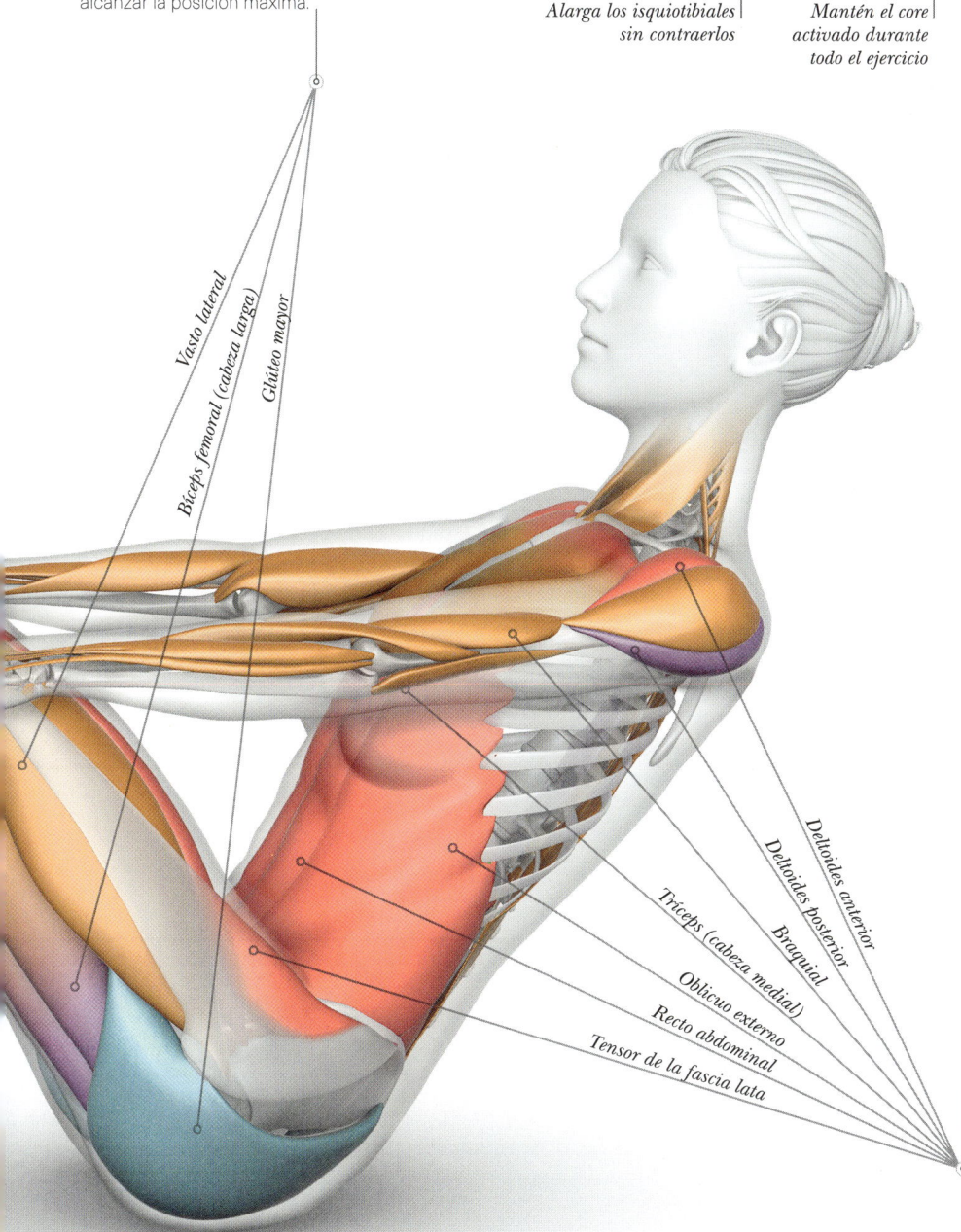

Vasto lateral

Bíceps femoral (cabeza larga)

Glúteo mayor

Deltoides anterior

Deltoides posterior

Braquial

Tríceps (cabeza medial)

Oblicuo externo

Recto abdominal

Tensor de la fascia lata

Parte superior del cuerpo

En este ejercicio, el **recto abdominal**, junto con los **oblicuos externos e internos**, participan en contracciones isotónicas. Para una contracción efectiva del core, lleva el ombligo hacia la columna, y mantén esta posición isométrica en el punto culminante del movimiento,

ABDOMINALES

Este ejercicio abdominal fortalece los músculos del torso, esenciales para una postura aerodinámica del nadador, así como para una propulsión eficiente en el agua. Un core fuerte facilita los movimientos de rotación necesarios para brazadas como las del crol y la espalda, mejorando la técnica general.

El ejercicio de abdominales trabaja y fortalece los músculos estabilizadores del core, a la vez que involucra los flexores de la cadera, el pecho y el cuello. Favorece una mejor postura mediante la activación de la zona lumbar y los glúteos. Como el ejercicio se basa en gran medida en los flexores de la cadera, es crucial asegurarse de que no eclipsen el esfuerzo de los músculos abdominales. Mantén la activación del core (metiendo el ombligo hacia dentro) durante todo el ejercicio. Coloca los brazos a ambos lados de la cabeza o extiéndelos frente a ti. Comienza con 3 series de 10 repeticiones cada una.

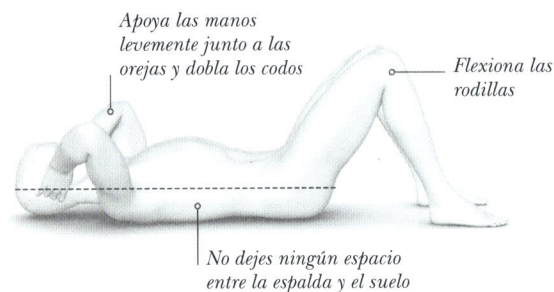

> ### ! Precaución
> Evita «estirar el cuello» para no causar tensión en el cuello y la espalda. Además, mantén el control en lugar de dejar caer el cuerpo al suelo, lo cual afectaría a tu columna vertebral.

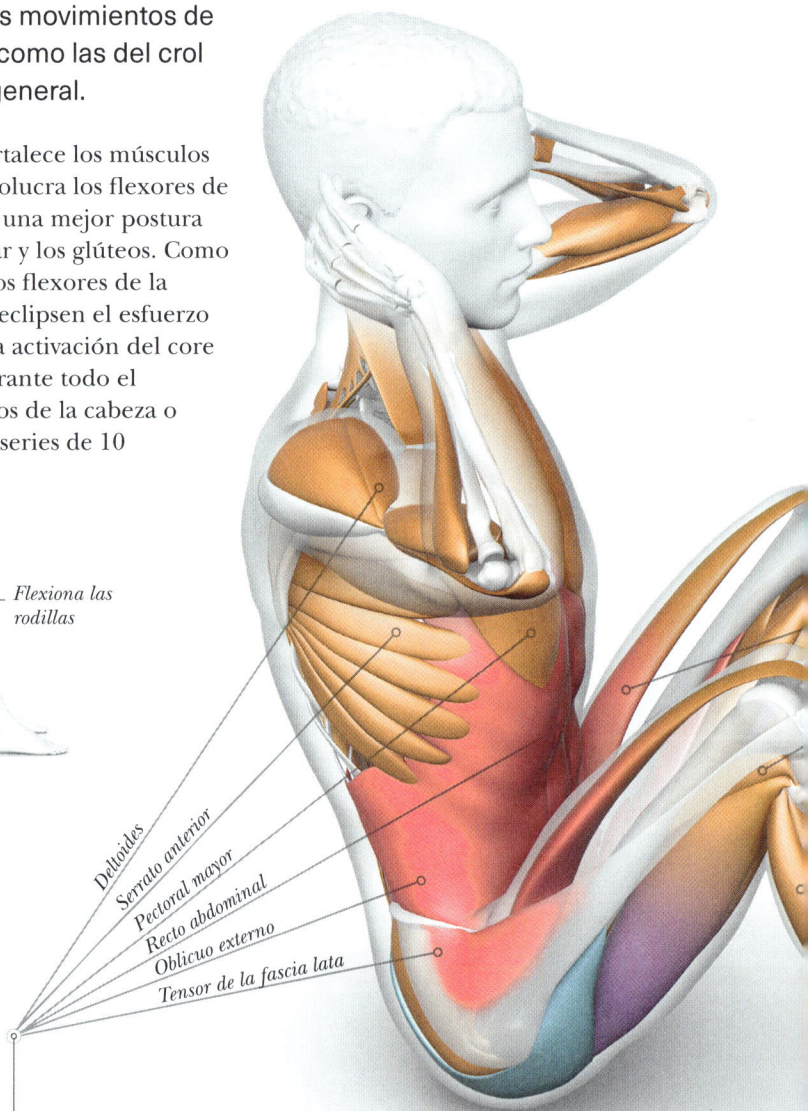

Apoya las manos levemente junto a las orejas y dobla los codos

Flexiona las rodillas

No dejes ningún espacio entre la espalda y el suelo

Deltoides
Serrato anterior
Pectoral mayor
Recto abdominal
Oblicuo externo
Tensor de la fascia lata

FASE PREPARATORIA
Túmbate en el suelo, con las rodillas flexionadas y los pies bien apoyados en el suelo. Si no tienes fuerza abdominal, traba los pies metiéndolos debajo de un banco o usando un soporte alternativo. Un compañero o un entrenador también pueden ayudarte sujetándote los pies.

Core y caderas
En el core, participan el **recto abdominal**, el **transverso abdominal** y los **oblicuos**, junto con los **flexores de la cadera**, el tórax y el cuello. El **psoas ilíaco** y el **recto femoral** desempeñan un papel clave en la flexión de la cadera; también se contrae el **tensor de la fascia lata**.

PRIMERA FASE
Contrae el core para levantar la espalda del suelo, asegurándote de que las caderas y el coxis permanezcan en contacto con el suelo hasta llegar a la posición sentada. Concéntrate en elevar cada segmento de la columna de forma secuencial, y no con un solo movimiento.

LEYENDA

●-- *Articulaciones*

○— *Músculos*

● Acortamiento con tensión

● Alargamiento con tensión

● Alargamiento sin tensión

● Músculos tensos sin movimiento

Oblicuo externo
Músculo plano y superficial cuyas fibras se extienden hacia la línea media.

Oblicuo interno
Músculo ancho, delgado y profundo; sus fibras se inclinan hacia la cadera.

Caja torácica

Pelvis

VISTA ANTERIOR
SUPERFICIAL

PROFUNDA

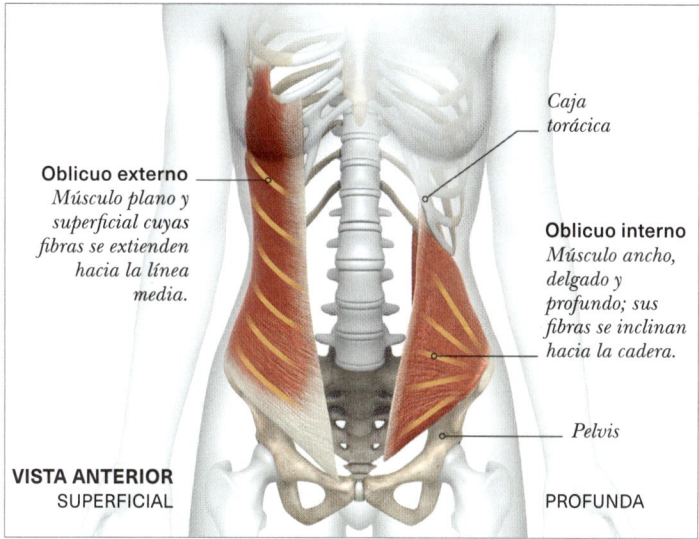

Músculos oblicuos

Los oblicuos internos y externos, con fibras musculares dispuestas en ángulo recto entre sí, colaboran a lo ancho del torso para generar movimientos rotativos.

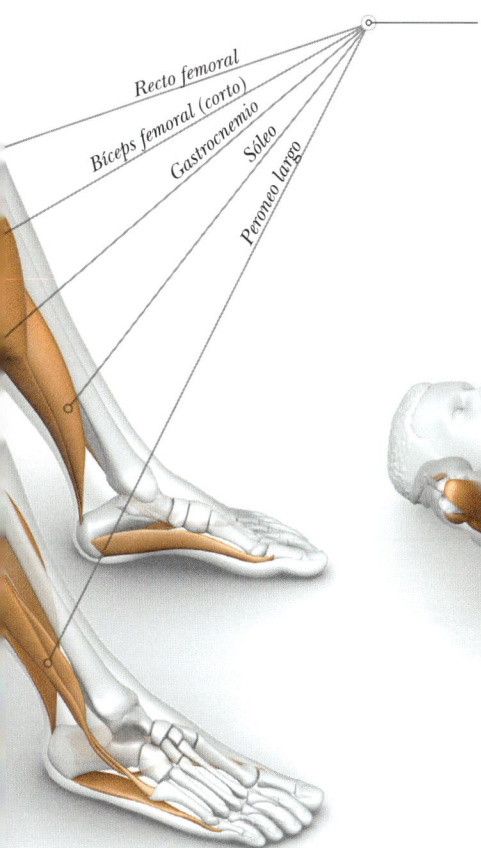

Recto femoral

Bíceps femoral (corto)

Gastrocnemio

Sóleo

Peroneo largo

Piernas

La activación de los **flexores de la cadera** provoca la activación del **recto femoral** en el **cuádriceps** y del **músculo sartorio**. Además, el **tibial anterior**, situado cerca de la espinilla y responsable de la flexión del pie, contribuye a estabilizar la parte inferior del cuerpo.

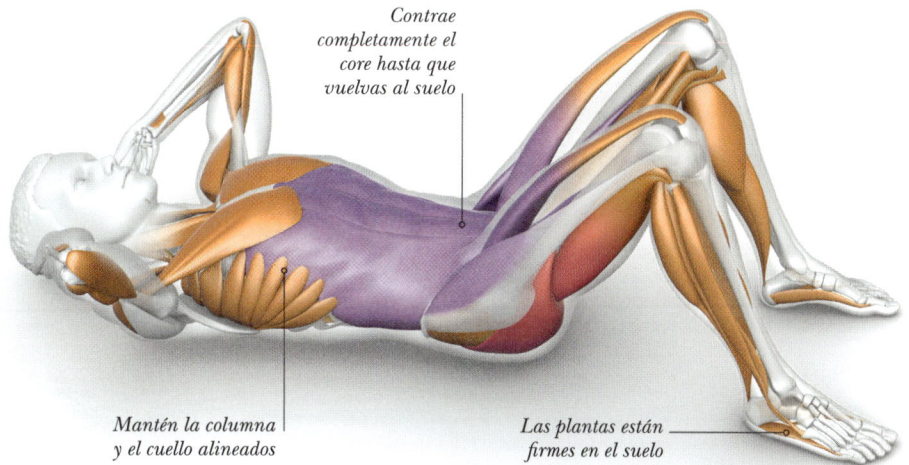

Contrae completamente el core hasta que vuelvas al suelo

Mantén la columna y el cuello alineados

Las plantas están firmes en el suelo

SEGUNDA FASE

Vuelve con cuidado a la posición inicial, moviendo la columna hacia abajo segmento a segmento, empezando por la zona lumbar. Procura que el descenso sea controlado para evitar un impacto súbito contra el suelo.

117

>> VARIACIONES

Estas variaciones fortalecen principalmente los músculos abdominales, reforzando la estabilidad del core. Mejoran la postura, favorecen una alineación adecuada y aumentan la flexibilidad, contribuyendo así al rendimiento general en la natación.

LEYENDA
- Músculo objetivo principal
- Músculo objetivo secundario

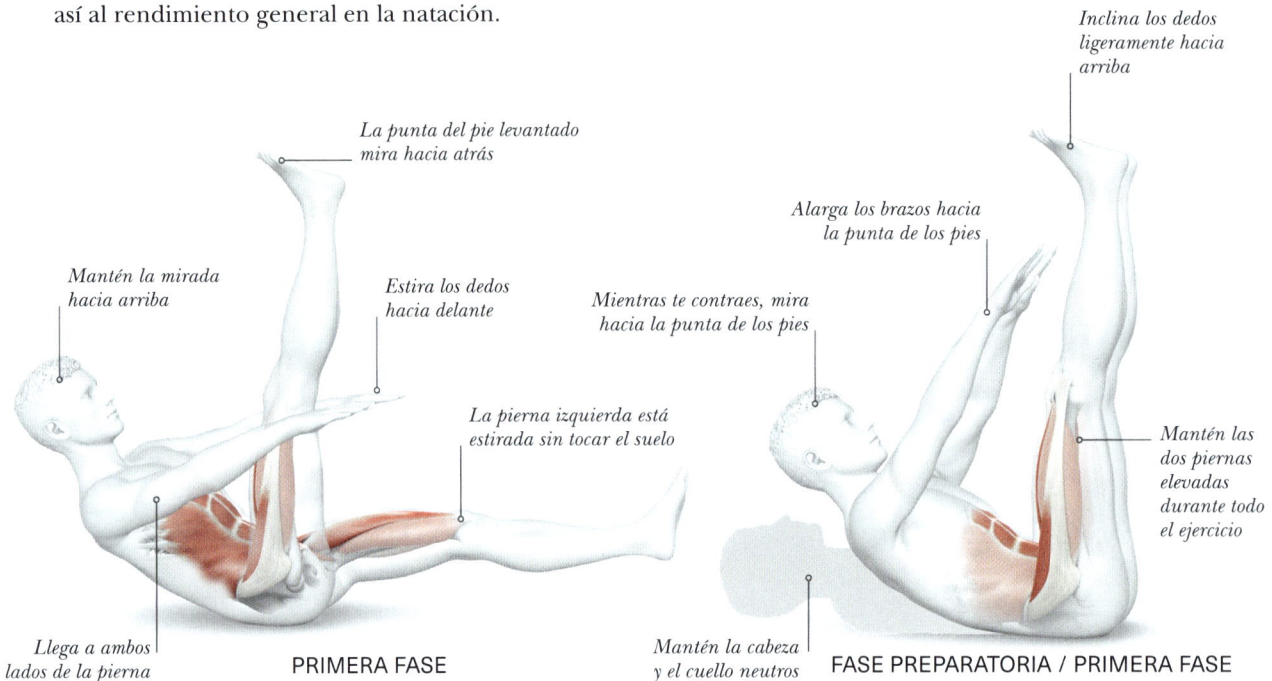

La punta del pie levantado mira hacia atrás

Mantén la mirada hacia arriba

Estira los dedos hacia delante

La pierna izquierda está estirada sin tocar el suelo

Llega a ambos lados de la pierna

PRIMERA FASE

Inclina los dedos ligeramente hacia arriba

Alarga los brazos hacia la punta de los pies

Mientras te contraes, mira hacia la punta de los pies

Mantén las dos piernas elevadas durante todo el ejercicio

Mantén la cabeza y el cuello neutros

FASE PREPARATORIA / PRIMERA FASE

ABDOMINALES CON PIERNA ALZADA

Este exigente ejercicio fortalece el torso y mejora la estabilidad y la transferencia de potencia entre la parte superior e inferior del cuerpo. Aumenta el ritmo al alternar las piernas y haz tantos como puedas.

FASE PREPARATORIA
Tiéndete boca arriba con una pierna recta hacia el techo y la otra paralela al suelo, pero sin tocarlo. Apoya los brazos a ambos lados del cuerpo.

PRIMERA FASE
Levanta los hombros del suelo, elevándote hacia la pierna levantada, mientras mantienes la otra pierna estirada sin tocar el suelo. Mantén la barbilla separada del pecho.

SEGUNDA FASE
Baja los hombros hasta el suelo, cambia la posición de las piernas y vuelve a elevar el tronco hacia la pierna recién levantada. Alterna las piernas con fluidez, manteniendo el control y la estabilidad del core durante todo el ejercicio.

TOCAR LA PUNTA DE LOS PIES

Este ejercicio de core trabaja los abdominales superiores y fortalece el core para mejorar el arranque, el giro y la eficiencia de la brazada. Te costará tocar los dedos de los pies, así que empieza por la parte superior de los tobillos.

FASE PREPARATORIA
Tiéndete boca arriba con ambas piernas extendidas hacia el techo, formando un ángulo de 90 grados con el torso. Extiende los brazos hacia los dedos de los pies, manteniendo la zona lumbar presionada contra el suelo.

PRIMERA FASE
Levanta los hombros del suelo, llevando las manos hacia los dedos de los pies, manteniendo las piernas quietas. Mantén la mirada en los dedos de los pies y evita forzar el cuello.

SEGUNDA FASE
Baja los hombros hacia el suelo de forma suave y controlada, manteniendo la posición de las piernas y el core contraído en todo momento.

EL BICHO MUERTO

Este ejercicio debe su nombre a la posición adoptada, que recuerda a un insecto tendido boca arriba. Trabaja el transverso y el recto abdominal. También mejora tu capacidad para coordinar movimientos a ambos lados del cuerpo, manteniendo el torso contraído, y la columna y la pelvis neutras. La distancia que recorren tus brazos y piernas dependerá de esta capacidad.

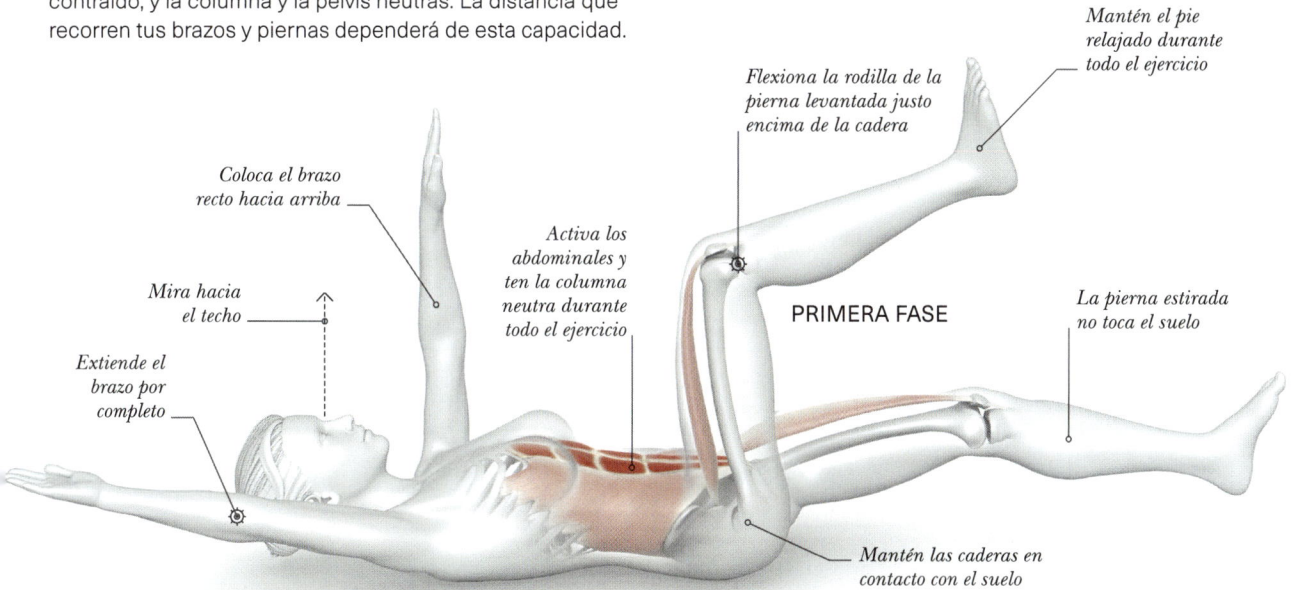

Mantén el pie relajado durante todo el ejercicio

Flexiona la rodilla de la pierna levantada justo encima de la cadera

Coloca el brazo recto hacia arriba

Activa los abdominales y ten la columna neutra durante todo el ejercicio

PRIMERA FASE

La pierna estirada no toca el suelo

Mira hacia el techo

Extiende el brazo por completo

Mantén las caderas en contacto con el suelo

FASE PREPARATORIA
Tiéndete boca arriba con los brazos extendidos hacia el techo, las piernas flexionadas a la altura de las caderas y las rodillas, y la cabeza levantada del suelo.

PRIMERA FASE
Inspira, contrae los abdominales y espira para extender el brazo derecho hacia atrás y estirar la pierna izquierda, manteniendo las caderas en contacto con el suelo.

SEGUNDA FASE
Inspira para volver a la posición inicial y luego flexiona el tronco para activar el recto abdominal. Repite con el otro brazo y la otra pierna.

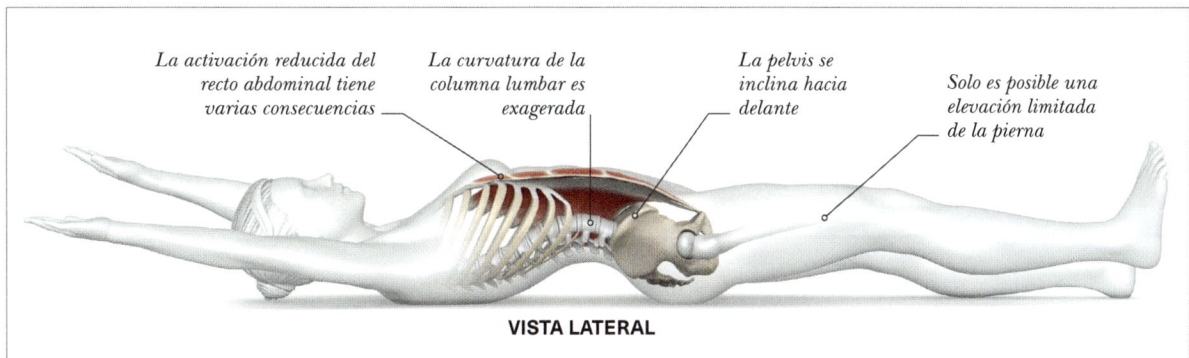

La activación reducida del recto abdominal tiene varias consecuencias

La curvatura de la columna lumbar es exagerada

La pelvis se inclina hacia delante

Solo es posible una elevación limitada de la pierna

VISTA LATERAL

¿Qué sucede cuando no activas los abdominales?
Contraer los abdominales es crucial para crear estabilidad en la pelvis y proteger la columna vertebral durante muchos otros movimientos. Observando la imagen de arriba, verás que la persona tiene dificultad para levantar una pierna porque no activa los abdominales y, por lo tanto, no puede pasar a la fase 1 del ejercicio del bicho muerto. Su pelvis comienza a inclinarse hacia delante, lo que genera inestabilidad pélvica y aumenta el riesgo de lesiones en la zona lumbar.

PRESS OUT DE RODILLAS

Este ejercicio no solo trabaja los músculos del torso, sino que también fortalece la estabilidad de los hombros, una combinación vital para los nadadores. La estabilidad y la fuerza del core ayudan a los nadadores a mantener una alineación corporal adecuada en el agua.

El press out de rodillas requiere y fomenta la precisión, el control y la resistencia muscular, cruciales para lograr fluidez y mantener la energía durante largos periodos en el agua. Al preparar el ejercicio, asegúrate de que el soporte que utilizas para la banda elástica no se mueva ni se vuelque al tirar de él.

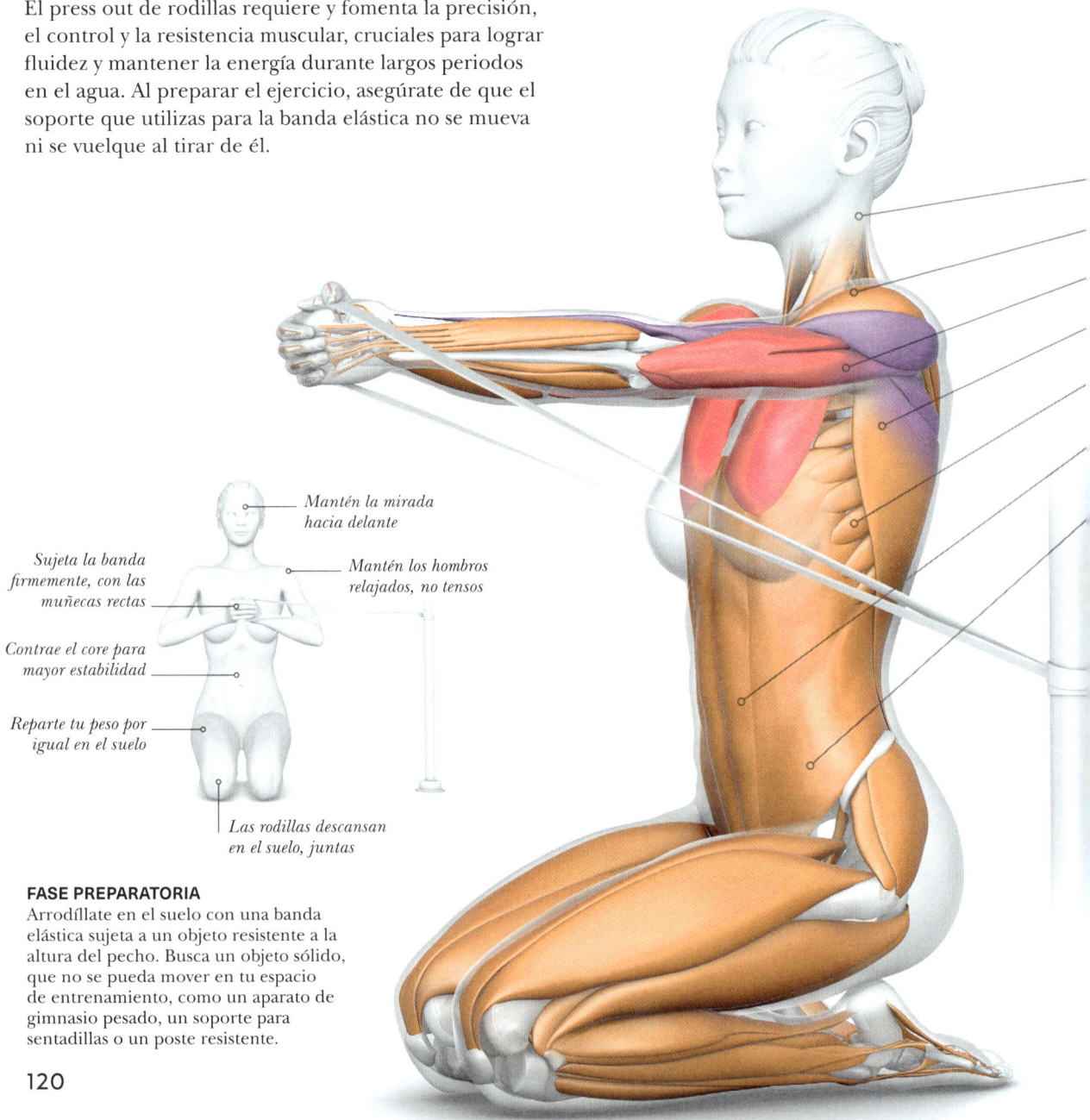

Mantén la mirada hacia delante

Sujeta la banda firmemente, con las muñecas rectas

Mantén los hombros relajados, no tensos

Contrae el core para mayor estabilidad

Reparte tu peso por igual en el suelo

Las rodillas descansan en el suelo, juntas

FASE PREPARATORIA
Arrodíllate en el suelo con una banda elástica sujeta a un objeto resistente a la altura del pecho. Busca un objeto sólido, que no se pueda mover en tu espacio de entrenamiento, como un aparato de gimnasio pesado, un soporte para sentadillas o un poste resistente.

120

Parte superior del cuerpo y core

Este ejercicio trabaja principalmente los **músculos abdominales** y el **dorsal ancho** de la espalda. Los **oblicuos** se activan para mantener la alineación correcta del torso durante el movimiento. También trabajan los **músculos de los hombros**, entre ellos los **deltoides**, junto con los **tríceps**, para estabilizar los brazos.

6699

El press out de rodillas, firme y controlado, fortalece el core y los hombros.

nocleidomastoideo
Deltoides
Tríceps
Dorsal ancho
Serrato anterior
Recto abdominal
Oblicuo externo

LEYENDA

●-- *Articulaciones*

○— *Músculos*

● Acortamiento con tensión

● Alargamiento con tensión

● Alargamiento sin tensión

● Músculos tensos sin movimiento

Mantén la mirada recta hacia delante

Sujeta la banda elástica con firmeza

Los hombros se doblan cuando vuelves a la posición inicial

Mantén el core contraído para una mayor estabilidad

Las caderas están estables y alineadas con los hombros

PRIMERA FASE

Presiona las manos hacia delante hasta que tengas los brazos del todo extendidos. Mantén los hombros hacia abajo y hacia atrás, y el core tenso, para resistir la fuerza de la banda.

SEGUNDA FASE

Lentamente, lleva las manos de nuevo hacia el pecho, manteniendo el core contraído. Evita inclinarte hacia atrás o dejar que las caderas se bajen, y mantén la columna neutra. Mantén la tensión en ambos brazos.

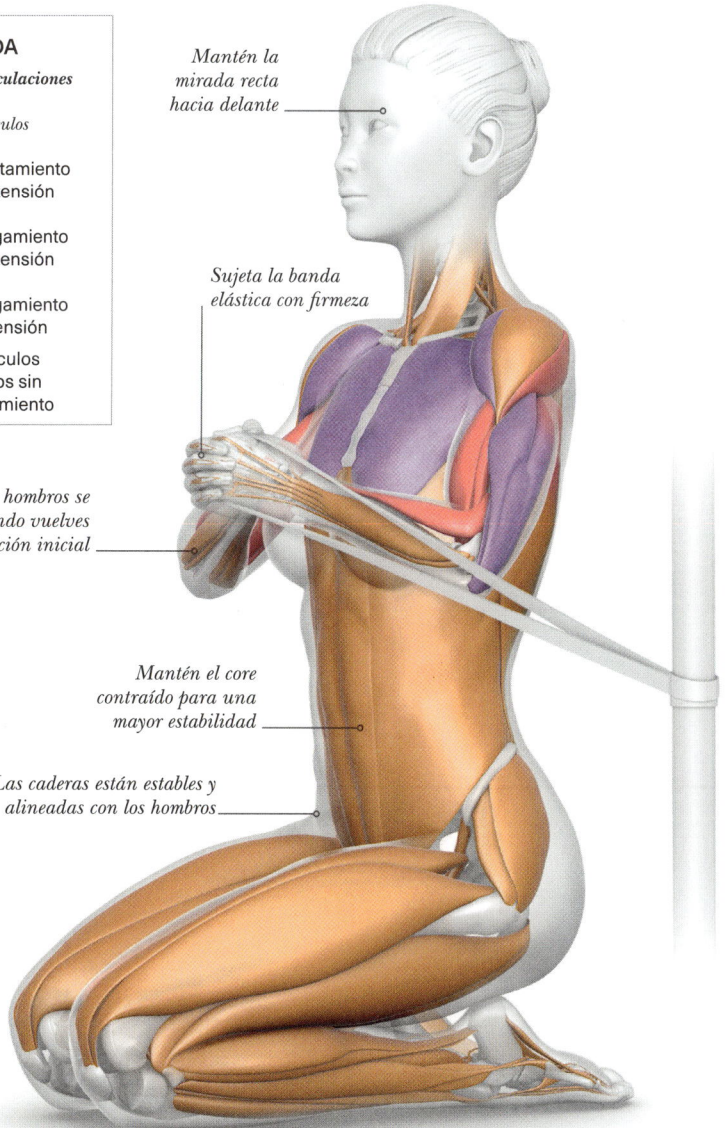

HOLLOW BODY HOLD

Este exigente ejercicio fortalece músculos del core, cruciales para los nadadores, lo que les permite mantener una postura aerodinámica y moverse con eficiencia en el agua. Requiere una tensión muscular constante, lo que aumenta notablemente la resistencia y el rendimiento general del nadador en condiciones acuáticas.

Al favorecer un core fuerte y estable, este ejercicio ayuda a mantener una posición corporal aerodinámica en el agua, reduce la resistencia y mejora la propulsión. La tensión constante necesaria durante el ejercicio también aumenta la resistencia, por lo que es importante para el entrenamiento en seco del nadador y un mejor rendimiento en la piscina.

Parte superior del cuerpo

El ejercicio trabaja los **músculos abdominales**, principalmente los **abdominales superiores**, y los **hombros**, en concreto los **deltoides**, para mantener una posición elevada. Los **tríceps** también ayudan a la extensión del brazo, lo que contribuye a la estabilización necesaria para mantener la posición.

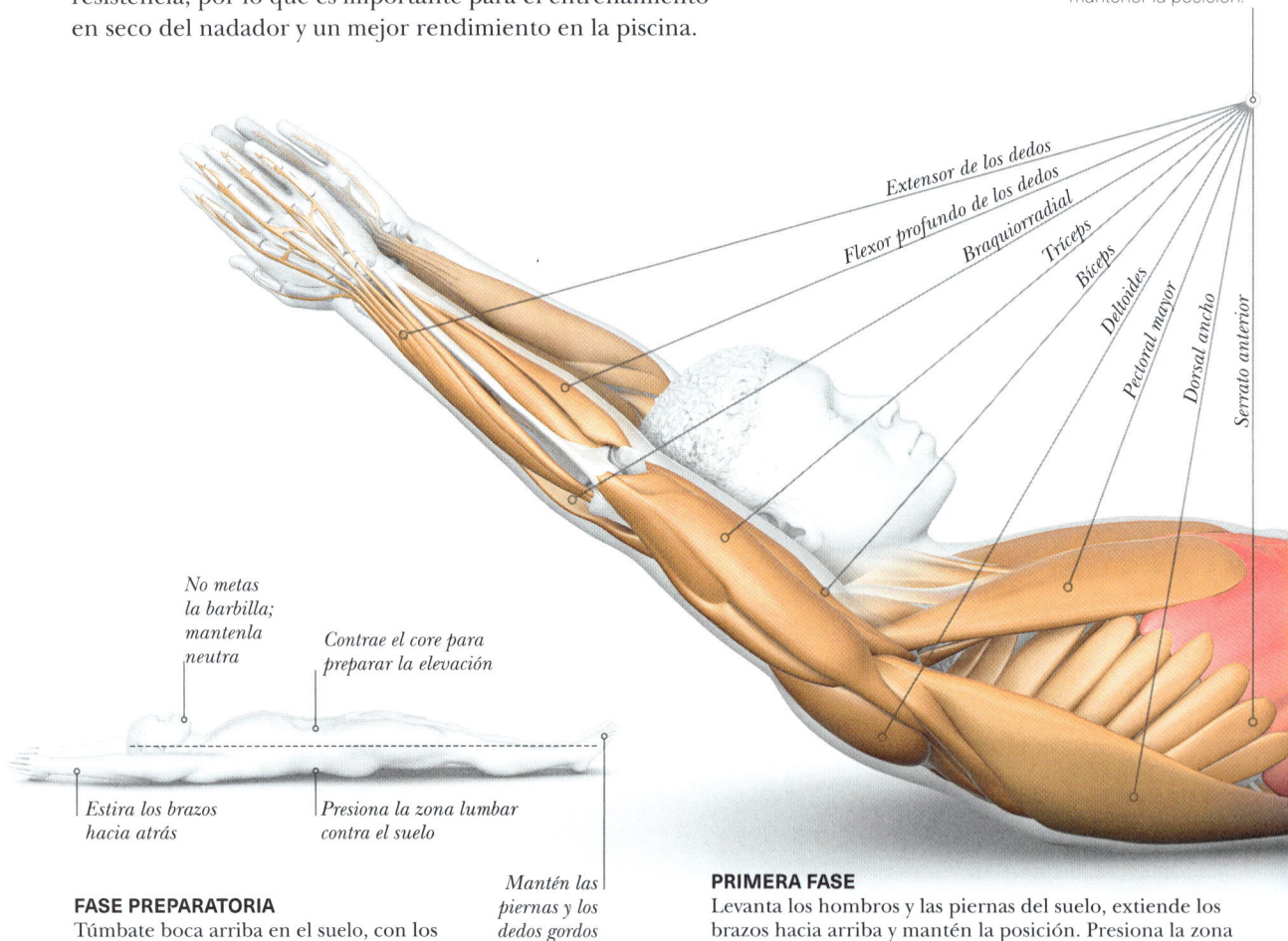

Extensor de los dedos

Flexor profundo de los dedos

Braquiorradial

Tríceps

Bíceps

Deltoides

Pectoral mayor

Dorsal ancho

Serrato anterior

No metas la barbilla; mantenla neutra

Contrae el core para preparar la elevación

Estira los brazos hacia atrás

Presiona la zona lumbar contra el suelo

Mantén las piernas y los dedos gordos

FASE PREPARATORIA
Túmbate boca arriba en el suelo, con los brazos extendidos por encima de la cabeza y las piernas rectas. Contrae el core, presionando la zona lumbar contra el suelo y eliminando cualquier espacio debajo de ti.

PRIMERA FASE
Levanta los hombros y las piernas del suelo, extiende los brazos hacia arriba y mantén la posición. Presiona la zona lumbar contra el suelo, manteniendo las piernas y los brazos rectos para formar una especie de «plátano». Mantén el core contraído para que no se te arquee la espalda. Céntrate en mantener la estabilidad de todo el core.

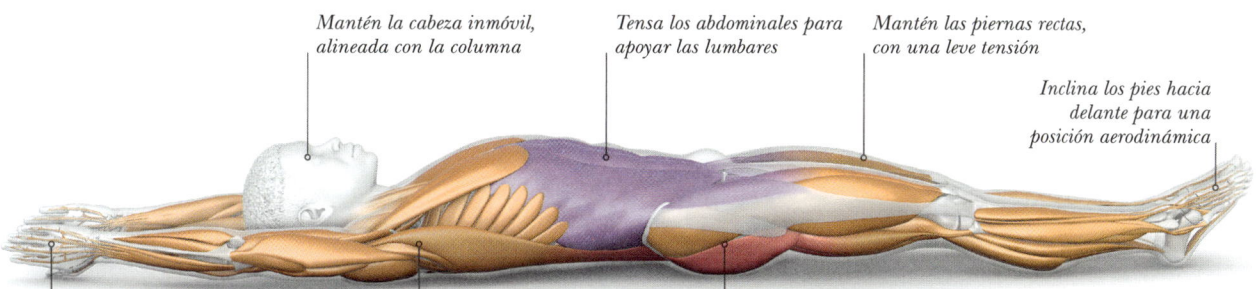

Mantén la cabeza inmóvil, alineada con la columna

Tensa los abdominales para apoyar las lumbares

Mantén las piernas rectas, con una leve tensión

Inclina los pies hacia delante para una posición aerodinámica

Extiende los dedos rectos, en línea con los brazos

Presiona los hombros hacia abajo y lejos de las orejas

Mantén las caderas niveladas con una ligera inclinación

SEGUNDA FASE

Desde la posición de «plátano», baja con cuidado los hombros y las piernas hasta el suelo, con los brazos extendidos por encima de la cabeza y las piernas rectas. Al bajarlos, procura contraer bien el core para mantener la zona lumbar bien presionada contra el suelo.

Precaución

Adopta la postura correcta para evitar tensiones lumbares. Evita arquear la espalda o dejar caer las caderas para que el ejercicio sea efectivo.

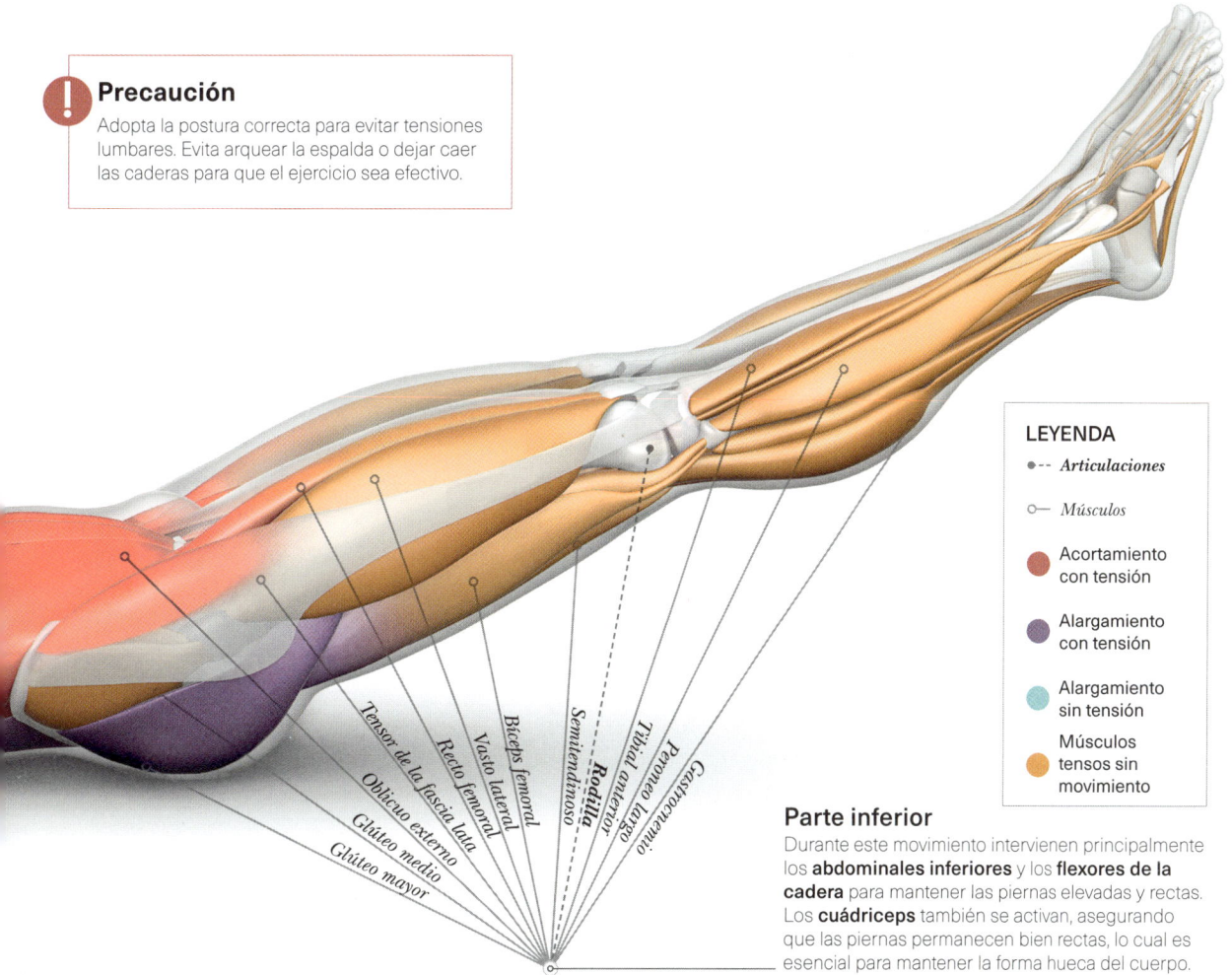

LEYENDA

- Articulaciones
- Músculos
- Acortamiento con tensión
- Alargamiento con tensión
- Alargamiento sin tensión
- Músculos tensos sin movimiento

Tensor de la fascia lata
Recto femoral
Vasto lateral
Bíceps femoral
Semitendinoso
Rodilla
Tibial anterior
Peroneo largo
Gastrocnemio
Oblicuo externo
Glúteo externo
Glúteo medio
Glúteo mayor

Parte inferior

Durante este movimiento intervienen principalmente los **abdominales inferiores** y los **flexores de la cadera** para mantener las piernas elevadas y rectas. Los **cuádriceps** también se activan, asegurando que las piernas permanecen bien rectas, lo cual es esencial para mantener la forma hueca del cuerpo.

123

PATADAS DE TIJERA

Este ejercicio fortalece el torso y las piernas, aumentando la resistencia necesaria para la propulsión de las piernas. Practicarlo ayuda a perfeccionar la técnica de patada de tijera en el crol, lo que permite una propulsión más efectiva y mayor resistencia en el agua.

Las patadas de tijera, ideales para desarrollar la resistencia en la natación, refuerzan el torso y la parte inferior del cuerpo. Este ejercicio imita el movimiento rítmico de las piernas al nadar, mejorando la eficiencia de la patada bajo el agua. Su práctica regular permite una patada más fuerte y resistente, esencial para mantener la velocidad en el agua y aumentar la resistencia al nadar.

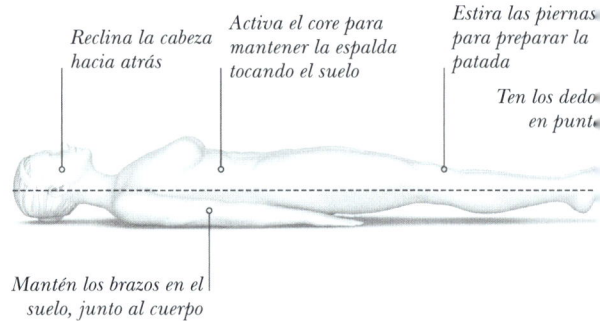

Reclina la cabeza hacia atrás

Activa el core para mantener la espalda tocando el suelo

Estira las piernas para preparar la patada

Ten los dedos en punta

Mantén los brazos en el suelo, junto al cuerpo

FASE PREPARATORIA
Colócate en decúbito supino, con las piernas extendidas y el core contraído. Prepárate para realizar movimientos rítmicos de piernas, centrándote en la postura y la respiración controlada.

LEYENDA
- -- *Articulaciones*
- ○— *Músculos*
- ● Acortamiento con tensión
- ● Alargamiento con tensión
- ● Alargamiento sin tensión
- ● Músculos tensos sin movimiento

Parte superior del cuerpo
Las patadas de tijera obligan a contraer el **transverso del abdomen**, junto con el **recto abdominal**. Los **oblicuos** y los **músculos lumbares** se activan para mantener el cuerpo estable mientras realizas el movimiento de patada rápida con las piernas.

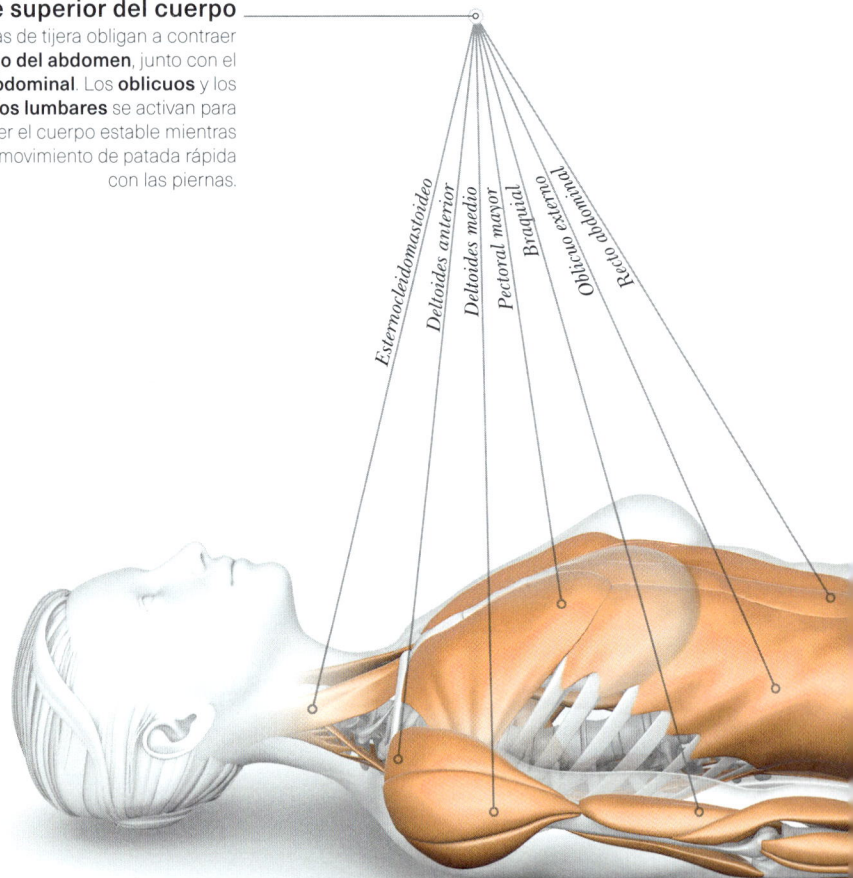

Esternocleidomastoideo
Deltoides anterior
Deltoides medio
Pectoral mayor
Braquial
Oblicuo externo
Recto abdominal

PRIMERA FASE
Inicia un movimiento de tijera constante, alternando las piernas. Efectúa movimientos cortos y rápidos, impulsándolos desde las caderas y centrándote en mantener un ritmo constante.

SEGUNDA FASE

Aumenta la intensidad acelerando las patadas. Asegúrate de tener el core activado constantemente, mueve las piernas de forma suave y rápida, y mantén una respiración uniforme.

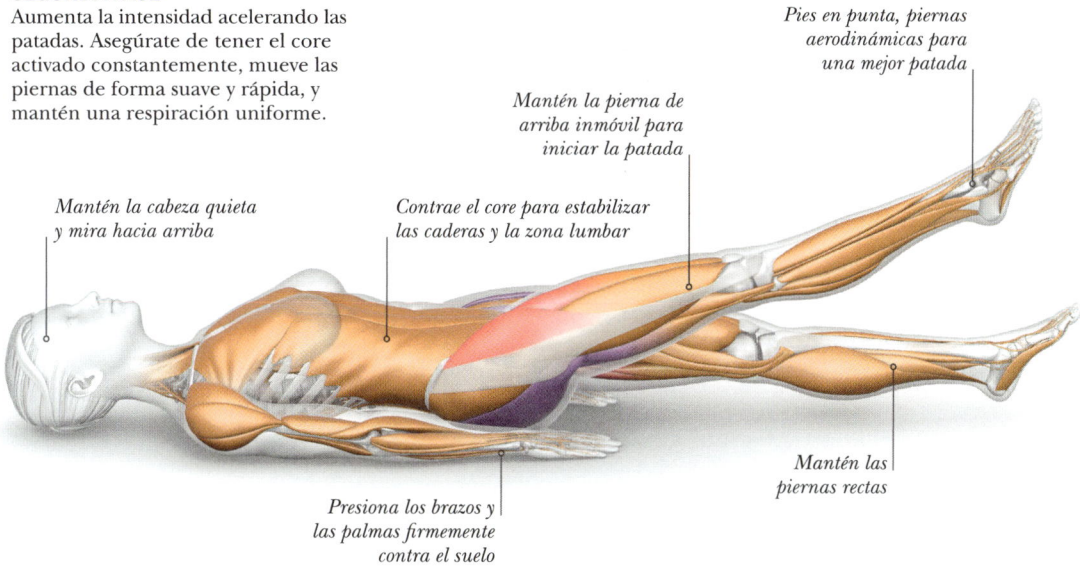

Pies en punta, piernas aerodinámicas para una mejor patada

Mantén la pierna de arriba inmóvil para iniciar la patada

Mantén la cabeza quieta y mira hacia arriba

Contrae el core para estabilizar las caderas y la zona lumbar

Mantén las piernas rectas

Presiona los brazos y las palmas firmemente contra el suelo

Parte inferior del cuerpo

Los **glúteos** permiten un movimiento más rápido. Los **flexores de la cadera** impulsan cada patada. Los **cuádriceps** propulsan la patada rápida y ascendente, mientras que los gemelos se activan para una patada rápida y rítmica.

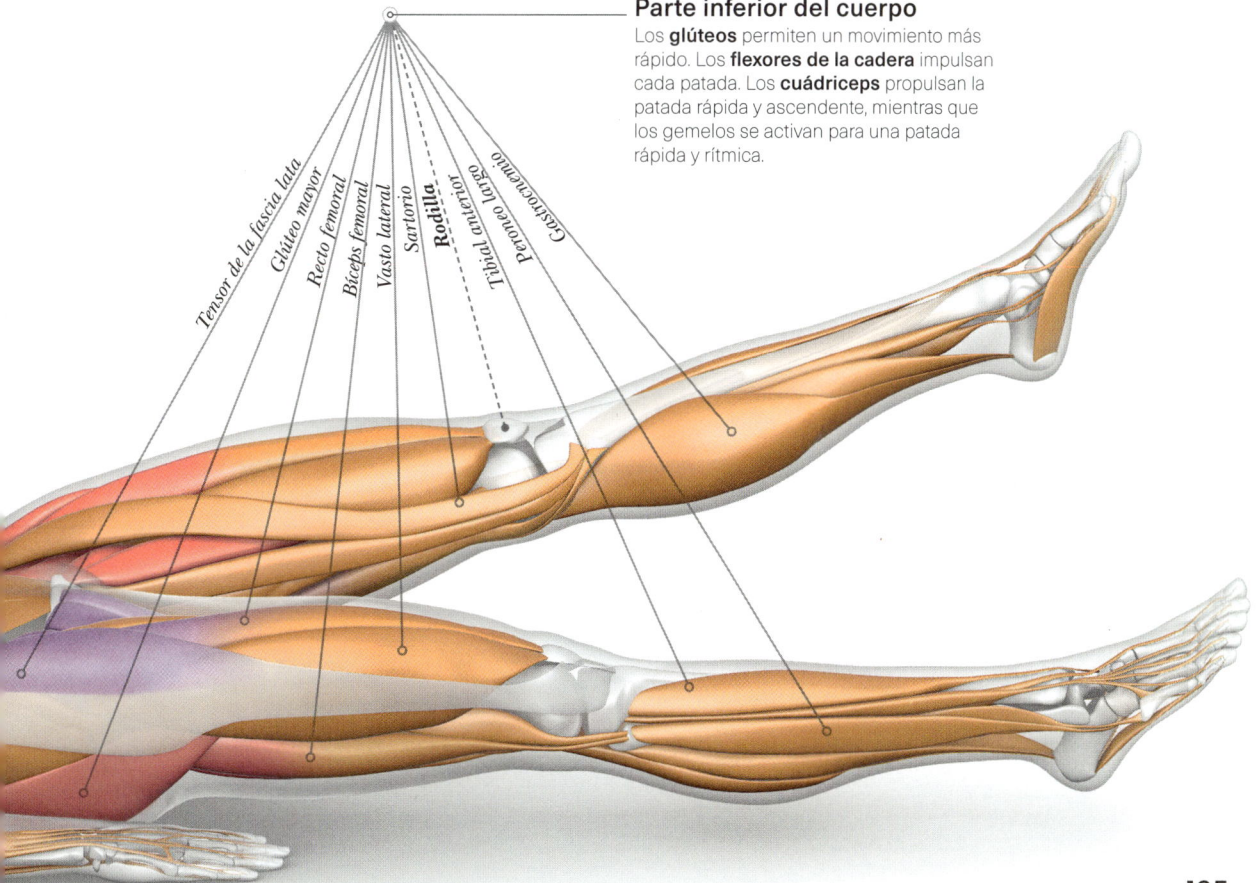

Tensor de la fascia lata

Glúteo mayor

Recto femoral

Bíceps femoral

Vasto lateral

Sartorio

Rodilla

Tibial anterior

Peroneo largo

Gastrocnemio

GIRO RUSO CON PELOTA MEDICINAL

Este ejercicio centrado en el core es clave para desarrollar fuerza y potencia rotacional, necesarias para las brazadas y los giros. El movimiento de giro mejora la activación de los músculos oblicuos, imitando el movimiento de rotación de las técnicas de natación.

Un core fuerte y estable es esencial para mantener una posición aerodinámica en el agua, una rotación corporal efectiva durante las brazadas y unas salidas y giros potentes. El giro ruso trabaja específicamente los oblicuos, músculos clave en la natación. Al fortalecer estos músculos, puede mejorar la eficiencia y la potencia de las brazadas, lo cual da lugar a unos tiempos más rápidos.

PRIMERA FASE

Gira el torso hacia la derecha, llevando el balón medicinal hacia el suelo a tu lado. Apóyate sobre los talones y mantén las rodillas apuntando hacia arriba mientras giras desde la cintura, contrayendo los músculos oblicuos.

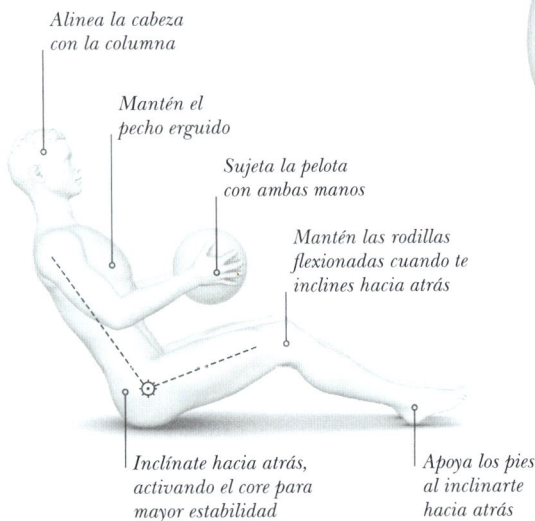

Alinea la cabeza con la columna

Mantén el pecho erguido

Sujeta la pelota con ambas manos

Mantén las rodillas flexionadas cuando te inclines hacia atrás

Inclínate hacia atrás, activando el core para mayor estabilidad

Apoya los pies al inclinarte hacia atrás

FASE PREPARATORIA

Comienza sentado con las rodillas flexionadas y los pies apoyados en el suelo. Sujeta el balón medicinal con ambas manos frente al pecho y luego inclínate ligeramente hacia atrás para activar el core.

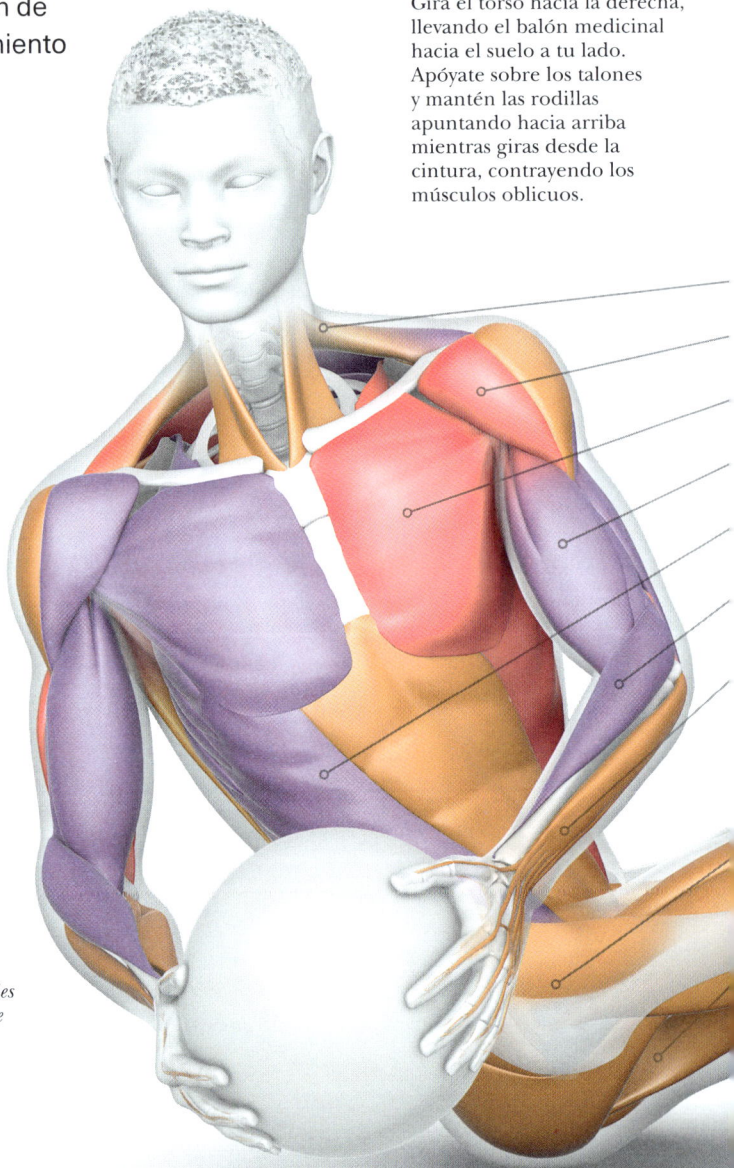

La cabeza sigue el giro
hacia el otro lado

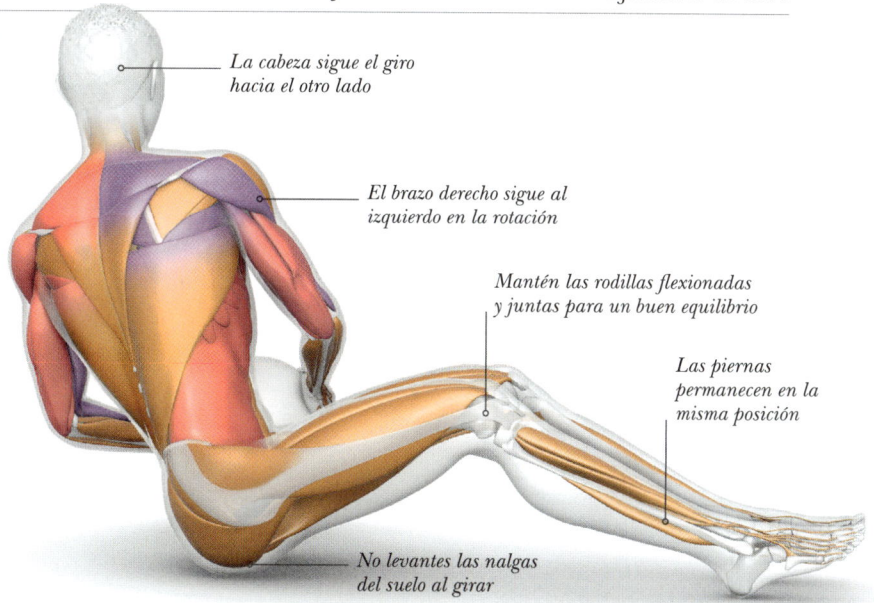

Parte superior del cuerpo

El torso gira con control, activando los **músculos oblicuos**. Los **deltoides** mantienen los hombros firmes, mientras que los **músculos del antebrazo** permiten sujetar con fuerza el balón medicinal. Los **pectorales** trabajan para mantener una alineación estable del torso durante la torsión.

El brazo derecho sigue al
izquierdo en la rotación

Mantén las rodillas flexionadas
y juntas para un buen equilibrio

Las piernas
permanecen en la
misma posición

Trapecio superior
Deltoides
Pectoral mayor
Bíceps
Oblicuo externo
Braquiorradial
Extensor de los dedos

No levantes las nalgas
del suelo al girar

SEGUNDA FASE

Gira hacia el lado izquierdo con el mismo movimiento controlado, llevando el balón medicinal hacia el suelo. Asegúrate de que el movimiento se inicia con el torso, y mantén la tensión durante todo el giro.

Parte inferior del cuerpo

La parte inferior se mantiene firme y estable mientras los **oblicuos** giran. Los **flexores de la cadera** y los **cuádriceps** mantienen la posición sentada, mientras que los **aductores** mantienen las piernas alineadas. Los **glúteos** afianzan el movimiento, proporcionando estabilidad para una torsión potente.

Tensor de la fascia lata
Aductor mayor
Recto femoral

Tibial anterior
Extensor largo de los dedos
Flexor largo del dedo gordo

LEYENDA

- ●-- *Articulaciones*
- ○— *Músculos*
- ● Acortamiento con tensión
- ● Alargamiento con tensión
- ● Alargamiento sin tensión
- ● Músculos tensos sin movimiento

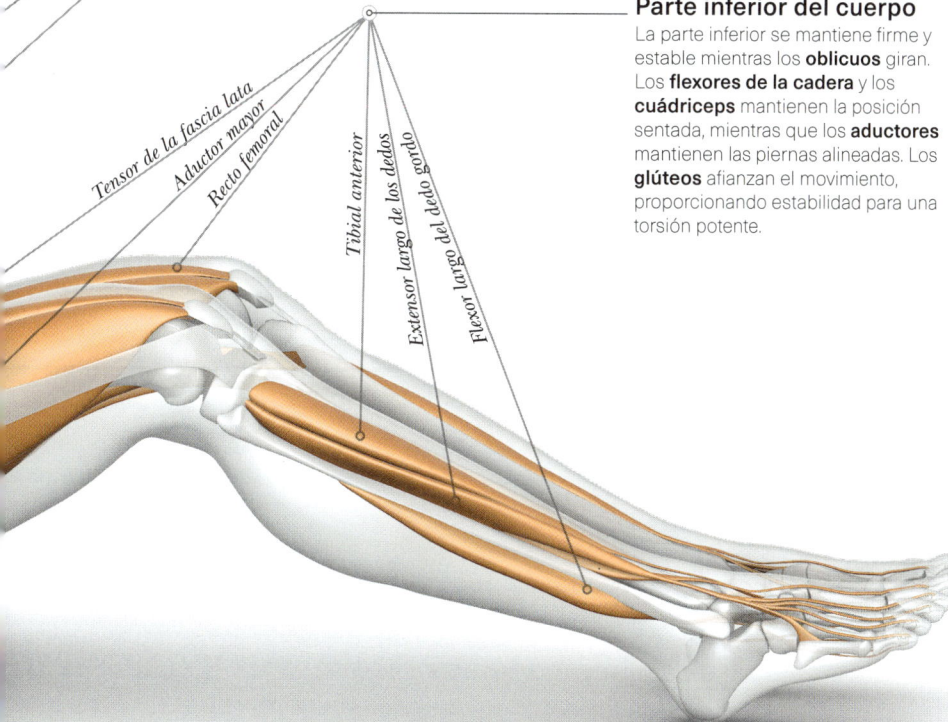

127

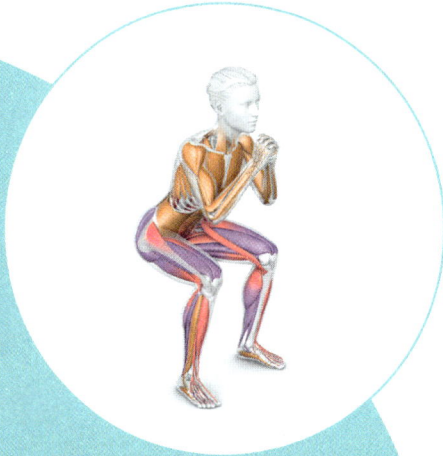

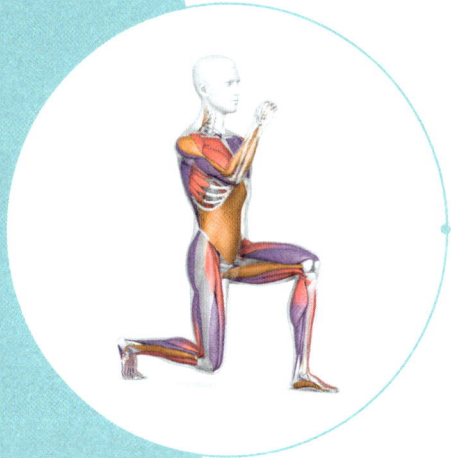

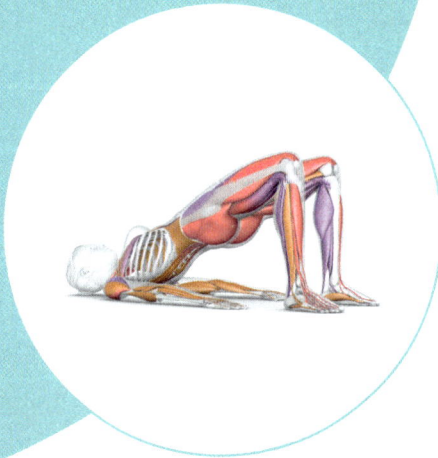

PARTE INFERIOR DEL CUERPO

No es ninguna sorpresa que unas piernas y unos glúteos fuertes son esenciales para una buena técnica de natación. Las piernas se movilizan constantemente para impulsar el cuerpo hacia delante o hacia atrás en el agua, por lo que entrenar su fuerza y flexibilidad es fundamental. Esta sección se centra en ejercicios para la parte inferior del cuerpo ideados para la natación: ejercicios que buscan aumentar la fuerza, la flexibilidad y la resistencia de las piernas, que es vital para ejecutar unas patadas y unos giros potentes, y para una mayor eficiencia en la natación.

SENTADILLAS

Las sentadillas fortalecen los músculos de las piernas y los glúteos, incluyendo cuádriceps, glúteos e isquiotibiales. Mejoran la movilidad de la parte inferior del cuerpo y contribuyen a la salud de los huesos y las articulaciones. Además, involucran activamente los músculos del torso. Unos cuádriceps, glúteos e isquiotibiales fuertes son esenciales para dar unas patadas potentes y para una propulsión ágil en el agua.

Se consideran un ejercicio «complejo» por el esfuerzo muscular que requieren, desde las caderas hasta las rodillas y los pies. Mantén una postura correcta: las rodillas no deben sobrepasar los dedos de los pies, para evitar lesiones en rodillas y lumbares. No dejes que las rodillas se doblen hacia dentro, no arquees la espalda, no levantes los talones del suelo ni inicies el movimiento desde las rodillas. Comienza con 4 series de 8 a 10 repeticiones.

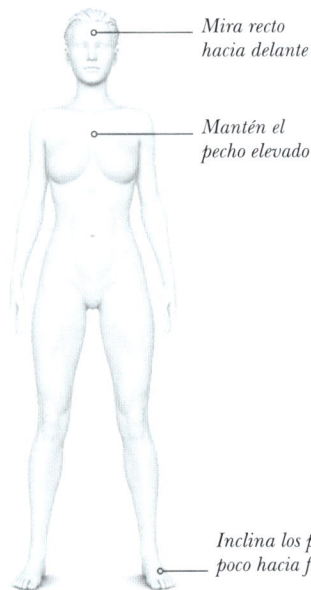

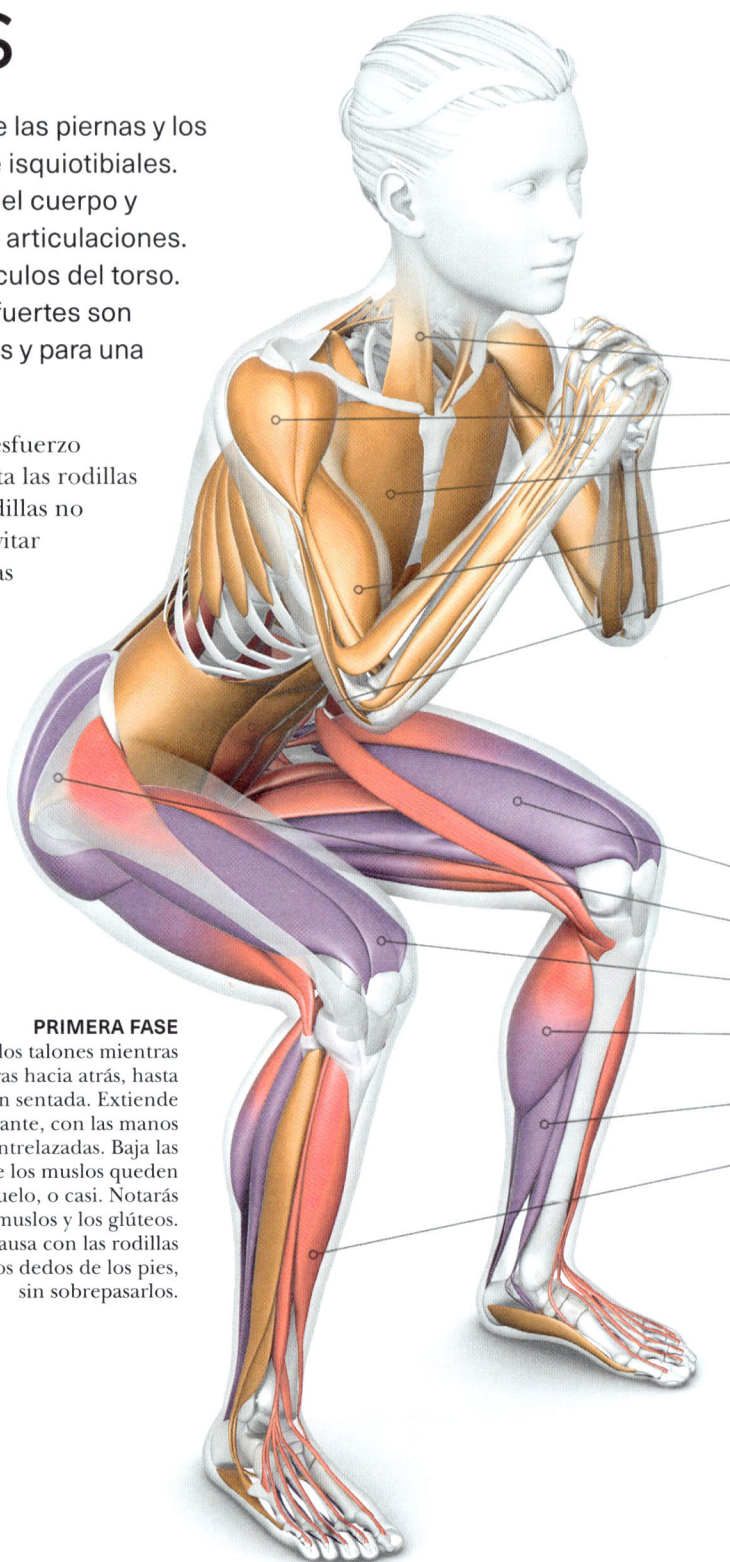

Mira recto
hacia delante

Mantén el
pecho elevado

PRIMERA FASE
Traslada el peso a los talones mientras mueves las caderas hacia atrás, hasta quedar en posición sentada. Extiende los brazos hacia delante, con las manos ligeramente entrelazadas. Baja las caderas hasta que los muslos queden paralelos al suelo, o casi. Notarás tensión en los muslos y los glúteos. Haz una pausa con las rodillas alineadas sobre los dedos de los pies, sin sobrepasarlos.

Inclina los pies un
poco hacia fuera

FASE PREPARATORIA
Comienza de pie con los pies algo más separados que la anchura de las caderas, con los dedos apuntando hacia fuera. Apoya el peso corporal principalmente en los talones.

Parte superior del cuerpo

Durante el movimiento se activan los **músculos abdominales**, incluyendo el **recto abdominal**, el **transverso abdominal** y el **serrato anterior**. Activar estos músculos es clave para ofrecer apoyo a la espalda y asegurar que la columna se mantenga en una posición neutra. Mantén la tensión en la columna mientras bajas el cuerpo.

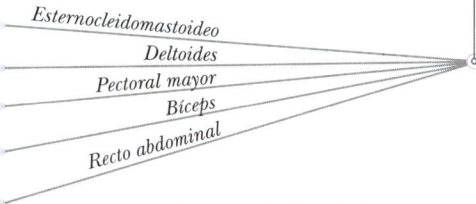

Esternocleidomastoideo
Deltoides
Pectoral mayor
Bíceps
Recto abdominal

Parte inferior del cuerpo

Cuádriceps y **aductores** son los músculos principales que impulsan el movimiento. Simultáneamente, los **isquiotibiales** y los **gemelos** desempeñan un papel crucial en la estabilización de la pelvis y las rodillas. La acción de bajar a la posición de sentadilla representa un movimiento excéntrico. Mantén la postura correcta durante todo el ejercicio para asegurar que la sentadilla fortalezca eficazmente estos músculos sin forzar las articulaciones de la parte inferior del cuerpo.

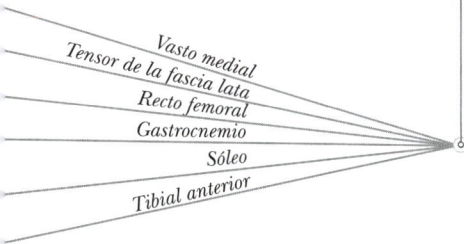

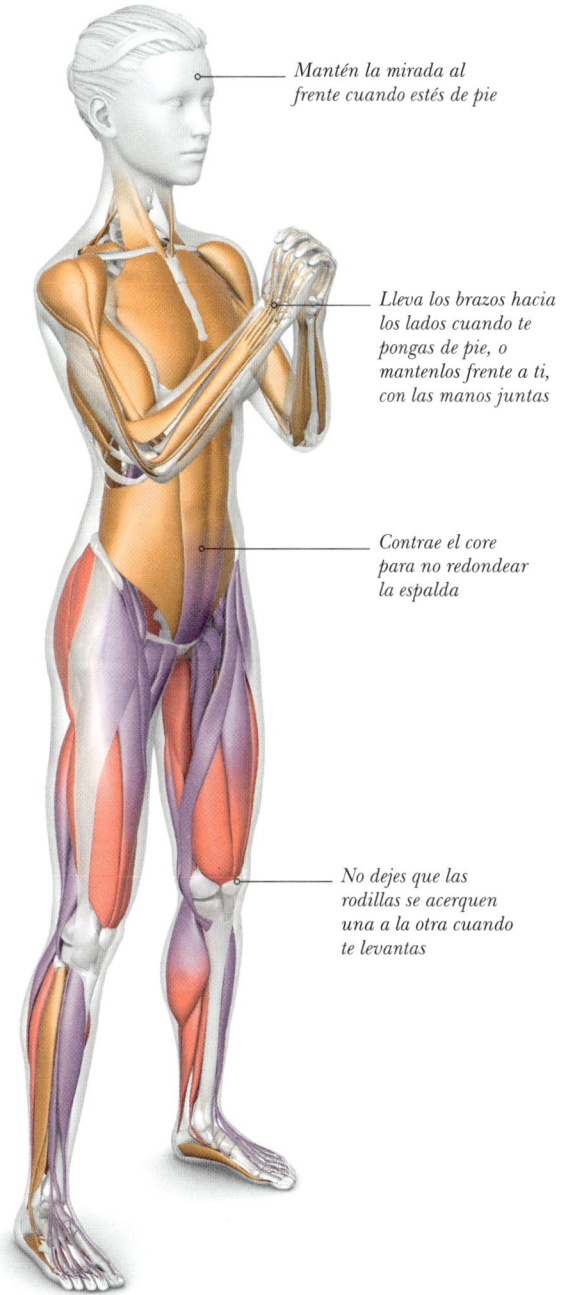

Vasto medial
Tensor de la fascia lata
Recto femoral
Gastrocnemio
Sóleo
Tibial anterior

LEYENDA

- ●--- *Articulaciones*
- ○— *Músculos*
- ● Acortamiento con tensión
- ● Alargamiento con tensión
- ● Alargamiento sin tensión
- ● Músculos en tensión sin movimiento

Mantén la mirada al frente cuando estés de pie

Lleva los brazos hacia los lados cuando te pongas de pie, o mantenlos frente a ti, con las manos juntas

Contrae el core para no redondear la espalda

No dejes que las rodillas se acerquen una a la otra cuando te levantas

SEGUNDA FASE
Espira y contrae el core. Presiona los pies contra el suelo para volver a la posición inicial, asegurándote de que el pecho está elevado, el cuello y la cabeza alineados con la columna y las rodillas no se doblan.

» VARIACIONES

Estas variaciones de sentadillas fortalecen las piernas, las caderas y los glúteos, a la vez que trabajan el torso y la zona lumbar, mejorando la fuerza y la postura general del cuerpo. Hacer sentadillas con regularidad es excelente para mejorar la potencia de las piernas al nadar.

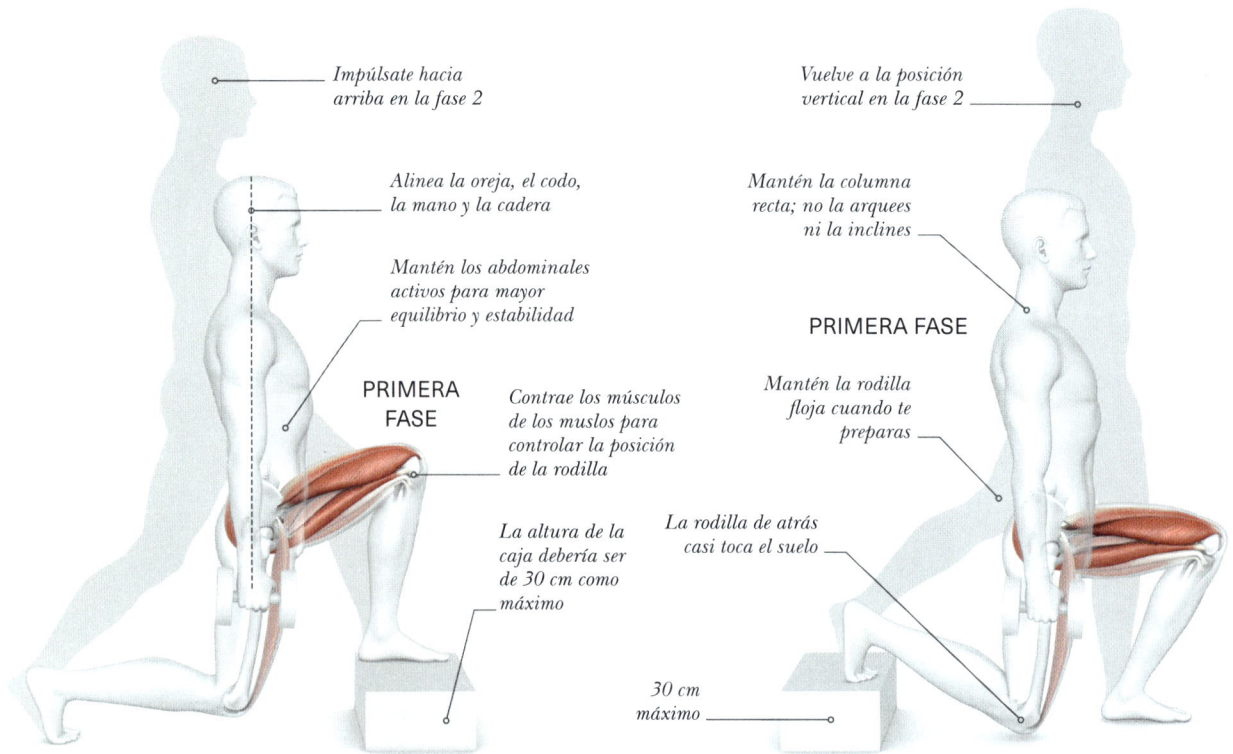

Impúlsate hacia arriba en la fase 2

Alinea la oreja, el codo, la mano y la cadera

Mantén los abdominales activos para mayor equilibrio y estabilidad

PRIMERA FASE

Contrae los músculos de los muslos para controlar la posición de la rodilla

La altura de la caja debería ser de 30 cm como máximo

Vuelve a la posición vertical en la fase 2

Mantén la columna recta; no la arquees ni la inclines

PRIMERA FASE

Mantén la rodilla floja cuando te preparas

La rodilla de atrás casi toca el suelo

30 cm máximo

EN SPLIT CON PIE DELANTERO ELEVADO Y MANCUERNAS

En esta variante se eleva el pie delantero en un escalón o caja resistente para aumentar la amplitud de movimiento y reducir la carga sobre la rodilla delantera. Puedes empezar con tu peso corporal y luego pasar a sujetar mancuernas.

FASE PREPARATORIA
De pie, con los pies separados a la anchura de los hombros y un pie ligeramente por delante del otro. Apoya la pierna delantera en la caja. Contrae la pierna trasera para mantener el equilibrio.

PRIMERA FASE
Inspira al bajar la cadera y empuja la rodilla delantera hacia delante mientras la rodilla trasera baja hacia el suelo. Mantén los abdominales contraídos.

SEGUNDA FASE
Espira y sube con fuerza, utilizando los cuádriceps y los glúteos. Repite las fases 1 y 2 hasta completar el número de repeticiones deseado, y luego repite con la otra pierna.

EN SPLIT CON PIE TRASERO ELEVADO Y MANCUERNAS

En esta versión, el escalón o caja aumentan la flexión de la cadera y aumenta el esfuerzo de los cuádriceps. Si el escalón es demasiado alto, las caderas podrían desalinearse. Mantén el torso quieto y los brazos a los lados.

FASE PREPARATORIA
De pie con los pies separados a la anchura de los hombros. Da un paso atrás con una pierna para apoyar la planta del pie en la caja. Contrae la pierna trasera para una mayor estabilidad.

PRIMERA FASE
Inspira y presiona hacia abajo con la rodilla trasera mientras flexionas la pierna delantera. Mantén el torso contraído y la columna neutra durante todo el ejercicio.

SEGUNDA FASE
Espira para impulsarte hacia arriba, utilizando los cuádriceps y los glúteos. Repite las fases 1 y 2 hasta completar el número de repeticiones deseado, y luego repite con la otra pierna.

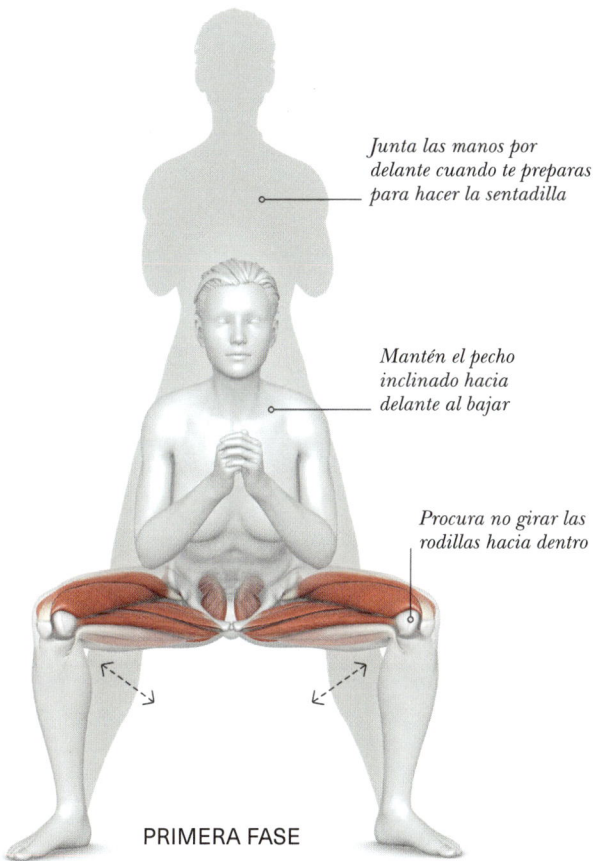

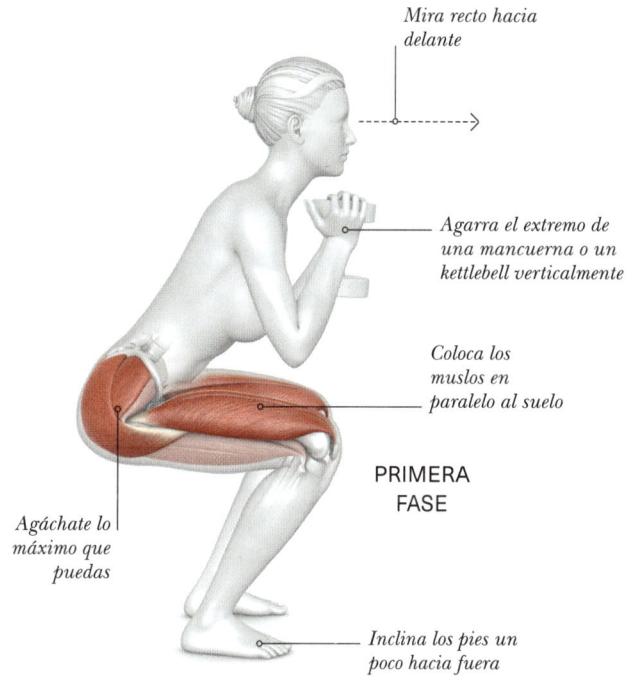

Junta las manos por delante cuando te preparas para hacer la sentadilla

Mira recto hacia delante

Mantén el pecho inclinado hacia delante al bajar

Agarra el extremo de una mancuerna o un kettlebell verticalmente

Procura no girar las rodillas hacia dentro

Coloca los muslos en paralelo al suelo

PRIMERA FASE

Agáchate lo máximo que puedas

PRIMERA FASE

Inclina los pies un poco hacia fuera

DE SUMO

Fortalece los glúteos, cuádriceps, isquiotibiales, flexores de cadera, pantorrillas y core. El movimiento de «aleteo» de los muslos pone énfasis en las caderas, así como en los músculos aductores de la parte interna de los muslos.

FASE PREPARATORIA
De pie con los pies separados y los dedos de los pies girados a 45 grados. Asegúrate de que tienes la cabeza y el cuello en posición neutra, la columna alineada y el peso equilibrado.

PRIMERA FASE
Flexiona las caderas y las rodillas, empujando lentamente los glúteos hacia atrás. Baja el cuerpo hasta que los muslos queden paralelos al suelo y luego «abre y cierra» las rodillas.

SEGUNDA FASE
Vuelve a la posición inicial, asegurándote de que no giras las rodillas hacia dentro y manteniendo la columna y el cuello en una posición neutra.

EN COPA

La sentadilla en copa trabaja los grupos musculares principales de la parte inferior del cuerpo, como glúteos, cuádriceps e isquiotibiales. Al sostener el peso delante del cuerpo trabajas especialmente los cuádriceps.

FASE PREPARATORIA
De pie, con los pies algo más separados que la anchura de las caderas y los dedos algo hacia fuera. Sujeta la mancuerna o el kettlebell con ambas manos, como si fuera una copa.

PRIMERA FASE
Inspira, empuja las caderas hacia atrás y empieza a flexionar las rodillas para realizar la sentadilla, manteniendo el pecho erguido al bajar. Distribuye el peso por igual entre ambos pies.

SEGUNDA FASE
Espira, presiona con los talones y deshaz la sentadilla para volver a la posición inicial. Empuja las caderas hacia delante en la parte superior de la sentadilla para activar los glúteos.

PESO MUERTO

Fortalecer las piernas es fundamental para mejorar el rendimiento en la fase de propulsión de la natación. Este ejercicio fortalece los cuádriceps, los isquiotibiales y los glúteos, lo que contribuye a la protección contra diversas lesiones por distensiones.

En este ejercicio, el movimiento se facilita con la extensión y flexión simultáneas de las articulaciones de la cadera y la rodilla. Concéntrate en activar los cuádriceps, los isquiotibiales y los glúteos para impulsar el movimiento ascendente. Para principiantes, una buena rutina inicial es hacer 3 series de 10 a 12 repeticiones con un peso más ligero. A medida que practiques y ganes confianza, puedes aumentar el peso y realizar 3 series de 6 a 8 repeticiones.

Precaución

Si eres nuevo en este ejercicio, realízalo bajo la guía de un fisioterapeuta o un entrenador de fuerza certificado.

Parte superior del cuerpo

Al ponerte de pie, el **recto abdominal** y los **oblicuos externos** se alargan, mientras que los **extensores espinales** se contraen. El **dorsal ancho** y el **trapecio** se activan para estabilizar los hombros. Utiliza los **músculos de la espalda y el torso** para estabilizar la columna vertebral durante todo el movimiento, pero estos no son los músculos principales que permiten levantar la barra. Procura mantener la columna neutra durante todo el ejercicio y mantén la barra junto al cuerpo para un mejor control y mayor eficiencia.

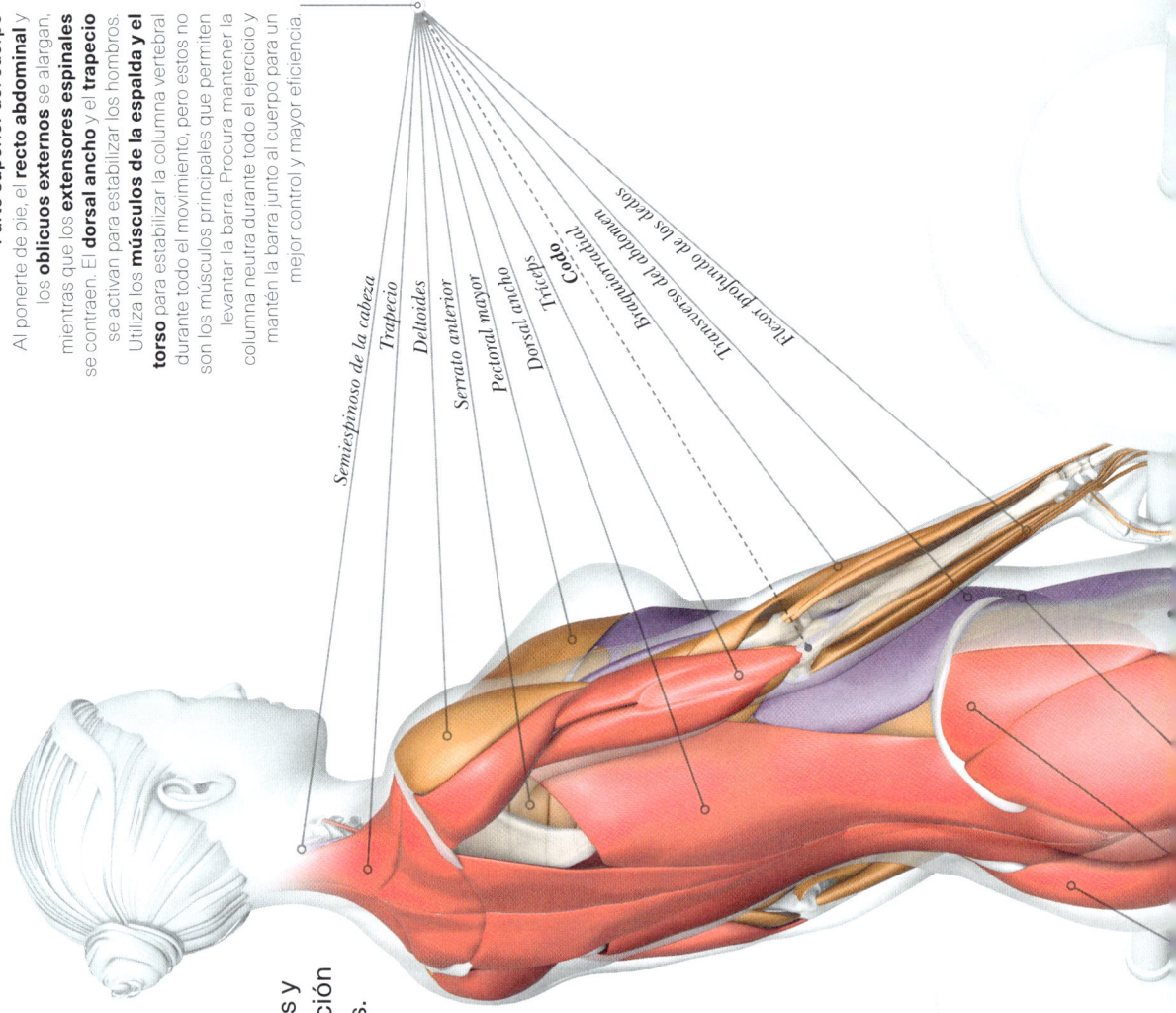

Semiespinoso de la cabeza
Trapecio
Deltoides
Serrato anterior
Pectoral mayor
Dorsal ancho
Tríceps
Codo
Braquirradial
Transverso del abdomen
Flexor profundo de los dedos

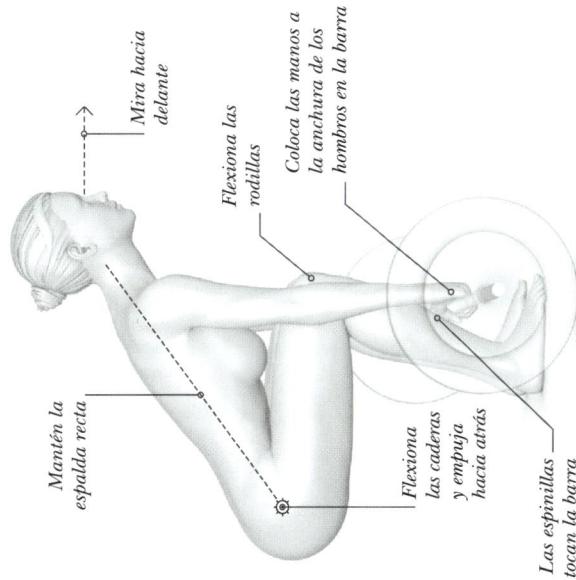

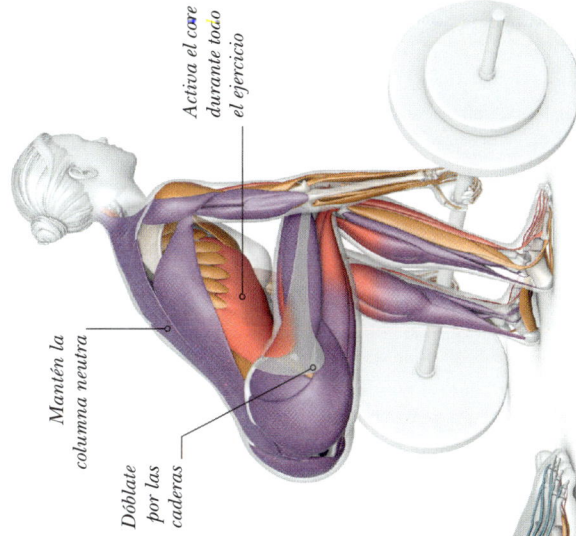

... del cuerpo

Durante este ejercicio, los **cuádriceps**, los **glúteos** y la parte superior de los **isquiotibiales** trabajan juntos de forma concéntrica para extender la cadera. Mientras, la parte inferior de los isquiotibiales se alarga para facilitar la extensión de la rodilla. Los **extensores de la cadera y la rodilla** son cruciales para generar la fuerza necesaria para levantar el peso.

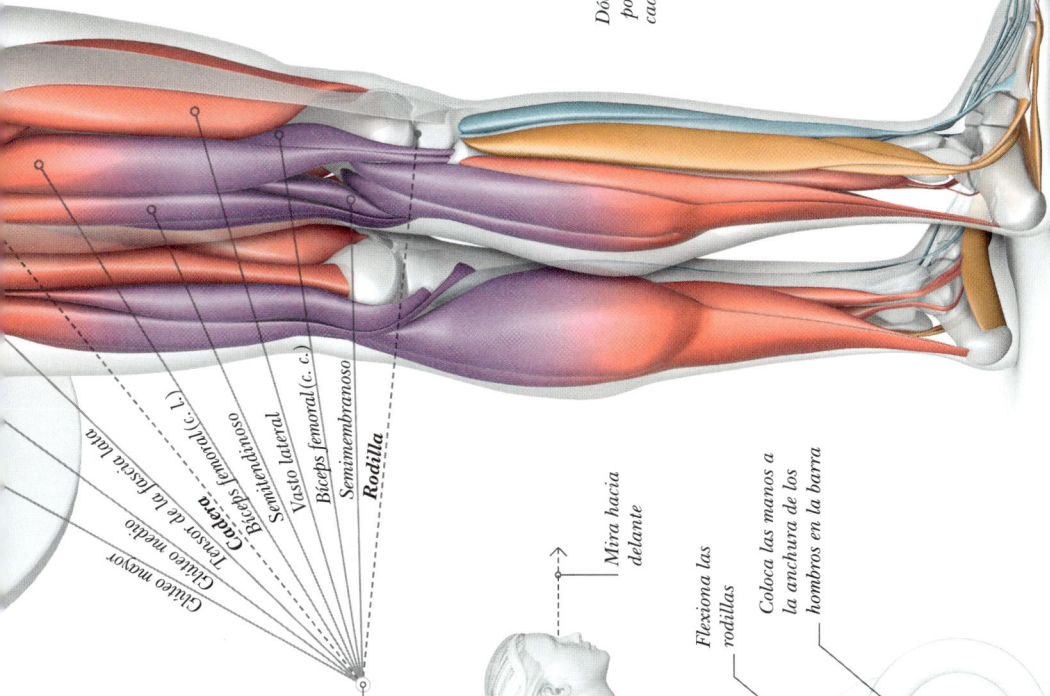

Glúteo mayor
Glúteo medio
Tensor de la fascia lata
Cadera
Bíceps femoral (c. l.)
Semitendinoso
Vasto lateral
Bíceps femoral (c. c.)
Semimembranoso
Rodilla

Mantén la columna neutra

Dóblate por las caderas

Activa el core durante todo el ejercicio

PRIMERA FASE

Inspira profundamente, asegurándote de que la espalda y el torso estén completamente contraídos y el pecho elevado. Presiona con los talones para levantar la barra y sujetarla. Al bajar, acerca las caderas hacia delante al subir. Mantén la posición brevemente en la parte superior del movimiento.

SEGUNDA FASE

Dobla gradualmente las caderas y las rodillas, tomándote unos 3 segundos para bajar la barra hasta el suelo. Continúa repitiendo las fases 1 y 2.

Mira hacia delante

Flexiona las rodillas

Coloca las manos a la anchura de los hombros en la barra

Mantén la espalda recta

Flexiona las caderas y empuja hacia atrás

Las espinillas tocan la barra

FASE PREPARATORIA

Colócate con los pies separados a la anchura de las caderas, alineando la barra con el centro de tus pies. Flexiona las caderas y las rodillas para llegar a la barra y sujetarla. Al bajar, acerca las espinillas a la barra, y detente al hacer contacto. Levanta el pecho para estabilizar la espalda.

» VARIACIONES

Estas variaciones del ejercicio del peso muerto trabajan múltiples grupos musculares, como la espalda, los glúteos y las piernas, lo que ofrece un aumento de fuerza considerable. La fuerza en las piernas es fundamental para una propulsión efectiva en el agua al nadar.

PESO MUERTO SUMO

Este peso muerto utiliza una postura amplia, similar a la que utiliza un luchador de sumo antes de un combate. Es un excelente ejercicio para fortalecer la parte inferior del cuerpo, lo que contribuye a un potente impulso desde la pared de la piscina.

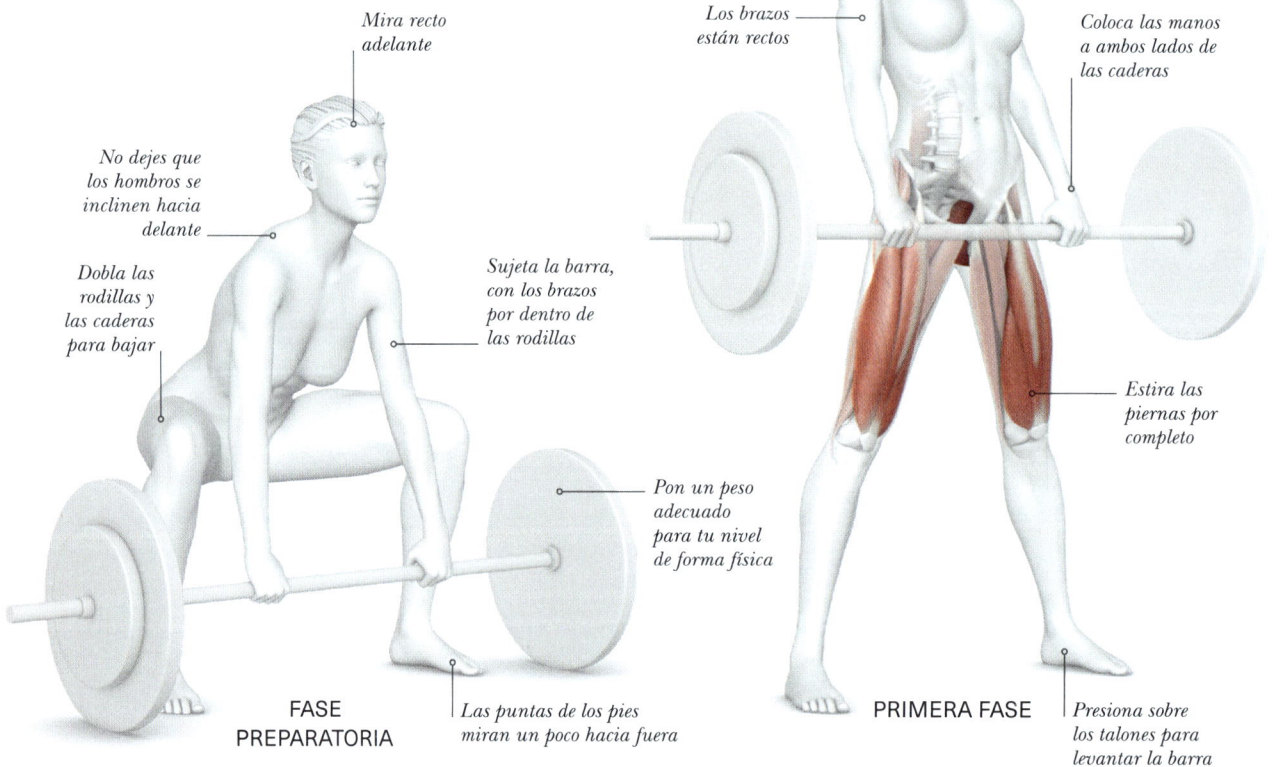

Mantén la mirada al frente

Mantén el pecho erguido durante todo el ejercicio

Los brazos están rectos

Coloca las manos a ambos lados de las caderas

Mira recto adelante

No dejes que los hombros se inclinen hacia delante

Dobla las rodillas y las caderas para bajar

Sujeta la barra, con los brazos por dentro de las rodillas

Estira las piernas por completo

Pon un peso adecuado para tu nivel de forma física

FASE PREPARATORIA

Las puntas de los pies miran un poco hacia fuera

PRIMERA FASE

Presiona sobre los talones para levantar la barra

FASE PREPARATORIA
Ponte de pie con los pies bien separados, los dedos de los pies ligeramente hacia fuera, con una barra delante. Flexiona las caderas y las rodillas para bajar y sujetar la barra.

PRIMERA FASE
Levanta la barra estirando las caderas y las rodillas, manteniendo el pecho erguido y la espalda recta. Mantén la barra cerca del cuerpo mientras la levantas.

SEGUNDA FASE
Baja la barra de nuevo al suelo doblando las caderas y las rodillas, manteniendo la espalda recta.

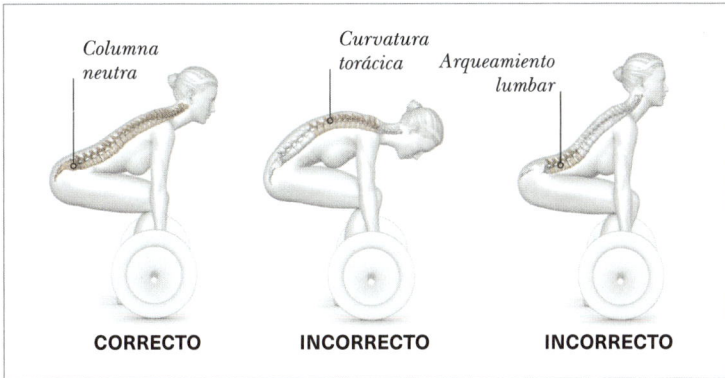

Alineación de la columna

Al realizar cualquier ejercicio con la pauta de movimiento de peso muerto, es importante mantener la columna en una posición neutra, sin arquearla ni curvarla excesivamente. Contraer los abdominales estabiliza la columna y la pelvis durante todo el movimiento, y protege contra distensiones o lesiones en la zona lumbar.

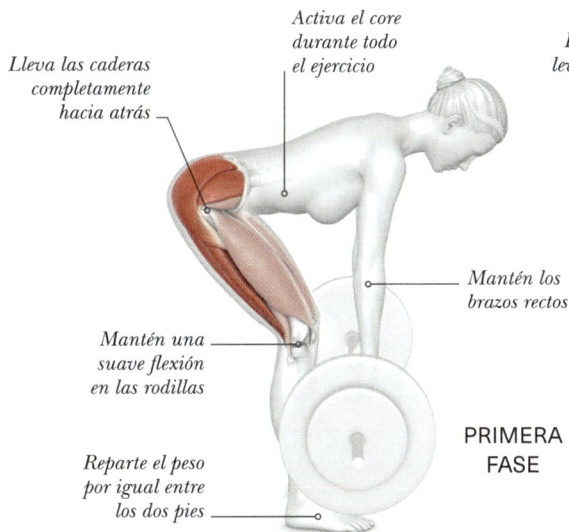

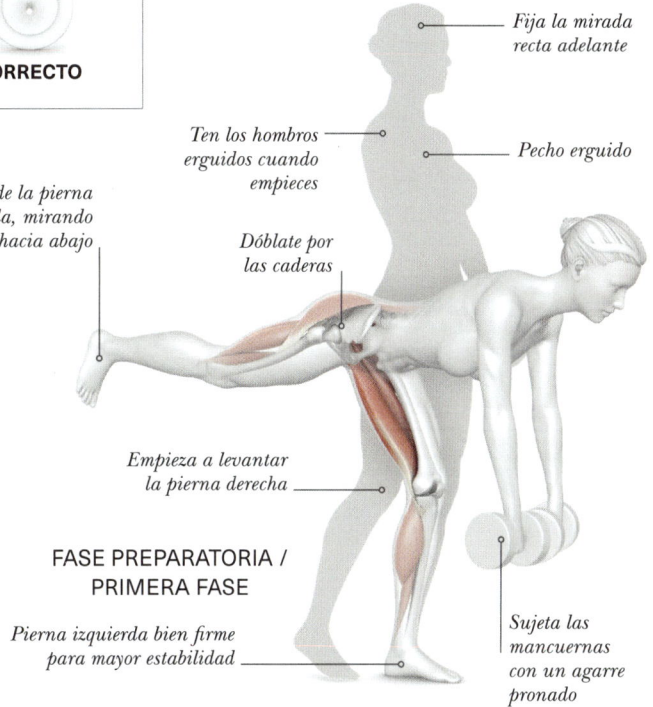

Columna neutra

Curvatura torácica

Arqueamiento lumbar

CORRECTO **INCORRECTO** **INCORRECTO**

Fija la mirada recta adelante

Ten los hombros erguidos cuando empieces

Pecho erguido

Activa el core durante todo el ejercicio

El pie de la pierna levantada, mirando hacia abajo

Lleva las caderas completamente hacia atrás

Dóblate por las caderas

Mantén los brazos rectos

Mantén una suave flexión en las rodillas

Empieza a levantar la pierna derecha

PRIMERA
FASE

Reparte el peso por igual entre los dos pies

FASE PREPARATORIA /
PRIMERA FASE

Pierna izquierda bien firme para mayor estabilidad

Sujeta las mancuernas con un agarre pronado

PESO MUERTO RUMANO

Comienza en posición vertical y desciende a la posición inclinada. Los isquiotibiales y los glúteos son los principales músculos de la extensión de la cadera; los cuádriceps desempeñan un papel secundario.

FASE PREPARATORIA
Colócate frente a la barra con los pies separados a la anchura de los hombros. Sujeta la barra a una distancia cómoda y luego impúlsate hasta la posición erguida.

PRIMERA FASE
Inspira y empuja las caderas hacia atrás hasta flexionarlas por completo. Controla la barra mientras la bajas lentamente, manteniendo la cabeza en posición neutra y el core firme.

SEGUNDA FASE
Impúlsate contra el suelo mientras empujas las caderas hacia delante, espirando al volver a la posición inicial erguida. Repite los pasos 1 y 2.

PESO MUERTO RUMANO SOBRE UNA SOLA PIERNA

Este peso muerto trabaja los isquiotibiales y los glúteos. Fortalecer los músculos de esta zona es esencial para mejorar la calidad de la patada y la estabilidad en el agua.

FASE PREPARATORIA
De pie, con los pies separados a la anchura de las caderas, sujeta una mancuerna o pesa rusa en cada mano. Desplaza el peso hacia la pierna izquierda, flexionando ligeramente la rodilla.

PRIMERA FASE
Flexiona las caderas, extendiendo la pierna derecha hacia atrás para mantener el equilibrio mientras bajas las pesas hacia el suelo.

SEGUNDA FASE
Impúlsate con el talón de la pierna de apoyo para volver a la posición erguida, contrayendo los glúteos y los isquiotibiales a medida que te elevas.

137

ZANCADA

La zancada es un excelente ejercicio para fortalecer ambas extremidades inferiores, esencial para dar unas patadas fuertes cuando nadas. Activa eficazmente los músculos tanto en movimientos excéntricos como concéntricos.

Ambas piernas participan activamente en este ejercicio, pero los glúteos y cuádriceps de la pierna adelantada son los que trabajan más. Recuerda que durante la zancada debes moverte hacia abajo, y no hacia delante. Intenta mantener la alineación vertical del hombro, la cadera y la rodilla de la pierna que baja hacia atrás. Distribuye el peso por igual entre el pie delantero plano y los dedos del pie trasero, que debe estar en dorsiflexión. Imita el movimiento de correr con los brazos, coordinándolo con el movimiento de las piernas. Al dar la zancada, levanta el brazo del lado opuesto del cuerpo a la pierna delantera y alterna el movimiento del brazo al terminar la zancada. Para principiantes, un buen punto de partida es realizar 3 series de 8 a 12 repeticiones en cada lado. Para aumentar la dificultad, trabajando especialmente los glúteos de la pierna delantera, sujeta una mancuerna en el lado opuesto a la pierna delantera.

LEYENDA

●--- *Articulaciones*

○— *Músculos*

● Acortamiento con tensión

● Alargamiento con tensión

● Alargamiento sin tensión (estiramientos)

● Músculos tensos sin movimiento

Parte superior

Al imitar el movimiento de correr, los músculos de los **brazos** y el **torso** se activan y contrarrestan el movimiento de las extremidades inferiores.

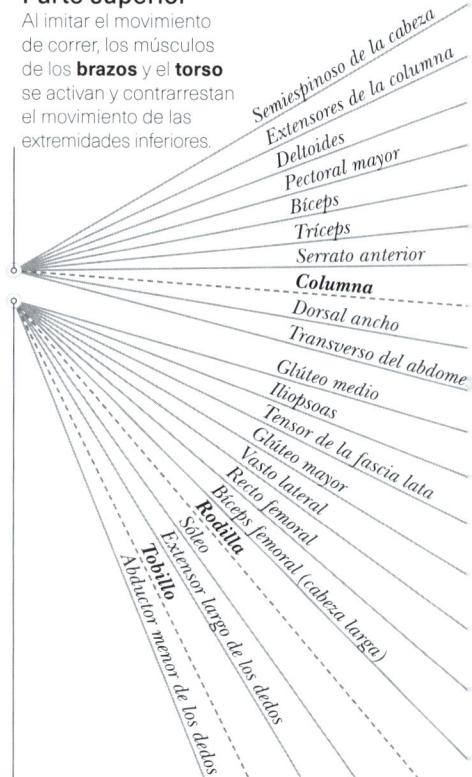

Semiespinoso de la cabeza
Extensores de la columna
Deltoides
Pectoral mayor
Bíceps
Tríceps
Serrato anterior
Columna
Dorsal ancho
Transverso del abdomen
Glúteo medio
Iliopsoas
Tensor de la fascia lata
Glúteo mayor
Vasto lateral
Recto femoral
Bíceps femoral (cabeza larga)
Rodilla
Sóleo
Extensor largo de los dedos
Tobillo
Abductor menor de los dedos

! Precaución

Si sientes dolor en la rodilla al dar zancadas, consulta a un fisioterapeuta para asegurarte de que no va a empeorar.

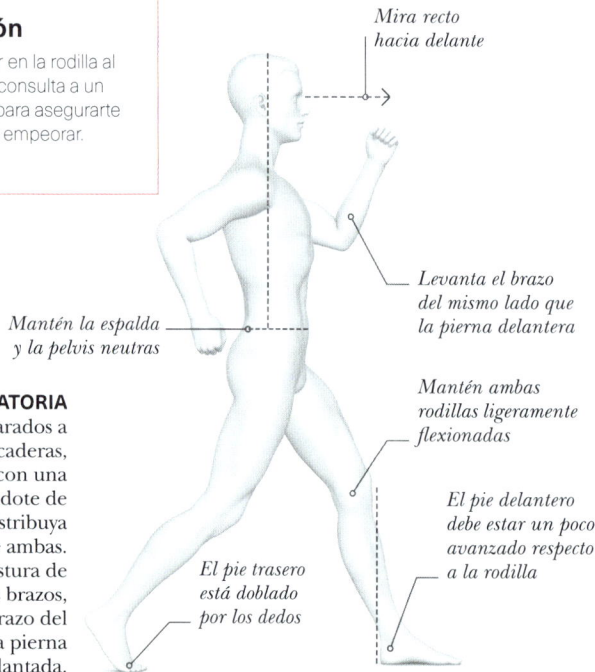

Mira recto hacia delante

Levanta el brazo del mismo lado que la pierna delantera

Mantén la espalda y la pelvis neutras

Mantén ambas rodillas ligeramente flexionadas

El pie delantero debe estar un poco avanzado respecto a la rodilla

FASE PREPARATORIA

Con los pies separados a la anchura de las caderas, da un paso atrás con una pierna, asegurándote de que tu peso se distribuya por igual entre ambas. Adopta una postura de correr con los brazos, levantando el brazo del mismo lado que la pierna que tienes adelantada.

El pie trasero está doblado por los dedos

Pierna trasera

En la zancada, la pierna trasera debería experimentar una sensación de estiramiento en los **cuádriceps**, que va desde los **gemelos** hasta el pie. Los músculos de la parte inferior de la pierna son vitales para mantener la estabilidad por medio de los dedos del pie durante este movimiento.

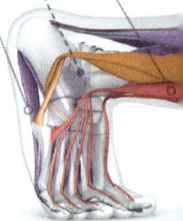

Impulsa los brazos con el movimiento de correr cuando te levantas

Contrae los cuádriceps para estirar la rodilla cuando te empujas para levantarte

SEGUNDA FASE
Usa ambos pies para impulsarte de nuevo hasta la posición inicial de pie. Continúa alternando entre estas dos fases.

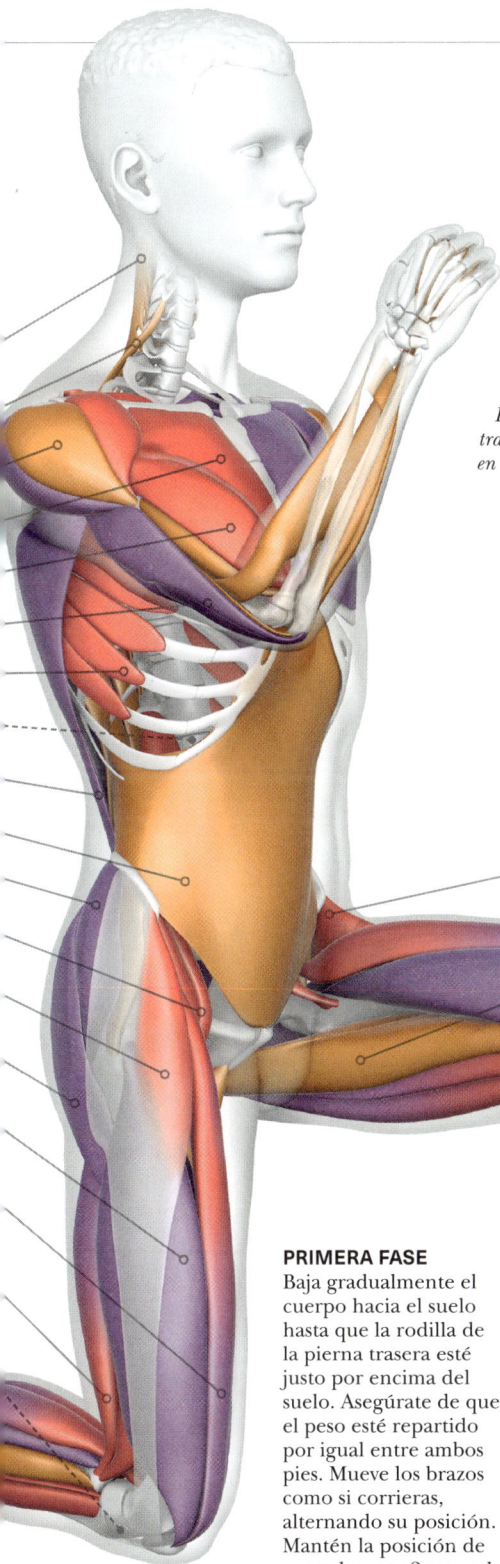

Bloquea la rodilla trasera en extensión en la posición de pie

Tensor de la fascia lata
Recto femoral
Aductor mayor
Semimembranoso
Rodilla
Gastrocnemio
Tibial anterior
Sóleo
Flexor largo del dedo gordo
Abductor del dedo gordo
Extensor largo de los dedos

PRIMERA FASE
Baja gradualmente el cuerpo hacia el suelo hasta que la rodilla de la pierna trasera esté justo por encima del suelo. Asegúrate de que el peso esté repartido por igual entre ambos pies. Mueve los brazos como si corrieras, alternando su posición. Mantén la posición de zancada unos 2 segundos.

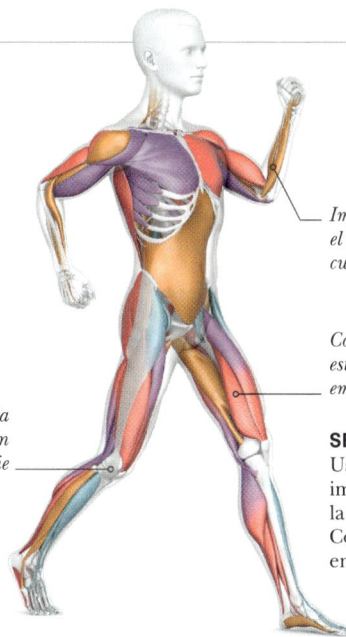

Pierna delantera

Los **cuádriceps** de ambas piernas participan de manera activa, ya que controlan la flexión de las rodillas. En la pierna delantera, los **glúteos** también se extienden al flexionar la cadera, lo que ayuda a controlar el descenso del tronco durante la zancada.

Estas variaciones de las zancadas se centran en las piernas y los glúteos, optimizando la simetría muscular y la flexibilidad. Mejoran el equilibrio, la coordinación y la estabilidad del torso, a la vez que los movimientos funcionales, y ayudan a prevenir lesiones. Si se realizan junto con el ejercicio principal aumentará la fuerza de la patada en el agua.

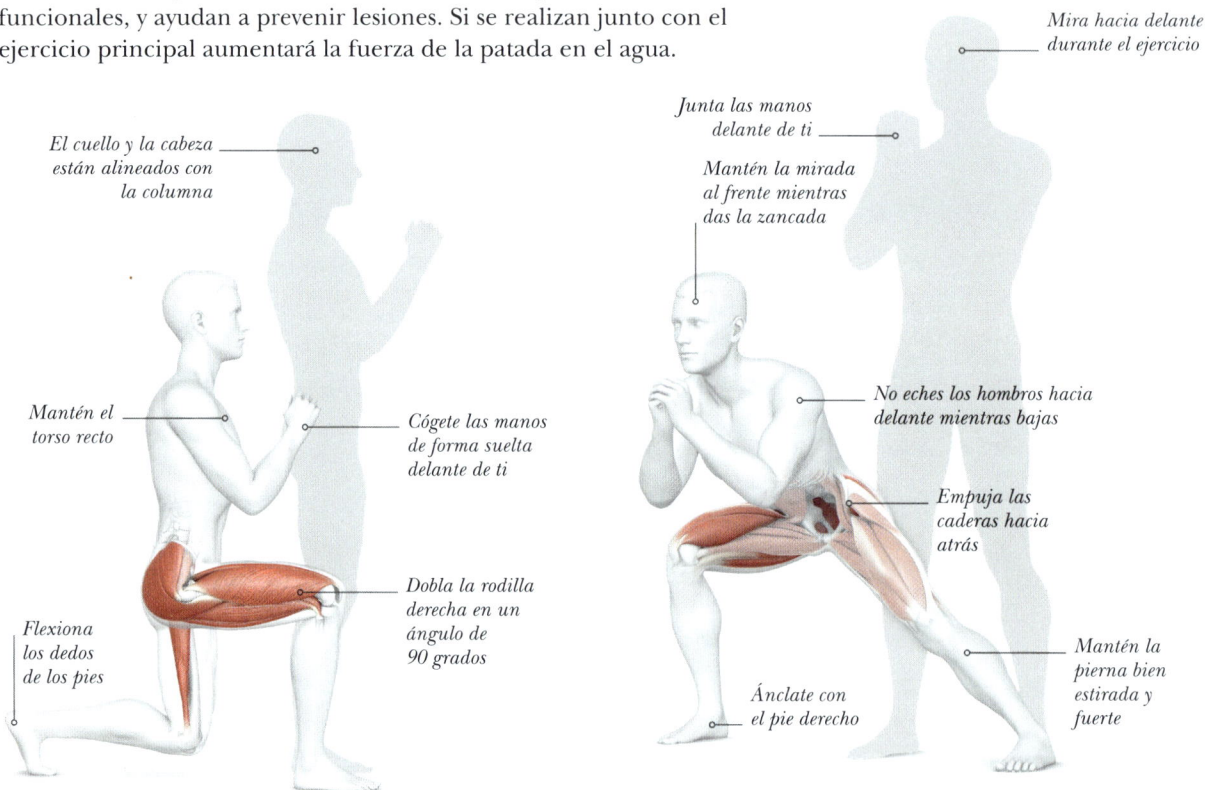

Mira hacia delante durante el ejercicio

El cuello y la cabeza están alineados con la columna

Junta las manos delante de ti

Mantén la mirada al frente mientras das la zancada

Mantén el torso recto

Cógete las manos de forma suelta delante de ti

No eches los hombros hacia delante mientras bajas

Empuja las caderas hacia atrás

Dobla la rodilla derecha en un ángulo de 90 grados

Flexiona los dedos de los pies

Ánclate con el pie derecho

Mantén la pierna bien estirada y fuerte

ZANCADA HACIA ATRÁS ALTERNA

Las zancadas hacia atrás son ideales para fortalecer los cuádriceps de la parte delantera de las piernas. Cuando te acostumbras a las zancadas, puedes sujetar una mancuerna en cada mano para añadirle mayor dificultad.

FASE PREPARATORIA
Ponte recto con los pies separados a la altura de los hombros y los dedos de los pies hacia delante. Contrae el torso y junta las manos delante del pecho.

PRIMERA FASE
Mueve la pierna izquierda hacia atrás, sin tocar el suelo con la rodilla. Al mismo tiempo, flexiona la rodilla derecha y baja las caderas. Con el torso recto, conserva la postura cuando la rodilla forme un ángulo de 90 grados y el muslo derecho esté paralelo al suelo, vigilando que la rodilla no sobrepase los dedos de los pies. Haz una pausa y luego empuja con la pierna izquierda, apretando los glúteos para levantarte, mientras la pierna derecha recupera su posición inicial. Repítelo con la pierna izquierda.

ZANCADA LATERAL ALTERNA

Este ejercicio mejora el equilibrio, la estabilidad y la fuerza. Dar pasos lateralmente activa tus músculos de forma distinta a otras zancadas: trabaja tus muslos internos y externos, además de trabajar los cuádriceps, las caderas y las piernas.

FASE PREPARATORIA
Ponte de pie con los pies paralelos y separados a la anchura de los hombros. Mantén la columna, la cabeza y el cuello en posición neutral, apoyando el peso en los talones.

PRIMERA FASE
Da un gran paso hacia la derecha, manteniendo el torso lo más erguido posible. Baja el cuerpo hacia la derecha, empujando la cadera hacia atrás y flexionando solo la rodilla derecha. Desciende hasta que la rodilla esté doblada unos 90 grados.

SEGUNDA FASE
Empuja hacia arriba, desplazando el peso de la pierna derecha hacia el centro. Vuelve a la posición inicial y repite el ejercicio en el lado izquierdo, manteniendo la misma forma.

ZANCADA CAMINANDO CON MANCUERNAS

Caminar mientras haces zancadas añade dificultad y coordinación a la zancada estacionaria. Comienza solo con el peso corporal hasta que puedas mantener el equilibrio y la coordinación. Una vez que domines el ejercicio, puedes añadirle unas mancuernas.

LEYENDA
- Músculo principal
- Músculo secundario

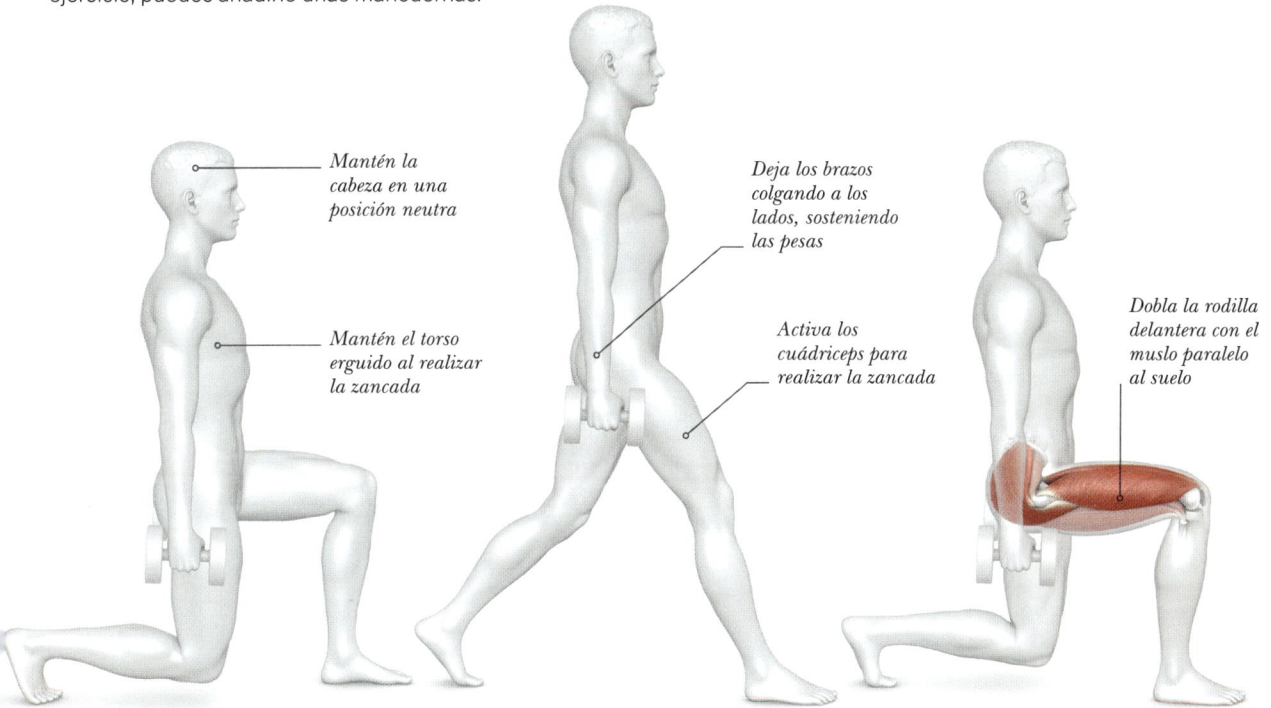

Mantén la cabeza en una posición neutra

Mantén el torso erguido al realizar la zancada

Deja los brazos colgando a los lados, sosteniendo las pesas

Activa los cuádriceps para realizar la zancada

Dobla la rodilla delantera con el muslo paralelo al suelo

FASE PREPARATORIA
Detente con los pies separados a la altura de los hombros. Inspira y da una zancada hacia delante flexionando la rodilla trasera para que no toque el suelo.

PRIMERA FASE
Exhala y levántate, e inmediatamente da un paso hacia delante con la otra pierna. Mantente erguido y mantén los abdominales contraídos.

SEGUNDA FASE
Inspira mientras bajas la cadera y la rodilla delantera hacia delante flexionando la rodilla trasera, como antes. Repite el movimiento, alternando las piernas.

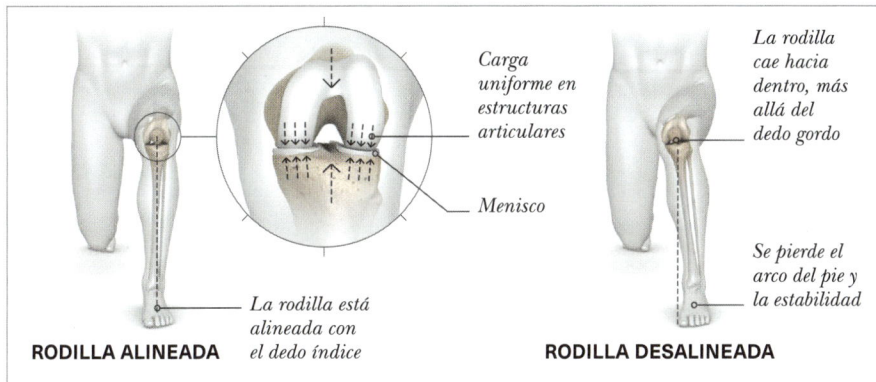

Carga uniforme en estructuras articulares

Menisco

La rodilla está alineada con el dedo índice

RODILLA ALINEADA

La rodilla cae hacia dentro, más allá del dedo gordo

Se pierde el arco del pie y la estabilidad

RODILLA DESALINEADA

Alineación de las rodillas

Con las zancadas, la rodilla debe estar por encima del pie con la rótula alineada con los dos dedos exteriores. Ambas rodillas deben formar un ángulo de 90 grados. Es frecuente que la rodilla caiga hacia dentro, hacia la línea media del cuerpo, lo que se conoce como colapso valgus. Este colapso ejerce una presión desigual sobre la articulación, que con el tiempo puede causar dolor y lesiones.

141

PUENTE DE GLÚTEOS

Este ejercicio en el suelo fortalece los glúteos y los isquiotibiales, proporcionando la fuerza necesaria para arrancar y girar bien en la natación. También mejora la estabilidad del torso, que es clave para mantener una posición aerodinámica y optimizar la propulsión en el agua.

El puente de glúteos activa estos músculos y fortalece el recto abdominal, los oblicuos y los cuádriceps. Además, activa el músculo erector de la columna, que se extiende desde el cuello hasta el coxis. No levante demasiado las caderas, o podrías sobrecargar la zona lumbar y provocar tensiones. Tener los músculos abdominales contraídos evita que la espalda se arquee en exceso. Si notas que las caderas se hunden mientras mantienes el puente, baja con suavidad la pelvis hasta el suelo y vuelve a empezar. Los principiantes deben mantener el puente durante unos segundos en cada intento, con el objetivo de lograr 1 serie de 8 a 12 repeticiones. Para progresar, aumenta gradualmente el número de series y la duración de la postura.

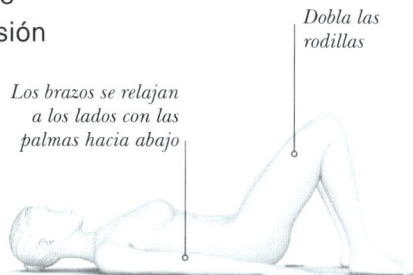

Los brazos se relajan a los lados con las palmas hacia abajo

Dobla las rodillas

FASE PREPARATORIA
Empieza colocándote boca arriba, con los brazos a los lados y las palmas hacia abajo, las rodillas dobladas y los pies bien apoyados en el suelo. Activa los abdominales presionando la parte inferior de la espalda contra el suelo y activando los glúteos para preparar la subida.

Parte superior del cuerpo
Los **músculos centrales**, incluidos el **recto abdominal**, el **transverso** y los **oblicuos internos y externos**, tienen un papel importante en el mantenimiento de la estabilidad del cuerpo mientras haces el movimiento del puente. Activar bien el torso hace que se sostenga bien la columna durante el ejercicio.

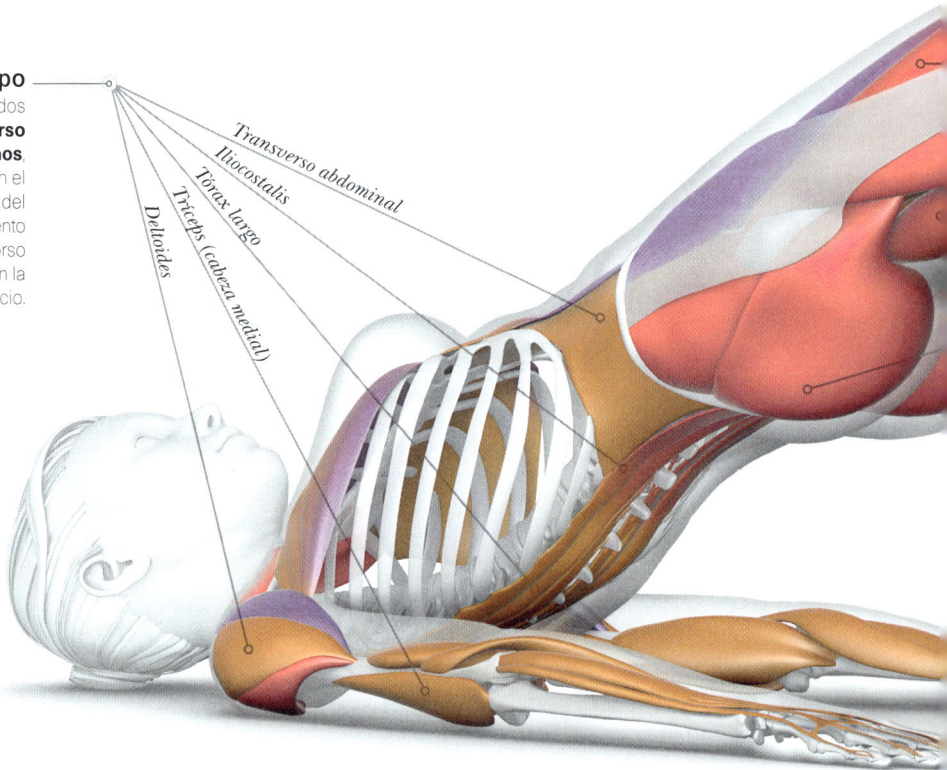

Transverso abdominal

Iliocostalis

Tórax largo

Triceps (cabeza medial)

Deltoides

PRIMERA FASE
Inspira y, al espirar, presiona los talones para elevar las caderas gradualmente, formando una línea recta desde las rodillas hasta los hombros. Mantén los brazos estirados en el suelo mientras levantas las caderas en la posición de puente, asegurándote de que el torso se mantenga contraído.

LEYENDA

●-- *Articulaciones*

○— *Músculos*

● Acortamiento con tensión

● Alargamiento con tensión

● Alargamiento sin tensión

● Músculos tensos sin movimiento

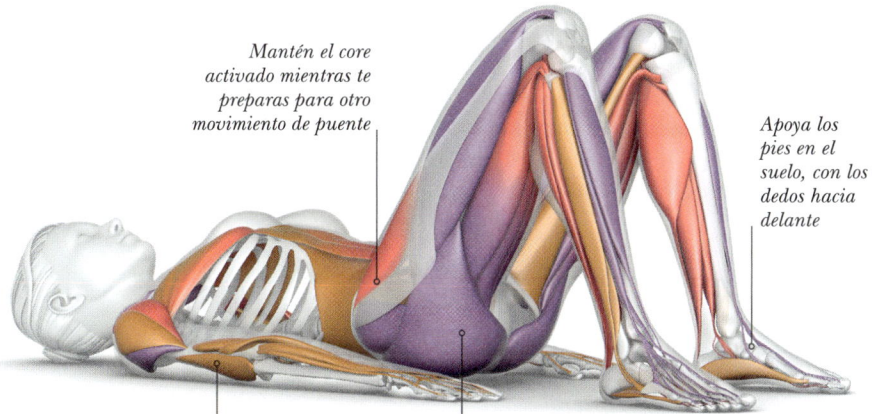

Mantén el core activado mientras te preparas para otro movimiento de puente

Apoya los pies en el suelo, con los dedos hacia delante

Mantén los brazos relajados a los lados durante el ejercicio

Aprieta los glúteos mientras desciendes del puente

SEGUNDA FASE

Mantén esta posición elevada durante 20 o 30 segundos, activando los glúteos continuamente. Baja con cuidado hasta la postura inicial, controlando el descenso. Evita caerte con brusquedad al suelo. Prepárate para volver a repetirlo.

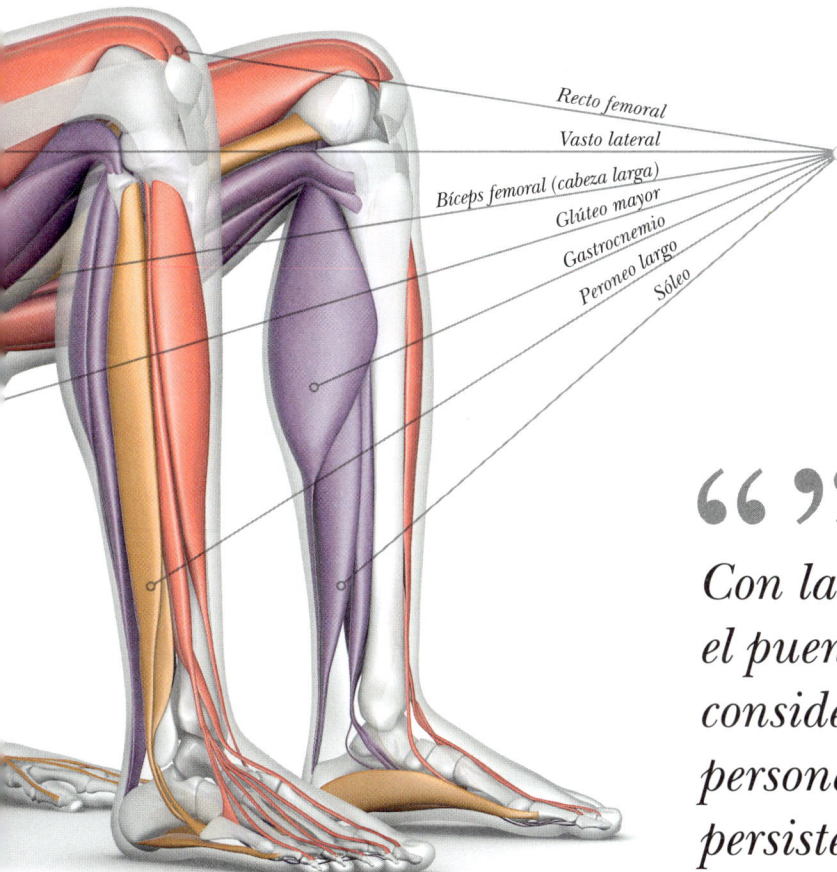

Recto femoral

Vasto lateral

Bíceps femoral (cabeza larga)

Glúteo mayor

Gastrocnemio

Peroneo largo

Sóleo

Parte inferior del cuerpo

Este ejercicio trabaja específicamente los **músculos de la cadena posterior** como el **glúteo mayor, el medio y el menor**. Además, activa los **isquiotibiales** y los **abductores de la cadera**. Los **cuádriceps** contribuyen a estabilizar la parte inferior del cuerpo durante el ejercicio, y los **gemelos** también están involucrados.

❝ ❞

Con la técnica adecuada, el puente de glúteos se considera seguro para personas con problemas persistentes de espalda.

≫ VARIACIONES

Estas variaciones, que suponen un reto adicional al ejercicio de puente de glúteos, sirven para trabajar los mismos músculos: glúteos, isquiotibiales y el torso, lo que contribuye a mejorar la postura y a reducir el dolor lumbar. Unos glúteos fuertes son esenciales para mejorar los arranques y los giros en el agua, así como para una propulsión eficaz.

LEYENDA
● Músculo principal   ● Músculo secundario

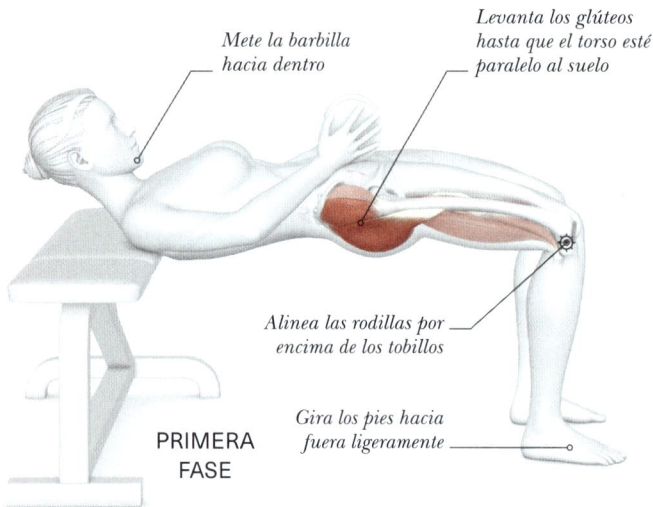

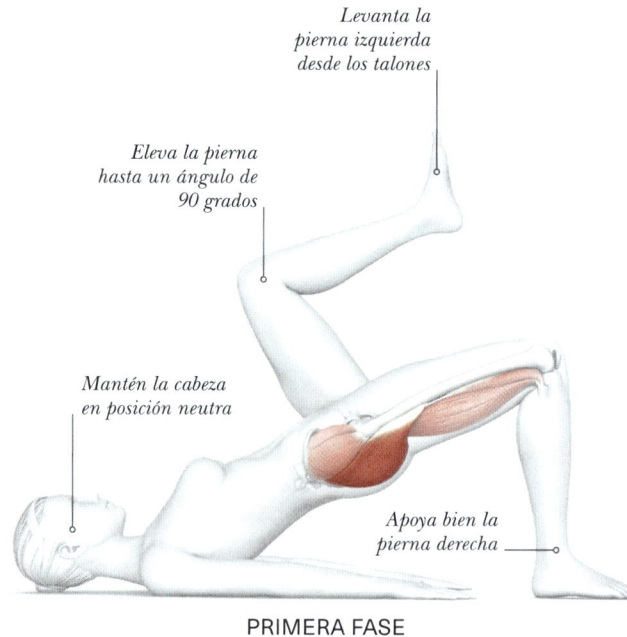

Mete la barbilla hacia dentro

Levanta los glúteos hasta que el torso esté paralelo al suelo

Levanta la pierna izquierda desde los talones

Eleva la pierna hasta un ángulo de 90 grados

Alinea las rodillas por encima de los tobillos

Mantén la cabeza en posición neutra

Gira los pies hacia fuera ligeramente

Apoya bien la pierna derecha

PRIMERA FASE

PRIMERA FASE

PUENTE CON MANCUERNAS

Al igual que el puente de glúteos de las páginas anteriores, esta variación sigue el mismo movimiento, pero utiliza una mancuerna. Trabajar con una carga más pequeña te ayuda a mejorar tu técnica antes de probar con pesos más pesados.

FASE PREPARATORIA
Apóyate contra el banco con las piernas flexionadas por las rodillas. Coloca la mancuerna en el pliegue de la cadera y activa los glúteos para levantar ligeramente las caderas.

PRIMERA FASE
Espira mientras impulsas el torso y la mancuerna hacia arriba, activando los glúteos y el torso. Mantén la posición elevada durante 1 o 2 segundos.

SEGUNDA FASE
Manteniendo los abdominales contraídos y la barbilla hacia dentro, baja el torso hasta la posición inicial. Haz una breve pausa antes de repetir las fases 1 y 2.

PUENTE ALTERNANDO UNA PIERNA

Esta variación te entrena para equilibrarte, ya que trabajas una pierna cada vez. Trabaja los isquiotibiales, los flexores de cadera, las lumbares, los abdominales y los tres glúteos.

FASE PREPARATORIA
Túmbate boca arriba con los brazos a los lados, las rodillas flexionadas y los pies planos en el suelo. Activa los abdominales presionando la parte baja de la espalda contra el suelo.

PRIMERA FASE
En el puente, eleva la pelvis mientras levantas la pierna izquierda. Mantén la pierna derecha en el suelo para más estabilidad. Conservando la postura, baja lentamente la pierna izquierda, primero el talón, junto con las caderas, hasta que vuelva a apoyarse en el suelo.

SEGUNDA FASE
Levanta la pierna derecha de la misma manera. No levantes demasiado las caderas y mantén los abdominales contraídos, y eso evitará que arquees demasiado la espalda.

144

CAMINATA DE ISQUIOTIBIALES

Este movimiento trabaja los músculos de la cadena posterior en la parte trasera del cuerpo. Caminar hacia dentro y hacia fuera sobre los talones activa especialmente los isquiotibiales y los glúteos.

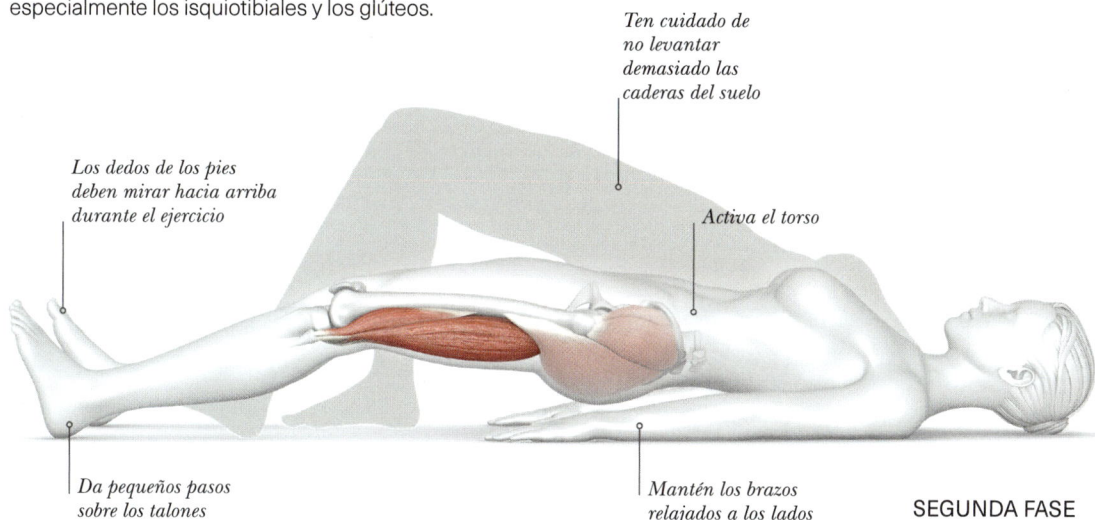

Ten cuidado de no levantar demasiado las caderas del suelo

Los dedos de los pies deben mirar hacia arriba durante el ejercicio

Activa el torso

Da pequeños pasos sobre los talones

Mantén los brazos relajados a los lados

SEGUNDA FASE

FASE PREPARATORIA
Túmbate boca arriba con los brazos a los lados, las rodillas flexionadas y los pies planos en el suelo. Activa los abdominales empujando la parte inferior de la espalda contra el suelo. Aprieta los glúteos antes de elevarlos hasta la posición de puente.

PRIMERA FASE
Espira y eleva las caderas hasta formar un puente de glúteos, apretando los glúteos y activando completamente el torso.

SEGUNDA FASE
Levanta los dedos de los pies del suelo y da pequeños pasos con los talones, caminando hacia delante y hacia atrás mientras mantienes el puente. Da de 2 a 4 pasos hacia fuera y de 2 a 4 pasos hacia dentro.

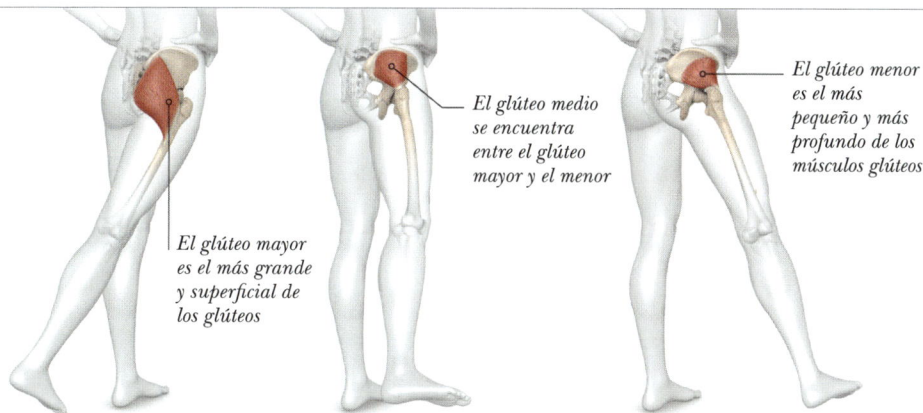

El glúteo medio se encuentra entre el glúteo mayor y el menor

El glúteo menor es el más pequeño y más profundo de los músculos glúteos

El glúteo mayor es el más grande y superficial de los glúteos

Los tres músculos glúteos
Los glúteos están formados por tres músculos: glúteo mayor, medio y menor. Fortalecer los tres músculos evita lesiones, estabilizando el cuerpo. Unos glúteos fuertes también aumentan la movilidad de la cadera. Unos glúteos débiles y sin ser trabajados pueden provocar problemas de rodilla y cadera, así como dolor lumbar.

GLÚTEO MAYOR
Este músculo extiende la cadera hacia atrás y gira la pierna.

GLÚTEO MEDIO
Ayuda al glúteo mayor a extender la cadera hacia el lado y a rotar la pierna.

GLÚTEO MENOR
Este músculo ayuda al glúteo mayor a extender la cadera hacia el lado.

PUENTE DE GLÚTEOS CON BARRA

El puente de glúteos con barra tiene como objetivo fortalecer los glúteos y los isquiotibiales, aumentando la fuerza y la propulsión generadas por la patada al nadar. También mejora la extensión de la cadera y la estabilidad, dando un mejor alineamiento del cuerpo y una técnica más aerodinámica.

A menudo conocido como un empuje de cadera, este movimiento trabaja los glúteos con la flexión y extensión de la cadera. Del mismo modo que las extensiones de piernas aíslan los cuádriceps, este movimiento activa los glúteos en su estado contraído sin presionar la columna. Necesitarás un banco estable o un escalón para apoyarte. Pon la barra encima de las caderas, subiendo y bajando el torso mediante la flexión y extensión de las caderas. Para más comodidad, coloca una almohadilla debajo de la barra. Poner correctamente los pies, los tobillos y las rodillas es crucial para una buena ejecución y para prevenir lesiones. Los principiantes deben completar 4 series de 8 a 10 repeticiones.

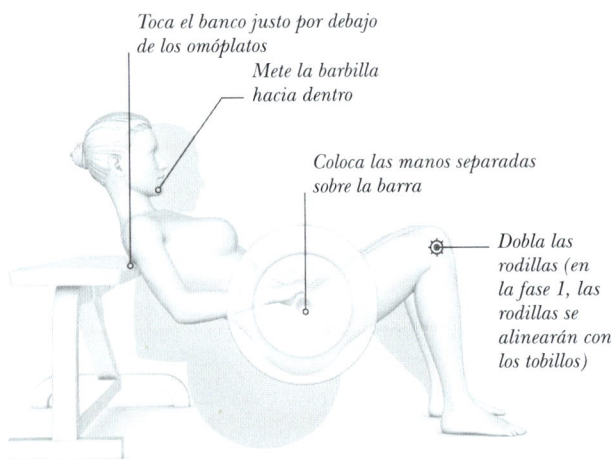

Parte superior del cuerpo y brazos

Los **abdominales** son fundamentales para mantener la estabilidad de la columna y la pelvis durante este ejercicio, facilitando la integración de movimientos entre la parte superior e inferior del cuerpo. Los músculos de los **hombros y brazos** desempeñan un papel importante para mantener el peso estable durante todo el movimiento.

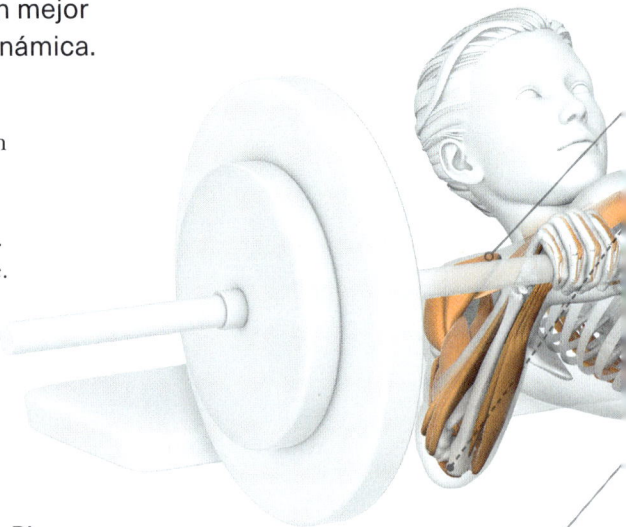

Toca el banco justo por debajo de los omóplatos

Mete la barbilla hacia dentro

Coloca las manos separadas sobre la barra

Dobla las rodillas (en la fase 1, las rodillas se alinearán con los tobillos)

FASE PREPARATORIA

Siéntate con la espalda contra el banco, las rodillas flexionadas y los pies ligeramente más abiertos que la anchura de los hombros. Coloca la barra sobre las caderas y utiliza los glúteos para levantar las caderas del suelo, estableciendo la posición inicial en la parte superior. Inspira para activar el torso.

Piernas

La tensión se centra sobre todo en los **músculos de los glúteos**. Concéntrate en elevar las caderas hacia la barra activando los glúteos, mientras mantienes activados los abdominales. Esta sinergia entre el torso y la pelvis aumenta la tensión en los glúteos. Para mantener la estabilidad, los **isquiotibiales**, los **aductores** y los **gemelos** ayudan a gestionar la carga de la parte inferior del cuerpo.

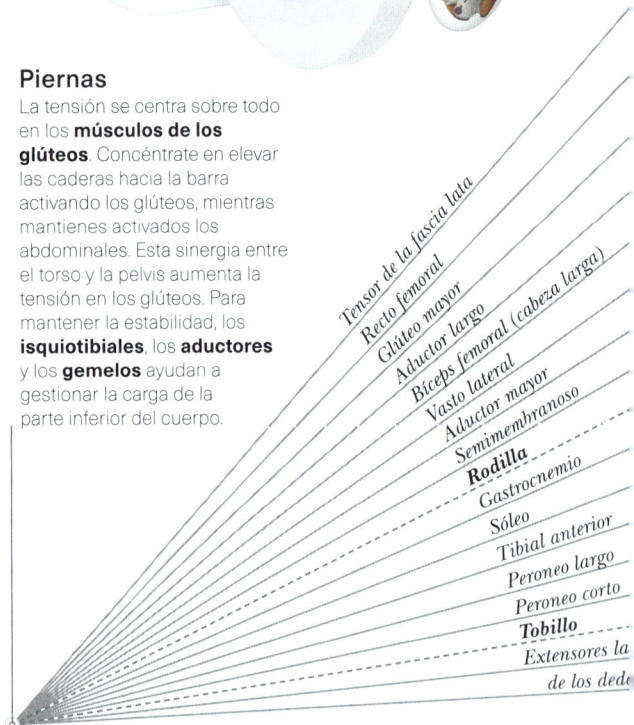

Tensor de la fascia lata
Recto femoral
Glúteo mayor
Aductor largo
Bíceps femoral (cabeza larga)
Vasto lateral
Aductor mayor
Semimembranoso
Rodilla
Gastrocnemio
Sóleo
Tibial anterior
Peroneo largo
Peroneo corto
Tobillo
Extensores la
de los ded

Deltoides

Codo

Pectoral mayor

Transverso abdominal

Recto abdominal

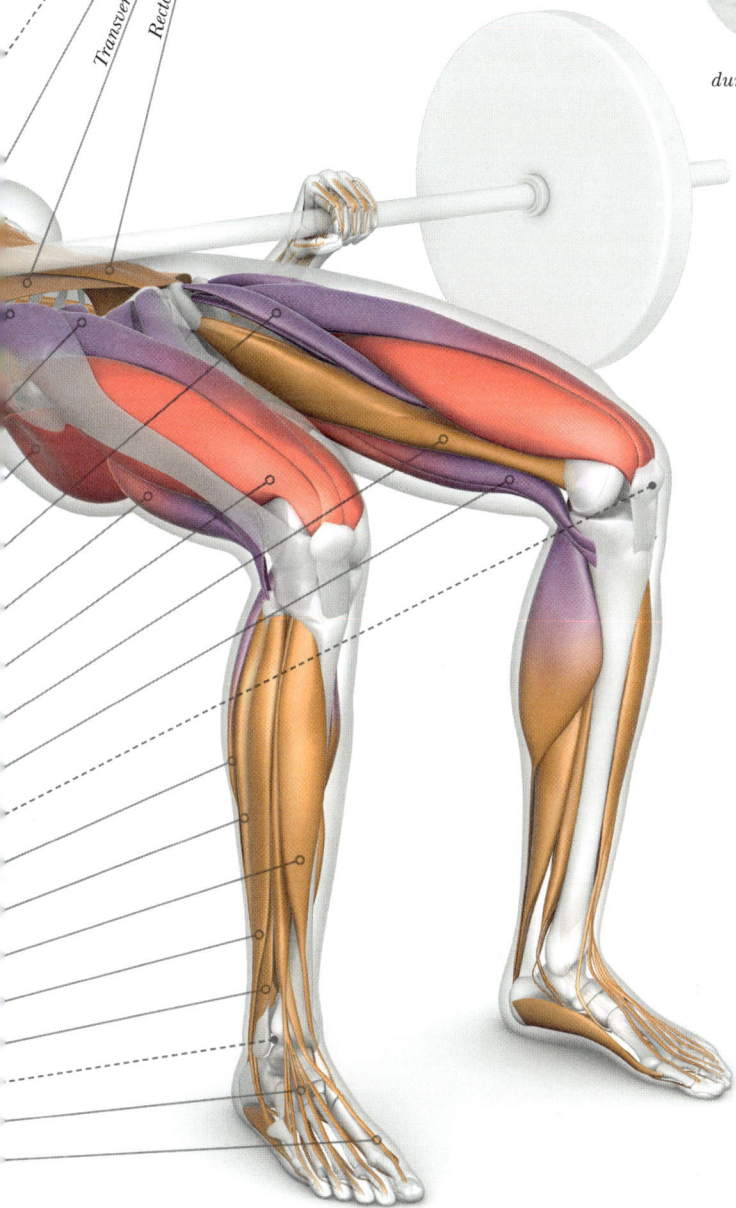

Apoya los abdominales
para estabilizar la
columna y la pelvis

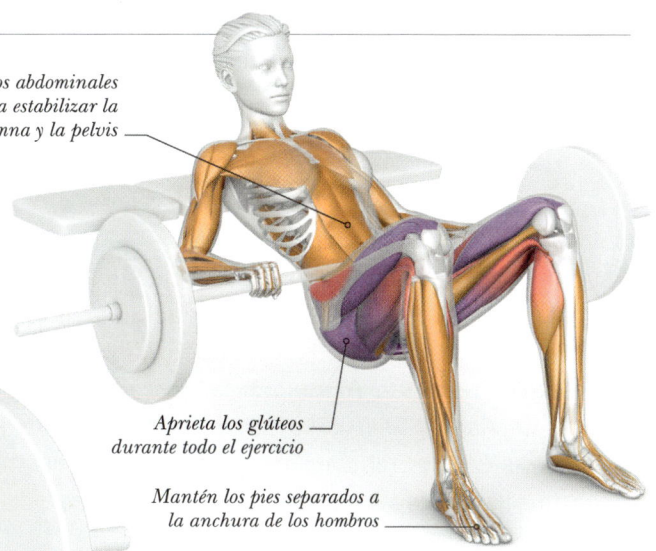

Aprieta los glúteos
durante todo el ejercicio

Mantén los pies separados a
la anchura de los hombros

SEGUNDA FASE

Devuelve suavemente la barra a la posición
inicial con un movimiento controlado,
manteniendo el tronco tenso y la barbilla
hacia abajo. El momento en el que las rodillas
se desplazan hacia atrás de los tobillos marca
el final de la repetición. Haz una breve pausa
para controlar tu respiración antes de
empezar la siguiente serie de fases 1 y 2.

LEYENDA

- •-- *Articulaciones*
- ○— *Músculos*
- ● Acortamiento con tensión
- ● Alargamiento con tensión
- ● Alargamiento sin tensión
- ● Músculos tensos sin movimiento

! Precaución

Evita bajar demasiado las caderas desde
la postura inicial; para cuando las rodillas
empiecen a desplazarse hacia atrás.
El movimiento de las caderas debe ser
solo hacia abajo, sin moverse hacia atrás.

PRIMERA FASE

Activa los glúteos y el torso. Espira mientras
presionas los pies contra el suelo, impulsando
la barra hacia arriba hasta que la parte
superior del cuerpo se alinee con el suelo
horizontalmente. Para añadirle dificultad,
haz una pausa en esta posición durante
1 o 2 segundos, asegurándote de que los
glúteos estén bien contraídos.

CURL NÓRDICO PARA ISQUIOTIBIALES

Este ejercicio fortalece los músculos de la parte inferior del cuerpo, principalmente los isquiotibiales, que son esenciales para mejorar los arranques y dar patadas potentes en natación. Al mejorar la fuerza de las piernas y la estabilidad de la articulación de la rodilla, dota a los nadadores de la potencia y resistencia necesarias para una propulsión efectiva desde los bloques o paredes de la piscina.

El curl nórdico para isquiotibiales es un ejercicio intensivo que trabaja la cadena posterior, principalmente los isquiotibiales. Al implicar un descenso lento del cuerpo usando los isquiotibiales, necesitarás asegurar tus tobillos con una barra, o pedirle a un compañero que te los sujete durante la subida y la bajada.

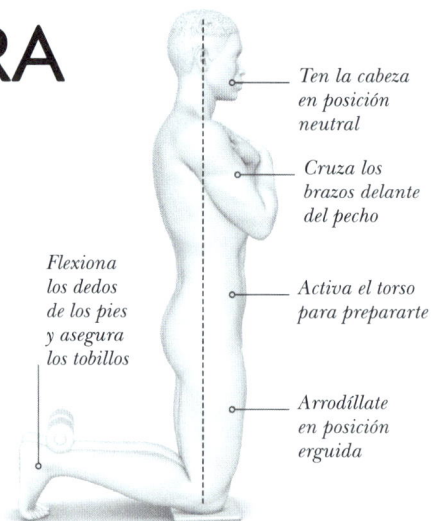

Ten la cabeza en posición neutral

Cruza los brazos delante del pecho

Activa el torso para prepararte

Flexiona los dedos de los pies y asegura los tobillos

Arrodíllate en posición erguida

ETAPA PREPARATORIA
Arrodíllate sobre una superficie acolchada, con los tobillos sujetos bajo una barra estable o, en su caso, sujetados por un compañero. Mantén las caderas extendidas, las manos cruzadas sobre el pecho y activa el torso.

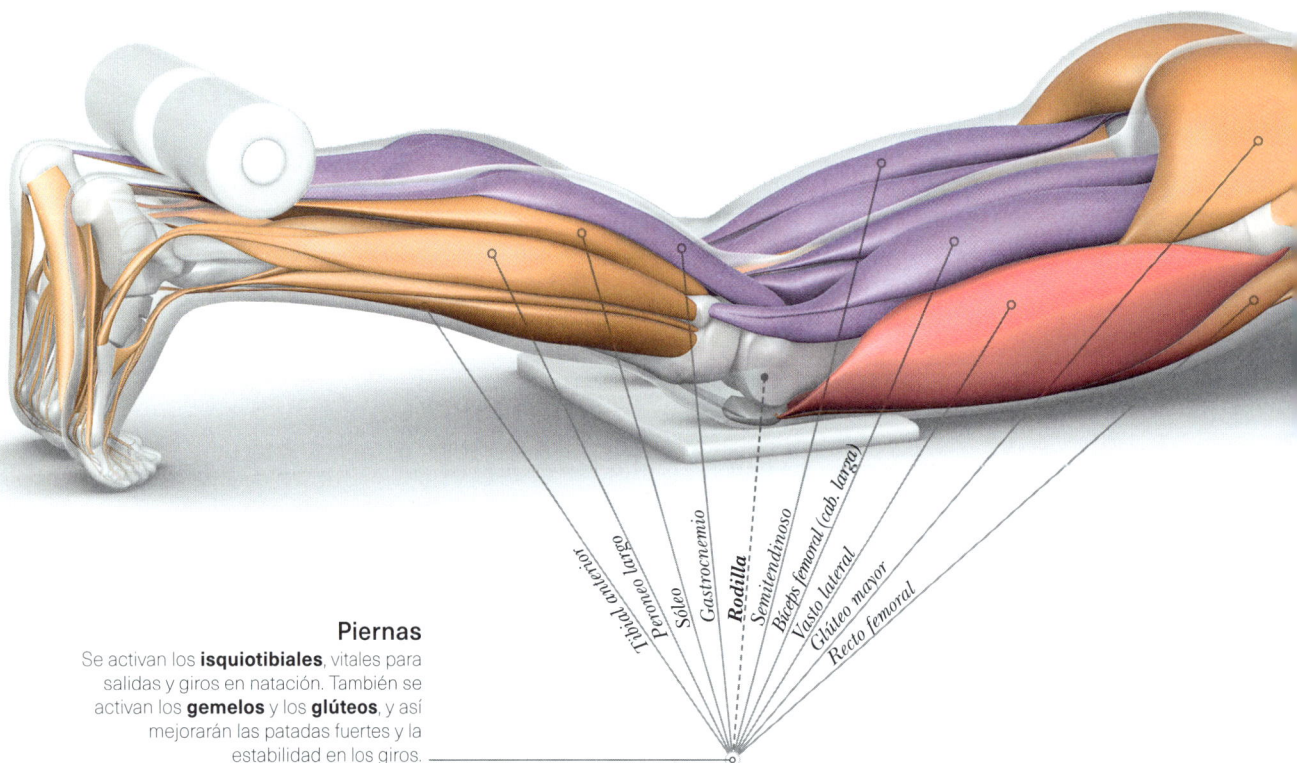

Tibial anterior
Peroneo largo
Sóleo
Gastrocnemio
Rodilla
Semitendinoso
Bíceps femoral (cab. larga)
Vasto lateral
Glúteo mayor
Recto femoral

Piernas
Se activan los **isquiotibiales**, vitales para salidas y giros en natación. También se activan los **gemelos** y los **glúteos**, y así mejorarán las patadas fuertes y la estabilidad en los giros.

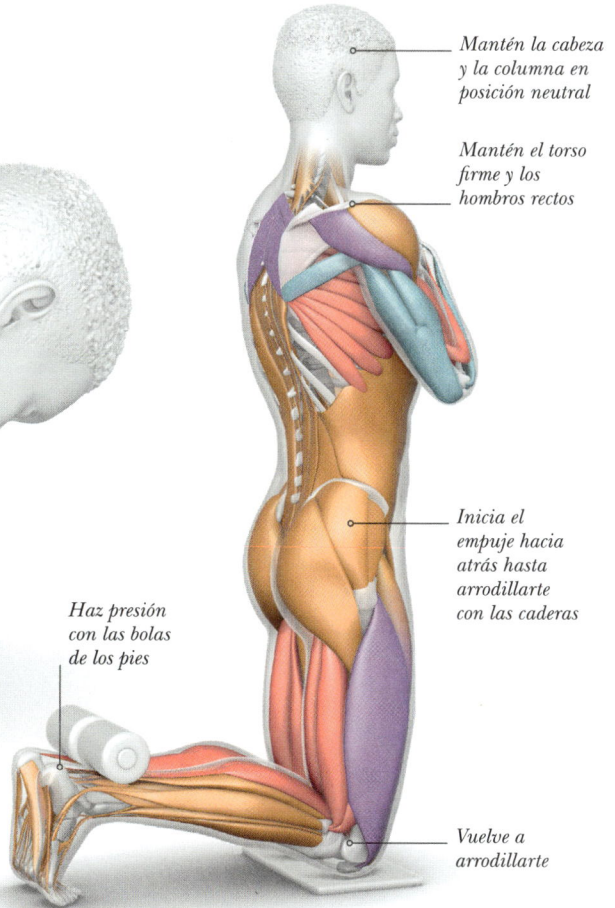

Parte superior del cuerpo

Este ejercicio requiere un fuerte compromiso de los músculos del **torso**, incluyendo los **abdominales** y los **oblicuos**, para mantener la postura de la parte superior del cuerpo mientras te inclinas hacia delante.

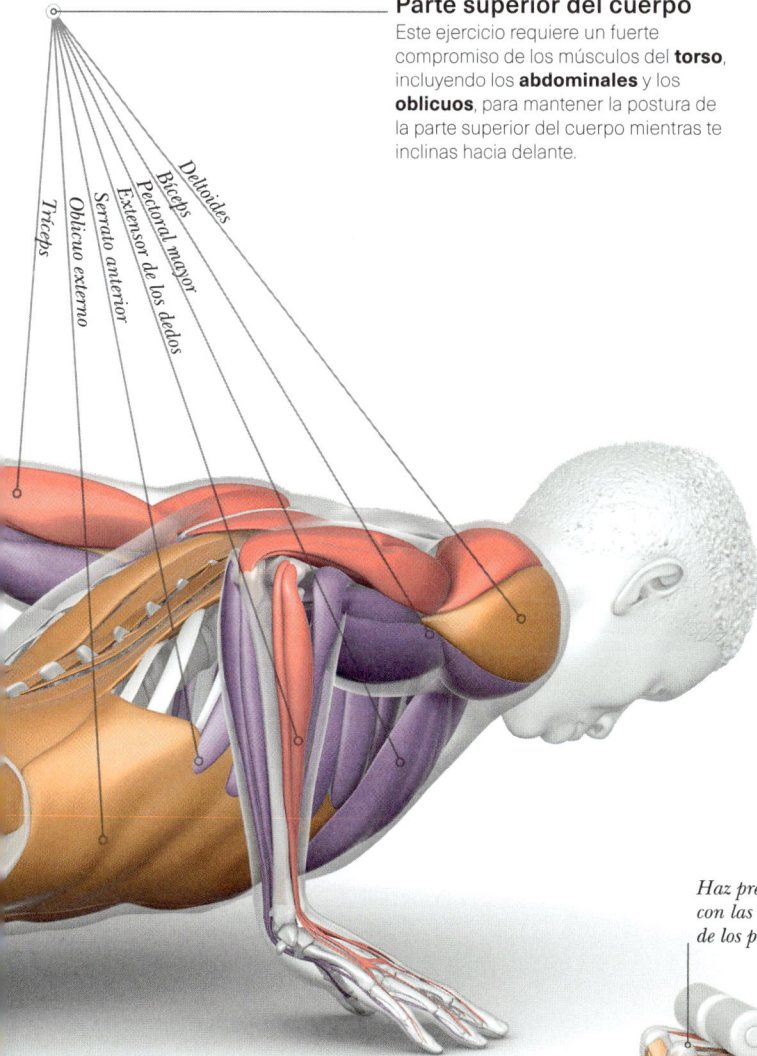

Deltoides
Bíceps
Pectoral mayor
Extensor de los dedos
Serrato anterior
Oblicuo externo
Tríceps

Mantén la cabeza y la columna en posición neutral

Mantén el torso firme y los hombros rectos

Inicia el empuje hacia atrás hasta arrodillarte con las caderas

Haz presión con las bolas de los pies

Vuelve a arrodillarte

PRIMERA FASE

Inclínate lentamente hacia delante, guiándote con las caderas, y controla el descenso hacia el suelo, resistiendo la caída con los isquiotibiales. Si es necesario, extiende las manos hacia delante para amortiguar la caída. Mantén una línea recta desde las rodillas hasta los hombros y activa los glúteos para mantener la extensión de la cadera.

SEGUNDA FASE

Vuelve a subir hasta la posición inicial, empujándote con las manos, si es necesario. Sube suavemente, manteniendo el torso tenso y las caderas extendidas, para volver a quedar arrodillado. Con práctica, deberías poder levantarte usando sobre todo la fuerza de los isquiotibiales.

» VARIACIONES

Estas variaciones, basadas en el curl nórdico para isquiotibiales, trabajan aún más los isquiotibiales de la parte posterior del muslo, mejorando las fuertes patadas y el impulso desde las paredes o bloques de la piscina. Aumentan la fuerza en la parte inferior del cuerpo, mejoran la flexibilidad, y favorecen un desarrollo muscular equilibrado y mejor movilidad.

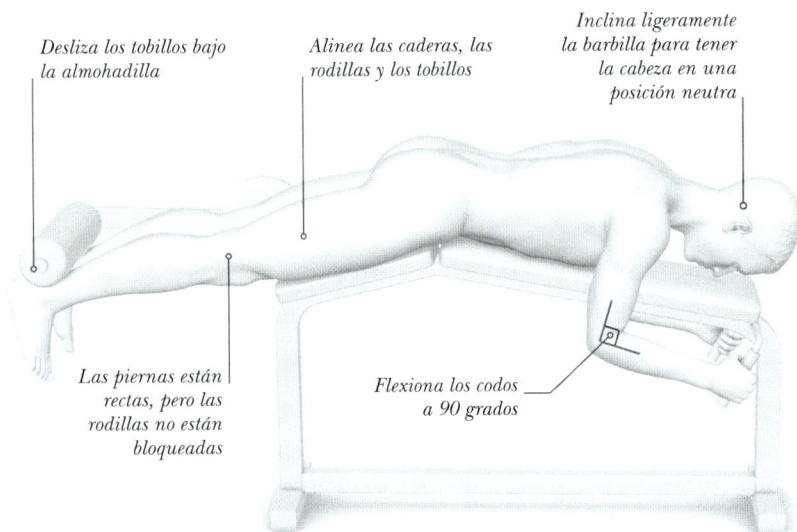

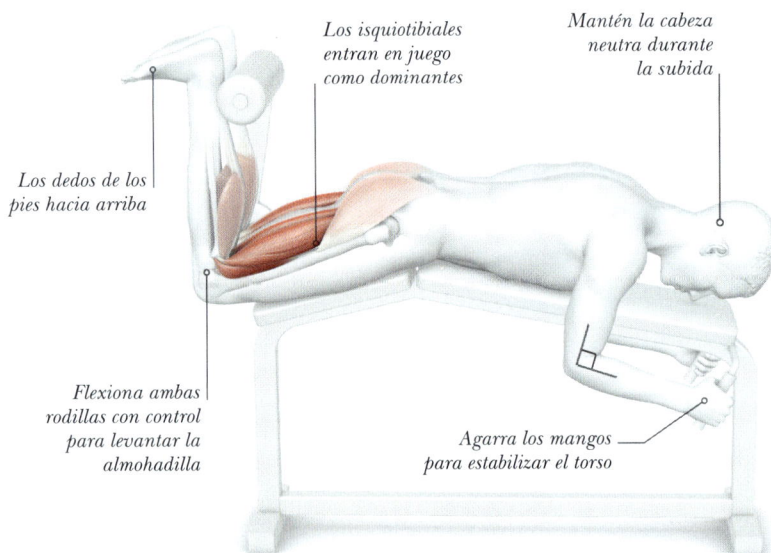

Desliza los tobillos bajo la almohadilla

Alinea las caderas, las rodillas y los tobillos

Inclina ligeramente la barbilla para tener la cabeza en una posición neutra

Las piernas están rectas, pero las rodillas no están bloqueadas

Flexiona los codos a 90 grados

CURL DE PIERNA ACOSTADO

Realizado en una máquina de curl de piernas, entrena los isquiotibiales del muslo y el músculo principal de la pantorrilla, el gastrocnemio, que ayudan a flexionar la rodilla. En esta posición fija y boca abajo, puedes flexionar la rodilla con mucha fuerza sin sobrecargar la columna. Asegúrate de ajustar los pesos adecuados a tu nivel de fuerza antes de comenzar.

FASE PREPARATORIA
Túmbate boca abajo en el banco con las piernas estiradas y la almohadilla para los tobillos justo por encima de los zapatos. Activa los abdominales y el dorsal ancho tirando de los mangos de la máquina. Contrae los glúteos para estabilizar la pelvis.

Los isquiotibiales entran en juego como dominantes

Mantén la cabeza neutra durante la subida

Los dedos de los pies hacia arriba

Flexiona ambas rodillas con control para levantar la almohadilla

Agarra los mangos para estabilizar el torso

PRIMERA FASE
Inspira y flexiona la rodilla con control, luego empuja la almohadilla hacia arriba con los tobillos hasta el punto máximo de flexión de la rodilla. Asegúrate de que los tobillos estén dorsiflexionados, apuntando con los dedos de los pies hacia arriba con tensión a través de los músculos de la espinilla.

SEGUNDA FASE
Espira mientras empujas los pies atrás hacia la pared que hay detrás de ti, con el objetivo de alargar los isquiotibiales al volver a la posición inicial. Inspira y repite las fases 1 y 2.

PRIMERA FASE

LEYENDA
● Músculo principal
● Músculo secundario

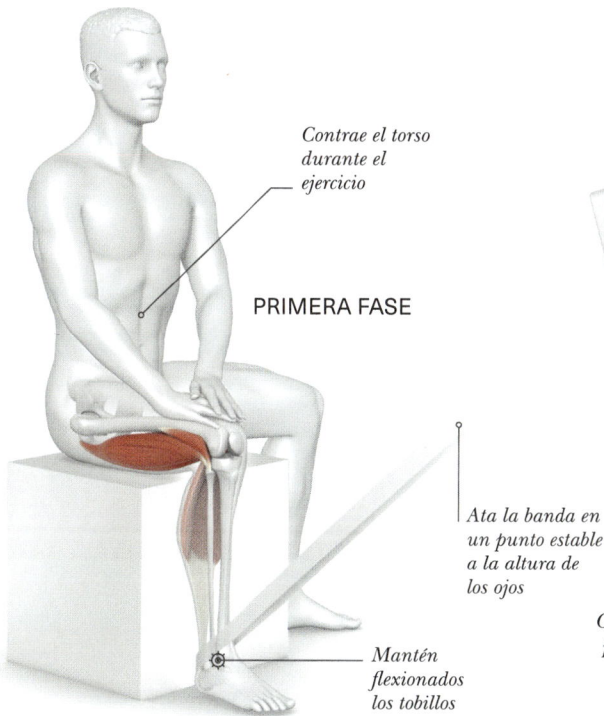

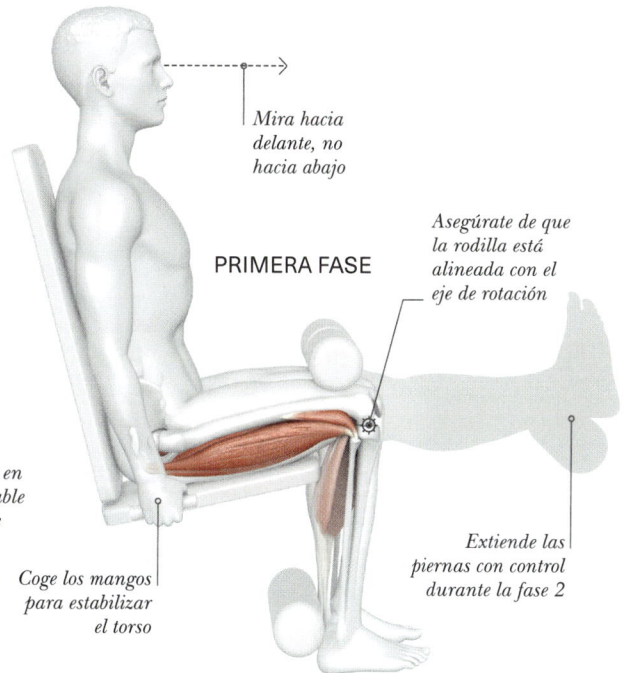

Contrae el torso durante el ejercicio

PRIMERA FASE

Ata la banda en un punto estable a la altura de los ojos

Mantén flexionados los tobillos

Mira hacia delante, no hacia abajo

Asegúrate de que la rodilla está alineada con el eje de rotación

PRIMERA FASE

Coge los mangos para estabilizar el torso

Extiende las piernas con control durante la fase 2

CURL DE PIERNA UNILATERAL SENTADO CON BANDA

Necesitarás una banda de resistencia. Encuentra un punto de anclaje estable a la altura de los ojos para fijarla. Como este ejercicio trabaja una pierna cada vez, deberás alternar las piernas para equilibrar el entrenamiento.

FASE PREPARATORIA
Fija la banda de resistencia. Siéntate erguido con las piernas abiertas y los pies planos en el suelo. Coloca la banda justo por encima de la parte posterior del zapato y estira la pierna.

PRIMERA FASE
Inspira y espira mientras doblas la parte inferior de la pierna hacia atrás controlándola hacia tu asiento, sin tocar el suelo. Siente cómo aumenta la resistencia de la banda.

SEGUNDA FASE
Inspira mientras extiendes lentamente la pierna a la posición inicial, manteniendo el control. Repite las fases 1 y 2 y luego cambia de lado para entrenar la otra pierna.

CURL DE PIERNA SENTADO

El uso de una máquina de flexiones de piernas aumenta la estabilidad de la pelvis sin dejar de estimular la flexión de rodilla y el alargamiento de los isquiotibiales. Usa este ejercicio para entrenar bien los isquiotibiales y los gemelos.

FASE PREPARATORIA
Prepara la máquina y la pesa. Siéntate al final del asiento con las rodillas flexionadas. Coloca los tobillos contra la almohadilla inferior y coge los mangos.

PRIMERA FASE
Espira y flexiona lentamente las rodillas hacia las nalgas con control. Continúa flexionando hasta alcanzar el límite de la flexión de rodilla.

SEGUNDA FASE
Inspira mientras extiendes las piernas lentamente bajo control; imagina que se alargan tus isquiotibiales mientras lo haces. Repite las fases 1 y 2.

SENTADILLA DE PARED

Este ejercicio trabaja la resistencia y la fuerza de los músculos de las piernas, que es primordial para los nadadores. Mantener la postura contra la pared desarrolla la resistencia de los músculos de los muslos y la estabilidad del torso. También mejora la postura, aumentando la resistencia y la fuerza de la parte inferior del cuerpo en el agua.

La sentadilla de pared, que reproduce el impulso sostenido de las piernas en el agua, es un excelente ejercicio estático para desarrollar los cuádriceps y mejorar la resistencia de la parte inferior del cuerpo. Con esta sentadilla isométrica, también se fortalece la estabilidad del torso y se traduce en un mayor control durante cada brazada y giro.

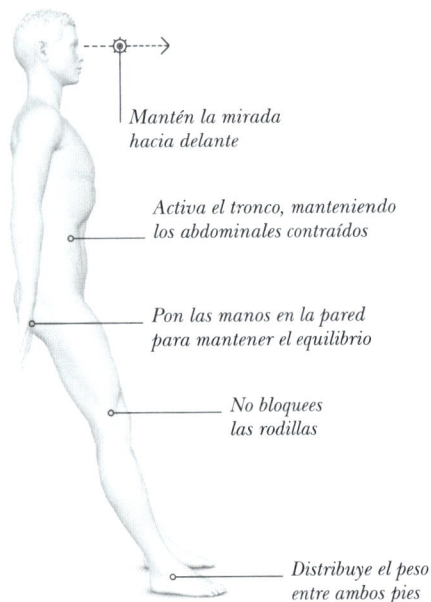

Mantén la mirada hacia delante

Activa el tronco, manteniendo los abdominales contraídos

Pon las manos en la pared para mantener el equilibrio

No bloquees las rodillas

Distribuye el peso entre ambos pies

FASE PREPARATORIA
De pie, apoya la espalda contra una pared plana, con los pies separados a la altura de los hombros y un poco alejados de la pared. Toma aire para prepararte antes de empezar a deslizarte hacia abajo por la pared.

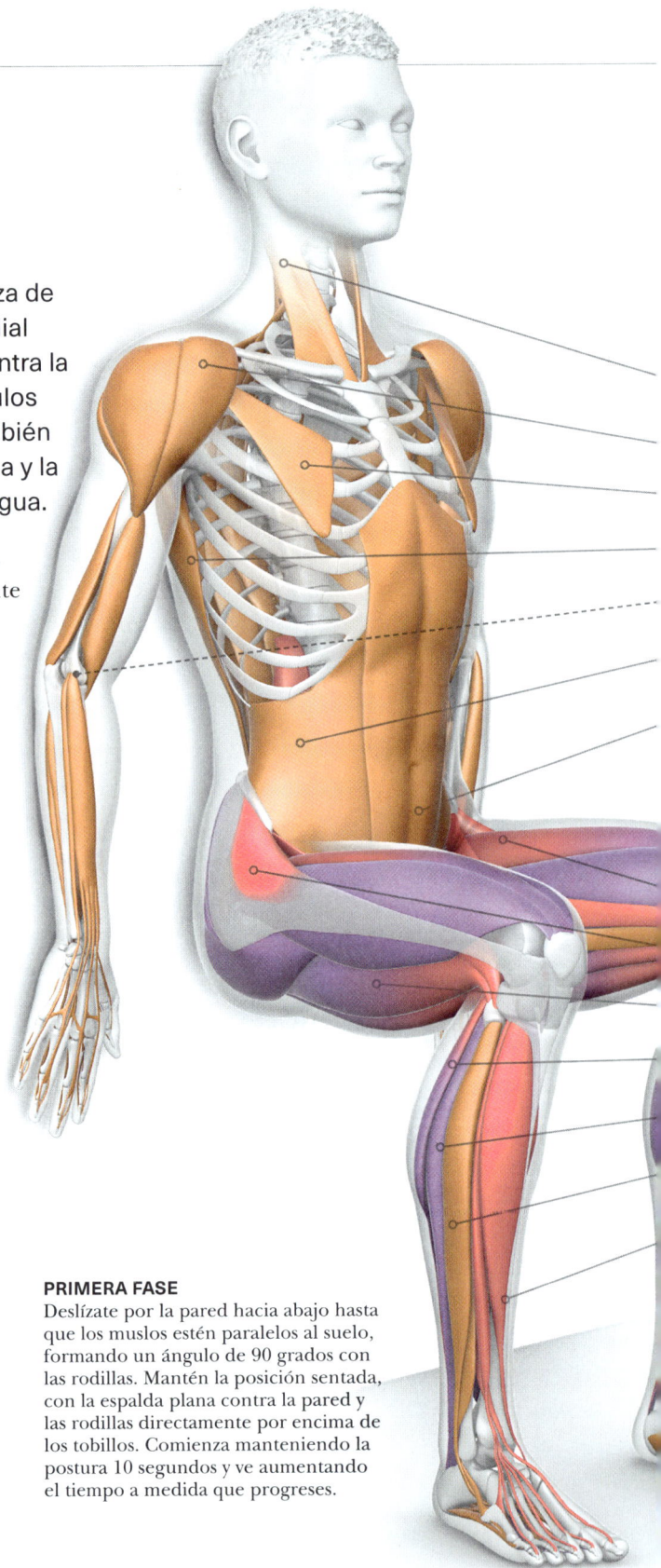

PRIMERA FASE
Deslízate por la pared hacia abajo hasta que los muslos estén paralelos al suelo, formando un ángulo de 90 grados con las rodillas. Mantén la posición sentada, con la espalda plana contra la pared y las rodillas directamente por encima de los tobillos. Comienza manteniendo la postura 10 segundos y ve aumentando el tiempo a medida que progreses.

Parte superior del cuerpo

Los **músculos del torso** se activan para mantener la columna alineada y los hombros relajados mientras mantienes la postura contra la pared. Los **músculos de la espalda y los hombros** ayudan a mantener la espalda pegada a la pared.

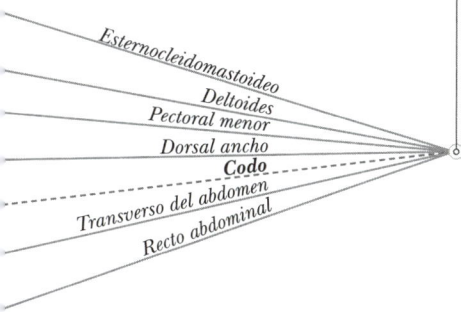

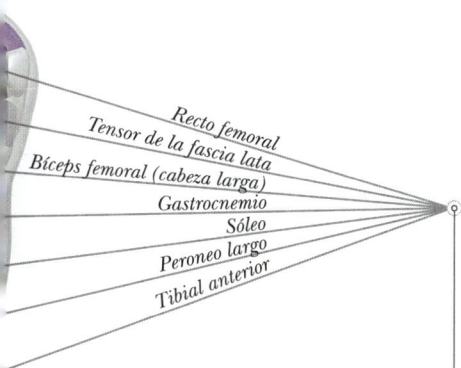

LEYENDA

- ●--- *Articulaciones*
- ○— *Músculos*
- ● Acortamiento con tensión
- ● Alargamiento con tensión
- ● Alargamiento sin tensión
- ● Músculos tensos sin movimiento

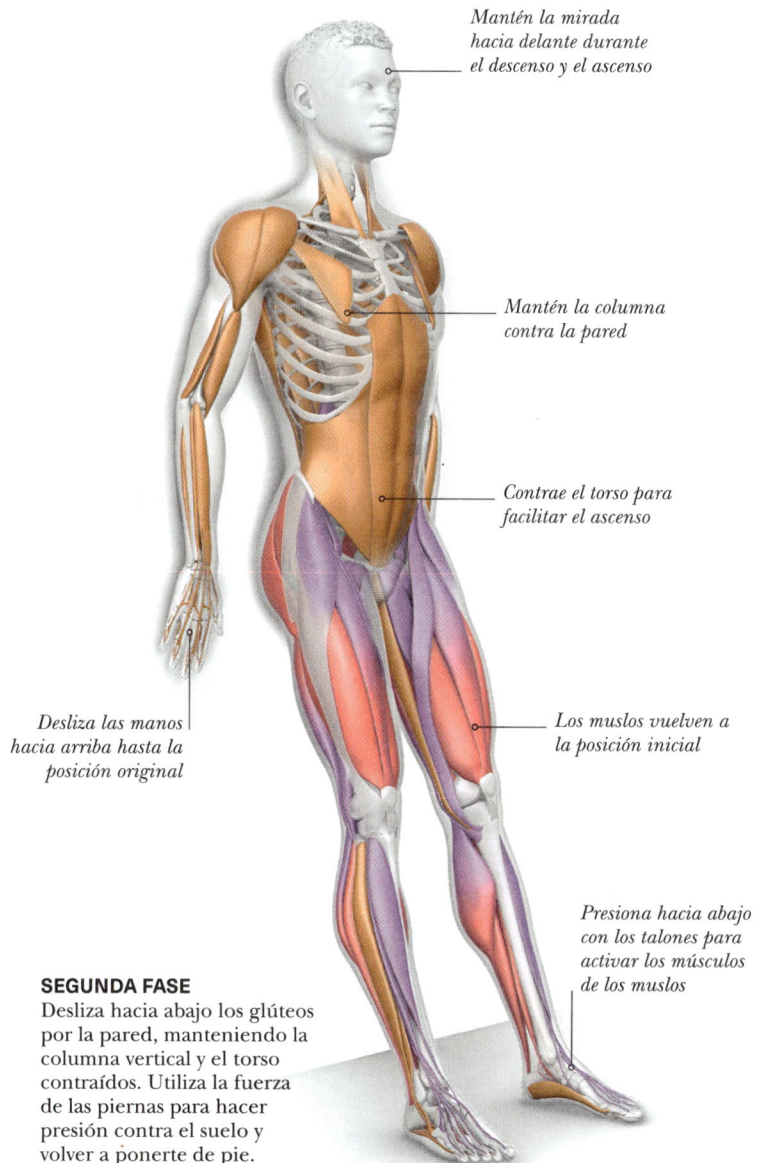

Esternocleidomastoideo
Deltoides
Pectoral menor
Dorsal ancho
Codo
Transverso del abdomen
Recto abdominal

Recto femoral
Tensor de la fascia lata
Bíceps femoral (cabeza larga)
Gastrocnemio
Sóleo
Peroneo largo
Tibial anterior

Parte inferior del cuerpo

Se activan los **cuádriceps** y los **glúteos**, esenciales para reforzar la patada de los nadadores. Los **gemelos** también se activan para mantener el equilibrio y la estabilidad, asegurando una base sólida durante esta postura prolongada.

Mantén la mirada hacia delante durante el descenso y el ascenso

Mantén la columna contra la pared

Contrae el torso para facilitar el ascenso

Desliza las manos hacia arriba hasta la posición original

Los muslos vuelven a la posición inicial

Presiona hacia abajo con los talones para activar los músculos de los muslos

SEGUNDA FASE

Desliza hacia abajo los glúteos por la pared, manteniendo la columna vertical y el torso contraídos. Utiliza la fuerza de las piernas para hacer presión contra el suelo y volver a ponerte de pie.

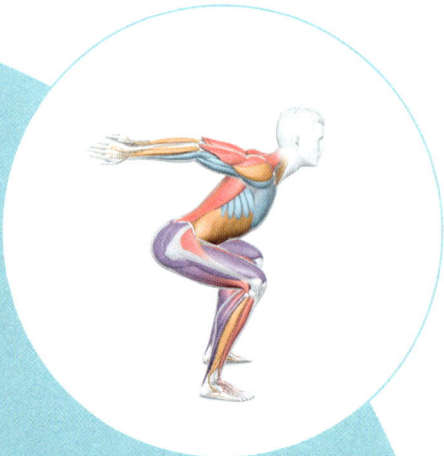
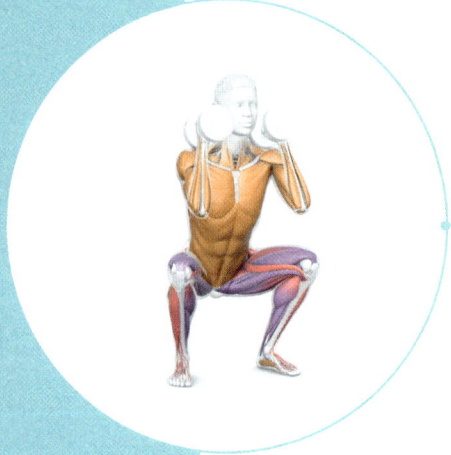
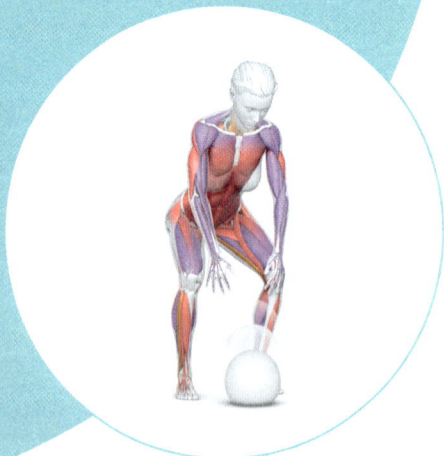

TODO EL CUERPO

Los ejercicios para todo el cuerpo, que exigen una mayor forma física y concentración, trabajan tanto la parte inferior del cuerpo como la superior. Los ejercicios de esta sección, que se han diseñado específicamente para la natación, tienen como objetivo complementar la fuerza, la flexibilidad y la resistencia en general, elementos esenciales para un rendimiento eficaz en la natación. Estas rutinas, que trabajan todos los grupos musculares principales, ayudan a desarrollar un físico equilibrado que pueda afrontar mejor los desafíos de los diferentes estilos de natación.

BURPEE

Este ejercicio completo trabaja todo el cuerpo, fortaleciendo las partes superior e inferior. Es muy eficaz para los nadadores, pues su naturaleza de alta intensidad desarrolla agilidad, fuerza, resistencia y forma física cardiovascular, atributos clave para la práctica. Al trabajar las piernas, caderas, glúteos, abdomen, pecho, hombros y brazos se ejercita la musculatura necesaria para la natación.

El burpee es un entrenamiento intenso que combina saltos dinámicos y flexiones que aumentan la fuerza. Si quieres aumentar el desafío, cambia el salto normal por un salto de rodillas (tuck jump), llevando las rodillas hacia el pecho. Asegúrate de que la columna esté recta, y que tu cuello y cabeza estén alineados. Inicia el salto de rodillas utilizando la fuerza de las piernas en la primera fase, contrayendo el torso para llevar las rodillas hacia dentro. Comienza con 5 repeticiones y aumenta gradualmente a 10 a medida que te sientas más cómodo con el ejercicio.

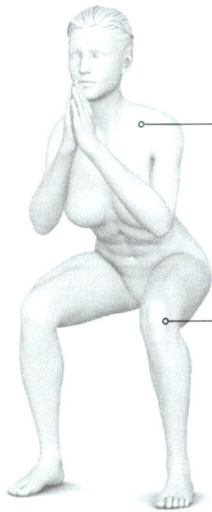

Flexor superficial de los dedos
Bíceps
Pectoral mayor
Deltoides
Recto abdominal
Oblicuo externo

Mantén el pecho ligeramente erguido y mirando hacia fuera, con las manos juntas frente a ti

No permitas que las rodillas sobrepasen los dedos de los pies

FASE PREPARATORIA

Comienza en sentadilla: separa los pies a la anchura de los hombros, alineando la columna y el cuello, con las rodillas flexionadas. Asegúrate de que tus rodillas no sobrepasen los dedos de los pies y mantén el pecho a un ángulo mínimo de 45 grados.

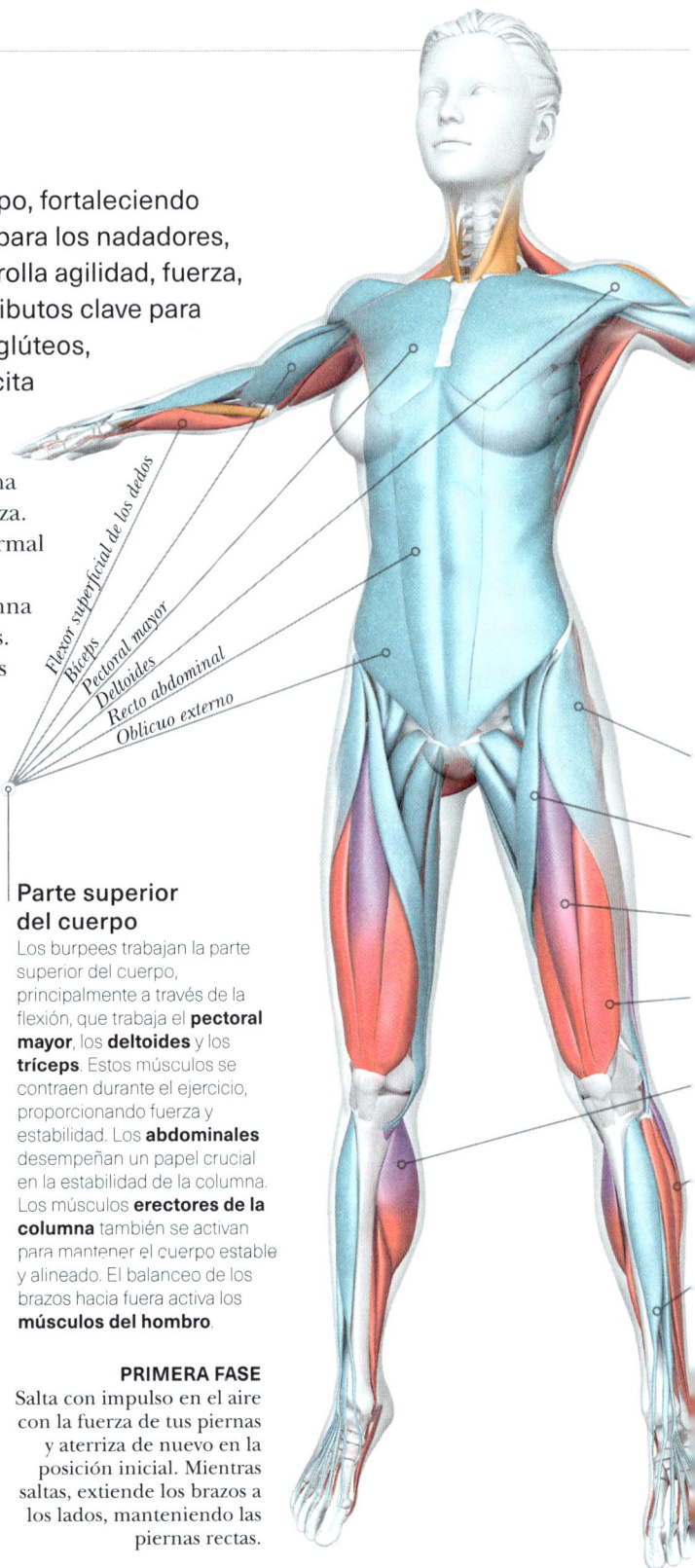

Parte superior del cuerpo

Los burpees trabajan la parte superior del cuerpo, principalmente a través de la flexión, que trabaja el **pectoral mayor**, los **deltoides** y los **tríceps**. Estos músculos se contraen durante el ejercicio, proporcionando fuerza y estabilidad. Los **abdominales** desempeñan un papel crucial en la estabilidad de la columna. Los músculos **erectores de la columna** también se activan para mantener el cuerpo estable y alineado. El balanceo de los brazos hacia fuera activa los **músculos del hombro**.

PRIMERA FASE

Salta con impulso en el aire con la fuerza de tus piernas y aterriza de nuevo en la posición inicial. Mientras saltas, extiende los brazos a los lados, manteniendo las piernas rectas.

CONTINÚA »

CONTINÚA »

Precaución

Ten cuidado de no curvar o doblar la espalda, para evitar lesiones lumbares.

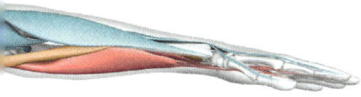

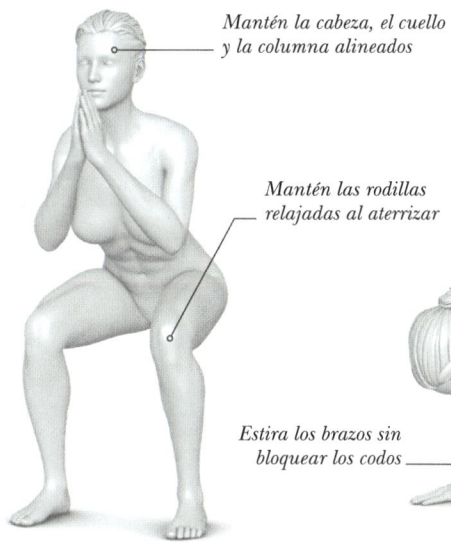

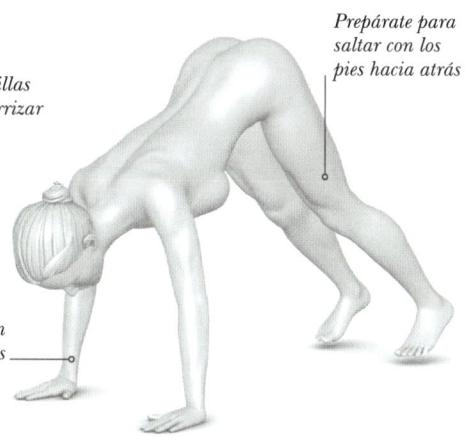

Mantén la cabeza, el cuello y la columna alineados

Mantén las rodillas relajadas al aterrizar

Prepárate para saltar con los pies hacia atrás

Estira los brazos sin bloquear los codos

SEGUNDA FASE

Inmediatamente después de aterrizar con las rodillas dobladas, vuelve a la posición de sentadilla y prepárate para la fase de flexión.

TERCERA FASE

Inclínate hacia delante y pon las manos en el suelo frente a ti, ligeramente dentro de los pies. Tu cuerpo debería formar una forma de V invertida.

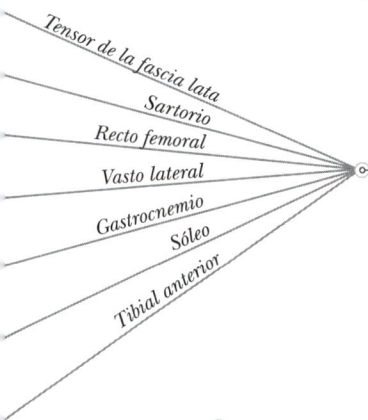

Tensor de la fascia lata
Sartorio
Recto femoral
Vasto lateral
Gastrocnemio
Sóleo
Tibial anterior

Parte inferior del cuerpo

La fase de sentadilla activa los **cuádriceps**, los **isquiotibiales** y los **glúteos**. Al empujar las piernas hacia atrás se siguen trabajando los glúteos y los isquiotibiales. Durante la mayor parte del movimiento, los **flexores de la cadera** y los **cuádriceps** permanecen activos. Durante el salto, se contraen de forma coordinada los cuádriceps, los glúteos y los isquiotibiales, lo que contribuye al entrenamiento general de la parte inferior del cuerpo.

LEYENDA

- •-- *Articulaciones*
- ○— *Músculos*
- ● Acortamiento con tensión
- ● Alargamiento con tensión
- ● Alargamiento sin tensión
- ● Músculos tensos sin movimiento

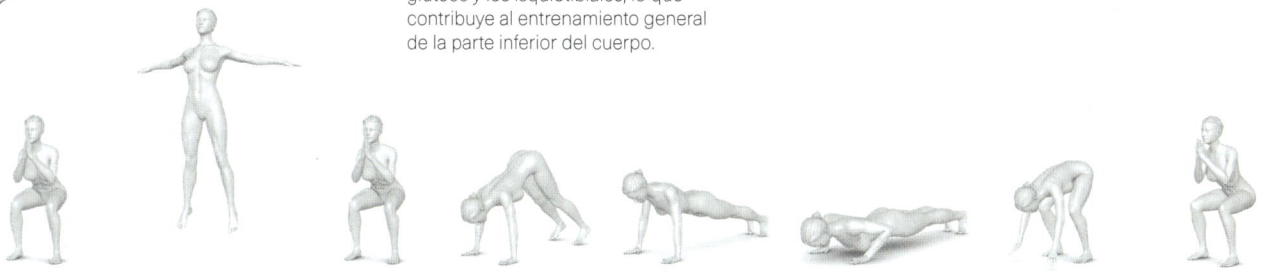

SECUENCIA COMPLETA

PREPARACIÓN   1   2   3   4   5   6   7

BURPEE
(CONTINUACIÓN)

Mantén la alineación de cuello, columna y cabeza

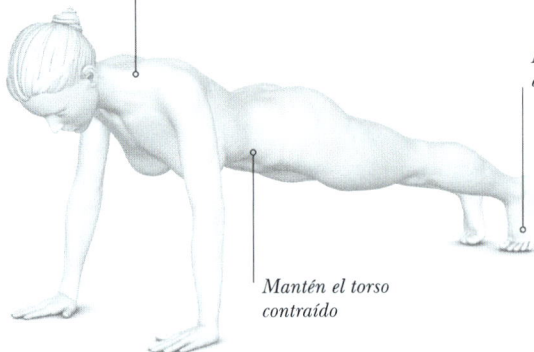

Mantén el equilibrio en los dedos de los pies

Mantén el torso contraído

CUARTA FASE

Distribuye tu peso sobre las manos y salta con los pies hacia atrás para adoptar una posición de plancha alta. Para probar una versión modificada, de manera alternativa, retrocede un pie cada vez.

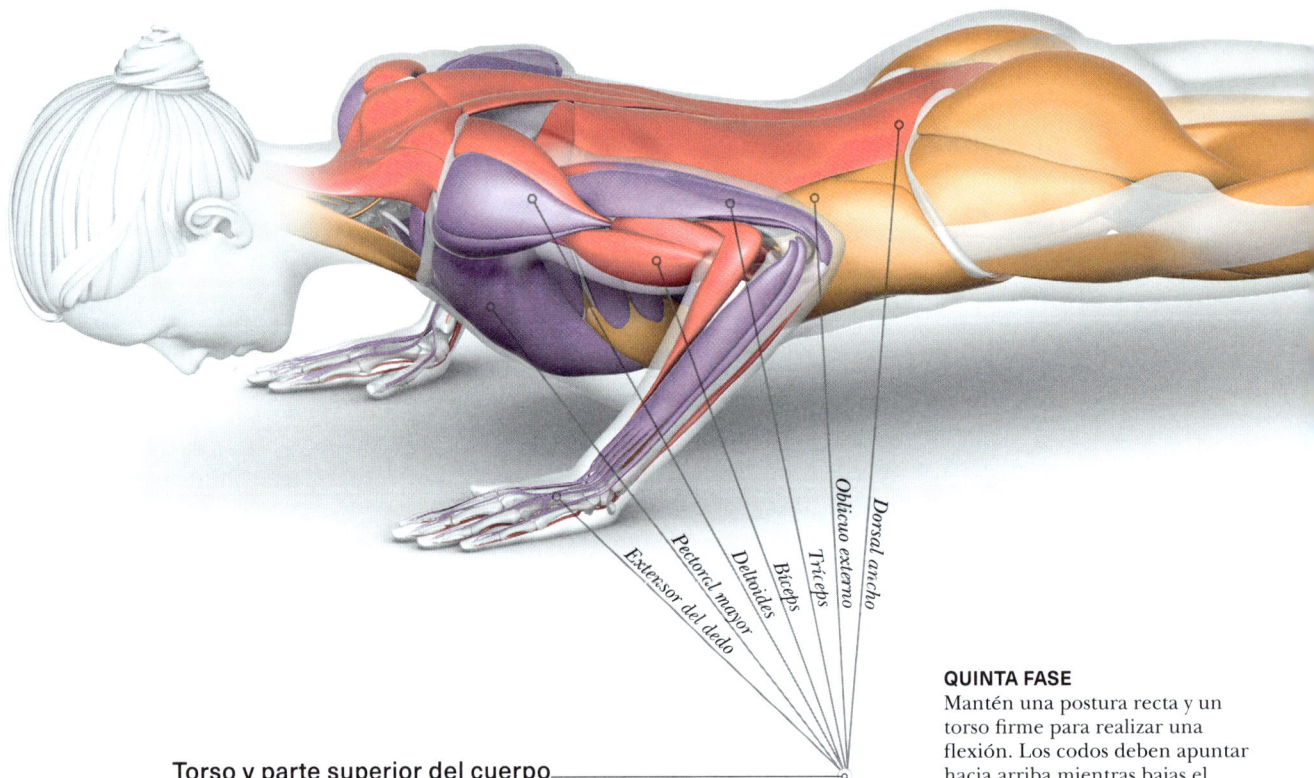

Dorsal ancho

Oblicuo externo

Tríceps

Deltoides

Bíceps

Pectoral mayor

Extensor del dedo

QUINTA FASE

Mantén una postura recta y un torso firme para realizar una flexión. Los codos deben apuntar hacia arriba mientras bajas el pecho hacia el suelo. Mantén los muslos contraídos y evita que la espalda se hunda o que las caderas suban.

Torso y parte superior del cuerpo

Durante la flexión, es importante mantener la forma adecuada para garantizar la eficacia y la seguridad. Asegúrate de que las caderas estén contraídas y de que los **abdominales** estén activos.

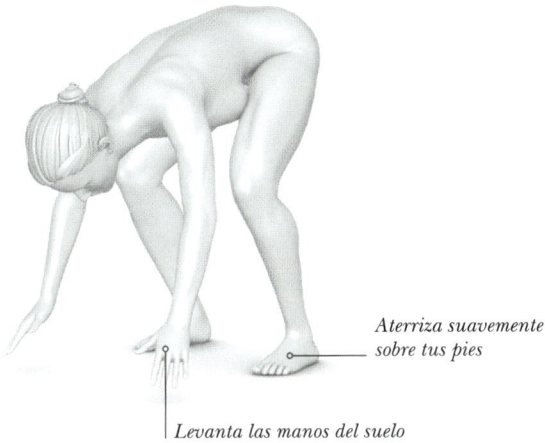

Vuelve a la posición inicial antes del siguiente salto para alinear la cabeza, el cuello y la espalda

Mantén ambos brazos frente a ti

Aterriza suavemente sobre tus pies

Asegúrate de que los muslos están paralelos al suelo

Levanta las manos del suelo

SEXTA FASE
Vuelve a colocar los pies en la posición inicial, asegurándote de que están firmemente apoyados en el suelo.

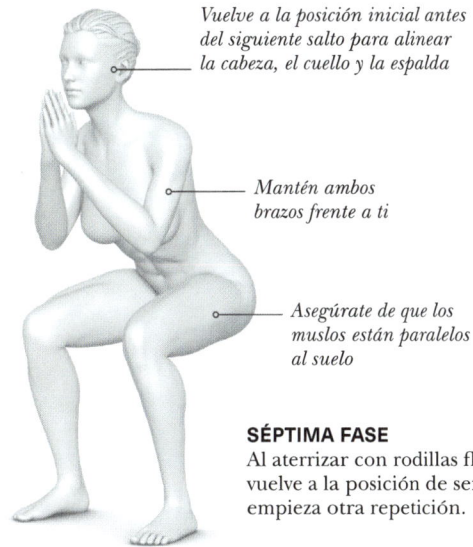

SÉPTIMA FASE
Al aterrizar con rodillas flexionadas, vuelve a la posición de sentadilla y empieza otra repetición.

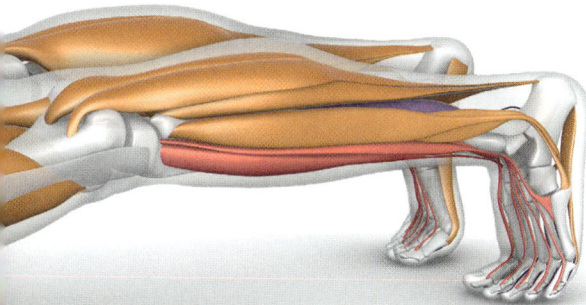

66 99

Los burpees elevan la frecuencia cardíaca, lo que aumenta la resistencia cardiovascular, imprescindible para los nadadores.

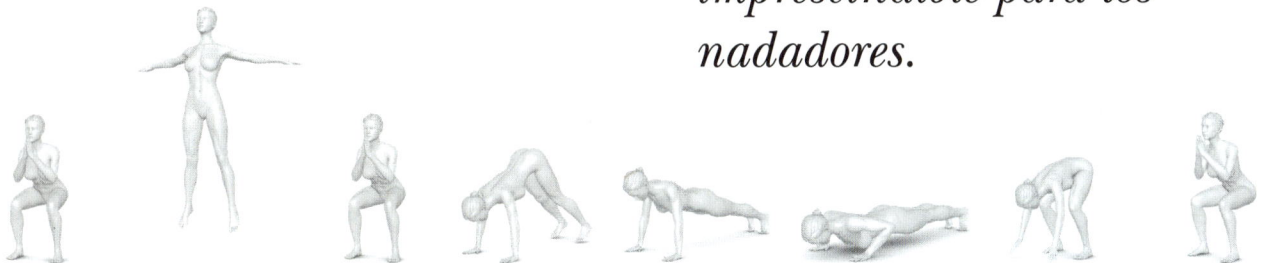

SECUENCIA COMPLETA

PREPARACIÓN	1	2	3	4	5	6	7

159

SQUAT JUMP

El squat jump o sentadilla con salto pliométrico mejora la agilidad, el equilibrio y la fuerza, elementos clave para mejorar las salidas de natación y los impulsos en los giros. Este ejercicio se centra en fortalecer el torso, los glúteos, los isquiotibiales y las lumbares, todos esenciales para la propulsión y la postura de un nadador en el agua.

Por su naturaleza dinámica, para evitar lesiones, es fundamental realizar un calentamiento completo antes de probar este ejercicio. Es importante activar el torso para proteger las lumbares y garantizar un aterrizaje estable y uniforme. Comienza con una simple serie de 5 a 10 saltos, y a medida que aumentes tu fuerza y resistencia, realiza progresivamente hasta 3 series.

LEYENDA

- - - **Articulaciones**
○— *Músculos*
● Acortamiento con tensión
● Alargamiento con tensión
● Alargamiento sin tensión
● Músculos tensos sin movimiento

Torso y parte superior del cuerpo

Los músculos erectores de la columna tienen un papel fundamental en la rotación y extensión de la columna y el cuello. El **recto abdominal**, los **oblicuos** y el **transverso del abdomen** trabajan juntos para mantener el torso estable y la columna alineada durante los movimientos dinámicos. El balanceo de los brazos añade tensión a los hombros y a los brazos.

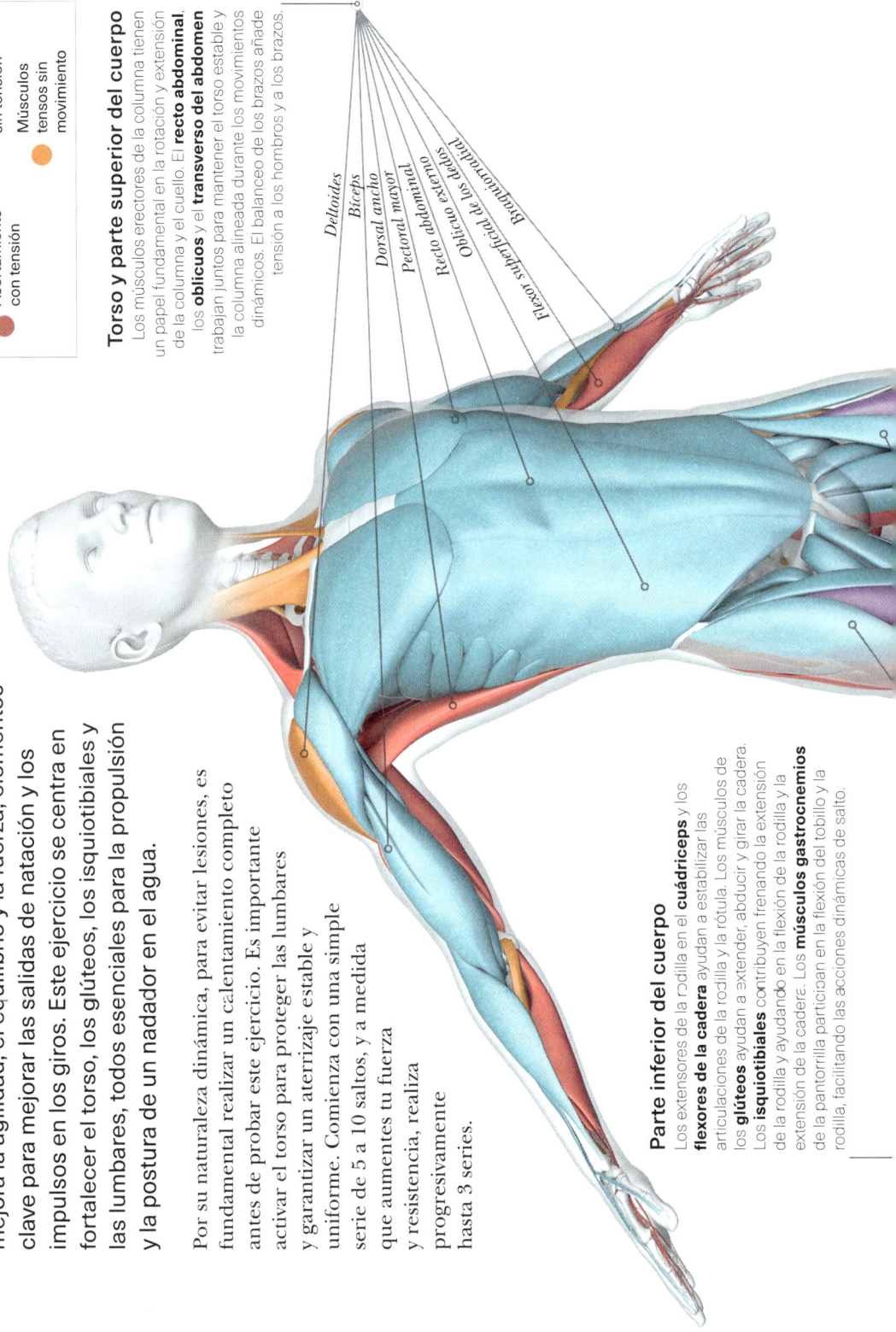

Deltoides
Bíceps
Dorsal ancho
Pectoral mayor
Recto abdominal
Oblicuo externo
Oblicuo de los dedos
Braquiorradial
Flexor superficial de los dedos

Parte inferior del cuerpo

Los extensores de la rodilla en el **cuádriceps** y los **flexores de la cadera** ayudan a estabilizar las articulaciones de la rodilla y la rótula. Los músculos de los **glúteos** ayudan a extender, abducir y girar la cadera. Los **isquiotibiales** contribuyen frenando la extensión de la rodilla y ayudando en la flexión de la rodilla y la extensión de la cadera. Los **músculos gastrocnemios** de la pantorrilla participan en la flexión del tobillo y la rodilla, facilitando las acciones dinámicas de salto.

Dobla las rodillas en un ángulo de 90 grados

Lleva los brazos hacia delante de nuevo mientras aterrizas suavemente

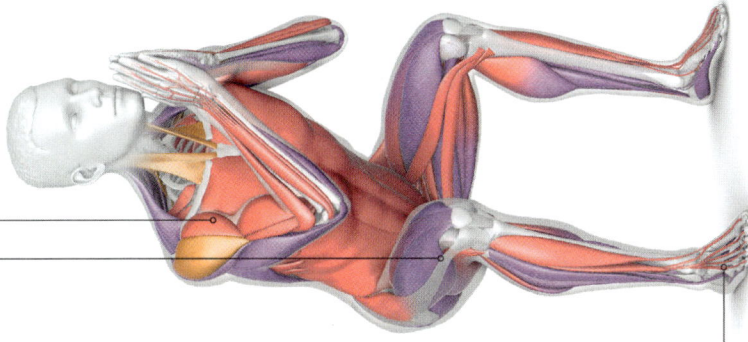

Distribuye el equilibrio uniformemente por todo el pie al aterrizar

SEGUNDA FASE

Controla el cuerpo al bajar, asegurándote de que el torso permanece activado. Controla el aterrizaje utilizando el pie, secuencialmente, desde los dedos hasta la bola del pie, pasando por el arco hasta el talón, y baja a una posición de sentadilla para dar otro salto dinámico.

PRIMERA FASE

Activa los cuádriceps, los isquiotibiales y los glúteos, y espira mientras das un salto dinámico hacia arriba, extendiendo completamente las piernas. Cuando tus piernas se estiren del todo, tus pies se levantarán del suelo. Extiende los brazos hacia los lados durante el salto para ayudarte en el impulso hacia arriba.

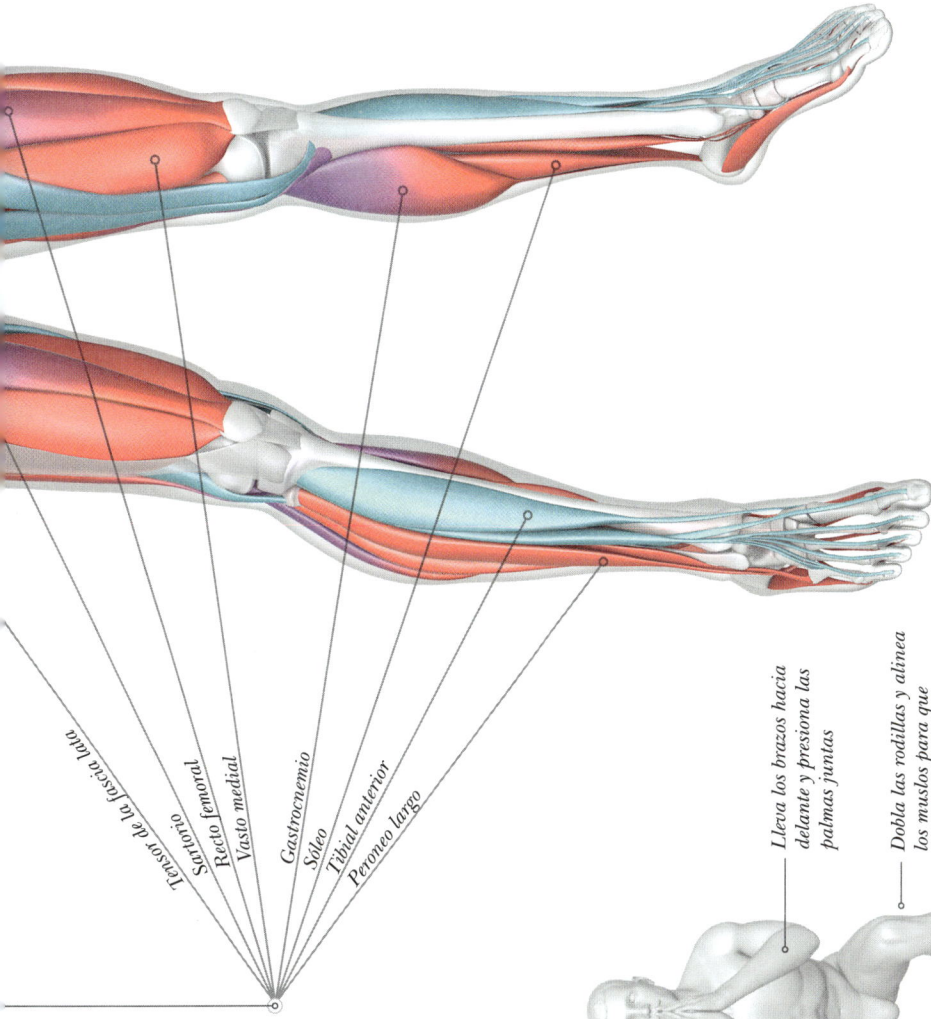

Tensor de la fascia lata
Sartorio
Recto femoral
Vasto medial
Gastrocnemio
Sóleo
Tibial anterior
Peroneo largo

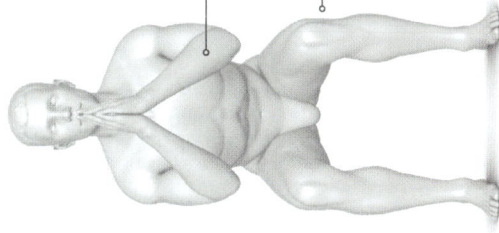

Lleva los brazos hacia delante y presiona las palmas juntas

Dobla las rodillas y alinea los muslos para que queden paralelos al suelo

FASE PREPARATORIA

Ponte de pie con los pies separados a la anchura de los hombros y las rodillas ligeramente flexionadas. Activa el torso y flexiona las rodillas para hacer una sentadilla profunda, imitando la posición aerodinámica y agachada antes de una zambullida o impulso.

161

SALTOS DE LONGITUD

Los saltos de longitud aumentan la fuerza de la parte inferior del cuerpo y son ideales para imitar la fuerza del impulso de las piernas en la piscina. Este ejercicio para todo el cuerpo también mejora la coordinación y la conciencia espacial, ambas esenciales para una buena técnica de natación.

Este ejercicio pliométrico (de potencia rápida) es excelente para aumentar la resistencia cardiovascular y muscular, cualidades importantes para una buena técnica de natación. Tras completar la primera ronda de saltos, date la vuelta y repite el ejercicio en la otra dirección. Asegúrate de que la superficie de aterrizaje sea uniforme y estable para prevenir lesiones. Al aterrizar, evita bloquear las rodillas.

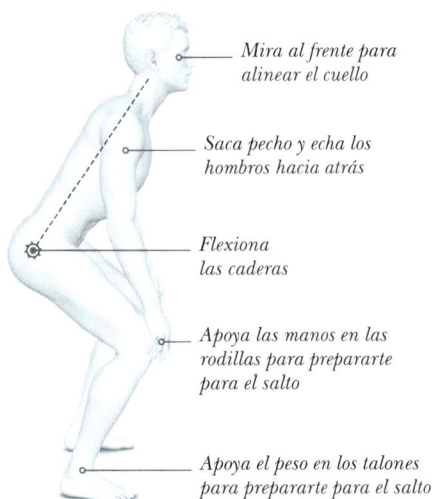

Parte superior del cuerpo

Los músculos **erectores de la columna** mantienen una postura erguida; el **recto abdominal** refuerza el torso. Los **oblicuos** participan en la rotación del torso. Los **deltoides** están activos durante el balanceo de los brazos; el **trapecio** mantiene los hombros alineados, y el **bíceps braquial** controla la flexión del brazo durante el salto.

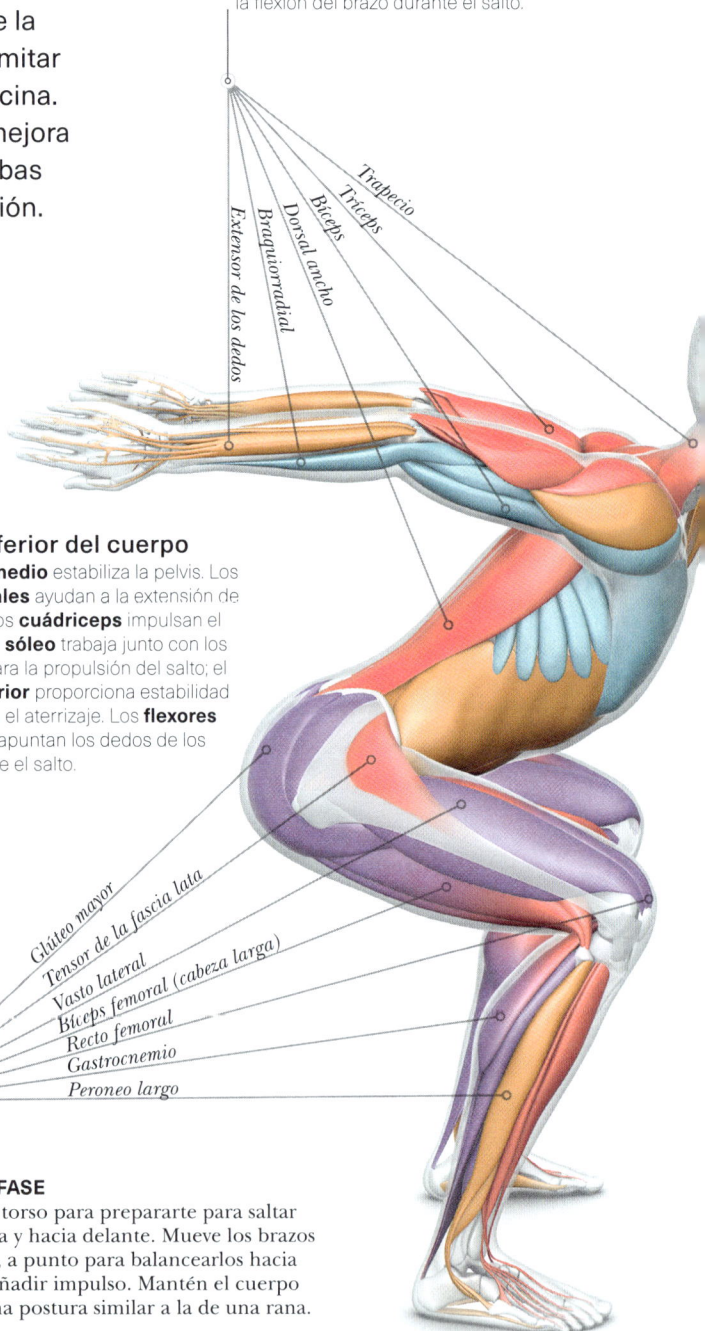

Trapecio
Tríceps
Bíceps
Dorsal ancho
Braquiorradial
Extensor de los dedos

Parte inferior del cuerpo

El **glúteo medio** estabiliza la pelvis. Los **isquiotibiales** ayudan a la extensión de la cadera; los **cuádriceps** impulsan el ascenso. El **sóleo** trabaja junto con los gemelos para la propulsión del salto; el **tibial anterior** proporciona estabilidad al tobillo en el aterrizaje. Los **flexores plantares** apuntan los dedos de los pies durante el salto.

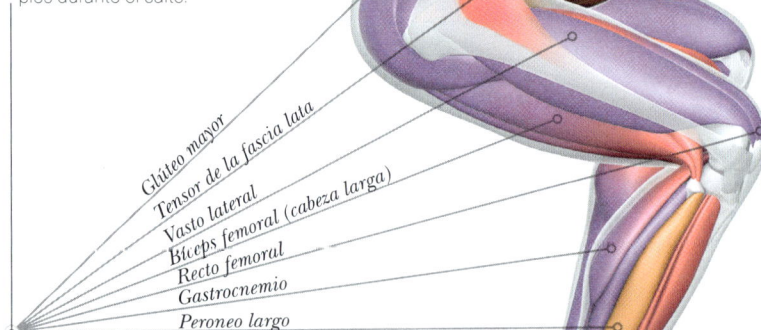

Glúteo mayor
Tensor de la fascia lata
Vasto lateral
Bíceps femoral (cabeza larga)
Recto femoral
Gastrocnemio
Peroneo largo

Mira al frente para alinear el cuello

Saca pecho y echa los hombros hacia atrás

Flexiona las caderas

Apoya las manos en las rodillas para prepararte para el salto

Apoya el peso en los talones para prepararte para el salto

FASE PREPARATORIA
Pies separados a la anchura de los hombros, las caderas hacia atrás y las rodillas un poco flexionadas. Centra el peso en los pies, con la mirada al frente, preparándote para el gran salto. Baja el cuerpo en una sentadilla amplia.

PRIMERA FASE
Contrae el torso para prepararte para saltar hacia arriba y hacia delante. Mueve los brazos hacia atrás, a punto para balancearlos hacia delante y añadir impulso. Mantén el cuerpo bajo, en una postura similar a la de una rana.

LEYENDA

- •-- *Articulaciones*
- ○— *Músculos*
- ● Acortamiento con tensión
- ● Alargamiento con tensión
- ● Alargamiento sin tensión
- ● Músculos tensos sin movimiento

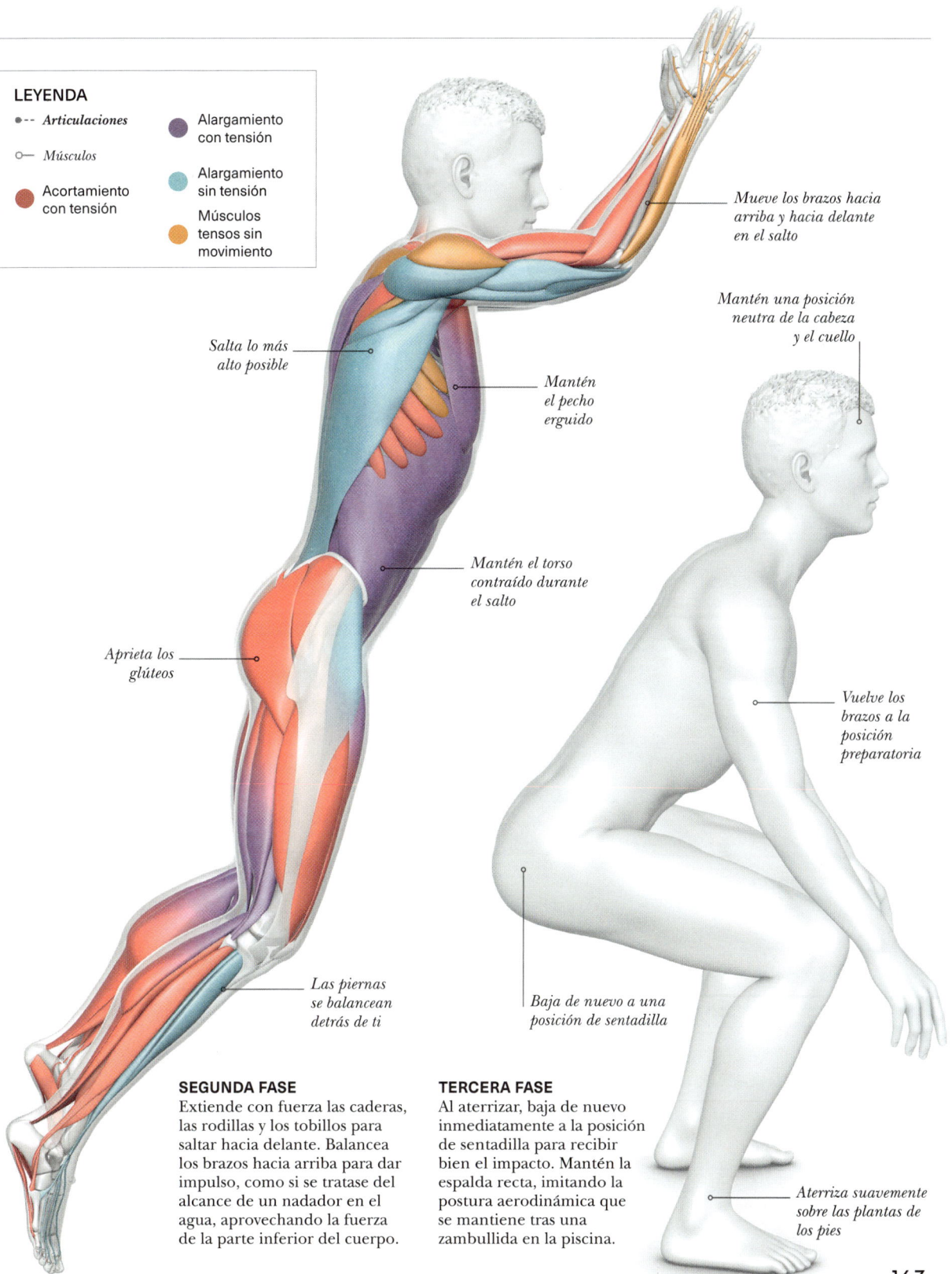

Mueve los brazos hacia arriba y hacia delante en el salto

Mantén una posición neutra de la cabeza y el cuello

Salta lo más alto posible

Mantén el pecho erguido

Mantén el torso contraído durante el salto

Vuelve los brazos a la posición preparatoria

Aprieta los glúteos

Las piernas se balancean detrás de ti

Baja de nuevo a una posición de sentadilla

Aterriza suavemente sobre las plantas de los pies

SEGUNDA FASE

Extiende con fuerza las caderas, las rodillas y los tobillos para saltar hacia delante. Balancea los brazos hacia arriba para dar impulso, como si se tratase del alcance de un nadador en el agua, aprovechando la fuerza de la parte inferior del cuerpo.

TERCERA FASE

Al aterrizar, baja de nuevo inmediatamente a la posición de sentadilla para recibir bien el impacto. Mantén la espalda recta, imitando la postura aerodinámica que se mantiene tras una zambullida en la piscina.

SNATCH O ARRANCADA

Este ejercicio refuerza la fuerza y la coordinación, factores fundamentales para que los nadadores mejoren sus arranques y giros. También mejora la estabilidad de los hombros y fortalece el torso, favoreciendo movimientos más eficientes y potentes en la natación.

La arrancada mejora notablemente la velocidad y la agilidad, y refuerza los músculos de los cuádriceps y los isquiotibiales. Más allá de la activación muscular, la arrancada, realizada con una mancuerna o kettlebell, también puede mejorar la salud cardiorrespiratoria. Al moverte para pasar la pesa a la otra mano, asegúrate de girar las caderas y doblar las rodillas, manteniendo la espalda recta y la vista al frente. Usa el impulso generado por la parte inferior del cuerpo para mover la pesa, reduciendo la dependencia de los brazos y hombros. Los principiantes pueden comenzar con 1 serie de 8 a 12 repeticiones.

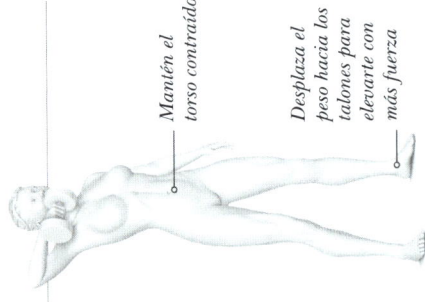

Mantén el torso contraído

Desplaza el peso hacia los talones para elevarte con más fuerza

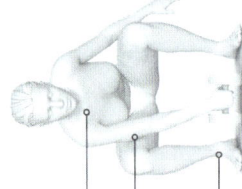

Sube ligeramente el pecho

Dobla ligeramente el brazo

Los pies están orientados ligeramente hacia fuera

FASE PREPARATORIA

Ponte de pie con los pies separados a la anchura de los hombros, con una mancuerna en el suelo entre ellos. Baja y haz una sentadilla. Toma la mancuerna, asegurándote de que el codo y el hombro están girados hacia fuera antes de subir.

PRIMERA FASE

Desplaza los hombros hacia atrás, sube el pecho y mira directamente al frente. Con tu peso sobre los talones, levántate de golpe y eleva la mancuerna hacia arriba hasta tu hombro derecho.

Parte superior del cuerpo y torso

Los **dorsales anchos** de la espalda se activan para levantar la mancuerna del suelo, con los **erectores de la columna** asegurando la estabilidad de la columna durante la extensión de la cadera y todo el movimiento. La participación del hombro proviene del **manguito rotador** y los **deltoides**, que ayudan a elevar la mancuerna por encima de la cabeza. Mientras tanto, los **músculos del torso** permanecen activos, proporcionando estabilidad a todo el cuerpo.

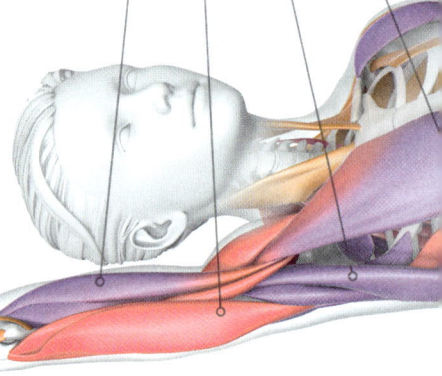

Bíceps

Tríceps

Dorsal ancho

Pectoral mayor

Oblicuo externo

Recto abdominal

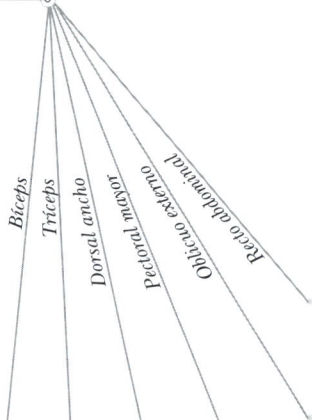

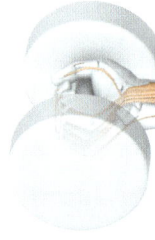

LEYENDA

- --- *Articulaciones*
- ○ *Músculos*

- 🔴 Acortamiento con tensión
- 🟣 Alargamiento con tensión
- 🟢 Alargamiento sin tensión
- 🟠 Músculos tensos sin movimiento

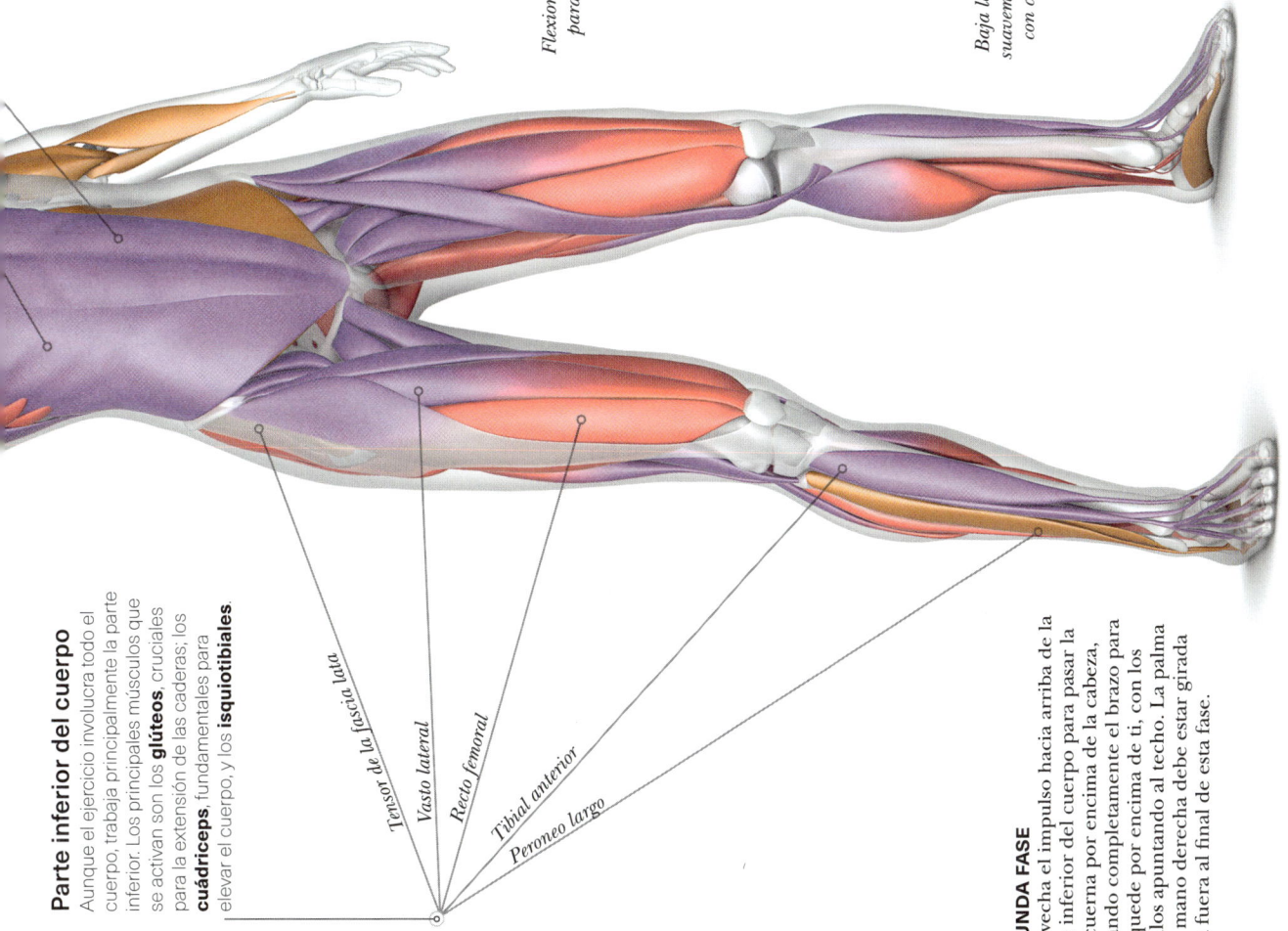

Precaución

Este ejercicio es complejo e implica varios componentes. Si eres principiante empieza con peso mínimo o sin peso adicional para aprender la técnica y el flujo del movimiento. Mantén siempre el torso activo para garantizar la estabilidad. Si bajas rápidamente la mancuerna, con el tiempo, puede causar lesiones en el manguito de los rotadores.

Suelta la mancuerna, para poder agarrarla con la mano izquierda

Flexiona las caderas para descender en sentadilla

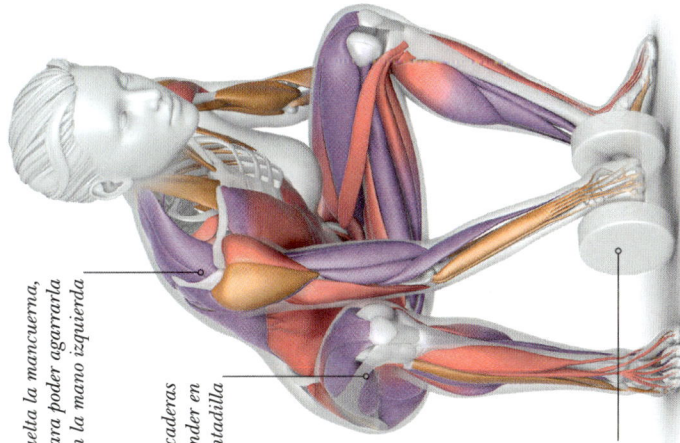

Baja la pesa suavemente y con control

TERCERA FASE

Para el descenso, dobla el codo hacia fuera formando una amplia V y baja en una sentadilla mientras bajas gradualmente la mancuerna. Sin demora, coge la pesa con la mano izquierda y repite el proceso.

Parte inferior del cuerpo

Aunque el ejercicio involucra todo el cuerpo, trabaja principalmente la parte inferior. Los principales músculos que se activan son los **glúteos**, cruciales para la extensión de las caderas; los **cuádriceps**, fundamentales para elevar el cuerpo, y los **isquiotibiales**.

Tensor de la fascia lata

Vasto lateral

Recto femoral

Tibial anterior

Peroneo largo

SEGUNDA FASE

Aprovecha el impulso hacia arriba de la parte inferior del cuerpo para pasar la mancuerna por encima de la cabeza, estirando completamente el brazo para que quede por encima de ti, con los nudillos apuntando al techo. La palma de la mano derecha debe estar girada hacia fuera al final de esta fase.

» VARIACIONES

A partir del ejercicio principal de la arrancada, estas variaciones implican todo el cuerpo, mejorando la fuerza muscular, la estabilidad articular y la eficiencia neuromuscular. Son beneficiosas para muchas actividades deportivas, incluida la natación.

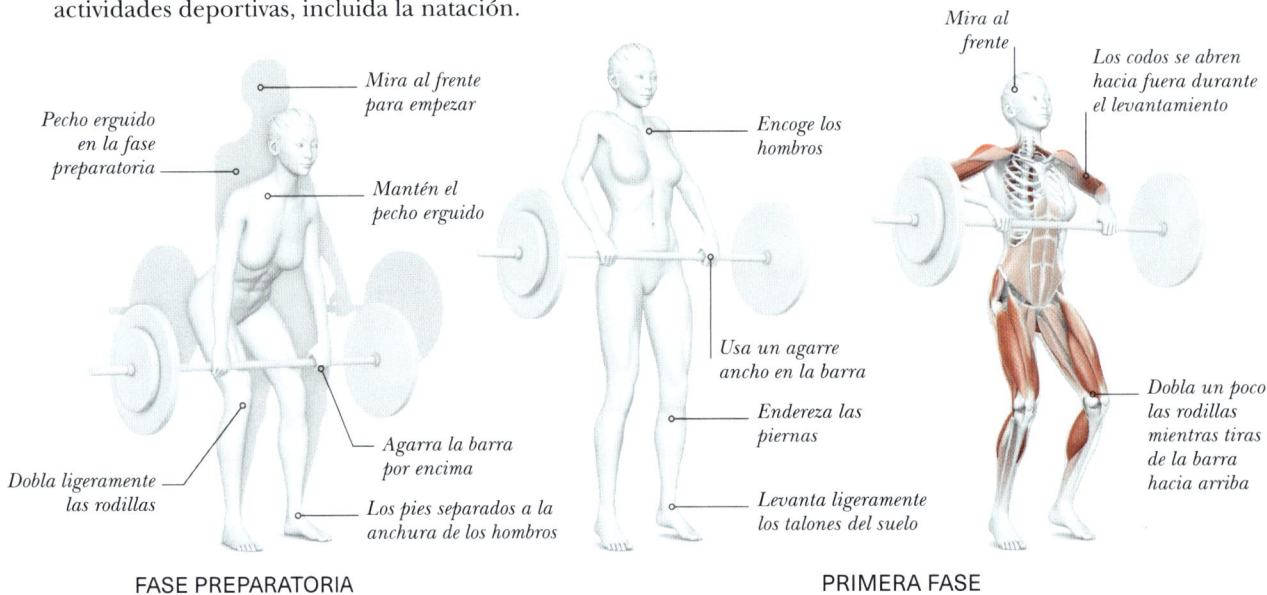

Pecho erguido en la fase preparatoria

Mira al frente para empezar

Mantén el pecho erguido

Dobla ligeramente las rodillas

Agarra la barra por encima

Los pies separados a la anchura de los hombros

FASE PREPARATORIA

Encoge los hombros

Usa un agarre ancho en la barra

Endereza las piernas

Levanta ligeramente los talones del suelo

Mira al frente

Los codos se abren hacia fuera durante el levantamiento

Dobla un poco las rodillas mientras tiras de la barra hacia arriba

PRIMERA FASE

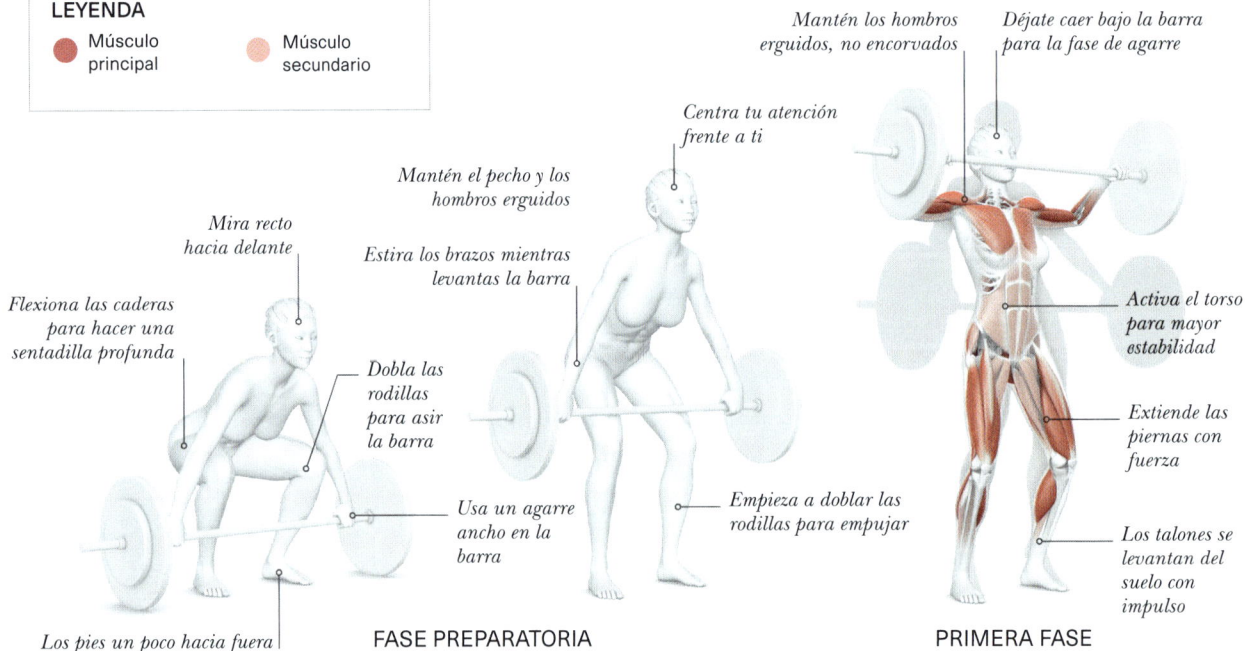

LEYENDA
- ● Músculo principal
- ● Músculo secundario

Flexiona las caderas para hacer una sentadilla profunda

Mira recto hacia delante

Mantén el pecho y los hombros erguidos

Estira los brazos mientras levantas la barra

Dobla las rodillas para asir la barra

Usa un agarre ancho en la barra

Los pies un poco hacia fuera

FASE PREPARATORIA

Centra tu atención frente a ti

Empieza a doblar las rodillas para empujar

Mantén los hombros erguidos, no encorvados

Déjate caer bajo la barra para la fase de agarre

Activa el torso para mayor estabilidad

Extiende las piernas con fuerza

Los talones se levantan del suelo con impulso

PRIMERA FASE

Mantén la mirada hacia delante en el punto máximo del ejercicio

Mira hacia delante

Mantén la barra cerca del cuerpo

Contrae el torso

Adopta una posición de sentadilla parcial

Separa los pies a la anchura de los hombros

SEGUNDA FASE

Mantén el torso contraído

Las piernas se estiran en la última fase

Mantén las piernas fuertes

TERCERA FASE

HANG POWER CLEAN

En este ejercicio de cuerpo entero, al empezar, el peso está suspendido frente al cuerpo en vez de estar en el suelo. Desarrolla la fuerza de la parte superior del cuerpo, mejorando la fuerza en las brazadas y en los arranques.

FASE PREPARATORIA
De pie, sujeta una barra en la parte superior de los muslos con un agarre amplio, desde encima. Flexiona un poco rodillas y caderas, luego baja la barra para que descanse en medio del muslo.

PRIMERA FASE
Extiende las caderas, las rodillas y los tobillos. Encoge los hombros, levantando la barra hacia arriba, por delante del ombligo y el pecho. Mantenla cerca del cuerpo, con los codos altos.

SEGUNDA FASE
Déjate caer por debajo de la barra y tómala por encima de la cabeza en una sentadilla parcial. Los pies deben estar separados a la anchura de los hombros, con las rodillas algo flexionadas.

TERCERA FASE
Impúlsate hacia arriba desde la sentadilla parcial y estira las piernas, sujetando la barra por delante de los hombros.

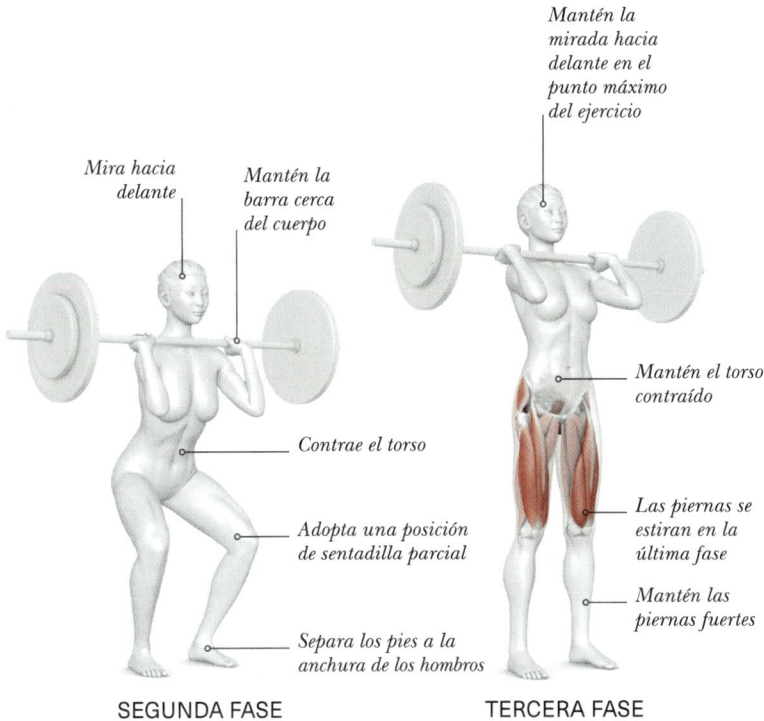

Extiende totalmente los brazos

Mantén el pecho erguido

Mantén el torso contraído

Flexiona las rodillas en una sentadilla

SEGUNDA FASE

Los brazos están completamente extendidos hacia los lados

Mantén el torso estable y erguido

Las rodillas se estiran en la última fase

TERCERA FASE

ARRANCADA DE POTENCIA

Se trabaja la coordinación y la movilidad de caderas y hombros. Es ideal para mejorar la fuerza desde una posición estática, como son los empujes desde las paredes de la piscina.

FASE PREPARATORIA
De pie con los pies separados a la anchura de los hombros, y dedos hacia fuera. Haz una sentadilla y toma la barra con agarre ancho y por encima.

PRIMERA FASE
Con rapidez extiende las caderas, las rodillas y los tobillos, tirando de la barra hacia arriba encogiendo los hombros. Mantenla cerca del cuerpo, con los codos hacia fuera y hacia arriba.

SEGUNDA FASE
Cuando la barra llegue al punto más alto, ponte rápidamente debajo de ella, sujetándola por encima de la cabeza con los brazos bien extendidos, y baja en una sentadilla parcial.

TERCERA FASE
Cuando domines el control y el equilibrio con la barra, ponte de pie extendiendo las caderas y las rodillas en posición totalmente erguida.

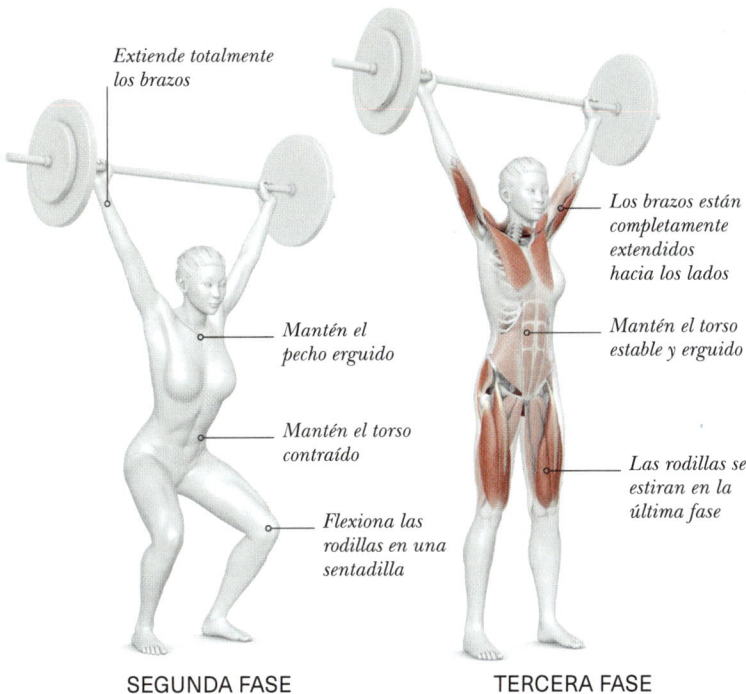

THRUSTER

Este ejercicio dinámico combina una sentadilla con un press por encima de la cabeza para desarrollar fuerza en todo el cuerpo. Proporciona estabilidad, fuerza y resistencia. Al trabajar tanto los músculos de la parte inferior como los de la parte superior del cuerpo, los thrusters mejoran cualquier rendimiento deportivo.

El thruster es un ejercicio compuesto que desafía a todo el cuerpo, combinando la profundidad de una sentadilla con la explosividad de un press por encima de la cabeza. Como trabaja las piernas, el torso y los hombros, desarrolla fuerza integral y una potencia funcional —atributos que se traducen en los arranques y giros de un nadador, y ofrecen movimientos más dinámicos y mejores transiciones entre diferentes estilos de natación—.

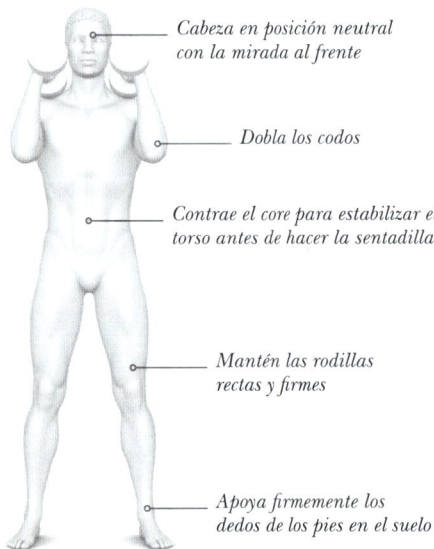

Cabeza en posición neutral con la mirada al frente

Dobla los codos

Contrae el core para estabilizar el torso antes de hacer la sentadilla

Mantén las rodillas rectas y firmes

Apoya firmemente los dedos de los pies en el suelo

FASE PREPARATORIA
Ponte con los pies separados a la anchura de los hombros, sosteniendo las mancuernas encima de los hombros. Fortalece el torso y mantén los codos elevados en la posición de carga frontal.

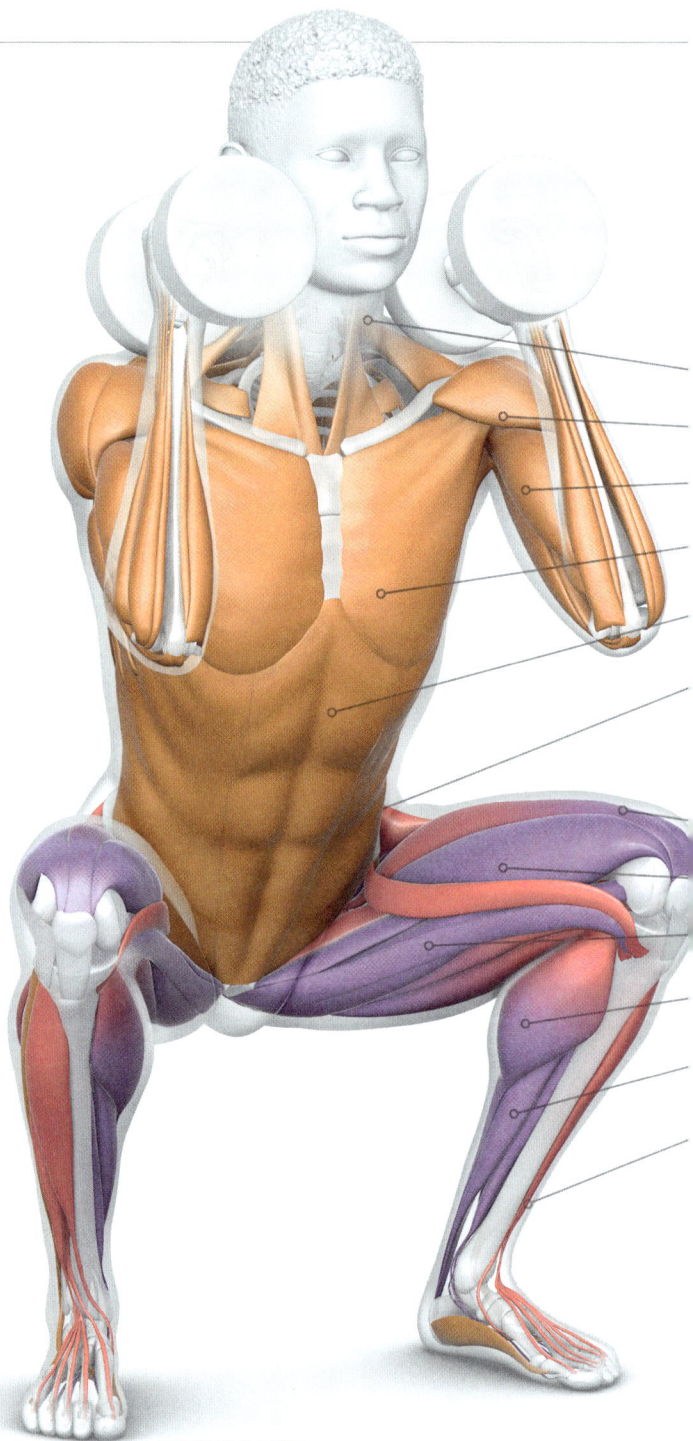

PRIMERA FASE
Haz una sentadilla doblando las rodillas y bajando las caderas hacia abajo y hacia atrás hasta que tus muslos estén paralelos al suelo. Mantén el pecho erguido y las rodillas alineadas con los dedos de los pies. Mantén el peso sobre los talones.

Parte superior del cuerpo

Los **deltoides** y los **tríceps** son los responsables principales del press por encima de la cabeza, mientras que los músculos de la parte superior de la espalda, incluidos los **romboides** y los **trapecios**, estabilizan la cintura escapular, asegurando una buena postura y técnica.

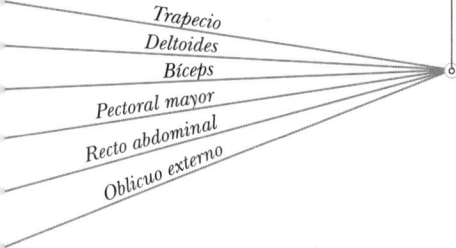

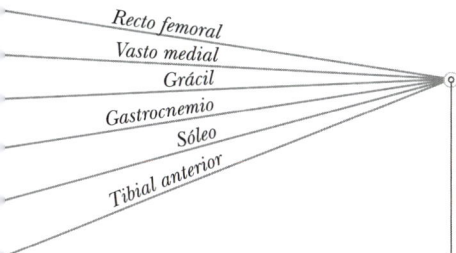

Trapecio
Deltoides
Bíceps
Pectoral mayor
Recto abdominal
Oblicuo externo

LEYENDA

●-- *Articulaciones*

○— *Músculos*

● Acortamiento con tensión

● Alargamiento con tensión

● Alargamiento sin tensión

● Músculos tensos sin movimiento

Empuja las pesas por encima de la cabeza y estira los brazos

Empuja las pesas hacia arriba al levantarte de la sentadilla

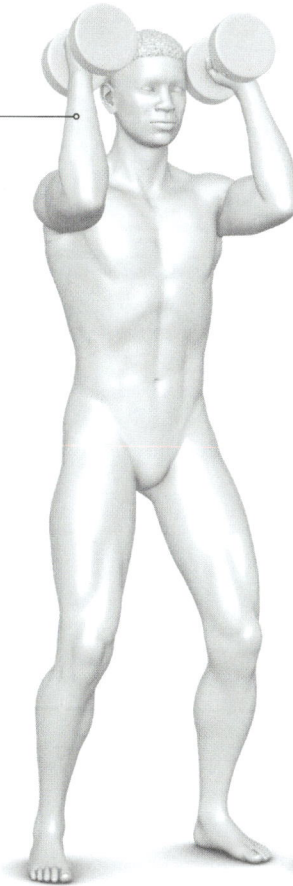

Mantén la cabeza en posición neutral y alineada con la columna

Recto femoral
Vasto medial
Grácil
Gastrocnemio
Sóleo
Tibial anterior

Contrae los músculos del core para tener estabilidad durante el levantamiento

Estira completamente ambas piernas

Mantén los talones en el suelo para conservar el equilibrio

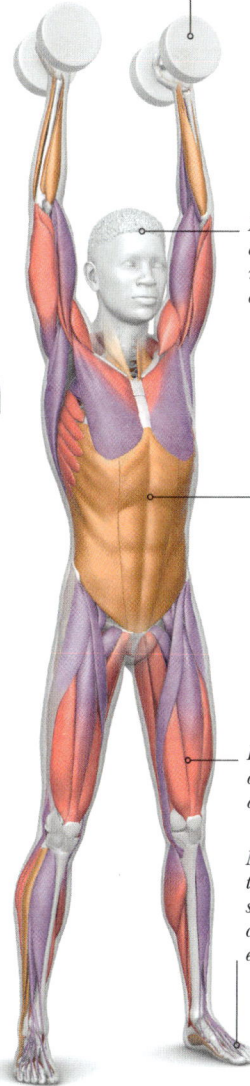

Parte inferior del cuerpo

Los **cuádriceps**, los **glúteos** y los **isquiotibiales** generan una buena extensión desde la sentadilla. Los **gemelos** también ayudan a impulsarse, garantizando un levantamiento fuerte y estable, crucial para una ejecución eficaz del movimiento.

SEGUNDA FASE

Aprovecha el impulso para subir las pesas por encima de la cabeza hasta que los brazos estén completamente extendidos, al tiempo que extiendes las piernas para volver a ponerte de pie. Mantén el torso contraído y bloquea los brazos encima de la cabeza, con esta ligeramente hacia delante.

169

LANZAMIENTOS CON BALÓN MEDICINAL

Este ejercicio dinámico de cuerpo entero ayuda a los nadadores a desarrollar fuerza en la parte superior del cuerpo, especialmente en los hombros y en los brazos, al mismo tiempo que se activa el core y se imita el movimiento enérgico de las brazadas. Es una forma importante de entrenar el cuerpo para realizar los movimientos explosivos y dinámicos que se requieren en la natación competitiva, como los giros rápidos.

Todo lo que necesitas para realizar este ejercicio es un balón medicinal y un espacio abierto, como un gimnasio, un jardín o un parque. Es mejor usar un balón medicinal de tipo «slam», que es más blando y tiene un poco más de elasticidad, y es lo que se necesita para este ejercicio.

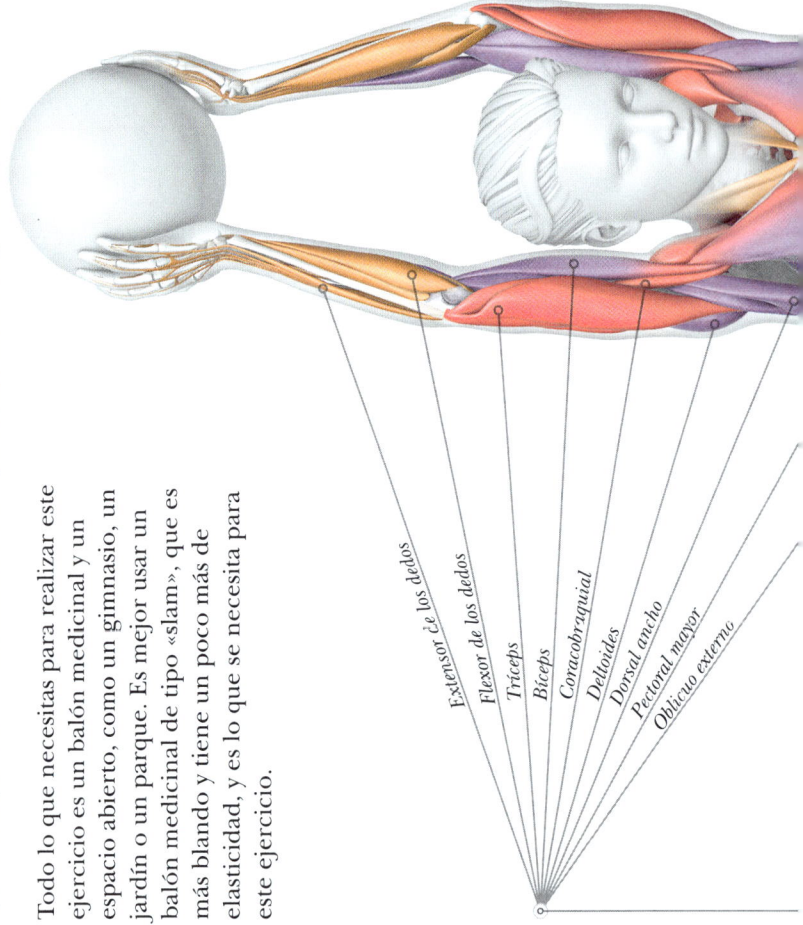

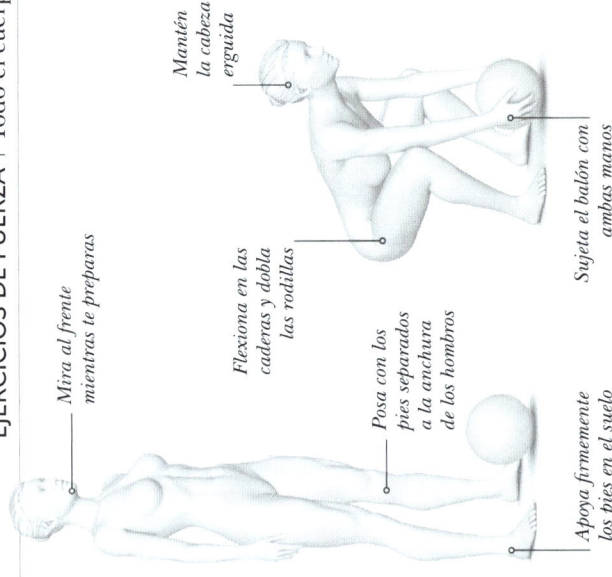

Extensor de los dedos
Flexor de los dedos
Tríceps
Bíceps
Coracobraquial
Deltoides
Dorsal ancho
Pectoral mayor
Oblicuo externo

Mira al frente mientras te preparas

Flexiona en las caderas y dobla las rodillas

Posa con los pies separados a la anchura de los hombros

Apoya firmemente los pies en el suelo

PRIMERA FASE DE PREPARACIÓN
Ponte de pie con los pies separados a la anchura de los hombros con el balón medicinal en el suelo frente a ti.

Mantén la cabeza erguida

Sujeta el balón con ambas manos

SEGUNDA FASE DE PREPARACIÓN
Haz una sentadilla y recoge el balón medicinal. Mantén la cabeza erguida sin mover la columna.

LEYENDA

- - Articulaciones
-o- Músculos

● Acortamiento con tensión
● Alargamiento con tensión
● Alargamiento sin tensión
● Músculos tensos sin movimiento

Parte superior del cuerpo

Durante el levantamiento y el lanzamiento del balón por encima de la cabeza, se trabajan activamente los **deltoides**, los **tríceps** y los **músculos del core**. El movimiento enérgico hacia abajo hace trabajar el **dorsal ancho**, los **erectores de la columna** y los **glúteos**, enfatizando el movimiento potente parecido al salto de un nadador a la piscina.

Tensor de la fascia lata

Sartorio

Aductor largo

Recto femoral

Vasto lateral

Vasto medial

Rodilla

Extensor largo de los dedos

Gastrocnemio

Parte inferior del cuerpo

Los **cuádriceps** estiran las piernas para levantar el balón y el cuerpo. Los **isquiotibiales** extienden las caderas durante el levantamiento. Los **glúteos** impulsan el lanzamiento. El **gastrocnemio** y el **sóleo** son fundamentales para empujar el balón y mantener la estabilidad.

PRIMERA FASE
Levántate de golpe de la sentadilla, extendiendo las caderas y las rodillas para alzar el balón medicinal por encima de la cabeza, extendiendo completamente los brazos para prepararte para el lanzamiento.

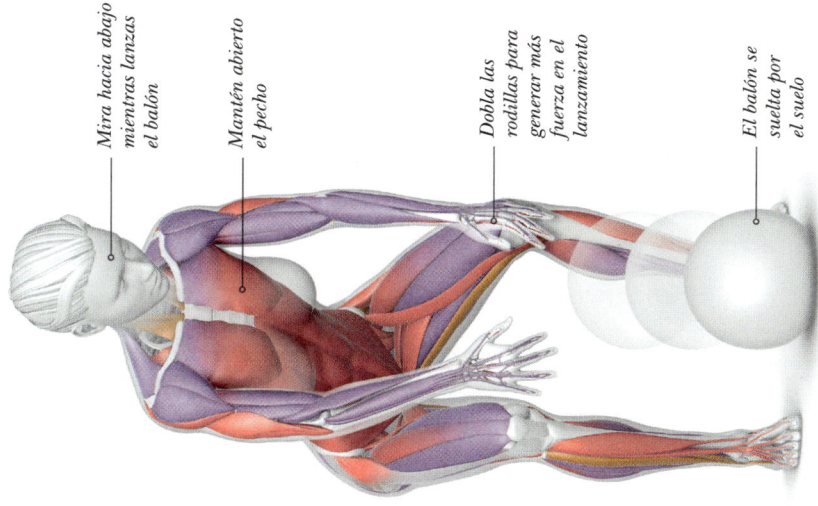

Mira hacia abajo mientras lanzas el balón

Mantén abierto el pecho

Dobla las rodillas para generar más fuerza en el lanzamiento

El balón se suelta por el suelo

SEGUNDA FASE
Lanza el balón medicinal con fuerza al suelo entre tus pies, acompañándolo con los brazos y activando el core. Haz una sentadilla para recoger el balón de nuevo y repite la fase 1 y 2 de preparación.

171

» VARIACIONES

Las variaciones de los lanzamientos con balón medicinal de estas páginas ofrecen distintas opciones para lanzarlo. Estos ejercicios para todo el cuerpo ayudan a liberar el estrés, aumentar la tasa metabólica y fortalecer los músculos del core de forma eficaz. Son ideales para mejorar la potencia de los estilos en natación.

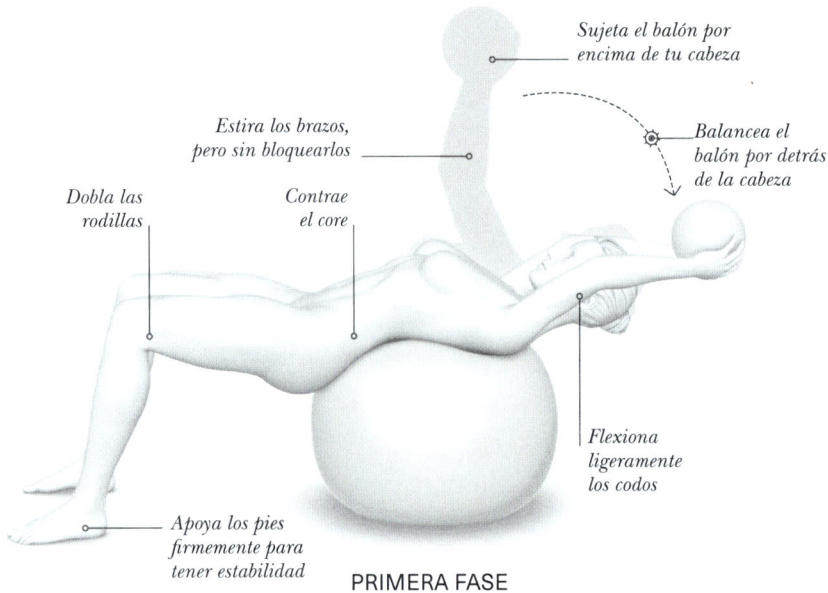

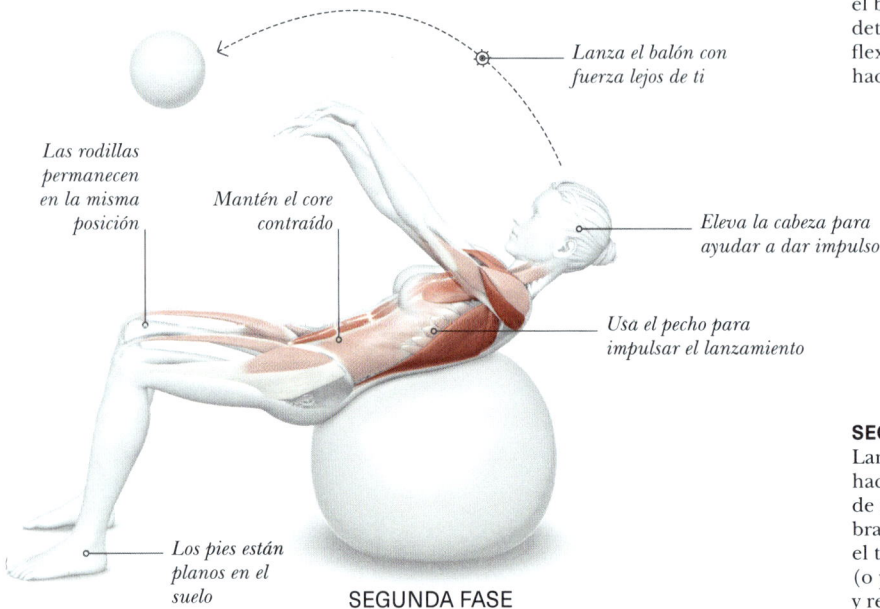

Sujeta el balón por encima de tu cabeza

Estira los brazos, pero sin bloquearlos

Balancea el balón por detrás de la cabeza

Dobla las rodillas

Contrae el core

Flexiona ligeramente los codos

Apoya los pies firmemente para tener estabilidad

PRIMERA FASE

Lanza el balón con fuerza lejos de ti

Las rodillas permanecen en la misma posición

Mantén el core contraído

Eleva la cabeza para ayudar a dar impulso

Usa el pecho para impulsar el lanzamiento

Los pies están planos en el suelo

SEGUNDA FASE

LANZAMIENTO HACIA ATRÁS CON BALÓN MEDICINAL

Este ejercicio con dos balones sirve para mejorar la fuerza en la parte superior del cuerpo e intensificar la potencia, imitando el movimiento por encima de la cabeza en natación. El movimiento se centra principalmente en los músculos de los hombros.

FASE PREPARATORIA
Sobre un gran balón de ejercicio inflado, túmbate boca arriba con las rodillas flexionadas, mientras sujetas un balón medicinal más pequeño con las manos por encima del pecho. Contrae el core y presiona la zona lumbar contra el balón.

PRIMERA FASE
Extiende los brazos hacia atrás, bajando el balón medicinal hacia el suelo por detrás de la cabeza. Mantén una ligera flexión en los codos y mueve los brazos hacia atrás en un arco controlado.

SEGUNDA FASE
Lanza el balón medicinal con fuerza hacia arriba y hacia delante, alejándolo de tus piernas y pies. Usa el pecho y los brazos para generar fuerza, manteniendo el torso contraído. Recoge el balón (o pídele a un compañero que lo recoja) y repite el ejercicio.

LANZAMIENTO CON BALÓN MEDICINAL MEDIO ARRODILLADO

Este lanzamiento de arrodillado, que implica un movimiento rotacional del torso, trabaja el core y desarrolla la potencia en la parte superior del cuerpo, lo cual es crucial para los arranques y los giros en la natación.

> " "
> *La potencia explosiva y la estabilidad del core aumentan la fuerza de arranque y la de la brazada, lo que permite una propulsión más rápida en el agua.*

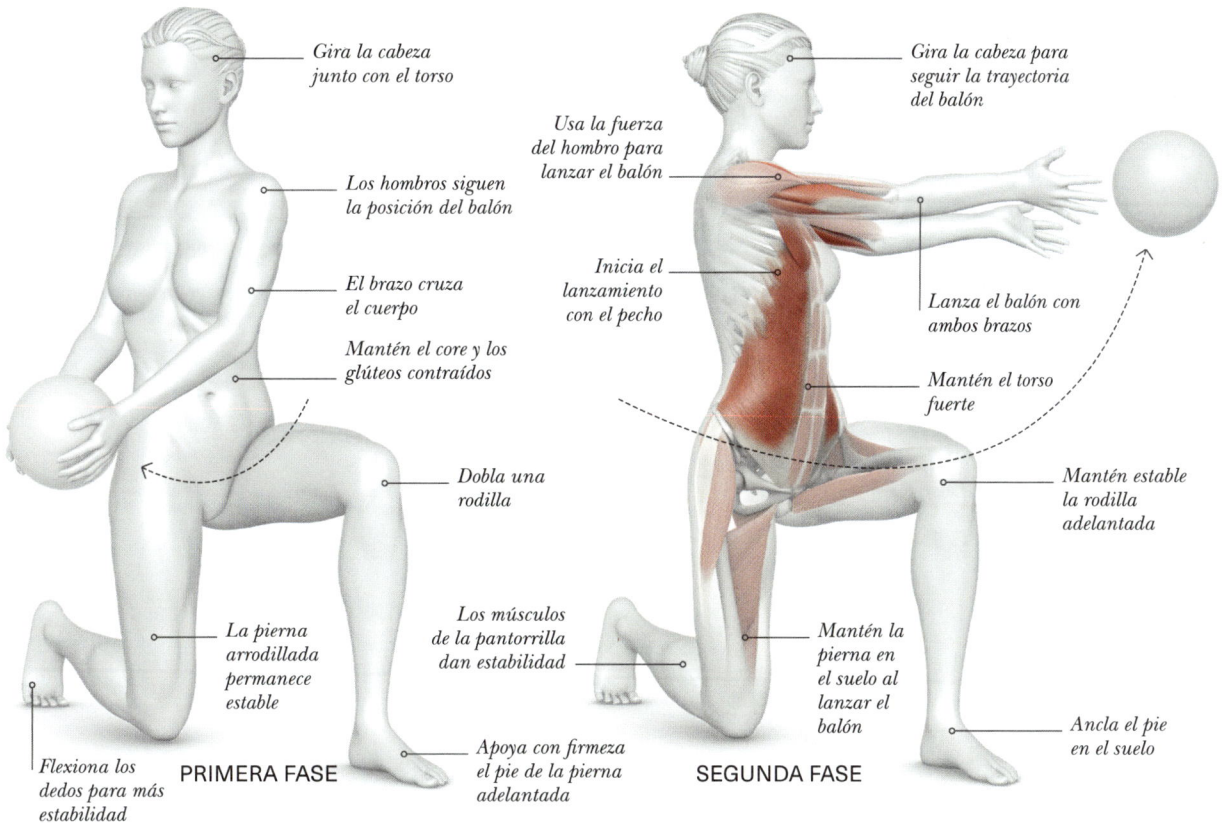

Gira la cabeza junto con el torso

Los hombros siguen la posición del balón

El brazo cruza el cuerpo

Mantén el core y los glúteos contraídos

Dobla una rodilla

La pierna arrodillada permanece estable

Los músculos de la pantorrilla dan estabilidad

Flexiona los dedos para más estabilidad

PRIMERA FASE

Apoya con firmeza el pie de la pierna adelantada

Gira la cabeza para seguir la trayectoria del balón

Usa la fuerza del hombro para lanzar el balón

Inicia el lanzamiento con el pecho

Lanza el balón con ambos brazos

Mantén el torso fuerte

Mantén estable la rodilla adelantada

Mantén la pierna en el suelo al lanzar el balón

SEGUNDA FASE

Ancla el pie en el suelo

FASE PREPARATORIA
Arrodíllate en posición de zancada, con una pierna delante, sosteniendo un balón medicinal a la altura del pecho. Activa los glúteos y el core para mantener una postura arrodillada, erguida y estable.

PRIMERA FASE
Gira ligeramente el torso mientras llevas el balón medicinal hacia el lado opuesto de la pierna adelantada, cargando los oblicuos. Mantén las caderas firmes y estables, concentrándote en la rotación.

SEGUNDA FASE
Gira el torso de nuevo hacia el centro y lanza el balón hacia el lado de la rodilla adelantada con fuerza. Inicia la acción con el pecho y continúalo con los brazos, manteniendo el core firme y activado.

173

SALTO AL CAJÓN

El salto al cajón mejora la potencia explosiva de la parte inferior del cuerpo, necesaria para arranques rápidos y giros potentes, y optimiza la coordinación general y la agilidad, facilitando transiciones más suaves entre los diferentes estilos y mejorando el rendimiento en competición.

Este ejercicio mejora la resistencia de los «muelles» naturales de las piernas y potencia la capacidad de almacenamiento y liberación de energía en los glúteos, los cuádriceps, los gemelos y los abductores de cadera. Si eres principiante en este ejercicio, empieza con una caja de 30 cm de altura. Haz una flexión de rodillas de unos 45 grados al saltar y al aterrizar. Realiza 3 series de 10 a 12 repeticiones, y luego progresa aumentando la altura del cajón y reduciendo a 6 u 8 repeticiones.

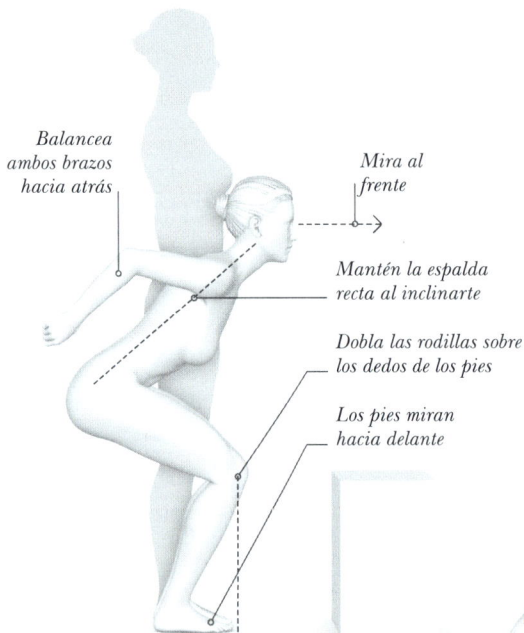

SEGUNDA FASE

Impulsa las piernas con energía, extendiendo completamente los tobillos, las rodillas y las caderas para saltar hacia arriba y hacia delante sobre el cajón. Al mismo tiempo, empuja los brazos hacia delante y hacia arriba para tomar impulso.

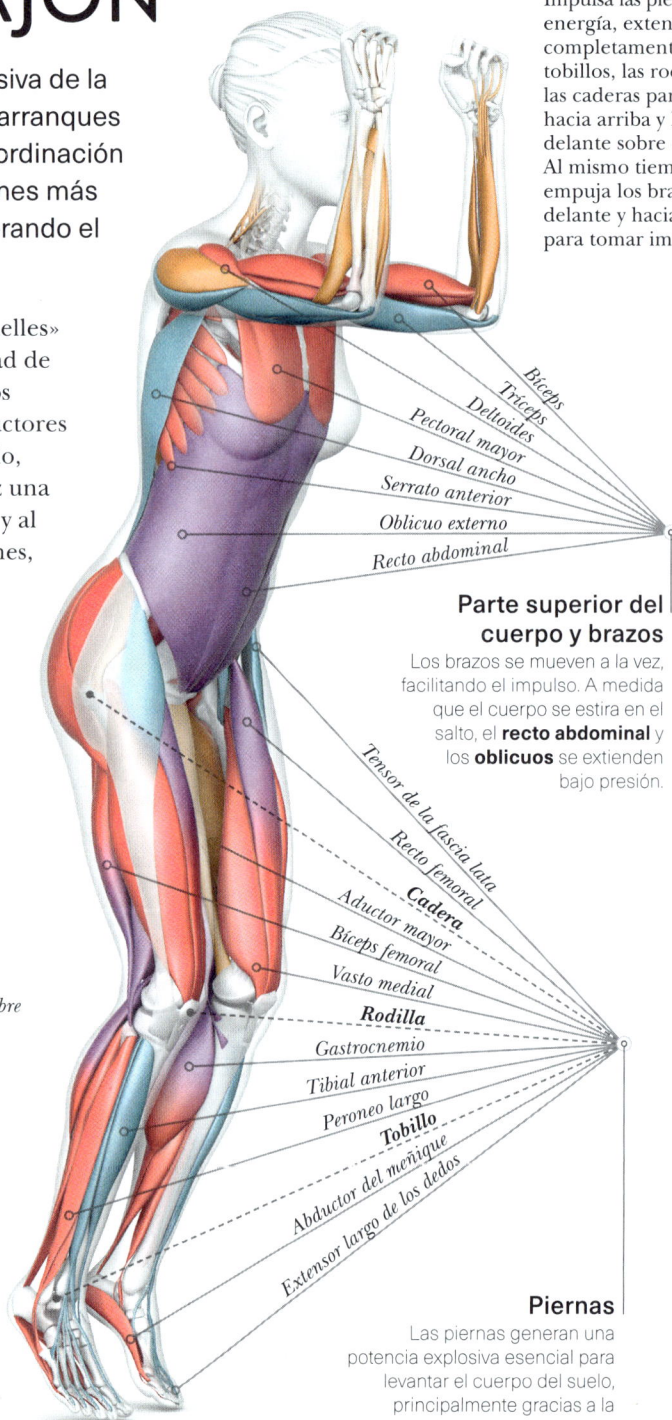

Bíceps
Tríceps
Deltoides
Pectoral mayor
Dorsal ancho
Serrato anterior
Oblicuo externo
Recto abdominal

Parte superior del cuerpo y brazos

Los brazos se mueven a la vez, facilitando el impulso. A medida que el cuerpo se estira en el salto, el **recto abdominal** y los **oblicuos** se extienden bajo presión.

Tensor de la fascia lata
Recto femoral
Cadera
Aductor mayor
Bíceps femoral
Vasto medial
Rodilla
Gastrocnemio
Tibial anterior
Peroneo largo
Tobillo
Abductor del meñique
Extensor largo de los dedos

Piernas

Las piernas generan una potencia explosiva esencial para levantar el cuerpo del suelo, principalmente gracias a la acción de los **extensores de la cadera**, **la rodilla** y **el tobillo**.

Balancea ambos brazos hacia atrás

Mira al frente

Mantén la espalda recta al inclinarte

Dobla las rodillas sobre los dedos de los pies

Los pies miran hacia delante

FASE PREPARATORIA / PRIMERA FASE

Ponte de pie con el cajón justo delante de ti, con los pies separados a la anchura de las caderas y los brazos relajados a los lados. Dobla las rodillas para prepararte para el salto. Echa los codos hacia atrás para impulsar los brazos hacia delante.

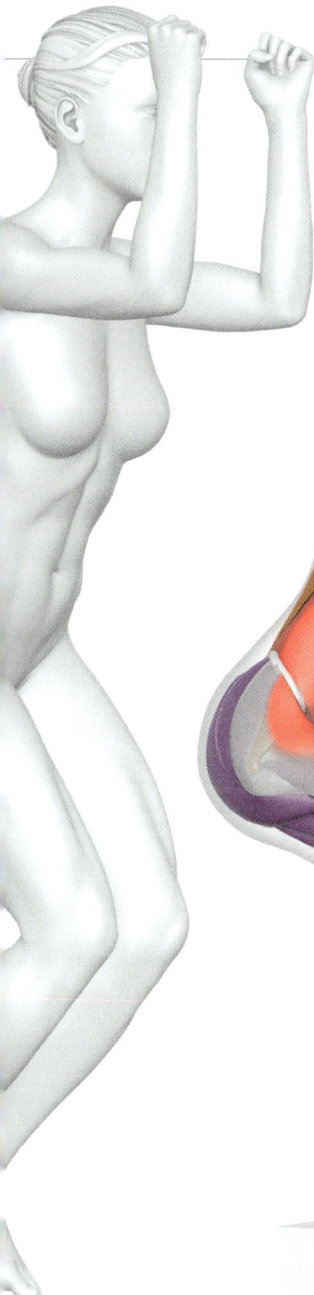

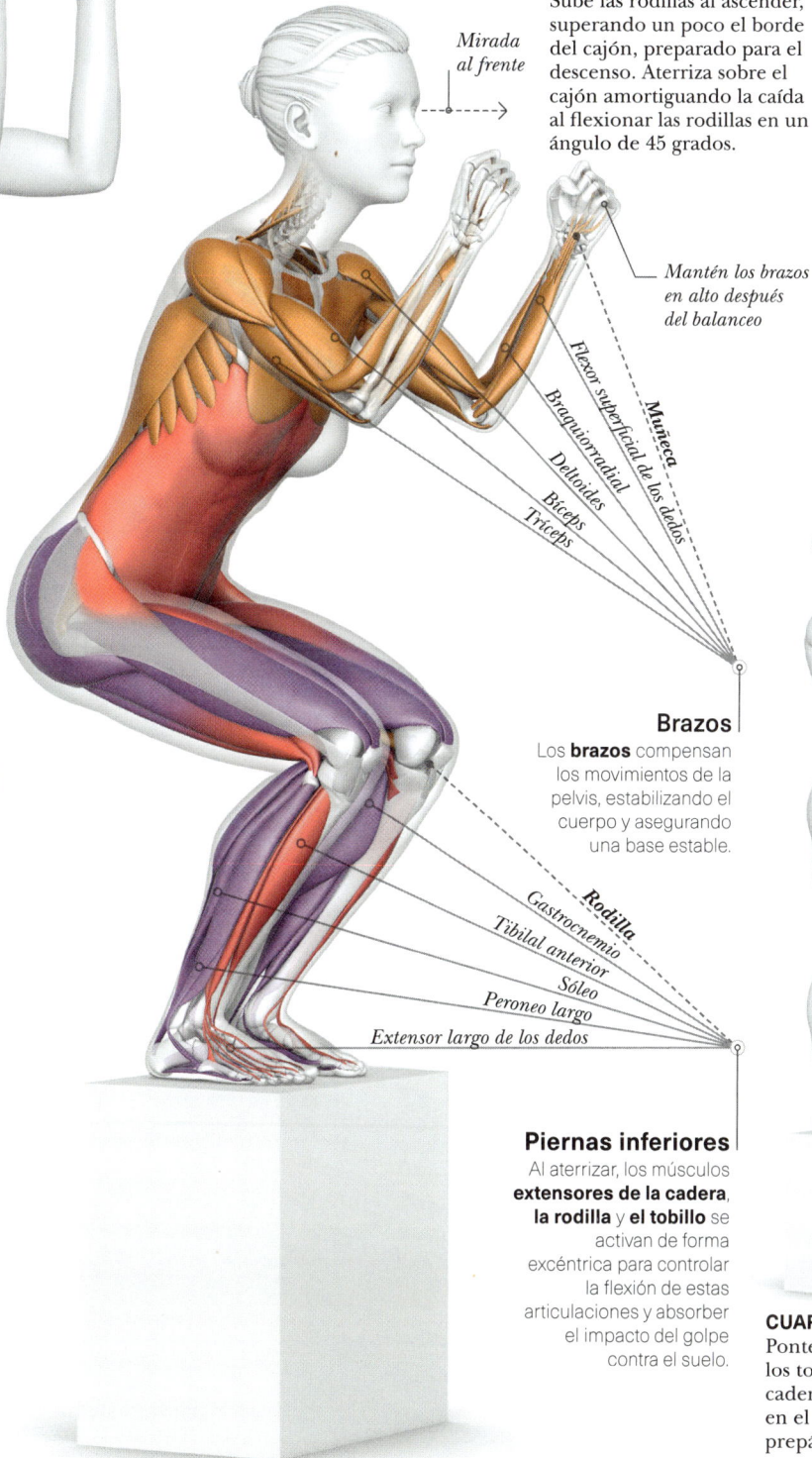

TERCERA FASE
Sube las rodillas al ascender, superando un poco el borde del cajón, preparado para el descenso. Aterriza sobre el cajón amortiguando la caída al flexionar las rodillas en un ángulo de 45 grados.

Mirada al frente

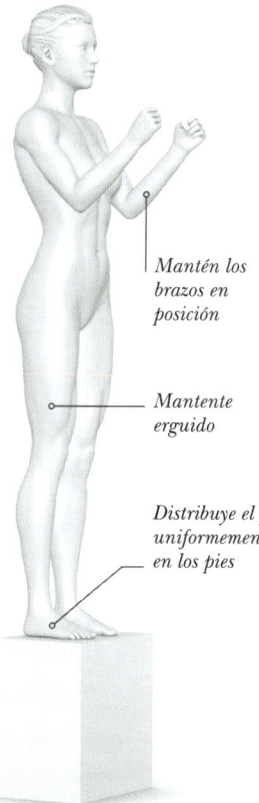

Mantén los brazos en alto después del balanceo

Muñeca

Flexor superficial de los dedos

Braquiorradial

Deltoides

Bíceps

Tríceps

Brazos
Los **brazos** compensan los movimientos de la pelvis, estabilizando el cuerpo y asegurando una base estable.

Rodilla

Gastrocnemio

Tibial anterior

Sóleo

Peroneo largo

Extensor largo de los dedos

Piernas inferiores
Al aterrizar, los músculos **extensores de la cadera**, **la rodilla** y **el tobillo** se activan de forma excéntrica para controlar la flexión de estas articulaciones y absorber el impacto del golpe contra el suelo.

Mantén los brazos en posición

Mantente erguido

Distribuye el peso uniformemente en los pies

CUARTA FASE
Ponte de pie, presionando en los tobillos, las rodillas y las caderas hasta quedar erguido en el cajón. Baja con cuidado y prepárate para repetir el salto.

SALTO CON UNA PIERNA

Saltar sobre una sola pierna optimiza la fuerza de la parte inferior del cuerpo y el equilibrio, fundamentales para el impulso de un nadador desde la pared de la piscina y para la estabilidad general en el agua. Este ejercicio también mejora la flexibilidad del tobillo y el impulso de las piernas, lo que contribuye a arranques y giros más eficaces.

Para este ejercicio, marca un punto en el suelo (una cruz con cinta adhesiva va bien). Presta atención a la rodilla de la pierna que está de pie cuando te preparas para saltar: evita que se meta hacia dentro. Mantén la rodilla alineada en el plano frontal de aproximadamente una flexión de rodilla de 45 grados tanto para el salto como para el aterrizaje, asegurándote de que las caderas se mantengan niveladas durante el salto, sin inclinarse hacia delante. Los principiantes deben comenzar con 3 series de saltos de 30 segundos con cada pierna. Para progresar, aumenta la intensidad añadiendo peso o ampliando la duración del salto.

LEYENDA

- - - **Articulaciones**
—— *Músculos*

🔴 Acortamiento con tensión
🟣 Alargamiento con tensión
🔵 Alargamiento sin tensión (estiramientos)
🟠 Músculos tensos sin movimiento

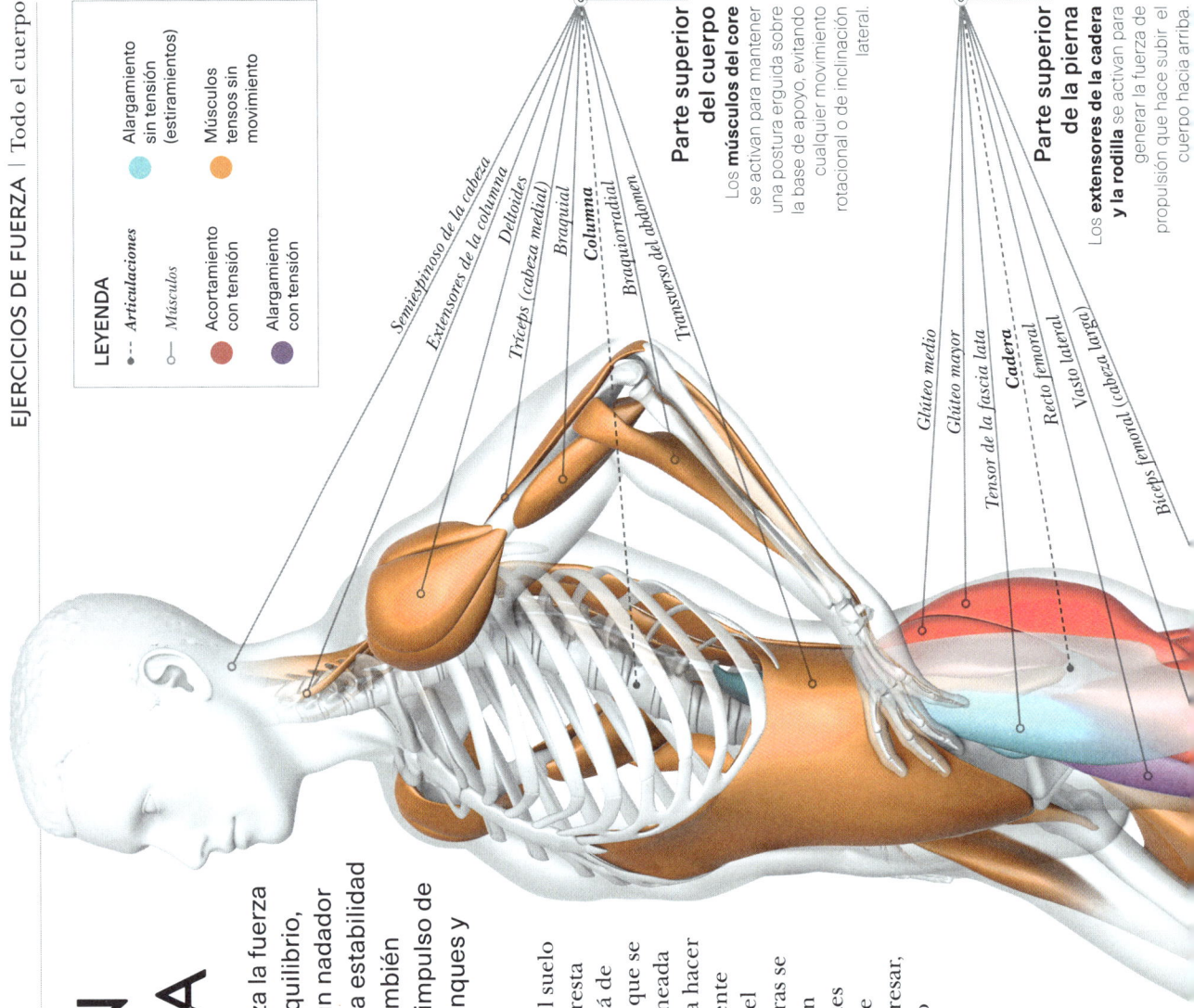

Semiespinoso de la cabeza
Extensores de la columna
Deltoides
Tríceps (cabeza medial)
Braquial
Columna
Braquiorradial
Transverso del abdomen

Parte superior del cuerpo
Los **músculos del core** se activan para mantener una postura erguida sobre la base de apoyo, evitando cualquier movimiento rotacional o de inclinación lateral.

Glúteo medio
Glúteo mayor
Tensor de la fascia lata
Cadera
Recto femoral
Vasto lateral
Bíceps femoral (cabeza larga)

Parte superior de la pierna de la cadera
Los **extensores de la cadera y la rodilla** se activan para generar la fuerza de propulsión que hace subir el cuerpo hacia arriba.

Parte inferior de la pierna

Los **flexores plantares del tobillo** se activan para permitirte mantener un ritmo constante de rebote mientras saltas.

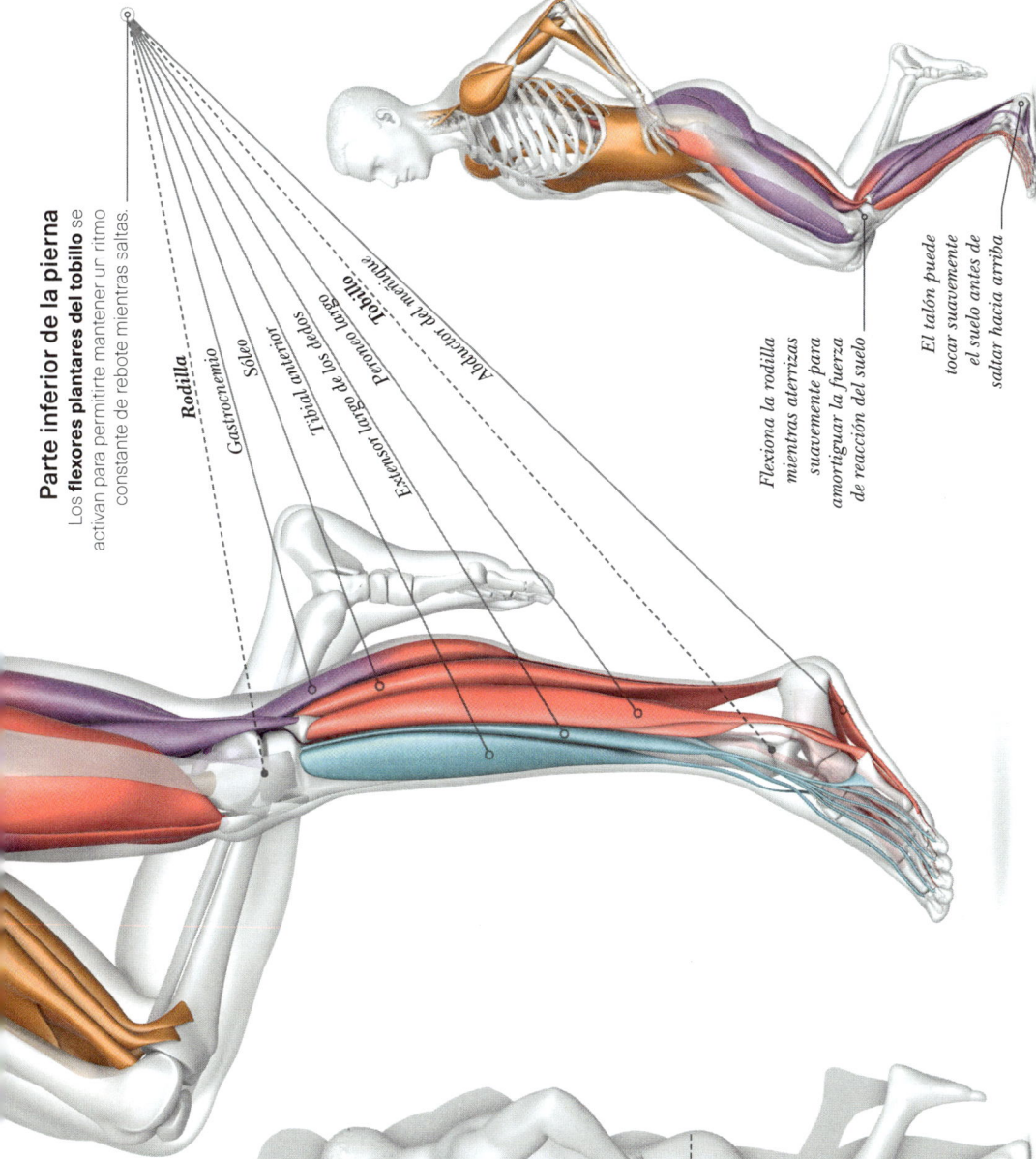

Rodilla

Gastrocnemio

Sóleo

Peroneo largo

Tibial anterior

Extensor largo de los dedos

Tobillo

Abductor del meñique

Flexiona la rodilla mientras aterrizas suavemente para amortiguar la fuerza de reacción del suelo

El talón puede tocar suavemente el suelo antes de saltar hacia arriba

SEGUNDA FASE

Intenta aterrizar en el centro del objetivo, flexionando la rodilla a 45 grados para amortiguar el impacto con las articulaciones del tobillo, la rodilla y la cadera. Impúlsate directamente hacia arriba en el siguiente salto. Trata de minimizar el tiempo de contacto con el suelo.

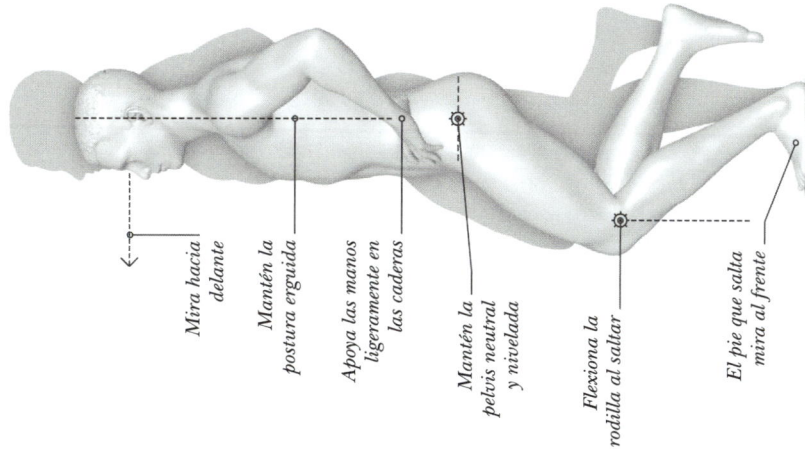

PRIMERA FASE

Con fuerza, impúlsate hacia arriba usando la pierna en cuestión, extendiendo las articulaciones del tobillo, la rodilla y la cadera para saltar directamente hacia arriba en el aire.

Mira hacia delante

Mantén la postura erguida

Apoya las manos ligeramente en las caderas

Mantén la pelvis neutral y nivelada

Flexiona la rodilla al saltar

El pie que salta mira al frente

FASE PREPARATORIA

Ponte de pie con el pie de la pierna específica sobre la marca en el suelo y las manos en las caderas. Transfiere el peso del cuerpo a esta pierna y luego flexiona la rodilla contraria hasta un ángulo de 90 grados, levantando el pie del suelo. Flexiona la rodilla de la pierna específica a un ángulo de 45 grados.

SUPERMÁN ALTERNO

Este ejercicio ayuda a fortalecer el core, mejorar el equilibrio y activar la cadena oblicua posterior. La coordinación y la fuerza que requiere son un excelente entrenamiento para conseguir precisión en los estilos de natación.

Aunque el supermán alterno puede parecer un ejercicio relativamente sencillo, se debe realizar lentamente y con control. Cuando empieces, usa un balón de la altura adecuada para evitar que los hombros se desplacen hacia delante o que los brazos se extiendan en exceso. Un balón firme supone un mayor reto, por lo que puedes comenzar con un balón ligeramente desinflado.

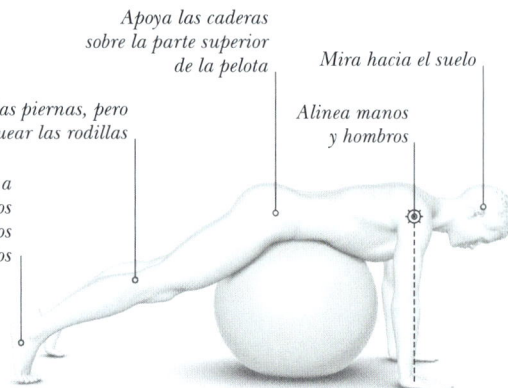

Apoya las caderas sobre la parte superior de la pelota

Mira hacia el suelo

Extiende las piernas, pero sin bloquear las rodillas

Alinea manos y hombros

Separa los pies a la anchura de los hombros, con los dedos flexionados

FASE PREPARATORIA
Túmbate sobre el balón, apoyando la cadera y el abdomen inferior en su parte superior. Extiende las piernas con una ligera flexión en las rodillas, apoyando los pies sobre las bolas y los dedos de los mismos. Pon las manos separadas a la anchura de los hombros, con las palmas apoyadas en el suelo.

Parte inferior del cuerpo

Los **glúteos** y los **isquiotibiales** desempeñan un papel fundamental cuando se elevan de manera alternativa extremidades opuestas. Los **abdominales** y los **oblicuos** trabajan para evitar que el balón se desplace, garantizando un movimiento controlado.

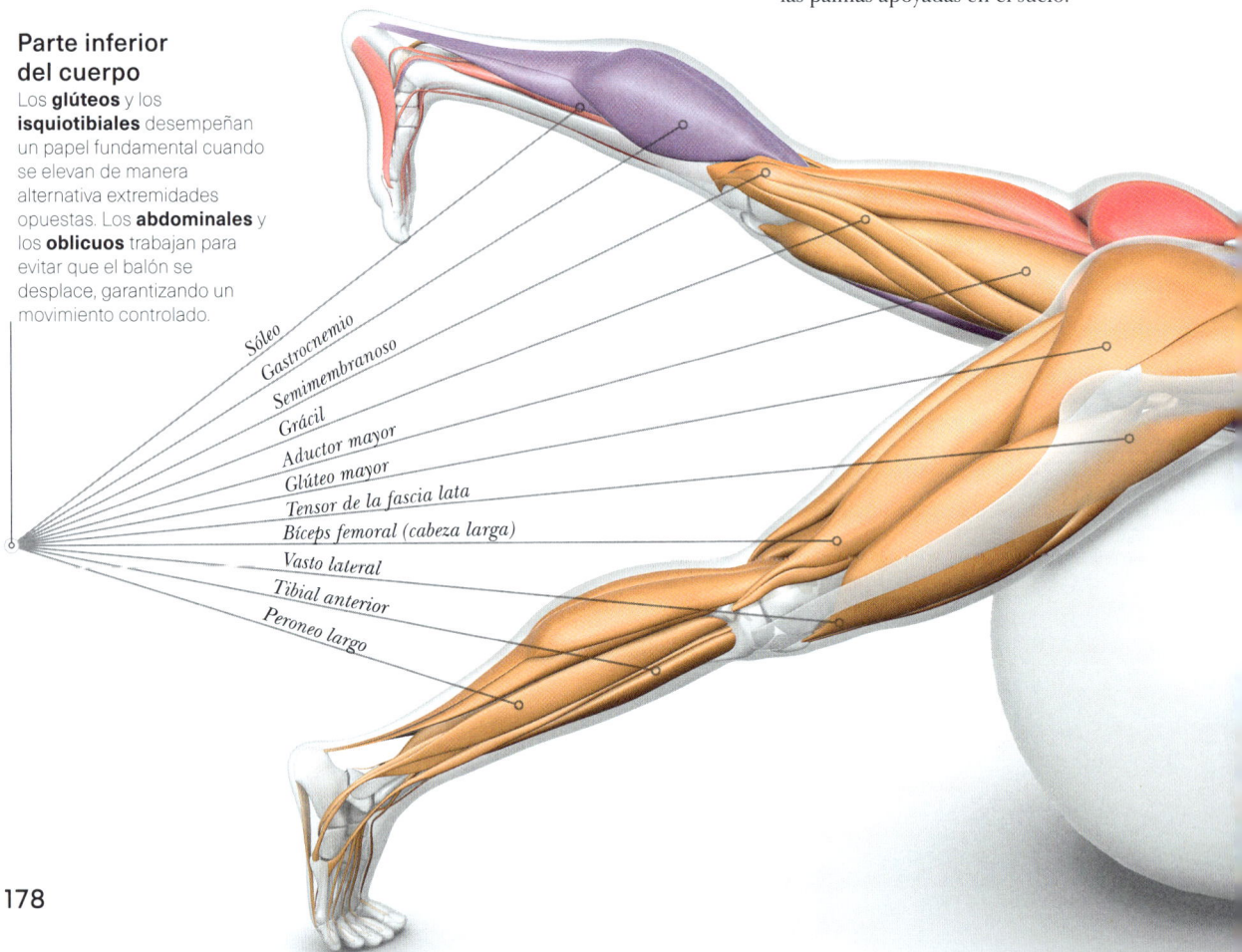

Sóleo
Gastrocnemio
Semimembranoso
Grácil
Aductor mayor
Glúteo mayor
Tensor de la fascia lata
Bíceps femoral (cabeza larga)
Vasto lateral
Tibial anterior
Peroneo largo

Flexiona el pie derecho
hacia abajo

Contrae los músculos
de la pierna mientras
te estiras

Equilibra la pelvis
encima del balón

Baja los
omóplatos

Extiende el brazo, con
los dedos estirados

Mantén la pierna
izquierda estable
en el suelo, con el
pie flexionado

Mantén el
abdomen apoyado
sobre el balón en
todo momento

Mantén la cabeza
alineada con el brazo
izquierdo y la mirada
hacia abajo

LEYENDA

•-- *Articulaciones*

○— *Músculos*

● Acortamiento
con tensión

● Alargamiento
con tensión

● Alargamiento
sin tensión

● Músculos
tensos sin
movimiento

SEGUNDA FASE

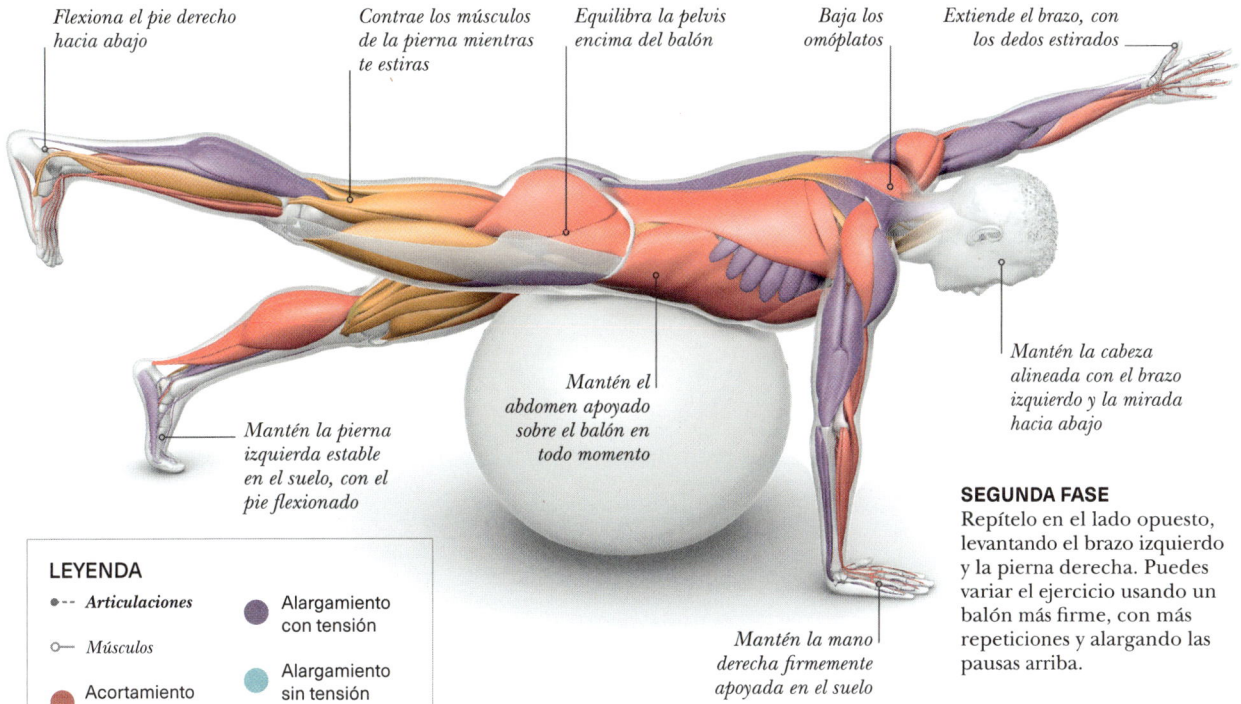

Repítelo en el lado opuesto,
levantando el brazo izquierdo
y la pierna derecha. Puedes
variar el ejercicio usando un
balón más firme, con más
repeticiones y alargando las
pausas arriba.

Mantén la mano
derecha firmemente
apoyada en el suelo

Extensor de los dedos

Braquiorradial

Bíceps

Tríceps

Deltoides

Trapecio

Dorsal ancho

Pectoral mayor

Oblicuo externo

PRIMERA FASE

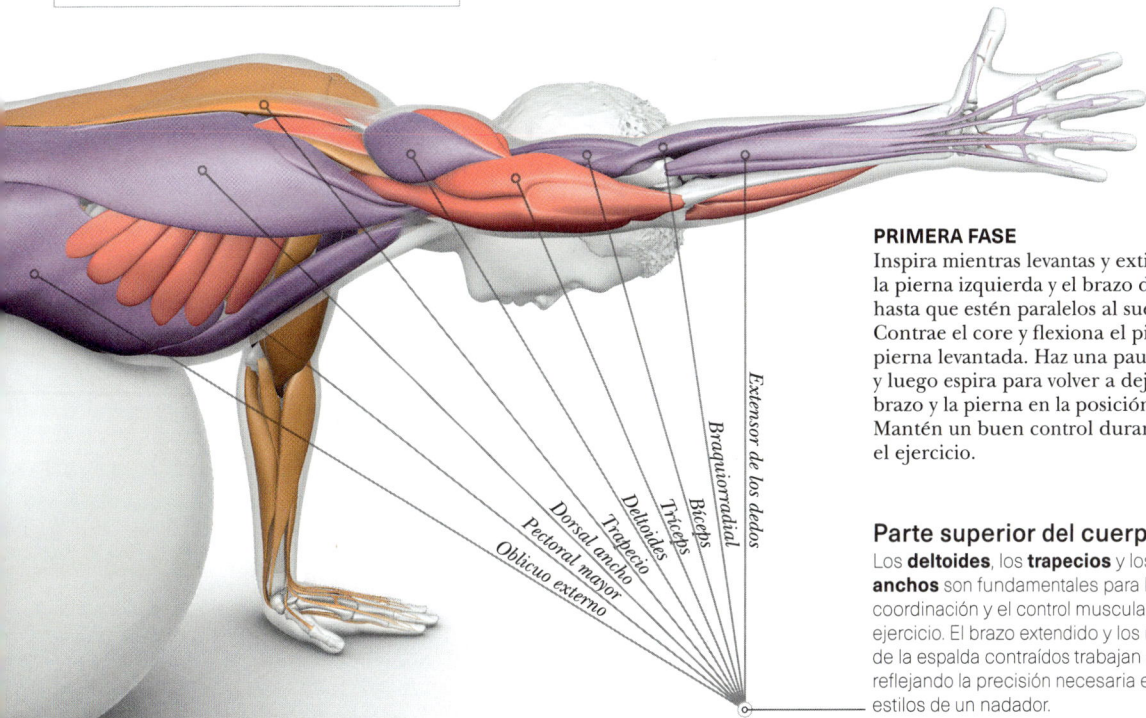

Inspira mientras levantas y extiendes
la pierna izquierda y el brazo derecho
hasta que estén paralelos al suelo.
Contrae el core y flexiona el pie de la
pierna levantada. Haz una pausa arriba
y luego espira para volver a dejar el
brazo y la pierna en la posición inicial.
Mantén un buen control durante todo
el ejercicio.

Parte superior del cuerpo

Los **deltoides**, los **trapecios** y los **dorsales
anchos** son fundamentales para la
coordinación y el control muscular en este
ejercicio. El brazo extendido y los músculos
de la espalda contraídos trabajan al unísono,
reflejando la precisión necesaria en los
estilos de un nadador.

179

CÓMO ENTRENAR

Entrenar para nadar requiere una mezcla de dedicación, técnica y planificación estratégica. Saber cómo entrenar de manera eficaz puede transformar tu rendimiento en el agua, mejorando tanto la velocidad como la resistencia. Esta sección profundiza en los aspectos esenciales del entrenamiento de natación, desde el diseño de un plan de entrenamiento equilibrado hasta la incorporación de ejercicios de fuerza y flexibilidad. Los nadadores, si se centran en la técnica adecuada y aumentan la intensidad de forma progresiva, pueden alcanzar sus objetivos minimizando el riesgo de lesiones.

ELEMENTOS DEL ENTRENAMIENTO

El entrenamiento de natación, ya sea para acondicionamiento físico general, carreras competitivas o pruebas de resistencia, combina el entrenamiento acuático, los ejercicios en seco y las técnicas de recuperación. A continuación, se detalla cómo estructurar el entrenamiento de natación según diferentes objetivos.

FORMA FÍSICA GENERAL

La natación es un gran ejercicio para la buena forma física general, con grandes beneficios para el cuerpo y la mente.

En primer lugar, proporciona un entrenamiento completo, en el que intervienen a la vez varios grupos musculares. Cada estilo trabaja diferentes músculos, desde los hombros y los brazos hasta el torso y las piernas, lo que favorece un desarrollo muscular equilibrado.

BAJO IMPACTO

Uno de los grandes beneficios de la natación es su bajo impacto. La flotabilidad del agua reduce la tensión en las articulaciones y minimiza el riesgo de lesiones, lo que la hace adecuada para personas de todas las edades y niveles de forma física, incluyendo

a quienes padecen artritis u otros problemas articulares. También es un ejercicio cardiovascular efectivo, pues mejora la capacidad cardíaca y pulmonar y la circulación, y regula la presión arterial. Nadando se queman calorías de forma eficiente, lo que ayuda a controlar el peso y a perder grasa. Una hora de natación moderada puede quemar entre 400 y 500 calorías, según la intensidad y factores individuales. También es beneficiosa para el bienestar mental. Reduce el estrés, la ansiedad y la depresión gracias a los efectos calmantes del agua y a la liberación de endorfinas durante el ejercicio. Además, su naturaleza rítmica promueve la atención plena y la relajación. Complementarla con ejercicios de entrenamiento de fuerza te ayudará a evitar lesiones y a mejorar tu técnica.

Tipos de sesiones

Intenta hacer de 3 a 5 sesiones de natación por semana, de entre 30 minutos y 1 hora cada una. Incorpora entrenamiento de fuerza y flexibilidad 2 o 3 veces por semana.

Entrenamiento de natación aeróbica

Son sesiones más largas y a un ritmo constante para mejorar la resistencia cardiovascular. Alternar entre varios estilos de natación permite mejorar la forma física y evitar el aburrimiento.

Ejercicios de técnica

Se centran en la eficiencia de la brazada, crucial para reducir el riesgo de lesiones y mejorar la efectividad.

Fuerza y forma física

Ejercicios en tierra firme que incluyen movimientos con peso corporal, fortalecimiento del tórax y ejercicios de flexibilidad, como yoga o pilates, para mejorar el rendimiento.

❝ ❞

La natación es una manera de lograr una buena forma física general con una actividad única y agradable.

COMPETICIÓN

Competir requiere un rendimiento físico y mental máximo. Un entrenamiento progresivo implica seguir ciclos para desarrollar la resistencia, la fuerza y la velocidad. Centrarse en las carreras clave, con fases de puesta a punto previas para reducir el volumen de entrenamiento y optimizar la recuperación, permite alcanzar el máximo rendimiento durante las competiciones. El progreso se supervisa con pruebas contrarreloj periódicas y evaluaciones del rendimiento, lo que garantiza la mejora continua y permite adaptar el entrenamiento para optimizar su rendimiento al máximo.

Tipos de sesiones

Los nadadores de competición suelen entrenar de 5 a 6 días a la semana, a veces con varias sesiones diarias, que incluyen entrenamiento en piscina y en seco para mejorar la fuerza, la flexibilidad y prevenir lesiones.

Trabajo de velocidad	Entrenamientos de resistencia	Series a ritmo de carrera	Salidas y giros	Técnica y eficiencia
Intervalos de alta intensidad en distancias cortas a ritmo de carrera o más rápido para mejorar tanto la velocidad como la capacidad anaeróbica.	Intervalos más largos y nado continuo a un ritmo medio para desarrollar una base aeróbica y ganar resistencia.	Simulación de las condiciones y el ritmo de carrera para prepararse para las exigencias específicas de la competición.	Ejercicios de salida, giro y llegada para optimizar cada aspecto de la competición.	Trabajo continuo de perfeccionamiento de la brazada para garantizar un rendimiento óptimo y la conservación de la energía durante las competiciones.

SESIONES DE RESISTENCIA (3-10 KM)

El entrenamiento de resistencia se centra en un mayor volumen con sesiones largas y continuas, y series aeróbicas. Incluye entrenamiento de umbral, nado a ritmo y trabajo de fuerza, centrado en la estabilidad del tórax y la resistencia muscular. Las estrategias mentales incluyen el ritmo, la visualización y la gestión de la fatiga. En cambio, entrenar para pruebas más cortas implica entrenamientos de alta intensidad y corta duración para desarrollar velocidad y potencia, con intervalos, series de esprint y ejercicios de fuerza explosiva. El trabajo técnico se centra en brazadas potentes y transiciones rápidas. La recuperación en el entrenamiento de resistencia prioriza la recuperación activa.

Tipos de sesiones

Los nadadores de resistencia pueden entrenar de 4 a 6 días a la semana, con al menos una sesión larga de distancia similar o superior a la de la competición, complementada con sesiones más cortas, centradas en la técnica, y de recuperación.

Sesiones de larga distancia	Umbral aeróbico	Practicar en aguas abiertas	Fuerza y resistencia
Entrenar para igualar y superar las distancias de competición y así desarrollar resistencia y fortaleza mental.	Nadar a un ritmo constante, sostenible pero a la vez algo difícil, para mejorar la capacidad del cuerpo para utilizar el oxígeno de la forma más eficiente posible.	Nadar en condiciones similares a las del día de la carrera, incluyendo navegación, avistamiento y natación en grupo.	Ejercicios en seco centrados en la estabilidad del tórax, la fuerza de los hombros y la resistencia general para mejorar en las sesiones de larga duración.

CONSIDERACIONES GENERALES PARA TODOS LOS NADADORES

El entrenamiento requiere un volumen e intensidad equilibrados, perfeccionamiento técnico, mejora de la forma física, preparación mental y una recuperación adecuada. Utiliza planes personalizados, una buena nutrición y un seguimiento constante de tus progresos para lograr un rendimiento óptimo.

CARGA PROGRESIVA

Aumenta gradualmente la distancia, la intensidad o la resistencia para mejorar la resistencia, la fuerza y la velocidad, asegurando una mejora continua y minimizando el riesgo de sobreentrenamiento.

RECUPERACIÓN

La recuperación es crucial, ya que permite que los músculos se reparen y se fortalezcan. Previene el sobreentrenamiento, reduce el riesgo de lesiones y garantiza una adaptación óptima, mejorando el rendimiento y la resistencia general en natación. Incorpora días de descanso y sesiones de recuperación activa, como natación ligera o estiramientos, para que el cuerpo se recupere y se adapte.

NUTRICIÓN E HIDRATACIÓN

Los **carbohidratos** son la principal fuente de energía. Proceden de cereales integrales, frutas, verduras y legumbres. Para sesiones más largas e intensas, aumenta su ingesta para mantener los niveles de energía y las reservas de glucógeno. Las **proteínas**, en carnes, pescado, huevos, lácteos, legumbres y frutos secos, favorecen la reparación y el crecimiento muscular. Tras un entrenamiento intenso se necesita mayor ingesta de proteínas para la recuperación muscular. Las **grasas** dan energía secundaria, sobre todo en actividades prolongadas de intensidad baja a moderada. Las grasas saludables de aguacates, frutos secos, semillas y pescado azul deben equilibrarse para cubrir las necesidades energéticas. La **hidratación** es clave para el rendimiento y la prevención de la deshidratación, y se logra con agua, bebidas con electrolitos y alimentos hidratantes como frutas y verduras. En las sesiones más largas o en condiciones de calor, la ingesta de líquidos debe aumentar para compensar las pérdidas por sudor. Las **vitaminas** y los **minerales** contribuyen a la salud general, la energía y la función inmunitaria.

PREPARACIÓN MENTAL

Estrategias como la visualización, el establecimiento de objetivos y las técnicas de relajación mejoran la concentración y el rendimiento bajo presión (pp. 42-43).

CARGA PROGRESIVA

Un régimen de entrenamiento gradual desarrolla la fuerza y la resistencia en natación a lo largo del tiempo.

NUTRICIÓN E HIDRATACIÓN

Una dieta equilibrada (pp. 34-35) es crucial para sostener el entrenamiento, la recuperación y el rendimiento.

PREPARACIÓN MENTAL

La natación requiere fortaleza mental para soportar los regímenes de entrenamiento, a menudo intensos, así como la presión de la competición.

RECUPERACIÓN

Ningún entrenamiento funciona sin una recuperación adecuada entre sesiones. Esto se logra con días de descanso o sesiones de recuperación activa (arriba).

LOS CUATRO PILARES DE LA NATACIÓN
El aumento gradual de la intensidad del entrenamiento, nutrición e hidratación adecuadas, recuperación suficiente y una mentalidad positiva son los pilares de una experiencia de natación exitosa.

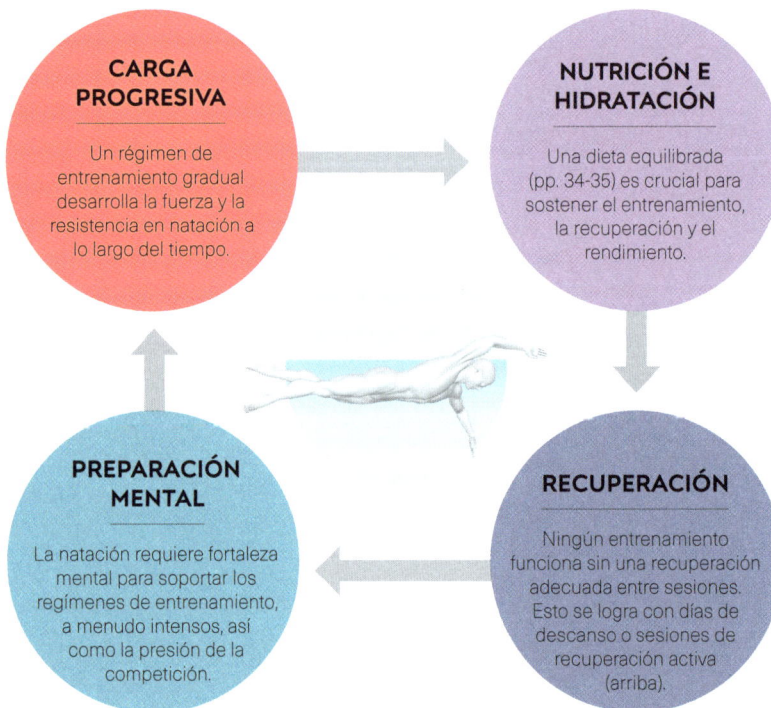

PARTES DE LAS SESIONES

Cada sesión de entrenamiento de natación suele constar de un calentamiento, ejercicios, una serie principal que puede incluir ejercicios de patada y de tracción, y un enfriamiento. Para mejorar ciertos aspectos de la técnica y la fuerza se suele utilizar material de entrenamiento.

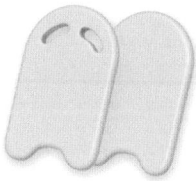

Resumen de la sesión

SESIÓN	OBJETIVO	COMPONENTES
CALENTAMIENTO	Aumentar gradualmente la frecuencia cardíaca, el flujo sanguíneo a los músculos y la movilidad articular; prepararse mental y físicamente para la sesión.	Comienza nadando suavemente durante 5-10 minutos, incorporando diferentes brazadas para trabajar varios grupos musculares. Continúa con ejercicios ligeros para centrarte en la técnica.
EJERCICIOS	Mejora la técnica, la eficiencia y la mecánica de la brazada. Los ejercicios permiten centrarse en aspectos específicos de la brazada, como la rotación del cuerpo, la entrada del brazo o la respiración.	Ejercicios de recuperación en crol para mejorar la brazada, con un solo brazo para mejorar el movimiento del brazo y la rotación del cuerpo, y de patada lateral para mejorar la postura y el equilibrio.
PARTE PRINCIPAL	Es la actividad principal del entrenamiento, ideada para mejorar la resistencia, la velocidad o la técnica bajo fatiga.	Intervalos de diferentes distancias e intensidades, enfocados a la resistencia aeróbica, el umbral anaeróbico o la velocidad de esprint. Las series de patada y tracción ayudan a aislar y fortalecer las piernas y la parte superior del cuerpo.
PATADAS Y TRACCIÓN	Usar una tabla de natación o nadar con los brazos extendidos para fortalecer las piernas y la técnica de patada ayudan a mejorar la propulsión y la resistencia de los músculos de las piernas.	Se utiliza un flotador de piernas para aislar la parte superior del cuerpo, centrándose en la tracción de brazos, la fuerza de hombros y la resistencia. Mejora la propulsión y la eficiencia de los brazos.
ENFRIAMIENTO	Reduce gradualmente la frecuencia cardíaca y evita la acumulación de sangre en las extremidades. Favorece la recuperación y la flexibilidad.	Nada entre 5 y 10 minutos suavemente, incorporando diferentes estilos de natación, y luego haz algunos estiramientos suaves fuera de la piscina.

Material de entrenamiento

Tabla
Se usa para hacer series de pies para apoyar la parte superior del cuerpo, lo que permite centrarse en la técnica y la fuerza de las piernas.

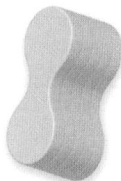

Flotador de piernas
Se coloca entre los muslos para mantener las piernas a flote sin moverlas, centrándose en la fuerza de la parte superior del cuerpo y en la brazada.

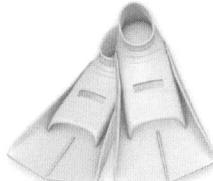

Aletas
Se usan para aumentar la propulsión y la velocidad, lo que ayuda a mejorar la técnica de patada y la flexibilidad del tobillo. Dan una posición más alta.

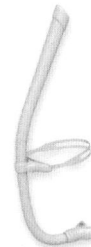

Tubo para respirar
Un tubo permite mantener una alineación adecuada y concentrarse en la técnica, ya que elimina la necesidad de girar la cabeza para respirar.

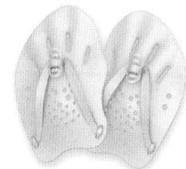

Palas
Se usan en las manos al nadar para aumentar la resistencia. Las palas aumentan la fuerza del brazo y mejoran la técnica de brazada.

TABLA DE COLORES Y RITMO DE CARRERA

El sistema de tabla de colores y el entrenamiento a ritmo de carrera son dos métodos distintos que se usan en los planes de entrenamiento, cada uno con su propio enfoque para estructurar los entrenamientos y definir niveles de intensidad.

LA TABLA DE COLORES

Este sistema categoriza los niveles de intensidad del entrenamiento mediante colores. Cada color representa un rango específico de frecuencia cardíaca o un nivel de esfuerzo percibido, lo que facilita a nadadores y entrenadores la comunicación y la prescripción de intensidades de entrenamiento. El sistema se adapta a diferentes programas de natación, grupos de edad y niveles de competencia.

El sistema de tablas de colores es fácil de seguir y comunicar gracias a su representación visual y clara de las diferentes intensidades y objetivos del entrenamiento.

ELEMENTOS CLAVE

Cada color corresponde a una zona de entrenamiento específica, lo que simplifica la planificación y la ejecución del entrenamiento, pues da una comprensión inmediata de las expectativas del entrenamiento basándose solo en el color. Así, la «Zona Roja» indica entrenamiento anaeróbico de alta intensidad, y la «Zona Blanca», una sesión de recuperación de baja intensidad.

VENTAJAS

La claridad visual y la terminología uniforme hacen que este enfoque sea eficiente. Los entrenadores pueden comunicar rápidamente los planes de entrenamiento mediante colores, lo que reduce la necesidad de explicaciones. Así, indicar a un nadador que realice una «serie de la Zona Amarilla» transmite la necesidad de un entrenamiento de umbral. En la práctica, un programa semanal podría combinar colores: la Zona Blanca para la recuperación el lunes, la Zona Azul para la base aeróbica el martes, la Zona Verde para la resistencia el miércoles, la Zona Amarilla para el umbral el jueves, la Zona Roja para la velocidad el viernes y la Zona Morada para el esfuerzo máximo el sábado.

INCONVENIENTES

El sistema puede no ser tan específico para las exigencias de cada competición, dependiendo de cómo se implemente. Requiere comprender y supervisar los niveles de esfuerzo individual, lo cual puede ser subjetivo.

Zona Blanca

Se usa para sesiones de calentamiento, enfriamiento y recuperación, y gira en torno a actividades de muy baja intensidad, priorizando la recuperación activa y el perfeccionamiento técnico durante unas sesiones suaves.

Zona Azul

Está dedicada a desarrollar una base aeróbica con sesiones de baja intensidad, largas y suaves para mejorar la resistencia básica y la capacidad aeróbica.

Zona Verde

Incluye entrenamientos de intensidad baja a moderada orientados a mejorar la resistencia y la capacidad aeróbica mediante sesiones de larga distancia a un ritmo moderado.

Zona Amarilla

Se centra en esfuerzos de intensidad moderada a alta para mejorar el umbral de lactato y mantener la velocidad durante periodos más largos mediante sesiones a ritmo de carrera sostenido.

Zona Roja

Abarca el entrenamiento anaeróbico de alta intensidad, incluyendo simulación de competición, para aumentar la velocidad y la potencia con intervalos cortos e intensos y series de esprints.

Zona Morada

Está reservada para entrenamientos de esfuerzo máximo de muy alta intensidad, centrados en el máximo rendimiento con esprints a toda velocidad y simulaciones de carrera.

" "

Incorporar el entrenamiento a ritmo de carrera en el plan de entrenamiento general ayuda a los nadadores a desarrollar confianza y resiliencia, ambas esenciales para el éxito en competición.

RITMO DE CARRERA

Este sistema es un enfoque más específico que se centra en entrenar al ritmo exacto que el nadador pretende alcanzar en carrera. Consiste en nadar a velocidades específicas de carrera durante el entrenamiento para imitar las condiciones y el esfuerzo de la competición, lo que permite adaptarse física y mentalmente a las exigencias de sus pruebas.

Al practicar constantemente a ritmo de carrera, puede perfeccionarse la mecánica de la brazada, las pautas respiratorias y las estrategias de ritmo en condiciones reales.

ELEMENTOS CLAVE
Los entrenamientos están ideados en torno al ritmo objetivo para distancias de carrera específicas (50 m, 100 m, 200 m). Las series consisten en nadar distancias a ritmo de carrera o casi, con intervalos de descanso controlados para simular las condiciones de la carrera. Se centra en los aspectos técnicos, tácticos y psicológicos de competir a la velocidad deseada.

VENTAJAS
Este enfoque ayuda a desarrollar la memoria muscular y la eficiencia a velocidades objetivo, lo que mejora el rendimiento. También se mejora mentalmente, pues el nadador se

acostumbra a la intensidad y la presión de mantener el ritmo. El entrenamiento a ritmo de carrera suele implicar series más cortas y de alta intensidad con un descanso suficiente para lograr esfuerzos de calidad y minimizar la fatiga. Así, un nadador podría realizar múltiples esprints de 50 m a ritmo de carrera con intervalos de descanso para simular el esfuerzo de una carrera de 100 m. Este método acorta la distancia entre la forma física general y el rendimiento el día de la carrera, y asegura que se estará preparado para la competición.

INCONVENIENTES
Por su alta intensidad, puede requerir un seguimiento minucioso para evitar el sobreentrenamiento. Además, una menor variedad en la intensidad del entrenamiento puede hacer que se descuiden ciertos aspectos de la forma física.

Comparación
Ambos métodos tienen su lugar en un programa de entrenamiento completo, y los entrenadores suelen combinar elementos de ambos. La elección entre ellos, o cómo combinarlos, depende de los objetivos del nadador, la fase de entrenamiento y las exigencias específicas de las pruebas para las que se prepara.

Especificidad
El entrenamiento a ritmo de carrera es más específico en cuanto a las condiciones y exigencias de la carrera, pues se centra en alcanzar y mantener la velocidad objetivo. El sistema de tabla de colores ofrece zonas de entrenamiento más amplias y mayor gama de intensidades.

Aplicación
El sistema de tablas de colores da un marco flexible aplicable a diferentes ciclos de entrenamiento y niveles, mientras que el de ritmo de carrera se centra sobre todo en la preparación para distancias de carrera específicas y los requisitos de ritmo asociados.

Objetivo
El sistema de tablas de colores aborda una gama más amplia de sistemas fisiológicos y habilidades, mientras que el entrenamiento a ritmo de carrera se centra en las exigencias de competir a una determinada velocidad.

SISTEMA DE LA TABLA DE COLORES. SU APLICACIÓN EN EL ENTRENAMIENTO

El sistema de las tablas de colores permite idear entrenamientos orientados a objetivos específicos.

El sistema de códigos de colores de Urbanchek (ver «¿Sabías que...?») ha sido ampliamente adoptado por entrenadores de natación por su claridad y eficacia para gestionar las cargas de entrenamiento y optimizar el rendimiento del nadador. Así, una sesión podría comenzar en la Zona Blanca para el calentamiento, seguir en las zonas Azul y Verde para el trabajo aeróbico principal o de umbral, continuar en Amarillo para intervalos de alta intensidad y concluir en Blanco o Azul para enfriar.

VENTAJAS

Claridad: El sistema proporciona un método claro y visual para comprender la estructura y los objetivos del entrenamiento.

Versatilidad: Se puede aplicar en todos los niveles de natación, desde principiantes hasta atletas de élite.

Personalización: Ofrece sesiones personalizadas que se adaptan a las necesidades de cada nadador, según su nivel de entrenamiento.

Visión general del sistema de la tabla de colores

ZONA	INTENSIDAD	PROPÓSITO	OBJETIVO FISIOLÓGICO
Zona Blanca	Muy baja; zona de descanso y recuperación.	Se usa para calentar, enfriar y nadar para recuperarse. La finalidad es la relajación y la técnica, no la velocidad.	Favorece el flujo sanguíneo sin un estrés sustancial, lo que favorece la recuperación y la preparación para esfuerzos más intensos.
Zona Azul	Baja; zona de entrenamiento aeróbico.	Desarrolla la base aeróbica, la resistencia y la eficiencia en el agua. Las sesiones suelen ser más largas y a un ritmo constante.	Mejora la capacidad del cuerpo para utilizar el oxígeno, fortalece el sistema cardiovascular y mejora el metabolismo de las grasas.
Zona Verde	Moderada; umbral aeróbico-anaeróbico.	Aumenta la capacidad aeróbica y permite al cuerpo realizar esfuerzos más intensos. Se suele usar para intervalos más largos con periodos de descanso cortos.	Prepara al cuerpo para retrasar la aparición de la fatiga al mejorar el umbral de lactato, lo que permite mantener velocidades más altas durante más tiempo.
Zona Amarilla	Alta; zona de entrenamiento anaeróbico.	Se centra en desarrollar velocidad y potencia con intervalos más cortos y de alta intensidad, seguidos de periodos de descanso más largos.	Desarrolla el sistema energético anaeróbico, mejorando la capacidad del cuerpo para rendir en ausencia de suficiente oxígeno y aumentando la tolerancia al lactato.
Zona Roja	Muy alta; esfuerzo casi máximo o máximo.	Se utiliza solo de vez en cuando para trabajar la velocidad y simular el ritmo de carrera. Se trata de esfuerzos máximos que mejoran la velocidad y la potencia del nadador.	Maximiza la activación de fibras musculares de contracción rápida, aumenta la eficiencia neuromuscular y mejora la capacidad del cuerpo para generar potencia explosiva.
Zona Morada	Extrema; esfuerzo máximo, a menudo reservado para el esprint final de las carreras, o para intervalos intensos y muy cortos.	Desarrolla la velocidad máxima de esprint y la capacidad de terminar con fuerza al final de una carrera.	Lleva el cuerpo al límite, entrenándolo para rendir en condiciones de fatiga y estrés extremos.

CONSIDERACIONES

Diferencias individuales: Los nadadores pueden tener distintos umbrales y capacidades dentro de cada zona de color, lo que significa que los entrenadores utilizarán tablas de ritmo o puntos de referencia personalizados.

Adaptación: Puede ser necesario realizar pruebas periódicas y ajustar las zonas a medida que mejora la condición física de los nadadores y cambian sus respuestas fisiológicas al entrenamiento. El sistema de tablas de colores es una forma dinámica y eficaz de estructurar el entrenamiento de natación, garantizando que los nadadores activen los sistemas de energía adecuados y logren los resultados de entrenamiento deseados para su desarrollo.

¿Sabías que…?

EL ENTRENADOR ESTADOUNIDENSE JON URBANCHEK DESARROLLÓ SU SISTEMA DE ENTRENAMIENTO BASADO EN COLORES, A FINALES DE LA DÉCADA DE 1990.

¿QUÉ SISTEMA ES MEJOR PARA MÍ?

Los dos sistemas tienen diferentes propósitos, cada uno con sus ventajas. En general, el sistema de tablas de colores es de aplicación más universal, desde principiantes hasta nadadores avanzados, y el entrenamiento a ritmo de carrera es especialmente idóneo para los nadadores de competición. Para saber cómo entrenar a ritmo de carrera, ver pp. 190-93.

DIFERENCIA EN IDONEIDAD

Para los nadadores principiantes y menos experimentados es ideal el enfoque amplio y versátil del sistema de tablas de colores. Permite una introducción fácil al entrenamiento estructurado, con énfasis en el desarrollo general. Por el contrario, con su enfoque específico en imitar y dominar las condiciones de la competición, el entrenamiento a ritmo de carrera es muy efectivo para nadadores con aspiraciones competitivas.

TABLA DE COLORES:

- **Principiantes: Desarrollar la base.** Desarrolla gradualmente una base aeróbica y mejora la técnica sin priorizar la velocidad. Introduce en el entrenamiento estructurado sin la presión de alcanzar ritmos de carrera específicos.

- **Comprender los niveles de esfuerzo.** Enseña a los nuevos nadadores a reconocer y diferenciar los niveles de esfuerzo, crucial para la autoconciencia y para aprender a gestionar la energía al nadar.

- **Intermedio: Medir el progreso.** A medida que los nadadores progresan, el sistema permite un aumento más estructurado de la intensidad y el volumen, lo que facilita el seguimiento del progreso a lo largo del tiempo.

- **Desarrollo de capacidades: intermedio.** El nadador puede centrarse en perfeccionar la técnica con diferentes estilos e intensidades, usando las distintas zonas para trabajar aspectos específicos de la natación.

- **Avanzado: Versatilidad.** Ofrece flexibilidad para trabajar sistemas de energía específicos y perfeccionar la forma.

- **Recuperación y periodización:** Facilita una mejor planificación de los ciclos de entrenamiento, lo que garantiza alcanzar el máximo rendimiento en el momento adecuado.

RITMO DE CARRERA: VENTAJA COMPETITIVA

El entrenamiento a ritmo de carrera es específico para las exigencias de las carreras, lo que permite simular sus condiciones y afinar estrategias de ritmo para casos específicos. Se centra en los sistemas de energía usados en carrera, mejorando la capacidad para mantener altas velocidades. También ayuda a prepararse mentalmente para la intensidad de la competición. Los nadadores pueden trabajar en optimizar sus salidas, giros y llegadas a velocidades de carrera, aspectos cruciales para un buen rendimiento en competición.

ENTRENAR A RITMO DE CARRERA

Se trata de un enfoque estructurado que se centra en alcanzar objetivos de tiempo específicos a lo largo de distancias establecidas durante los entrenamientos, lo que proporciona una evaluación clara y cuantificable de la intensidad y el progreso. Este método se basa en el concepto de ritmo, que es la capacidad de nadar a una velocidad constante a lo largo de una distancia determinada.

Si quieres competir a velocidades óptimas, necesitas incorporar este ritmo en tu rutina de entrenamiento.

OBJETIVOS DE RITMO

Inicialmente, se realizan pruebas contrarreloj en varias distancias para tener tiempos de referencia y poder marcar objetivos de ritmo realistas. Al igual que las tablas de colores (ver pp. 186-89) o las zonas de frecuencia cardíaca en otros deportes, las zonas de ritmo se pueden establecer en función de la velocidad del nadador en diferentes distancias. Estas zonas van desde el ritmo de esprint (intensidad muy alta en distancias cortas) hasta el ritmo de resistencia (intensidad moderada en distancias más largas).

SESIONES DE ENTRENAMIENTO

Las sesiones de entrenamiento para nadadores de competición consisten en entrenamiento por intervalos, con series de repeticiones en distancias fijas (50 m, 100 m, 200 m...) con objetivos de tiempo específicos para crear un entorno de competición. Así, se puede pedir al nadador que nade 10 x 100 m con un objetivo de 1:30 minutos cada 100 m.

Entre cada repetición, un periodo de descanso prefijado permite recuperarse en parte, pero no del todo. El descanso es crucial: marca la intensidad global de la serie.

VENTAJAS

Una de las ventajas de entrenar a ritmo de carrera es que es muy específico para el rendimiento, centrándose en las velocidades exactas necesarias para rendir en las próximas carreras.

El ciclo de retroalimentación es otro beneficio: la retroalimentación inmediata sobre el rendimiento en las sesiones de entrenamiento ayuda a nadadores y entrenadores a hacer ajustes en tiempo real a los niveles de esfuerzo.

Este tipo de entrenamiento desarrolla una conciencia táctica en el nadador, lo que le permite medir y controlar su velocidad, esencial en la estrategia de carrera, sobre todo en pruebas más largas, donde el ritmo es clave para obtener el mejor rendimiento.

La adaptabilidad es una gran ventaja de este método: se puede adaptar a diferentes estilos, distancias y puntos fuertes y debilidades individuales, lo que lo hace versátil para diferentes necesidades de entrenamiento.

APLICACIÓN

Los nadadores avanzados pueden usar metrónomos, que emiten pitidos a intervalos establecidos y ayudan a mantener ritmos y frecuencias de brazada constantes. El entrenamiento basado en el ritmo, centrado en objetivos de tiempo, ayuda a desarrollar el sentido del ritmo y mejora la capacidad para nadar de

Metrónomo

	PRINCIPIANTE	NADADOR AVANZADO	NADADOR DE ÉLITE
50 m	1:00/50 m	0:45/50 m	0:30/50 m
100 m	2:00/100 m	1:30/100 m	1:00/100 m
200 m	4:00/200 m	3:15/200 m	2:15/200 m
3-5 km	2:30/100 m (25:00-42:00/km)	2:00/100 m (20:00-35:00/km)	1:30/100 m (15:00-25:00/km)
5-10 km	2:45/100 m (27:30-45:00/km)	2:15/100 m (22:30-37:30/km)	1:45/100 m (17:30-29:00/km)

Equivalencias de ritmo (RPE)

Las equivalencias de ritmo (índice de esfuerzo percibido, en inglés RPE) se utilizan para medir la intensidad de un ejercicio en función de la intensidad con la que sientes que te esfuerzas. Aquí tienes una guía general sobre el RPE y sus equivalentes de ritmo correspondientes. Estos equivalentes te ayudan a adaptar la intensidad de tu entrenamiento para alcanzar objetivos específicos, asegurándote de que trabajas al nivel adecuado para tus objetivos de forma física.

RPE	ESFUERZO	DESCRIPCIÓN
1-2	Esfuerzo muy leve	Ritmo fácil y relajado, este ritmo se puede mantener durante largos periodos sin fatigarse.
3-4	Esfuerzo leve	Ritmo cómodo, respiración algo más agitada, pero se puede mantener una conversación.
5-6	Esfuerzo moderado	Ritmo moderado, respiración más profunda y frecuente. Es posible conversar, pero requiere esfuerzo.
7-8	Esfuerzo considerable	Ritmo exigente, respiración agitada, la conversación es difícil y requiere pausas.
9-10	Esfuerzo entre duro y máximo	Ritmo muy exigente, respiración muy agitada, solo se pueden decir unas pocas palabras, esfuerzo máximo en RPE 10.

forma eficiente a diferentes velocidades y está directamente relacionado con el rendimiento en competición, por lo que es una gran alternativa al sistema de tabla de colores explicado en la p. 186.

COMBINACIÓN DE MÉTODOS

Si bien el entrenamiento basado en el ritmo es efectivo por sí solo, a menudo se usa con otros métodos, como el control de la frecuencia cardíaca (ver a la derecha) o los índices de esfuerzo percibido (ver la escala RPE arriba), para lograr un programa completo.

RPE Y RITMO

El índice de tasa de esfuerzo percibido (RPE) es un método universal para medir la intensidad de un ejercicio. La escala va de 0 a 10, donde 0 representa ningún esfuerzo y 10 el máximo esfuerzo.

CONTROL DEL PROGRESO

Los nadadores usan un cronómetro o un reloj resistente al agua para controlar su tiempo en cada repetición; alcanzar o superar los objetivos indica una mejora. Al progresar, los objetivos se ajustan para reflejar la mejora, lo que garantiza continuar entrenando a una intensidad adecuada.

Frecuencia cardíaca

El corazón es un músculo que se fortalece con el entrenamiento. A menor frecuencia cardíaca en reposo, más eficiente será y estarás más en forma. La frecuencia cardíaca máxima puede ayudarte a controlar el esfuerzo.

CÁLCULO DE LA FRECUENCIA CARDÍACA EN REPOSO

Antes de levantarte por la mañana, tómate el pulso. Anótalo durante varios días para tener una lectura media fiable.

PULSACIONES EN REPOSO EN 10 SEGUNDOS $\times$ **6**

$=$ **RITMO CARDÍACO EN REPOSO** (RCR)

CALCULA TU RITMO CARDÍACO MÁXIMO

Para calcular la frecuencia cardíaca máxima (FCM) con precisión, se utilizan varias fórmulas modernas, que se consideran más fiables que el método tradicional de «220 menos la edad». Aquí tienes dos fórmulas clave:

1. Fórmula de Tanaka, Monahan y Seals:

$$208 - (0{,}7 \times \text{TU EDAD})$$

$=$ **RITMO CARDÍACO MÁXIMO** (RCM)

Este método calcula la FCM, y es más preciso para los adultos mayores en comparación con la fórmula clásica.

2. Fórmula de HUNT:

$$211 - (0{,}64 \times \text{TU EDAD})$$

$=$ **RITMO CARDÍACO MÁXIMO** (RCM)

Esta fórmula considera la edad con más precisión, y ofrece un margen de error menor que el método clásico de «220 menos la edad». Un cálculo más preciso de la FCM puede ayudar a los atletas a ajustar mejor la intensidad de su entrenamiento para optimizar el rendimiento y evitar sobreentrenar.

CALCULAR EL RITMO

Para el entrenamiento de natación basado en el ritmo, calcular el ritmo implica determinar la velocidad objetivo del nadador para varios segmentos de entrenamiento.

Ello debe ajustarse a los objetivos del nadador, a su nivel físico en ese momento y a los requisitos específicos de la prueba. A continuación, se presenta un enfoque paso a paso para calcular y aplicar el entrenamiento basado en el ritmo:

1. Establece una referencia

Pruebas de tiempo
Realiza pruebas de tiempo en diversas distancias para establecer el nivel de rendimiento actual. Las distancias más habituales son 50 m, 100 m, 200 m y más largas, según el objetivo del nadador.

Registra tus mejores tiempos
Anota los mejores tiempos logrados en estas distancias, ya que te servirán como referencia para establecer ritmos de entrenamiento.

2. Determina las zonas de entrenamiento

Usa franjas porcentuales
Los ritmos de entrenamiento se pueden configurar como porcentajes de los mejores tiempos registrados. Por ejemplo, las series de resistencia podrían estar al 70-80 % del mejor tiempo, las series de umbral al 80-90 % y las series de esprint por encima del 90 %.

Calcula ritmos específicos
Estos porcentajes se pueden convertir en tiempos específicos para cada distancia de entrenamiento. Por ejemplo, si el mejor tiempo de un nadador en los 100 m es de 60 segundos, un ritmo de resistencia (75 %) sería de 80 segundos por cada 100 m.

3. Aplica el ritmo a las series de entrenamiento

Diseña series de entrenamiento
A partir de los ritmos calculados, las series se definen en función de diferentes sistemas energéticos y objetivos de entrenamiento. Por ejemplo, una serie podría consistir en 10 x 100 m de natación a ritmo de resistencia con intervalos de descanso cortos.

Incorpora variedad
Varía las distancias, los ritmos y los intervalos de descanso en el entrenamiento para abordar todos los aspectos del rendimiento, como la velocidad, la resistencia y la técnica.

4. Supervisa y ajusta

Pruebas de tiempo periódicas
Realiza pruebas de tiempo de vez en cuando para actualizar tus mejores tiempos y, al mismo tiempo, los ritmos de entrenamiento.

Adaptar según los progresos
A medida que mejora la forma física, los ritmos de entrenamiento deberían ser más rápidos para que reflejen la velocidad y resistencia más altas del nadador.

5. Usa herramientas para mayor precisión

Relojes inteligentes
Utiliza estos dispositivos durante el entrenamiento para controlar los tiempos y asegurarte de que cumples los ritmos establecidos.

Calculadora de ritmos
Las calculadoras en línea y apps ayudan a determinar el ritmo de entrenamiento de natación según los valores de rendimiento recientes.

Ejemplo

Distancia nadada:
100 m

Tiempo:
01:30:00

Tu ritmo:
01:30:00/100 m

6. Integra retroalimentación

Escucha tu cuerpo
Ajusta los ritmos según cómo responda el cuerpo al entrenamiento, teniendo en cuenta factores como el cansancio, la recuperación y el bienestar general.

Los comentarios del entrenador
Un entrenador puede proporcionar información valiosa para ajustar el ritmo según el rendimiento observado y los aspectos técnicos del nadador.

DESARROLLAR LA VELOCIDAD

En pruebas de corta distancia, como las de 50 a 200 m, comprender y desarrollar diferentes tipos de velocidad puede influir notablemente en el rendimiento del nadador. Incorporar un entrenamiento específico para la velocidad inicial, máxima y final permite a los nadadores optimizar su rendimiento en todas las fases de la carrera, desde un inicio potente hasta un final enérgico.

VELOCIDAD INICIAL

La velocidad inicial, o «velocidad fácil», es la velocidad al inicio de la carrera que parece lograrse sin esfuerzo. Es la capacidad de alcanzar rápidamente una velocidad alta sin gastar una energía desproporcionada ni generar fatiga prematura. Esta velocidad es esencial para establecer una buena posición en la carrera, especialmente en pruebas donde la salida puede influir mucho en el rendimiento global.

Para aumentarla se practican las salidas, las fases subacuáticas y las transiciones para asegurar un inicio de carrera rápido y eficiente. El entrenamiento puede incluir ejercicios para la salida, patadas y la transición a brazadas completas, a fin de mantener la velocidad con el mínimo esfuerzo.

VELOCIDAD MÁXIMA

Se refiere a la velocidad máxima que se puede alcanzar en la distancia más corta posible. Este es el ritmo más rápido que un nadador puede lograr, generalmente observado tras la salida y la fase de aceleración inicial. Es la velocidad máxima mantenida a mitad de una carrera de velocidad antes de que se produzca cualquier desaceleración.

Para aumentarla, se suelen entrenar esprints de máximo esfuerzo en distancias cortas, la potencia explosiva y la optimización técnica a altas velocidades. Los ejercicios pueden incluir series cortas e intensas con recuperación completa, series de potencia y entrenamiento de resistencia y esprints con aletas para simular un ritmo superior al de carrera.

VELOCIDAD FINAL

Es la capacidad de terminar cada carrera con un final enérgico, a menudo caracterizado por mantener o incluso aumentar la velocidad en las últimas vueltas. Implica la capacidad para terminar la carrera con potencia a pesar del cansancio, lo que asegura competir con eficacia hasta tocar la pared.

Para mejorarla, se realizan series que imitan las condiciones de una carrera, como largos con descansos estratégicos, ejercicios de ritmo enfocados a aumentar la velocidad al final de la serie y entrenamiento de resistencia para mantener altas velocidades en periodos más prolongados. También se trabaja la fortaleza mental y la estrategia de carrera para realizar la fase final de la carrera con eficacia.

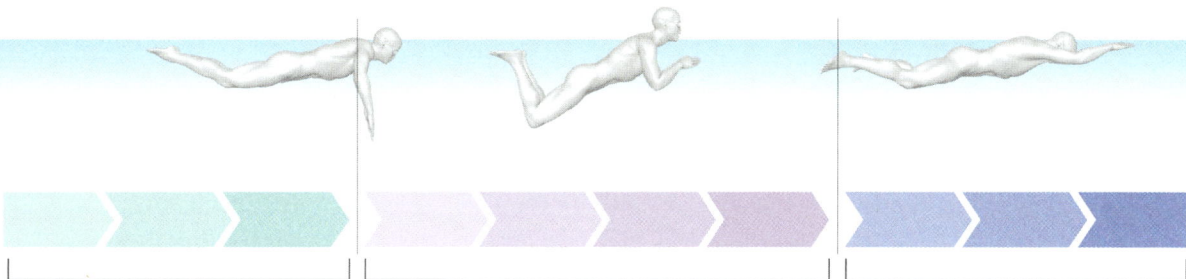

Velocidad frontal
Arranque veloz al principio de una carrera

Velocidad máxima
Velocidad máxima alcanzable durante un esprint o carrera

Velocidad final
Velocidad mantenida hacia el final de una carrera

ENTENDER LOS FACTORES DE LA VELOCIDAD
La velocidad máxima, inicial y final, en conjunto, mejoran el rendimiento al optimizar los arranques iniciales, la velocidad punta y la resistencia sostenida.

PROGRAMAS DE ENTRENAMIENTO

Los programas de entrenamiento de natación varían según el nivel de habilidad; el tipo de enfoque es diferente para nadadores principiantes, intermedios y avanzados, que quizá se preparan para competiciones. Sea cual sea tu nivel de natación o el que aspires a alcanzar, esta sección incluye un plan de entrenamiento adecuado para ti.

EVOLUCIÓN DEL ENTRENAMIENTO

Los principiantes se centran en la técnica básica, el desarrollo de la resistencia y la confianza en el agua con ejercicios sencillos y sesiones de distancia moderada. A medida que avanzan al nivel intermedio, se centran en entrenamientos estructurados, perfeccionando las brazadas y utilizando intervalos de intensidad moderada.

En la etapa avanzada, el entrenamiento se intensifica con intervalos de alta intensidad, prácticas específicas para cada carrera y técnicas avanzadas, y culmina con una puesta a punto estratégica para lograr el máximo rendimiento.

Estos principios son la base de la estructura de un plan de entrenamiento exitoso, desde el nivel principiante hasta el avanzado.

FORMA FÍSICA COMPLETA

Para lograrla, hay que desarrollar resistencia cardiovascular, fuerza muscular, flexibilidad, eficiencia técnica y resiliencia mental, lo cual garantiza un rendimiento óptimo, la prevención de lesiones y una energía sostenida durante el entrenamiento y la competición.

ADAPTACIÓN PROGRESIVA

Aumenta gradualmente la intensidad y el volumen del entrenamiento, permitiendo que tu cuerpo se adapte y mejore con el tiempo, mejorando así la fuerza, la resistencia y el rendimiento general, a la vez que minimizas el riesgo de lesiones.

AUMENTA LA INTENSIDAD

Aumenta la carga de entrenamiento añadiendo velocidad, resistencia o complejidad, superando tus límites para mejorar tu forma cardiovascular, fuerza muscular y rendimiento general, y así obtener mejores resultados en las carreras.

INCREMENTA EL VOLUMEN

Aumenta la duración o la distancia del entrenamiento, mejorando la resistencia y la capacidad aeróbica añadiendo gradualmente más vueltas o sesiones de entrenamiento más largas, lo que te ayudará a desarrollar resistencia y mantener un rendimiento más alto.

OPTIMIZA LA CARGA DE ENTRENAMIENTO

Equilibra la intensidad, el volumen y la recuperación para maximizar las mejoras en el rendimiento, a la vez que evitas el sobreentrenamiento y las lesiones, asegurándote así una forma física óptima y un progreso constante a largo plazo.

" "

Cada estilo de natación tiene distintos ejercicios orientados a perfeccionar su forma particular.

Los tres mejores ejercicios para cada estilo

Los ejercicios mejoran la técnica, la eficiencia y la memoria muscular de los nadadores al centrarse en aspectos específicos de la brazada. Deben realizarse con regularidad, especialmente durante los calentamientos, las sesiones de mejora de habilidades y los lapsos de recuperación, para corregir la postura y consolidar la técnica adecuada.

EJERCICIOS DE CROL

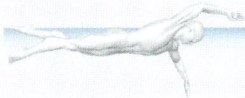

Patada vertical
Haz la patada de tijera en posición vertical en aguas profundas, con los brazos cruzados o fuera del agua. Esto mejora la fuerza del torso, la potencia de la patada y la flexibilidad del tobillo, cruciales para una patada de crol eficiente.

Punto muerto
Este ejercicio consiste en mantener un brazo extendido hacia delante hasta que el otro brazo termina su ciclo de brazada y lo alcanza. Mejora la sincronización, favorece una brazada más larga y estimula la rotación del cuerpo.

Puño cerrado
Nadar con los puños cerrados te obliga a concentrarte en usar los antebrazos para impulsarte, lo que mejora tu sensación del agua y aumenta la potencia de tus brazos.

EJERCICIOS DE ESPALDA

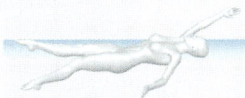

Brazada con un solo brazo
Realiza la brazada de espalda con un solo brazo, mientras mantienes el otro junto al cuerpo. Este ejercicio ayuda a aislar y mejorar la tracción del brazo y mejora la rotación del cuerpo a cada lado.

Brazada con ambos brazos
Ambos brazos se mueven simultáneamente en una brazada de espalda, lo que aumenta el énfasis en la rotación del cuerpo y el trabajo del torso, y se promueve una brazada más potente.

Rotación con tabla
Sujeta una tabla de natación verticalmente con ambas manos y gira las caderas y los hombros de lado a lado para simular la rotación necesaria en la espalda a fin de mejorar el equilibrio en el agua.

EJERCICIOS DE BRAZA

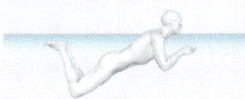

Dos patadas y una brazada
Se trata de dar dos patadas de braza por cada tracción con los brazos, lo que ayuda a perfeccionar y reforzar la patada para mejorar la propulsión.

Deslizarse
Después de cada brazada, extiende el cuerpo por completo y deslízate durante unos segundos. Este ejercicio remarca la importancia de la aerodinámica y la potencia de la fase de deslizamiento en la braza.

Remo con patada de braza
Se centra en las fases de movimiento hacia fuera y hacia dentro de la tracción en braza. Practica el remo (moviendo las manos en pequeños movimientos en forma de ocho) a diferentes niveles (ante el pecho, a nivel de la cintura y delante de la cara) para mejorar tu sensación en el agua.

EJERCICIOS DE MARIPOSA

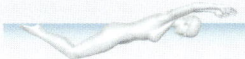

Delfín con cuerpo de mariposa
Ejecuta la brazada de mariposa centrándote en ondular todo el cuerpo como un delfín, sin usar los brazos. Este ejercicio potencia la ondulación del torso, esencial para una brazada de mariposa eficiente.

Mariposa con patada de crol
Nadar con los brazos en mariposa con patadas de tijera para centrarse en la técnica y la fuerza de la parte superior del cuerpo. Este ejercicio obliga al nadador a mantener la propulsión de la parte superior del cuerpo sin la ayuda de la patada de mariposa.

3-3-3
Realiza tres brazadas de mariposa con los brazos, seguidas de tres patadas de mariposa con los brazos extendidos en posición estilizada, y repite. Este ejercicio ayuda a integrar las fases de patada y tracción, y mejora el ritmo y la eficiencia general.

PRINCIPIANTES: SEMANAS 1-4

Un programa para principiantes de tres meses desarrolla progresivamente la resistencia y la técnica con incrementos graduales de distancia e intensidad. Consta de ejercicios básicos, sesiones moderadas, entrenamiento de intervalos y descansos periódicos para una adaptación óptima.

El programa para principiantes incluye dos sesiones semanales. Cada una se centra en desarrollar la resistencia y en perfeccionar la técnica con ejercicios básicos y sesiones moderadas. Al aumentar la distancia y la intensidad, la forma física y las habilidades mejoran de manera constante. A los tres meses, los nadadores habrán mejorado su resistencia, la eficiencia de su brazada y su confianza en el agua.

LEYENDA

· · · · · · · Calentamiento

| | | | | | Ejercicios

/ / / / / Serie principal

· · · · · · Enfriamiento

MES 1: ADAPTACIÓN Y TÉCNICA

SEMANAS 1-2
INTRODUCCIÓN AL AGUA Y FUNDAMENTOS DEL CROL

SESIÓN 1

Calentamiento: 10 minutos
Nadar fácil, concentrándote en sentirte relajado y con energía. Practica flotar boca abajo y boca arriba para sentirte cómodo en el agua.

Serie principal: 10 x 25 m crol
Concéntrate en respirar cada 3 brazadas. Descansa 30 segundos entre cada 25 m.

Enfriamiento: 10 minutos
Patadas suaves con las piernas mientras te sujetas al borde de la piscina o usas una tabla de flotación.

SESIÓN 2

Calentamiento: 10 minutos
Natación mixta, alternando entre crol y flotar de espalda para trabajar el equilibrio.

Serie principal: 10 x 25 m crol
Céntrate en extender el brazo por completo en cada brazada y en girar la cabeza para respirar sin levantar demasiado fuera del agua. Descansa 30 segundos entre intervalos.

Enfriamiento: 10 minutos
Nada despacio, combinando braza y espalda para enfriar y practicar diferentes movimientos.

SEMANAS 3-4
INTRODUCCIÓN A LA ESPALDA Y TÉCNICA DE RESPIRACIÓN

SESIÓN 1

Calentamiento: 10 minutos
Alterna 25 m crol y 25 m espalda, centrándote en unas transiciones suaves entre brazadas.

Serie principal: 8 x 25 m espalda
Centrándote en mantener las caderas elevadas y ejecutando una patada de tijera constante. **8 x 25 m crol**, centrándote en la respiración rítmica. Descansa 30 segundos entre intervalos.

Enfriamiento: 10 minutos
Nada suave, con cualquier estilo, centrándote en la relajación.

SESIÓN 2

Calentamiento: 10 minutos
Nada seguido, alternando entre 25 m de pies suaves (con tabla) y 25 m de crol suave.

Serie principal: 8 x 25 m
Incluye 4 series de crol, centrándote en la respiración bilateral (respirar por ambos lados) y **4 series de espalda**, haciendo hincapié en la coordinación de brazos. Descansa 30 segundos entre series.

Enfriamiento: 10 minutos
Nada tranquilamente, incorporando lapsos de flotación.

PRINCIPIANTES: SEMANAS 5-8

En las semanas 5 a 8, se aumentan las distancias de natación y se introducen ejercicios de técnica para desarrollar la resistencia y la técnica de la brazada. Esta fase se centra en la adaptación a mayores cargas de trabajo y en el perfeccionamiento de la eficiencia al nadar.

Se trabajan aspectos de la técnica de la brazada. Entre los ejercicios más habituales hay ejercicios de patada para fortalecer las piernas, de tracción para la técnica de brazos, recuperación para la sincronización, tracción con la punta de los dedos para la recuperación del codo, remo para la sensación en el agua, con un solo brazo para la técnica de brazos aislados y de respiración para el ritmo.

LEYENDA

· · · · · · Calentamiento

| | | | | | Ejercicios

///// Serie principal

· · · · · · Enfriamiento

MES 2: AUMENTO DE LA RESISTENCIA E INTRODUCCIÓN DE EJERCICIOS

SEMANAS 5-6 — AUMENTO DE LA RESISTENCIA Y EJERCICIOS DE CROL

SESIÓN 1

Calentamiento: 10 minutos
Nada tranquilamente, aumentando de manera gradual el ritmo. Incluye algo de espalda para activar diferentes grupos musculares.

Serie principal: 4 x 50 m crol
A un ritmo moderado, centrándote en un ritmo de brazada constante.

Ejercicios: 4 x 25 m
Ejercicio «de recuperación». Descansa 45 segundos entre intervalos.

Enfriamiento: 10 minutos
Nadar en estilo mixto, buscando unas transiciones suaves y la relajación.

SESIÓN 2

Calentamiento: 10 minutos
Natación mixta, incorporando algo de espalda y braza para calentar todos los grupos musculares.

Serie principal:
4 x 50 m crol, centrándote en controlar la respiración.

Ejercicios: 4 x 25 m
Ejercicio de «arrastre de dedos». Céntrate en arrastrar los dedos por la superficie del agua durante la recuperación.

Enfriamiento: 10 minutos
Incluye algunas patadas con una tabla y natación fácil.

SEMANAS 7-8 — INTRODUCCIÓN A LA BRAZA Y LA RESISTENCIA

SESIÓN 1

Calentamiento: 15 minutos
Nada de forma gradual, comenzando con patadas (con una tabla) y progresando a brazadas completas; alterna entre crol y espalda.

Serie principal: 2 series de 100 m crol
Centrándote en mantener un ritmo constante y una respiración eficiente, seguidas de **4 series de 25 m braza**, centrándose en la fase de deslizamiento entre brazadas. Descansa 1 minuto entre series de 100 m y 30 segundos entre series de 25 m.

Enfriamiento: 10 minutos
Natación suave, con tu estilo preferido e incluyendo algo de flotación para relajarte.

SESIÓN 2

Calentamiento: 15 minutos
Empieza con patadas suaves y pasa a brazadas completas, combinando crol y espalda.

Serie principal: 3 series de 100 m crol
Céntrate en mantener un ritmo constante, seguidas de **4 series de 25 m braza**, trabajando la sincronización y la coordinación de la patada y la tracción. Descansa 1 minuto entre series de 100 m y 30 segundos entre series de 25 m.

Enfriamiento: 10 minutos
Centrado en la relajación y la técnica; incorpora algo de espalda.

PRINCIPIANTES: SEMANAS 9-12

En las semanas 9 a 12, las distancias y la intensidad aumentan y hay ejercicios más avanzados. El tiempo parcial (el que se tarda en completar una parte de la distancia de la carrera), se usa para analizar y diseñar estrategias de ritmo, lo que ayuda a nadadores y entrenadores a comprender las pautas.

Esta fase introduce los esprints para aumentar la velocidad y la potencia. Se realizan intervalos cortos de alta intensidad de 25 a 50 m, seguidos de intervalos de descanso. Los esprints mejoran la capacidad anaeróbica, la fuerza explosiva y el rendimiento general. Incluirlos en el entrenamiento ayuda a adaptarse a esfuerzos rápidos, mejorando la capacidad de mantener la velocidad y la intensidad en el entrenamiento.

LEYENDA

- ● ● ● ● ● ● Calentamiento
- |||||| Ejercicios
- ///// Serie principal
- ● ● ● ● ● ● Enfriamiento

MES 3: CONSOLIDACIÓN Y MEJORA

SEMANAS 9-10 · AUMENTO DE LA RESISTENCIA Y LA VELOCIDAD

SESIÓN 1

Calentamiento: 15 minutos
Natación continua, comienza lento y aumenta gradualmente el ritmo, incluyendo crol y espalda.

Serie principal: 2 x 150 m crol
Céntrate en mantener un ritmo constante durante toda la prueba.

Serie principal: 4 esprints de 25 m
A un ritmo más rápido, con recuperación completa entre esprints. Descansa 1-2 minutos entre series de 150 m.

Enfriamiento: 10-15 minutos
Nada tranquilamente, incorporando algo de braza y centrándote en alargar cada brazada.

SESIÓN 2

Calentamiento: 15 minutos
Comienza nadando tranquilamente e incorpora algunos ejercicios, como crol con un solo brazo o ejercicios de recuperación.

Serie principal: 3 x 100 m crol
A ritmo constante, buscando un tiempo parcial constante. Descansa 1 minuto entre series.

Serie principal: 2 esprints de 50 m
Trabajando la velocidad, con recuperación completa entre esprints.

Enfriamiento: 10-15 minutos
Combina un poco de espalda y patadas suaves para relajar los músculos.

SEMANAS 11-12 · PERFECCIONAMIENTO TÉCNICO Y ENTRENAMIENTO DE INTERVALOS

SESIÓN 1

Calentamiento: 15 minutos
Natación mixta, con énfasis en transiciones suaves entre brazadas e incluyendo algunas patadas ligeras.

Series principales: 4 x 100 m crol
Insiste en la técnica y presta atención a la entrada de la mano y la rotación del cuerpo. Descansa 1 minuto entre series.

Serie principal: 4 esprints de 50 m
Mayor intensidad y esfuerzo sostenido. Controla los giros y la respiración. Descansa 2 minutos entre series.

Enfriamiento: 10-15 minutos
Nada con suavidad, incorporando distintos tipos de brazada.

SESIÓN 2

Calentamiento: 15 minutos
Comienza con patadas y aumenta gradualmente hasta nadar con brazada completa; incluye algunos ejercicios de técnica.

Serie principal: 1 x 200 m crol
Ritmo moderado, céntrate en mantener la eficiencia. Descansa 2 minutos entre series.

Serie principal: 4 esprints de 25 m
Con énfasis en salidas explosivas y giros rápidos. Recuperación completa después de cada esprint.

Enfriamiento: 10-15 minutos
Céntrate en la relajación y la técnica, utilizando distintas brazadas.

AVANZADOS: SEMANAS 1-4

El plan progresa desde la formación de una base aeróbica y la mejora de la técnica hasta la intensificación de los esfuerzos a ritmo de carrera y la puesta a punto, a fin de alcanzar el máximo rendimiento en el momento adecuado.

El objetivo es desarrollar una base aeróbica sólida y perfeccionar la técnica, con tres sesiones para cada semana del mes. La resistencia en estilos combinados individual (SM) asegura un esfuerzo sostenido en los cuatro estilos en este orden: mariposa, espalda, braza y crol; la velocidad final consiste en mantener o aumentar la velocidad en la última parte de la carrera. Ambas son cruciales para terminar con fuerza.

LEYENDA

• • • • • • Calentamiento

| | | | | | Ejercicios

/ / / / / Serie principal

• • • • • • Enfriamiento

Para las zonas, ver p. 188

MES 1: BASE AERÓBICA Y TÉCNICA

RESISTENCIA AERÓBICA Y TÉCNICA
☐ ■ (OBJETIVO: ZONAS AZUL Y BLANCA)

SESIÓN 1

• • • • • • •

Calentamiento: 400 m estilo combinado
Usa un tubo para facilitar la respiración y centrarte en la técnica (ver p. 185).

/ / / / / / / /

Serie principal: 5 x 200 m crol
Usa un flotador de pies para un trabajo aeróbico moderado y constante (ver p. 185). Descansa 30 segundos entre series.

| | | | | | | |

Ejercicios: 8 x 50 m, ejercicios a elección
Usa aletas para facilitar la técnica sin añadir intensidad (ver p. 185). Descansa 30 segundos entre series.

• • • • • • • • •

Enfriamiento: 300 m
Nada tranquilamente, en el estilo que prefieras, centrándote en el estiramiento y la relajación.

RESISTENCIA EN SM Y POTENCIA EN ESPRINTS
■ ■ ■ (OBJETIVO: ZONAS AZUL, AMARILLA Y ROJA)

SESIÓN 2

• • • • • • • • •

Calentamiento: 300 m en 100 m de natación / 100 m de patada con aletas / 100 m de natación
Desarrollo de la base aeróbica. Descansa 20 segundos entre series.

/ / / / / / / /

Serie principal: SM 4 x 200 m estilos con aletas
Céntrate en la resistencia y las transiciones suaves. Descansa 45 segundos entre series.

/ / / / / / / /

Serie principal: Esprints de 8 x 25 m de crol con palas
Para máxima potencia y velocidad. Descansa hasta una recuperación completa.

• • • • • • • • •

Enfriamiento: 200 m de espalda suave con tubo
Para relajar la parte superior del cuerpo y mejorar la técnica.

DISTANCIA CROL Y VELOCIDAD FINAL
■ ■ (OBJETIVO: ZONAS AZUL Y AMARILLA)

SESIÓN 3

• • • • • • •

Calentamiento: 400 m crol, con cada 4 vueltas de espalda
Prioriza las brazadas largas y suaves para el trabajo aeróbico. Descansa 20 segundos entre series.

/ / / / / / / /

Serie principal: Distancia 3 x 400 m crol con flotador de pies
Para un esfuerzo aeróbico sostenido. Descansa 1 minuto entre series.

/ / / / / / / /

Serie principal: Velocidad final 6 x 50 m crol
Esprinta los últimos 25 m para simular la intensidad de la carrera. Descansa 45 segundos entre series.

• • • • • • • • •

Enfriamiento: 300 m en el estilo que prefieras
Para una recuperación completa y la mejora de la técnica.

AVANZADOS: SEMANAS 5-8

En las semanas 5 a 8, el programa se intensifica con mayores distancias de natación, ejercicios avanzados y más entrenamiento a ritmo de carrera, centrándose más en la velocidad, la potencia y la resistencia para preparar a los nadadores para un rendimiento máximo.

El segundo mes se pasa a mejorar la potencia, la resistencia y la capacidad anaeróbica. Se realizan series de entrenamiento y esprints específicos para cada carrera a fin de ganar fuerza explosiva y poder llevar a cabo sesiones de alto esfuerzo. Estas sesiones (tres veces por semana), potencian la capacidad de mantener la velocidad durante periodos más largos, incrementando la resistencia general y preparando a los nadadores para las exigencias de las carreras competitivas.

LEYENDA

• • • • • • •	Calentamiento
┃┃┃┃┃	Ejercicios
/////	Serie principal
• • • • • • •	Enfriamiento

Para las zonas, ver p. 188

MES 2: INTENSIDAD Y RESISTENCIA

UMBRAL Y VELOCIDAD
■ ■ (OBJETIVO: ZONAS VERDE Y ROJA)

SESIÓN 1

Calentamiento: 500 m, con aletas en los últimos 200 m
Para un trabajo de piernas y desarrollar la base aeróbica (ver p. 185). Descansa 30 segundos entre series.

Serie principal: Umbral 6 x 150 m crol
Para mejorar la capacidad aeróbica y pasar al trabajo anaeróbico. Descansa 40 segundos entre series.

Serie principal: Velocidad 8 x 50 m crol con aletas y palas
Para trabajar a la máxima potencia (ver p. 185). Descansa hasta la recuperación completa.

Enfriamiento: 400 m fácil con brazada a elegir
Para asegurar una recuperación completa y un mantenimiento de la técnica.

POTENCIA, RESISTENCIA Y CAPACIDAD ANAERÓBICA
■ ■ (OBJETIVO: ZONAS AMARILLA Y ROJA)

SESIÓN 2

Calentamiento 400 m nadando / con flotador de pies y palas
Para activar la parte superior del cuerpo (ver p. 185). Descansa 20 segundos entre series.

Serie principal: Potencia 10 x 25 m crol
Con salidas explosivas con aletas para un trabajo de máxima intensidad. Descanso hasta una recuperación completa.

Serie principal: Anaeróbica 5 x 100 m crol
A alta intensidad, para mejorar la velocidad y la resistencia. Descansa 45 segundos entre series.

Enfriamiento:
300 m de natación suave centrándote en nadar fácilmente y en la recuperación.

TRABAJO DE SM Y MANTENIMIENTO DE LA VELOCIDAD
■ ■ (OBJETIVO: ZONAS VERDE Y AMARILLA)

SESIÓN 3

Calentamiento: 600 m, 150 m por brazada, con tubo
Para crol/espalda, segmentos para trabajo aeróbico y técnica (ver p. 185). Descansa 30 segundos entre series.

Serie principal: SM 4 x 200 m SM con aletas
(ver p. 185), combinando trabajo aeróbico y anaeróbico. Descansa 1 minuto entre series.

Serie principal: Esprint final 8 x 25 m esprints
Sin equipo (Zona Amarilla) para intervalos cortos de trabajo de alta intensidad. Descansa hasta la recuperación completa.

Enfriamiento:
350 m tranquilamente con el estilo que prefieras para recuperarte y perfeccionar la técnica.

AVANZADOS: SEMANAS 9-12

En las semanas 9 a 12 de la progresión, el objetivo es afinar el ritmo de carrera, simular una carrera y la puesta a punto.

En el tercer mes se realizan series de alta intensidad para afinar el ritmo de carrera, asegurándose de poder mantener la velocidad y la técnica en condiciones competitivas. Las simulaciones de carreras imitan escenarios reales de competición, que ayudan a prepararse física y mentalmente. La puesta a punto reduce el volumen de entrenamiento, permitiendo una recuperación total y un rendimiento máximo en la competición. Haz este entrenamiento tres veces por semana.

LEYENDA

•••••• Calentamiento

||||| Ejercicios

///// Serie principal

•••••• Enfriamiento

Para las zonas, ver p. 188

MES 3: RITMO DE CARRERA Y PUESTA A PUNTO

MEJORA DEL RITMO DE CARRERA
■ (OBJETIVO: ZONA ROJA)

SESIÓN 1

Calentamiento: 600 m, con aletas los últimos 200 m
Para activar las piernas y desarrollar resistencia aeróbica. Descansa 30 segundos entre series.

Serie principal: Ritmo de carrera 8 x 100 m crol
Al ritmo de carrera, sin equipo para simular la intensidad y velocidad de la carrera. Descansa 50 segundos entre series.

Ejercicios: Patadas de potencia 6 x 50 m de patadas de mariposa con aletas
Para mejorar la fuerza y velocidad de las patadas. Descansa hasta la recuperación completa.

Enfriamiento: 400 m tranquilamente en el estilo que prefieras
Sin equipo para asegurar una recuperación completa y un enfoque de la técnica.

POTENCIA ANAERÓBICA Y PREPARACIÓN FINAL
■ □ (OBJETIVO: ZONA ROJA Y BLANCA)

SESIÓN 2

Calentamiento: 500 m con flotador de pies y palas
Para activar la parte superior del cuerpo (ver p. 185). Descansa 20 segundos entre series.

Serie principal: Anaeróbico 2 x 50 m crol con aletas
Ritmo superior al de carrera para la velocidad máxima y mejora anaeróbica. Descansa hasta una recuperación completa.

Ejercicios: Mixtos 400 m de ejercicios mixtos (ver p. 191), sin equipo para perfeccionamiento de técnica y relajación. Descansa 30 segundos entre series.

Enfriamiento: 300 m tranquilamente en el estilo que prefieras
Sin equipo, para un nado suave y recuperación.

SIMULACIÓN DE CARRERA Y PUESTA A PUNTO
■ □ (OBJETIVO: ZONAS ROJA Y BLANCA)

SESIÓN 3

Calentamiento: 400 m, tranquilamente
Incorporando trabajo de ejercicios cada 150 m con aletas de propulsión. Descansa 30 segundos entre series.

Serie principal: Simulación de carrera 6 x 50 m al ritmo de carrera
Con salidas, sin equipo, centrado en la velocidad. Descansa 1 minuto entre series.

Ejercicios: Esprint desde salida 4 x 25 m con aletas
Esfuerzo total para velocidad de salida y aceleración (ver p. 185). Descansa hasta la recuperación completa.

Enfriamiento: 350 m en el estilo que prefieras
Tranquilamente, para relajarte y perfeccionar la técnica.

NADADORES COMPETITIVOS
OBJETIVO 50/100/200: SEMANAS 1-4

Este plan se desarrolla progresivamente desde la técnica y la resistencia básica, pasando por el aumento de la velocidad y la potencia, hasta la preparación para la carrera y la puesta a punto.

Las semanas 1 a 4 se centran en la técnica y la resistencia básica. Los entrenamientos incluyen intervalos de intensidad entre moderada y alta que aumentan la capacidad aeróbica y la resistencia muscular.

Al exigir de forma continuada a los sistemas de energía del cuerpo, los nadadores mejoran su capacidad para mantener unas velocidades más altas durante periodos más prolongados.

LEYENDA	
• • • • • • •	Calentamiento
‖ ‖ ‖ ‖ ‖	Ejercicios
/////	Serie principal
• • • • • • •	Enfriamiento

MES 1: FUNDAMENTOS Y TRABAJO DE LA TÉCNICA

TÉCNICA Y RESISTENCIA AERÓBICA

SESIÓN 1

Calentamiento: 400 m estilos mixtos
Ritmo suave.

Ejercicios: 8 x 50 m
Centrado en la técnica (un ejercicio cada 50 m: recuperación, un solo brazo, arrastre de dedos, etc.; ver p. 191) con tubo. Descansar 20 segundos entre series.

Serie principal: 8 esprints de 50 m de crol
Con aletas y palas para alcanzar la máxima potencia. Descanso hasta la recuperación completa.

Ejercicios: Pies 4 x 100 m con aletas
Centrado en dar una patada de tijera fuerte y constante. Descanso de 30 segundos entre series.

Enfriamiento: 200 m suave
Distintos estilos.

UMBRAL ANAERÓBICO

SESIÓN 2

Calentamiento: 400 m suave
Incorpora espalda y braza.

Serie principal: 4 series de 4 x 50 m al 80 % de esfuerzo, 10 segundos de descanso; 1 x 100 m a ritmo de carrera, 60 segundos de descanso, usando palas para mayor resistencia y tracción.

Ejercicios: brazos 3 x 200 m con flotador de pie y palas al 70 % de esfuerzo, centrándote en dar brazadas largas y eficientes. Descansar 45 segundos entre series.

Serie principal: esprints. 8 x 25 m de esprints a toda velocidad con paracaídas
Para mayor resistencia. Descanso hasta la recuperación completa entre cada serie.

Enfriamiento: 200 m suave
Centrado en relajar los músculos.

VELOCIDAD Y POTENCIA

SESIÓN 3

Calentamiento: 300 m varios estilos
Un poco de mariposa para trabajar el torso y los hombros.

Serie principal: Potencia. 6 esprints de 15 m desde la pared con bandas elásticas, centrado en los arranques explosivos y un esfuerzo de alta intensidad. Descanso hasta recuperación completa.

Serie principal: Velocidad 8 x 50 m al 90 % del ritmo de carrera, haciendo hincapié en giros rápidos y finales enérgicos. Descansa 60 segundos entre series.

Serie principal: Resistencia 4 x 150 m con aletas y tubo a un ritmo constante, centrándote en mantener la técnica incluso en situación de fatiga. Descansa 20 segundos entre series.

Enfriamiento: 200 m suave, incorporando espalda para relajar los hombros.

NADADORES COMPETITIVOS
OBJETIVO 50/100/200: SEMANAS 5-8

El entrenamiento se intensifica con más distancia, ejercicios avanzados e intervalos de alta intensidad. Aumentar la capacidad anaeróbica y la resistencia, y perfeccionar la velocidad y la técnica para la carrera son aspectos clave.

En las semanas 5 a 8, el objetivo pasa a ser mejorar la resistencia a la velocidad, lo que permite ritmos rápidos durante más tiempo. El entrenamiento de potencia mejora la fuerza explosiva, y los ejercicios de técnica garantizan la eficiencia y la forma. Nos centramos en las condiciones de la carrera para perfeccionar las habilidades y mejorar el rendimiento pensando en las exigencias de la competición.

LEYENDA
- Calentamiento
- Ejercicios
- Serie principal
- Enfriamiento

MES 2: AUMENTO DE LA RESISTENCIA Y LA VELOCIDAD

AUMENTO DE LA RESISTENCIA

SESIÓN 1

Calentamiento: **500 m mixtos,** aumentando gradualmente el ritmo.

Serie principal: **6 x 300 m al 75 % de** esfuerzo, con cada cuarto 50 m a ritmo de carrera. Descansa 45 segundos entre series.

Ejercicios: Brazos. 5 x 200 m con palas y flotador de pies, centrándote en mantener el codo en alto. Descansa 20 segundos entre series.

Serie principal: Pies 5 x 100 m con aletas, haciendo hincapié en la velocidad y la resistencia en la patada (ver p. 185). Descansar 30 segundos entre series.

Enfriamiento: **200 m suave,** centrándose en dar brazadas suaves y relajadas.

RESISTENCIA A LA VELOCIDAD

SESIÓN 2

Calentamiento: **400 m suaves** con algunos ejercicios (ejercicio de la cremallera, ejercicio 3-3-3).

Serie principal: **8 x 100 m** a ritmo de carrera durante los segundos 50 m, centrándote en mantener la velocidad durante todo el recorrido. Descansa 60 segundos entre series.

Serie principal: Esprints 12 x 25 m con paracaídas, esfuerzo máximo con recuperación completa, centrándote en mantener la forma en situación de fatiga.

Ejercicios: Tracción. 4 x 150 m con palas, trabajando la tracción durante toda la brazada. Descansa 60 segundos entre series.

Enfriamiento: **200 m suaves,** centrándote en dar brazadas largas y relajadas.

POTENCIA Y TÉCNICA

SESIÓN 3

Calentamiento: **400 m,** incluyendo 100 m espalda para relajar los hombros.

Serie principal: Potencia. 8 x 50 m con bandas elásticas los primeros 25 m, luego esprint sin bandas los 25 m restantes. Descanso hasta recuperación completa.

Serie de ejercicios: 8 ejercicios de 50 m centrados en un aspecto de la técnica cada 50 m (codo alto, posición de la cabeza, ritmo de patada). Descansa 15 segundos entre series.

Serie principal: Resistencia. 3 x 300 m a ritmo constante, concentrándote en una técnica uniforme. Descansa 30 segundos entre series.

Enfriamiento: **200 m suaves,** incorporando diferentes estilos para relajar todos los grupos musculares del cuerpo.

NADADORES COMPETITIVOS
OBJETIVO 50/100/200: SEMANAS 9-12

En la etapa final, el entrenamiento se centra en perfeccionar el ritmo de carrera, hacer simulacros de carrera y ponerse a punto. Esto prepara a los nadadores para un rendimiento óptimo el día de la competición.

Las series intensas a velocidad de competición optimizan el rendimiento y la puesta a punto reduce el entrenamiento para una recuperación óptima. Esta es esencial para eliminar la fatiga acumulada en el entrenamiento de resistencia. Garantiza la preparación física y mental óptima para competir, convirtiendo las mejoras en el entrenamiento en un rendimiento óptimo el día de la carrera.

LEYENDA	
• • • • • • •	Calentamiento
❘ ❘ ❘ ❘ ❘	Ejercicios
/////	Serie principal
• • • • • • •	Enfriamiento

PUESTA A PUNTO Y PREPARACIÓN PARA LA CARRERA

AUMENTAR LA VELOCIDAD

SESIÓN 1

Calentamiento: 400 m mixtos, incluyendo algo de mariposa.

Serie principal: Velocidad. 16 x 50 m a ritmo de carrera (velocidad de carrera), con énfasis en giros cerrados y finales fuertes. Descansa 60 segundos entre series.

Serie principal: Potencia. 6 esprints de 25 m con bandas elásticas, con énfasis en impulsos explosivos y aceleración. Descanso hasta la recuperación completa.

Serie principal: Pies. 6 x 50 m con aletas, lo más rápido posible. Descanso de 60 segundos entre series.

Enfriamiento: 200 m suave, centrándote en relajar los músculos.

SIMULACIÓN DEL RITMO DE CARRERA

SESIÓN 2

Calentamiento: 500 m mixtos, comenzando suave y pasando a un ritmo moderado.

Serie principal: 6 x 100 m a ritmo de carrera de 200 m, 100 m suave para nadadores de 200 m; 6 x 25 m a ritmo de 50 m, 50 m suave para los de 50 m; 6 x 50 m a ritmo de 100 m, 50 m suave para los de 100 m.

Serie de ejercicios: 4 series de 50 m con énfasis en usar una técnica perfecta. Descanso de 30 segundos entre series.

Serie principal: Esprints. 8 x 25 m a máxima potencia, centrándote en mantener la forma, recuperación completa.

Enfriamiento: 200 m suaves y muy relajados.

PRE PUESTA A PUNTO PARA LA CARRERA

SESIÓN 3

Calentamiento: 300 m suave, centrándose en dar brazadas fluidas.

Serie principal: 2 x 4 x 20 m a ritmo de **carrera** con un impulso. Descansa 30 segundos entre series.

Serie principal: Velocidad 4 x 25 m, comienza con el máximo esfuerzo. Descanso hasta la recuperación completa.

Serie principal: Nadar suave 3 x 200 m, incorporando **diferentes estilos** y centrándote en la relajación y la técnica.

Enfriamiento: 200 m suave, centrándote en la preparación mental y la relajación.

3-5 KM: SEMANAS 1-4

El entrenamiento para carreras de 3 a 5 km durante tres meses se centra en desarrollar la resistencia, mejorar la capacidad aeróbica y perfeccionar las estrategias de ritmo. Ello incluye aumentos progresivos de la distancia y entrenamiento por intervalos para preparar a los nadadores para las exigencias de las carreras más largas.

Se comienza con sesiones de distancia moderada para aumentar gradualmente la resistencia. Las sesiones de este programa incluyen tiradas a ritmo constante para mejorar la capacidad aeróbica y tiradas continuas más largas. Se introduce el entrenamiento por intervalos para potenciar el sistema cardiovascular y mejorar la forma física general. Se practica manteniendo un ritmo constante y se trabaja en técnicas de brazada eficientes para poder mantener el esfuerzo en distancias más largas. Esta fase fundamental sienta las bases para realizar un entrenamiento más intensivo en las semanas siguientes.

MES 1: CREAR LA BASE

MEJORAR LA RESISTENCIA

LEYENDA
- 🟩 Calentamiento o enfriamiento a un ritmo suave
- 🟦 Intensidad moderada, centrada en la resistencia
- 🟥 Alta intensidad, centrada en la velocidad
- 🟧 Recuperación activa o natación centrada en la técnica

SESIÓN 1

🟩	🟦	🟩
Calentamiento: 4 x 200 m nadando **suave,** con tubo opcional para la técnica de respiración constante.	**Intensidad moderada:** 4 series de 1000 m con **flotador de pies,** centrándote en la fuerza de la parte superior del cuerpo. Descansa 1 minuto entre series.	**Enfriamiento:** 2 x 400 m nadando suave con aletas.

TÉCNICA Y VELOCIDAD

SESIÓN 2

🟩	🟧	🟥	🟦	🟩
Calentamiento: 3 x 200 m nadar suave **con estilo combinado inverso** (crol, braza, espalda, mariposa). Descansa 20 segundos entre series.	**Trabajo de técnica:** 8 x 100 m - 50 ejercicios / 50 nadar con palas, para la potencia de la brazada y la posición de las manos. Descansa 10 segundos entre series.	**Alta intensidad:** 10 esprints de 50 m con **aletas** para mejorar la velocidad y la fuerza en las piernas. Descansa 1 minuto entre series.	**Intensidad moderada:** 4 x 500 m Descenso 1-4 (1 es fácil, 4 el más rápido) con tubo. Céntrate en mantener la posición de la cabeza. Descansa 30 segundos entre series.	**Enfriamiento:** 400 m espalda nadando suave.

INTENSIDAD MIXTA

SESIÓN 3

🟩	🟦	🟧	🟩
Calentamiento: 8 x 100 m nadando **suave.** Descansa 10 segundos entre series.	**Intensidad moderada:** 3 x 800 m a ritmo **moderado con aletas,** mejorando el trabajo de piernas y la propulsión. Descansa 30 segundos entre series.	**Foco en la técnica:** 8 x 200 m de tracción **con palas y flotador de pies,** centrándote en la fuerza de brazos. Descansa 30 segundos entre series.	**Enfriamiento:** 600 m de pies con aletas, nadando suave.

3-5 KM: SEMANAS 5-8

En las semanas 5 a 8, el entrenamiento se intensifica nadando distancias más largas y con un entrenamiento de intervalos más intenso. El objetivo es desarrollar la resistencia a la velocidad y perfeccionar las estrategias de ritmo para preparar a los nadadores para las exigencias de una carrera de 3 a 5 km.

Este programa se centra en mantener ritmos más altos durante periodos prolongados y perfeccionar las estrategias de ritmo. Las series de intervalos serán cada vez más exigentes, superando los límites de las capacidades aeróbicas y anaeróbicas. Esta fase ayuda a adaptarse a las exigencias físicas de las carreras de 3 a 5 km, preparando para el día de la carrera, mejorando rendimiento y resistencia.

LEYENDA
- Calentamiento o enfriamiento a un ritmo suave
- Intensidad moderada, centrada en la resistencia
- Alta intensidad, centrada en la velocidad
- Recuperación activa o natación centrada en la técnica

MES 2: MEJORAR LA RESISTENCIA Y LA VELOCIDAD

GRAN RESISTENCIA

SESIÓN 1

Calentamiento:
2 x 400 m con tubo, 200 m natación / 200 m de pies. Descansa 30 segundos entre series.

Intensidad moderada:
5 x 1000 m con flotador de pies y palas (ver p. 185) para aumentar la resistencia de la parte superior del cuerpo. Intervalo negativo cada 1000 m (nadar más rápido los últimos 500 m).

Enfriamiento:
400 m espalda con aletas.

VELOCIDAD Y TÉCNICA

SESIÓN 2

Calentamiento:
nadar suave 600 m.

Alta intensidad:
12 x 100 m de esprint con aletas.
Descansa 1 minuto entre series.

Intensidad moderada:
6 x 400 m a ritmo moderado con tubo, centrándote en la pauta respiratoria. Descansa 30 segundos entre series.

Enfriamiento:
400 m de pies.

AUMENTAR LA FUERZA

SESIÓN 3

Calentamiento:
8 x 100 m estilos inverso (100 m de cada estilo en este orden: crol, braza, espalda, mariposa) x 2.

Intensidad moderada:
4 x 800 m a un ritmo fuerte y constante con palas.
Descansa 45 segundos entre series.

Alta intensidad:
10 x 100 m con aletas.
Descansa 30 segundos entre series.

Enfriamiento:
600 m, alternando ejercicios (ver p. 191).

3-5 KM: SEMANAS 9-12

El entrenamiento se centra en la preparación específica para la carrera y la puesta a punto. Se hacen entrenamientos a ritmo de carrera que simulan las condiciones de la competición y reducen el volumen de entrenamiento para lograr una recuperación completa. Esta fase se orienta a alcanzar el máximo rendimiento.

Se realizan entrenamientos de alta intensidad a ritmo de carrera y se simulan las condiciones de la competición para adaptarse física y mentalmente. La carga se reduce de manera gradual con la puesta a punto (ver p. 204) para garantizar una recuperación completa y un rendimiento máximo. Se incrementa la velocidad, se perfeccionan las estrategias de carrera y se optimizan los niveles de energía.

LEYENDA
- Calentamiento o enfriamiento a un ritmo suave
- Intensidad moderada, centrada en la resistencia
- Alta intensidad, centrada en la velocidad
- Recuperación activa o natación centrada en la técnica

MES 3: FASE DE PICO DE FORMA

PREPARACIÓN PARA LA CARRERA

SESIÓN 1

Calentamiento:
4 x 200 m con tubo (1 nadando, 1 de pies. Descansa 30 segundos entre series.

Intensidad moderada:
6 x 1000 m a ritmo de carrera con flotador de pies (ver p. 185). Descansa 1 minuto entre series.

Enfriamiento:
4 x 200 m con aletas, 1 nadando, 1 de pies. Descansa 30 segundos entre series.

VELOCIDAD Y RESISTENCIA

SESIÓN 2

Calentamiento:
2 x 300 m estilos inversos (75 m de cada estilo en este orden: crol, braza, espalda y mariposa). Descansa 30 segundos entre series.

Alta intensidad:
20 x 100 m. Mejor promedio (FC máx.) con aletas y palas. Descansa 45 segundos entre series.

Intensidad moderada:
4 x 500 m a ritmo moderado con tubo. Descansa 1 minuto entre series.

Enfriamiento:
400 m espalda.

PUESTA A PUNTO Y TÉCNICA

SESIÓN 3

Calentamiento:
2 x 400 m de calentamiento, aumentando la velocidad en los últimos 50 m de cada una. Descansa 30 segundos entre series.

Recuperación activa:
16 x 200 m estilos (200 m de cada estilo en este orden: mariposa, espalda, braza y crol) con aletas. Descansa 30 segundos entre series.

Intensidad moderada:
4 x 400 m a un ritmo cómodo con tubo. Descansa 30 segundos entre series.

Enfriamiento:
800 m de enfriamiento con aletas, incluyendo ejercicios (ver pág. 191).

ÍNDICE

A

Abdominales 116-19
  Abdominales con una
    pierna levantada 118
  Bicho muerto 119
  Tocar la punta de los pies
    118
Abdominales con una pierna
  levantada 118
Abdominales, pierna
  levantada 118
abductor del dedo gordo
  20, 22
abductor mayor 22
ácido láctico 29, 33
ácidos grasos 29, 33, 34
  omega-3 34
adaptaciones físicas 30-33
adiposo, tejido 33
  reparación de tejidos 34
aductores
  aductor largo del muslo
    24
  Giro ruso con pelota
    medicinal 127
  Puente de glúteos con
    barra 146-47
  Sentadilla sumo y
    movimiento de rodillas
    133
  Sentadillas 131
aductores de la cadera
  Plancha lateral con
    rotación 108
  Puente de glúteos 143
  Salto al cajón 174
agarre neutro 71
agarre pronador 71
agarre semisupino 71
agarre supino 71
agua 35
  calidad del agua 18

desplazamiento por el
  agua 12-17
resistencia al agua 10,
  12-15
aletas 185
alimentación
  postentrenamiento 35
alimentación
  preentrenamiento 35
alineación de la columna
  137
alineación del cuerpo 13,
  14, 17
Alterno, supermán 178-79
anatomía de las brazadas
  44-65
  braza 54-57
  brazada lateral 62-65
  crol 46-49
  espalda 50-53
  mariposa 58-61
anatomía del nadador 20-23
anotar entrenamientos 71
ansiedad, reducir la 182
apoptosis 32
Arrancada de potencia
  166-67
arrastre 10, 11, 12-15
  arrastre por fricción de la
    piel 13-14
  arrastre por presión 14-15
arterias 31
articulaciones del hombro,
  flexibilidad 94
ATP (trifosfato de adenosina)
  28, 29, 32

B

bacterias 7
bancos 69
banda iliotibial (BIT) 26
bandas elásticas 69

barras 70
  Puente de glúteos con
    barra 146-47
  Remo inclinado con barra
    99
barras chin-up 69
barras de dominadas 69
bebidas 35, 184
bíceps 21, 25, 27
  bíceps braquial 104, 162
  bíceps femoral 20, 22
  contracción concéntrica
    26, 27
  Curl de bíceps 104-105
  Dominadas 92-93
  en crol 47
  Remo invertido 98
  Remo sentado 97, 98
  Saltos de longitud 162
  Tracción lateral 94-95
bienestar mental 6, 182
Bicho muerto 119
bird dog 113
braquial
  Curl de bíceps 104
braquiorradial 25
  Curl de bíceps 104
braza 54-57
  ejercicios 195
  errores frecuentes 57
  fase de deslizamiento 54,
    57
  fase de patada 55
  fase de recobro 56
  fase de tracción 54
  posición de las piernas 55
brazada lateral 62-65
  errores frecuentes 64
  fase de agarre 62, 64
  fase de deslizamiento 62,
    65
  fase de patada 64
  fase de tracción 63, 64

posiciones de las piernas
  64
brazadas
  anatomía de 44-65
  braza 54-57
  brazada lateral 62-65
  crol 46-49
  espalda 50-53
  mariposa 58-61
  mecánica de la brazada 10,
    14, 15
  sincronización 17
  técnica 17
bucle pulmonar 31
Burpee 156-59

C

cabeza larga 76
cabeza lateral 76
cabeza medial 76
  Elevación lateral 90
cadena posterior
  Caminata de isquiotibiales
    145
  Curl nórdico para
    isquiotibiales 148
  Puente de glúteos 143
calambres 7
calcio 34
calentamientos 185
calorías 6, 7, 182
carbohidratos 34, 35, 184
carga progresiva 184
células, mitocondrias en 32
cerebelo 11
cerebro 10, 11
  adaptación neural 38
  beneficios de la natación
    39
  control del movimiento
    36, 37
  salud cerebral 39

Chin up 93
cintura escapular posterior
  Tracción frontal 100
citoplasma 29
cloro 7
coactivación 38
codos
  «agarre» 92
  Curl de bíceps 104
coeficiente de forma 13
«colapso valgus» 141
colesterol
comer antes de nadar 7
competición 183
  tipos de sesiones 183
composición corporal 16
contracción concéntrica
  26-27
contracción excéntrica 26-27
contracción isométrica 26
conversión anaeróbica 33
coordinación 36-37
corazón 11
  calcular la frecuencia
    cardíaca 191
  mejora cardíaca 30-31
  ritmo cardíaco en reposo
    191
  ritmo cardíaco máximo 191
  tarea del corazón 31
  y circulación 31
corrientes 18, 19
  corrientes de resaca 19
  marea ascendente 19
  marea descendente 18
corrientes de resaca 19
córtex motor 37, 38
córtex sensorial 37
crol 46-49
  ejercicios 195
  errores frecuentes 48
  fase de agarre 46
  fase de deslizamiento 46

fase de rotación 48
fase de tracción 47
fase de transición /
  recuperación y agarre
  48
patadas de tijera 47
técnicas de respiración
  46, 48
cuádriceps 22, 26
  Abdominales 117
  Burpee 157
  crecimiento muscular 30
  Elevación en V 114, 115
  en brazada lateral 63
  en crol 47
  en espalda 51
  Flexión de brazos 74
  Giro ruso con pelota
    medicinal 127
  Hollow body hold 123
  Lanzamientos con balón
    medicinal 171
  Patadas de tijera 125
  Peso muerto 134-35
  Peso muerto rumano 137
  Press de hombros 89
  Puente de glúteos 142,
    143
  Salto al cajón 174
  Saltos de longitud 162
  Sentadilla de pared 152,
    153
  Sentadilla en copa con
    mancuernas 133
  Sentadilla sumo y
    movimiento de rodillas
    133
  Sentadillas 130, 131
  Snatch 164, 165
  Squat jump 160
  Thruster 169
  Tracción frontal 101
  Zancada 138, 139

Zancada hacia atrás
  alterna 140
Zancada lateral alterna 140
Curl de pierna acostado 150
Curl de pierna nórdico
  Curl de pierna sentado 151
  Curl de pierna unilateral
    sentado con banda de
    resistencia 151
Curl de pierna sentado 151
Curl de pierna unilateral
  sentado con banda de
  resistencia 151
Curl nórdico para
  isquiotibiales 148-51
  Curl de pierna acostado
    150
  variaciones 150-51
curls de piernas
  Curl de pierna acostado
    150
  Curl de pierna sentado 151
  Curl de pierna unilateral
    sentado con banda de
    resistencia 151
  Curl nórdico para
    isquiotibiales 148-51

D
deceleración 26, 27
dedos 26
  Tocar la punta de los pies
    118
deltoides 21, 23, 25
  Burpee 156
  contracción excéntrica 26
  Curl de bíceps 104
  Dominadas 92
  Elevación lateral 90
  en braza 57
  en mariposa 59
  Flexión de brazos 74, 75

Fondo de tríceps 79
Giro ruso con pelota
  medicinal 127
Hollow body hold 122
Lanzamientos con balón
  medicinal 170
Plancha de natación 111
Press de hombros 88, 89
Press de minas 86
Press out de rodillas 121
Remo sentado 97
Saltos de longitud 162
Snatch 164
Supermán alterno 179
Thruster 169
Tracción lateral 94-95
Vuelo inclinado 102
deltoides anterior
  Curl de bíceps 104-105
  Elevación lateral 90
deltoides posterior
  Remo sentado 97
  Tracción lateral 94-95
  Vuelo inclinado 102
depresión, reducir la 182
desafíos, aceptar 42
desarrollo de la base 189
desarrollo de las
  capacidades 189
descanso 40
diafragma 11
dieta 34-35
dióxido de carbono 28,
  29
doble patada de delfín 58
Dominadas 92-93
dorsal ancho 21, 23, 25
  crecimiento muscular 30
  Dominadas 92
  Lanzamientos con balón
    medicinal 170
  Peso muerto 134
  Press out de rodillas 121

Remo sentado 97, 98
Snatch 164
Supermán alterno 179
Tracción lateral 94-95
Duckworth, Angela 42

E

eficiencia 16-17
  técnica de brazada 17
ejercicio pliométrico
  Saltos de longitud 162
  Squat jump 160-61
ejercicios
  ejecución correcta del
    ejercicio 68
  ejercicios de core 106-27
  ejercicios de fuerza 66-179
  ejercicios para la parte
    inferior del cuerpo 128-53
  ejercicios para la parte
    superior del cuerpo 72-105
  ejercicios para todo el
    cuerpo 154-79
  introducción a 68-71
ejercicios 185, 195
ejercicios de fuerza 7, 17, 30,
    66-179
  Abdominales 116-19
  Abdominales con una
    pierna levantada 118
  Arrancada de potencia
    166-67
  Bicho muerto 119
  Burpee 156-59
  Caminata de isquiotibiales
    145
  Chin up 93
  Curl de bíceps 104-105
  Curl de pierna acostado
    150
  Curl de pierna sentado 151
  Curl de pierna unilateral
    sentado con banda de
    resistencia 151
  Curl nórdico para
    isquiotibiales 148-51

Dominadas 92-93
ejecución correcta del
  ejercicio 68
ejercicios de core 106-27
ejercicios para la parte
  inferior del cuerpo 128-53
ejercicios para todo el
  cuerpo 154-79
Elevación en V 114-15
Elevación lateral 90-91
entrenamientos de fuerza y
  forma física 182
entrenamientos de fuerza y
  resistencia 183
Flexión de brazos 74-77
Flexión de tríceps 76,
  80-81
Flexión de un lado a otro
  77
Flexión diamante 77
Fondo de tríceps 78-79
Giro ruso con pelota
  medicinal 126-27
Hang power clean 166-67
Hollow body hold 122-23
introducción a 68-71
Lanzamientos con balón
  medicinal 170-73
Lanzamientos con
  balón medicinal medio
  arrodillado 173
Lanzamientos hacia atrás
  con balón medicinal 172
Patadas de tijera 124-25
Peso muerto 134-35
Peso muerto rumano 137
Peso muerto rumano sobre
  una sola pierna 137
Peso muerto sumo 136
Plancha alta con balón
  medicinal 112
Plancha de natación 110-11
Plancha lateral con
  rotación 108-109
Planchas con salto 112
Press con mancuernas en
  el suelo 85

Press de banca 82-85
Press de hombros 88-89
Press de minas 86-87
Press inclinado 84
Press out de rodillas 120-
  21
Puente de glúteos 142-45
Puente de glúteos
  alternando una pierna
  144
Puente de glúteos con
  barra 146-47
Puente de glúteos con
  mancuernas 144
Remo inclinado con barra
  99
Remo inclinado con
  mancuernas 98
Remo invertido 98
Remo sentado 96-99
Salto al cajón 174-75
Salto con una sola pierna
  176-77
Saltos de longitud 162-63
Sentadilla de pared 152-53
Sentadilla en copa con
  mancuernas 133
Sentadilla split con el
  pie delantero elevado y
  mancuernas 132
Sentadilla split con el
  pie trasero elevado y
  mancuernas 132
Sentadilla sumo y
  movimiento de rodillas
  133
Sentadillas 130-33
Snatch 164-65
Squat jump 160-61
Supermán alterno 178-79
Supermán en cuadrupedia
  113
Thruster 168-69
Tocar la punta de los pies
  118
Tracción frontal 100-101
Tracción lateral 94-95

Variante de fondo de
  tríceps en el suelo 79
Vuelo inclinado 102-103
Zancada 138-41
Zancada caminando con
  mancuernas 141
Zancada hacia atrás
  alterna 140
Zancada lateral alterna 140
ejercicios para la parte
  superior del cuerpo 72-
  105
  Burpee 156, 158
  Chin up 93
  Curl de bíceps 104-105
  Curl nórdico para
    isquiotibiales 149
  Dominadas 92-93
  Elevación en V 115
  Elevación lateral 90-91
  Flexión de brazos 74-77
  Flexión de tríceps 76,
    80-81
  Flexión de un lado a otro
    77
  Flexión diamante 77
  Fondo de tríceps 78-79
  Giro ruso con pelota
    medicinal 127
  Hollow body hold 122
  Lanzamientos con balón
    medicinal 170, 171
  Patadas de tijera 124
  Peso muerto 134
  Plancha de natación 111
  Plancha lateral con
    rotación 109
  Press con mancuernas en
    el suelo 85
  Press de banca 82-85
  Press de hombros 88-89
  Press de minas 86-87
  Press inclinado 84
  Press out de rodillas 121
  Puente de glúteos 142
  Puente de glúteos con
    barra 146

Remo inclinado con barra 99

Remo inclinado con mancuernas 98

Remo invertido 98

Remo sentado 96-99

Salto al cajón 174

Salto con una sola pierna 176

Saltos de longitud 162

Sentadilla de pared 152-53

Sentadillas 131

Snatch 164

Squat jump 160

Supermán alterno 179

Thruster 169

Tracción frontal 100-1

Tracción lateral 94-95

Variante de fondo de tríceps en el suelo 79

Vuelo inclinado 102-3

Zancada 138

ejercicios para todo el cuerpo 154-79

Arrancada de potencia 166-67

Burpee 156-59

Hang power clean 166-67

Lanzamientos con balón medicinal 170-73

Lanzamientos con balón medicinal medio arrodillado 173

Lanzamientos hacia atrás con balón medicinal 172

Salto al cajón 174-75

Salto con una sola pierna 176-77

Saltos de longitud 162-63

Snatch 164-65

Squat jump 160-61

Supermán alterno 178-79

Thruster 168-69

ejercicios ver entrenamiento

Elevación en V 114-15

endorfinas 182

energía

alimentar la acción muscular 28-29

mantenimiento 17

nutrición y 34

reposición 40

reservas de energía 29

energía aeróbica 28, 32

enfriamientos 185

entrenamiento 180-205

anotar 71

competición 183

consideraciones generales 184

elementos de 182-85

entrenamiento del ritmo de carrera 18-19, 186-89, 190-93

evolución del entrenamiento de natación 194-95

material 185

objetivo de 50/100/200 para nadadores de competición 202-204

optimiza la carga de entrenamiento 194

para la forma física general 182

partes de las sesiones 185

programa de entrenamiento para avanzados 199-201

programa de entrenamiento para principiantes 196-98

programas de entrenamiento 194-203

programas de entrenamiento de 3-5 km 205-207

sesiones de resistencia (3-10 km) 183

sistema de la tabla de colores 186-89

entrenamiento a ritmo de carrera 186-89, 190-93

calcular el ritmo 192

desarrollar la velocidad 193

series a ritmo de carrera 183

ventaja en competición 189

entrenamiento de umbral 183

entrenamiento físico general 182

tipos de sesiones 182

entrenamiento por intervalos 190

entrenamientos de natación aeróbica 182

entrenamientos de umbral aeróbico 183

entreno en ayunas 35

equilibrio 36-37

ejercicios para 86

equivalencias de ritmo RPE (Rate of Perceived Exertion) 191

erector de la columna 99

Burpee 156

Lanzamientos con balón medicinal 170

Puente de glúteos 142

Saltos de longitud 162

Snatch 164

Squat jump 160

escápula 76, 90

estabilidad 96

retracción escapular 102

esfuerzo

equivalencias de ritmo 191

niveles de esfuerzo 189

espalda 50-53

ejercicios 195

errores frecuentes 53

fase de acabado 53

fase de agarre 50

fase de deslizamiento 50

fase de rotación 52

fase de tracción 51

estado de ánimo 41

mejora 39

esterillas 69

esterillas enrollables 69

esternocleidomastoideo 21, 25

estilo libre ver crol

estilo individual 58

estiramientos 40

estrategias psicológicas 43

estrés oxidativo 34

estrés, reducir el 6, 39, 182

extensores de la cadera

Peso muerto 135

Salto al cajón 174, 175

Salto con una sola pierna 176

extensores de la columna 23, 99

Peso muerto 134

Vuelo inclinado 102

extensores del tobillo

Salto al cajón 174, 175

F

factores externos 10-11

fascia plantar 20

fase de tracción, ejercicios para la 74, 82, 100

fatiga 40

fatiga muscular 29, 33

gestionar 23, 183

fibra 34

fisiología de la natación 8-43

adaptaciones físicas 30-33

alimentar la acción muscular 28-29

anatomía muscular del nadador 20-25

cómo nadamos 10-11

cómo trabajan los músculos 26-27

controlar el movimiento 36-39

desplazamiento por el agua 12-17

dieta e hidratación 32-33, 34-5

mentalidad para triunfar 42-43

nadar en aguas abiertas 18-19

neurología del movimiento 38-39

recuperación, sueño y ritmos circadianos 40-41

Flexión de un lado a otro 77

Flexión diamante 77

flexiones

Flexión de tríceps 80-81

flexiones de brazos 74-77

Flexión de tríceps 76

Flexión de un lado a otro 77

Flexión diamante 77

flexores

Curl de bíceps 104

flexor largo de los dedos 24

flexor superficial de los dedos de la mano 25

flexores de cadera

Abdominales 116, 117

Burpee 157

Elevación en V 115

Giro ruso con pelota medicinal 127

Hollow body hold 123

Patadas de tijera 125

Peso muerto rumano 137

Puente de glúteos alternando una pierna 144

Sentadilla sumo y movimiento de rodillas 133

Squat jump 160

flexores de la muñeca en crol 47

flexores dorsales en crol 47

flexores plantares

Saltos de longitud 162

flexores plantares del tobillo 26

en crol 47

Salto con una sola pierna 177

flotabilidad 10, 11, 12, 16, 48

flotador de pies 185

forma física

forma física completa 194

forma física general 182

mejora y mantenimiento 6

forma física completa 194

fosforilación oxidativa 32

franjas porcentuales 192

frutas 34

fuerza de agarre, mejora de la 104

función cognitiva 41

mejora de la función cognitiva 39

G

gastrocnemio 20, 22, 24

Curl de pierna acostado 150

Lanzamientos con balón medicinal 171

Squat jump 160

Giro ruso con pelota medicinal 126-27

giros 183

glándula pineal 11

glándula pituitaria 11

glicerol 33

glucógeno 29, 35, 40

glucosa 29, 34

glúteos

Sentadillas 130-33

grasa corporal

distribución de la grasa 12, 16

metabolismo de las grasas 33

pérdida de grasa 182

grasa, dieta 34, 184

gravedad 10, 11, 16

grupos musculares anteriores para la natación 24-25

grupos musculares posteriores para la natación 22-23

H

hábitos, crear 43

Hang power clean 166-67

hemoglobina 31

hidratación 18, 35, 40, 184

hidrodinámica 12

hierro 34

hígado 33

higiene 7

hipocampo 39

hipotálamo 11

hipotermia 18

Hollow body hold 122-23

húmero, cabezas lateral y medial 76

husos musculares 30, 37

I

ilíaco 24

iliocostal 99

incrementado, volumen 194

inflamación, inducida por el ejercicio 34

infraespinoso 23

intensidad 186

aumenta 194

intercambio de gases 28

interneuronas 37

iones de calcio 32

isquiotibiales 22

Burpee 157

Caminata de isquiotibiales 145

Curl de pierna acostado 150

Curl de pierna sentado 151

Curl nórdico para isquiotibiales 148-51

Elevación en V 114

en brazada lateral 63

en espalda 51

en mariposa 59

Lanzamientos con balón medicinal 171

Peso muerto 134-35

Peso muerto rumano 137

Peso muerto rumano sobre una sola pierna 137

Puente de glúteos 143

Puente de glúteos con barra 146-47

Saltos de longitud 162

Sentadilla en copa con mancuernas 133

Sentadilla sumo y movimiento de rodillas 133

Sentadillas 130, 131

Snatch 164, 165

Squat jump 160

Supermán alterno 178

Thruster 169

L

Lanzamientos con balón medicinal medio arrodillado 173

lesiones

alineación de la columna 137

lesiones del hombro 21

prevenir 40, 94, 100, 137

reducción del riesgo de 96, 102, 184

riesgo de 41

levantar pesas con seguridad 71

líquidos e hidratación 18, 40

equilibrio de líquidos 35

ingesta de líquidos 184

logro 42-43

grandes triunfadores 42

teoría de la motivación para triunfar 42

longuísimo 99

M

macronutrientes 34, 40

mancuernas 69, 70

Curl de bíceps 104-105

Elevación lateral 90-91
Press con mancuernas en el suelo 85
Press de banca 82-85
Press de hombros 88-89
Press inclinado 84
Puente de glúteos con mancuernas 144
Remo inclinado con mancuernas 98
Sentadilla en copa con mancuernas 133
Sentadilla split con el pie delantero elevado y mancuernas 132
Sentadilla split con el pie trasero elevado y mancuernas 132
Vuelo inclinado 102-103
Zancada caminando con mancuernas 141
Mancuernas, elevación lateral de 90-91
mancuernas, sentadilla en copa con 133
manos 25
en crol 47
máquinas asistidas por discos 70
máquinas de resistencia 70
máquinas selectorizadas 70
máquinas, resistencia 70
trabajar con máquinas 70
mareas 19
marea alta 19
marea baja 19
marea descendente 18
mariposa 58-61
ejercicios 195
errores frecuentes 61
fase de deslizamiento 58
fase de empuje 59
fase de patada 61
fase de recobro 61
fase de tracción 58
posición de los brazos y respiración 60

masaje 40
material de entrenamiento 69
material, entrenar 69, 185
matriz 32
meditación 6
médula espinal 36, 37, 38
mejores tiempos, registrar los 192
melatonina 41
mentalidad
mentalidad competitiva 42
mentalidad de crecimiento 42
mentalidad resiliente 42-43
metabolismo 41
productos de desecho metabólicos 28
metrónomos 190
microbioma intestinal 34
micronutrientes 34, 40
minerales 34, 184
mitocondria 29, 32
estructura de 32
motivación 42
efectos psicológicos 43
teoría de la motivación para triunfar 42
movimiento
cómo nos movemos 37
controlar 36-39
desplazamiento por el agua 12-17
neurología del 38-39
muscular, hipertrofia 30
musculares, husos 30, 37
músculos 10
ácidos grasos 33
activación 12
alimentar la acción muscular 28-29
anatomía 20-25
cómo trabajan los músculos 26-27
contracción 26-27, 30, 32, 37

coordinación 23
crecimiento 30
dolor 33
equilibrio y coordinación 36
fatiga 29, 33
hipertrofia 30
intercambio de gases 28
masa muscular 12, 16, 30
mitocondrias de células musculares 32
pares musculares 27
recuperación 35, 40, 184
reparación de 40
reservas de energía 29
sensores musculares 30
sistemas musculares 10
trabajo de fuerza 17
VO_2 max 31
músculos abdominales 21
Abdominales 116-19
alineación de la columna 137
Bicho muerto 119
Burpee 156, 158
Curl de bíceps 105
Curl nórdico para isquiotibiales 149
Elevación en V 114
Flexión de brazos 74
Flexión de un lado a otro 77
Hollow body hold 122, 123
Plancha de natación 110
Press out de rodillas 121
Puente de glúteos 142
Puente de glúteos alternando una pierna 144
Puente de glúteos con barra 146-47
Sentadillas 131
Supermán alterno 178
Tocar la punta de los pies 118
músculos abdominales inferiores
Hollow body hold 123

músculos abdominales superiores
Hollow body hold 122
músculos agonistas 26, 27, 38
músculos antagonistas 26, 27, 38
músculos costales
Press de minas 86
músculos de la espalda 21, 23
Curl de bíceps 105
Dominadas 92-93
Elevación en V 114
en espalda 51
en mariposa 59
Flexión de tríceps 81
Patadas de tijera 124
Peso muerto 134
Puente de glúteos alternando una pierna 144
Remo invertido 98
Remo sentado 96, 98
Sentadilla de pared 153
Squat jump 160
Supermán en cuadrupedia 113
Tracción frontal 100-101
Tracción lateral 94, 95
Vuelo inclinado 102
ver también músculos individuales
músculos de la pantorrilla 22
Curl de pierna acostado 150
Curl de pierna sentado 151
Curl nórdico para isquiotibiales 148
en brazada lateral 63
en crol 47
en espalda 51
Patadas de tijera 125
Press de hombros 89
Puente de glúteos 143
Puente de glúteos con barra 146-47

Salto al cajón 174
Sentadilla de pared 153
Sentadilla sumo y
    movimiento de rodillas
    133
Sentadillas 131
Thruster 169
Tracción frontal 101
Zancada 138
músculos de la parte inferior
    de la espalda 21
Patadas de tijera 124
Puente de glúteos
    alternando una pierna
    144
Squat jump 160
músculos de la pierna 22,
    176, 177
Abdominales 117
Abdominales con una
    pierna levantada 118
Burpee 156-59
Curl de pierna acostado
    150
Curl nórdico para
    isquiotibiales 148-51
en braza 55
Patadas de tijera 124-25
Peso muerto 134-35
Plancha de natación 110
posiciones en brazada
    lateral 64
Press de banca 83
Puente de glúteos con
    barra 146
Remo sentado 97
Salto al cajón 174, 175
Salto con una sola pierna
    176, 177
Sentadilla de pared 152-53
Sentadillas 130-33
ver también músculos
    individuales
Zancada 138-41
Zancada lateral alterna 140
músculos de las caderas 23,
    24, 26

Burpee 156
empuje de cadera 146-47
movilidad de la cadera 145
Zancada lateral alterna
    140
ver también músculos
    individuales
músculos de los hombros
Burpee 156
Dominadas 92-93
Elevación lateral 90-91
en brazada lateral 63
en espalda 51
estabilidad de 92
Flexión de tríceps 81
Hollow body hold 122
lesiones 21, 90
Plancha alta con balón
    medicinal 112
Plancha de natación 111
Press de banca 82
Press de hombros 88-89
Press de minas 86-87
Press out de rodillas 121
Puente de glúteos con
    barra 146-47
Remo invertido 98
Remo sentado 96
Sentadilla de pared 153
Supermán en cuadrupedia
    113
Tracción frontal 101
Tracción lateral 94-95
músculos del antebrazo 25
Giro ruso con pelota
    medicinal 127
Press de banca 82
Press de hombros 89
músculos del brazo 25
Burpee 156
Chin Up 93
Curl de bíceps 104-105
Dominadas 92-93
Elevación lateral 90-91
Flexión de brazos 74-77
Flexión de tríceps 76,
    80-81

Flexión de un lado a otro
    77
Flexión diamante 77
Fondo de tríceps 78-79
Lanzamientos con balón
    medicinal 170
Plancha de natación 111
Press con mancuernas en
    el suelo 85
Press de banca 82-85
Press de hombros 88-89
Press de minas 86-87
Press inclinado 84
Puente de glúteos con
    barra 146-47
Remo inclinado con barra
    99
Remo inclinado con
    mancuernas 98
Remo invertido 98
Remo sentado 96-99
Salto al cajón 174, 175
Tracción frontal 100-101
Tracción lateral 94-95
Variante de fondo de
    tríceps en el suelo 79
ver también músculos
    individuales
Vuelo inclinado 102-103
Zancada 138
músculos del core 21, 25, 27
Abdominales 116-19
Abdominales con una
    pierna levantada 118
activar los músculos del
    tórax 23
Bicho muerto 119
Burpee 158
Curl nórdico para
    isquiotibiales 149
ejercicios de core 106-27
Elevación en V 114-15
en mariposa 59
Flexión de brazos 75
Giro ruso con pelota
    medicinal 126-27
Hollow body hold 122-23

Lanzamientos con balón
    medicinal 170
Patadas de tijera 124-25
Peso muerto 134
Plancha alta con balón
    medicinal 112
Plancha de natación 110-11
Plancha lateral con
    rotación 108-109
Planchas con salto 112
Press de hombros 89
Press de minas 86-87
Press out de rodillas 120-21
Puente de glúteos 142
Salto con una sola pierna
    176
Sentadilla de pared 153
Sentadilla sumo y
    movimiento de rodillas
    133
Snatch 164
Squat jump 160
Supermán en cuadrupedia
    113
Tocar la punta de los pies
    118
Vuelo inclinado 102
músculos del cuello 23
Abdominales 116
músculos del manguito de
    los rotadores
Snatch 164
Tracción frontal 100, 101
músculos del muslo
en braza 56
ver también músculos
    individuales
músculos del pecho 21
Abdominales 116
Burpee 156
en espalda 51
Press de banca 82
músculos extensores 99
Curl de bíceps 104
extensor largo del dedo
    gordo 24
músculos glúteos 145

Burpee 156, 157
Caminata de isquiotibiales 145
Curl nórdico para isquiotibiales 148
en braza 56
en brazada lateral 63
en mariposa 59
Flexión de brazos 74
Giro ruso con pelota medicinal 127
glúteo mayor 20, 22, 23, 145
glúteo medio 20, 22, 23, 145
glúteo menor 23, 145
Lanzamientos con balón medicinal 170, 171
Patadas de tijera 125
Peso muerto 134-35
Peso muerto rumano 137
Peso muerto rumano sobre una sola pierna 137
Plancha de natación 110
Puente de glúteos 142-45
Puente de glúteos alternando una pierna 144
Puente de glúteos con barra 146-47
Salto al cajón 174
Saltos de longitud 162
Sentadilla de pared 153
Sentadilla en copa con mancuernas 133
Sentadilla sumo y movimiento de rodillas 133
Sentadillas 130
Snatch 165
Squat jump 160
Supermán alterno 178
Thruster 169
Tracción frontal 101
Zancada 138, 139
músculos oblicuos 21, 25, 117

Abdominales 116, 117
Curl nórdico para isquiotibiales 149
Elevación en V 114, 115
Giro ruso con pelota medicinal 126, 127
Patadas de tijera 124
Peso muerto 134
Plancha de natación 110
Plancha lateral con rotación 109
Press out de rodillas 121
Puente de glúteos 142
Salto al cajón 174
Saltos de longitud 162
Squat jump 160
Supermán alterno 178
músculos pectorales 27
Burpee 156
contracción concéntrica 26
crecimiento muscular 30
en braza 57
en crol 47
Flexión de brazos 74, 75
Flexión de un lado a otro 77
Fondo de tríceps 79
Giro ruso con pelota medicinal 127
pectoral mayor 21, 25
pectoral menor 21
Press de minas 86

N
nadar en aguas abiertas 18-19, 183
nadar en aguas frías 18
nados a ritmo 183
nalgas 23
natación
anatomía del nadador 20-25
aprender a nadar 7
beneficios de 6
cómo nadamos 10-11

navegación 18, 19
nervios periféricos 36, 38
neurogénesis 39
neurología del movimiento 38-39
neuronas 39
neuronas motoras 37, 38
neuronas sensoriales 37
neuroplasticidad 39
neuroquímica 39
nutrición 18, 40, 184
elementos de 34
pre y post entrenamiento 35

O
objetivo de 50/100/200 para nadadores de competición
semanas 1-4 202
semanas 5-8 203
semanas 9-12 204
objetivos 42, 43
establecimiento de objetivos 184
objetivos SMART 43
oblicuos externos 21, 23, 25, 117
Abdominales 117
Elevación en V 115
Peso muerto 134
Plancha lateral con rotación 109
Puente de glúteos 142
oblicuos internos 117
Abdominales 117
Elevación en V 115
Plancha lateral con rotación 109
Puente de glúteos 142
olas 18
oxígeno 28, 29, 31, 48
uso de la mitocondria 32
VO$_2$ max 31

P
palas 185
parte inferior del cuerpo
Burpee 157
Caminata de isquiotibiales 145
Curl de pierna acostado 150
Curl de pierna sentado 151
Curl de pierna unilateral sentado con banda de resistencia 151
Curl nórdico para isquiotibiales 148-51
ejercicios para la parte inferior del cuerpo 128-53
Elevación en V 115
en braza 56
en brazada lateral 63
en crol 47
en espalda 51
en mariposa 59
Flexión de brazos 74
Giro ruso con pelota medicinal 127
Hollow body hold 123
Lanzamientos con balón medicinal 171
Patadas de tijera 125
Peso muerto 134-35
Peso muerto rumano 137
Peso muerto rumano sobre una sola pierna 137
Peso muerto sumo 136
Press de banca 83
Press de hombros 88-89
Puente de glúteos 142-45
Puente de glúteos alternando una pierna 144
Puente de glúteos con barra 146-47
Puente de glúteos con mancuernas 144
Remo sentado 97
Saltos de longitud 162

Sentadilla en copa con mancuernas 133
Sentadilla split con el pie delantero elevado y mancuernas 132
Sentadilla split con el pie trasero elevado y mancuernas 132
Sentadilla sumo y movimiento de rodillas 133
Sentadillas 130-33
Snatch 165
Squat jump 160-61
Supermán alterno 178
Thruster 169
Tracción frontal 101
Tracción lateral 95
Zancada 138-41
Zancada caminando con mancuernas 141
Zancada hacia atrás alterna 140
Zancada lateral alterna 140
parte superior de la espalda
Dominadas 92
en mariposa 59
Supermán en cuadrupedia 113
Tracción frontal 100, 101
Tracción lateral 94, 95
Vuelo inclinado 102
parte superior del cuerpo
en braza 57
en brazada lateral 63
en crol 47
en espalda 51
en mariposa 59
partes de las sesiones 185
patada de 2 tiempos 47
patada de 4 tiempos 47
patada de 6 tiempos 47
patada de 8 tiempos 47
patada de rana 54, 55
patadas
doble patada de delfín 58
patada de rana 54, 55

patadas de tijera 47, 62
sesiones de patadas y tracción 185
sincronización 17
Patadas de tijera (ejercicio) 124-25
patadas de tijera 47, 62
peligros, nadar en aguas abiertas 18, 19
pelotas de pilates 69
pelotas medicinales
Giro ruso con pelota medicinal 126-27
Lanzamientos con balón medicinal 170-73
Lanzamientos con balón medicinal medio arrodillado 173
Lanzamientos hacia atrás con balón medicinal 172
Plancha alta con balón medicinal 112
pelvis 24
crear estabilidad en 119
pérdida y control de peso 7, 182
periodización 189
peroneo largo 20
pesas libres 70
Peso muerto 134-37
variaciones 136-37
Peso muerto rumano 137
Peso muerto rumano sobre una sola pierna 137
Peso muerto sumo 136
pesos
cómo agarrar 71
elegir los pesos 70
levantar con seguridad 71
máquinas 70
pesas libres 70
posiciones y tipos de agarre 71
pesos muertos
Peso muerto 134-37
Peso muerto rumano 137
Peso muerto rumano sobre

una sola pierna 137
Peso muerto sumo 136
variaciones de peso muerto 136-37
pie, estructura del 20
plancha
Plancha alta con balón medicinal 112
Plancha de natación 110-13
Plancha lateral con rotación 108-109
Planchas con salto 112
Plancha alta con balón medicinal 112
Plancha de natación 110-13
Plancha lateral con rotación 108-109
Planchas con salto 112
posición aerodinámica del cuerpo 12, 13, 14, 16, 22
posición de los brazos
en braza 55
en crol 47
en mariposa 60
postura 90
ejercicios para 100
mejora de 96
mejorarla 116, 144, 152
preparación mental 184
presión sanguínea, bajar 30
press de banca
Press de banca 82-85
Press de minas 86-87
Press out de rodillas 120-21
proceso de la beta-oxidación 33
programa de entrenamiento para avanzados 199-201
semanas 1-4 199
semanas 5-8 200
semanas 9-12 201
programa de entrenamiento para principiantes 196-98
semanas 1-4 196
semanas 5-8 197
semanas 9-12 198

programas de entrenamiento de 3-5 km
semanas 1-4 205
semanas 5-8 206
semanas 9-12 207
progreso
seguimiento 189
supervisión 191
pronador redondo 25
propulsión 10, 11, 12, 16-17
proteínas 34, 35, 184
síntesis de proteínas 30
pruebas de tiempo 192
psoas ilíaco
Abdominales 116
psoas mayor 24
puente
Puente de glúteos 142-45
Puente de glúteos con barra 146-47
puentes de glúteos
Caminata de isquiotibiales 145
Puente de glúteos alternando una pierna 144
Puente de glúteos con barra 146-47
Puente de glúteos con mancuernas 144
pulmones 11, 31
mejora cardíaca 30

R

reciprocidad contralateral 27
recto abdominal 21, 25
Abdominales 116
Bicho muerto 119
Elevación en V 115
Patadas de tijera 124
Peso muerto 134
Puente de glúteos 142
Salto al cajón 174
Saltos de longitud 162
Sentadillas 131

Squat jump 160
recto femoral 20, 24
   Abdominales 116, 117
   Flexión de brazos 74
recuperación 40, 184, 189
recuperación activa 40
recuperación pasiva 40
redondo mayor
   Remo sentado 97
   Tracción lateral 95
referencia 192
reflujo 18
relajación 184
relevos combinados 58
relojes inteligentes 191, 192
remo
   Remo inclinado con barra
     99
   Remo inclinado con
     mancuernas 98
   Remo invertido 98
   Remo sentado 96-97
   Variaciones de remo
     sentado 98-99
Remo sentado 96-99
   variaciones 98-99
remos inclinados
   Remo inclinado con barra
     99
   Remo inclinado con
     mancuernas 98
rendimiento, optimización
   del 40
resistencia 10
   agua 12-15
   ejercicios de resistencia 7
   minimizar la resistencia 16
   resistencia frontal 12, 13
   ver también resistencia
resistencia 23
   entrenamientos de
     resistencia 183
   mejora 30
   sesiones de resistencia
     (3-10 km) 183
resistencia por arrastre
   14-15

cómo afecta el arrastre
   a objetos de formas
   diferentes 15
reduciendo el arrastre 15,
   17, 48
resistencia por fricción
   13-15
resistencia, mantener la
   33
respiración 17, 28
   crol 46, 48
   en mariposa 60
   importancia de la
     respiración 69
respiración aeróbica 29
respiración anaeróbica 29
retroalimentación
   ciclo de retroalimentación
     190
   integrar 192
rigidez del cuerpo, ajustar
   la 23
rigidez del cuerpo, regular
   la 23
ritmo 183
   aplicar series de
     entrenamientos 192
   calcular 190, 192
   control del progreso 191
   establecer objetivos de
     ritmo 190
   RPE 191
   sistema de entrenamiento
     del ritmo de carrera
     18-19, 190-93
ritmos circadianos 41
rodillas 24
   alineación de las rodillas
     141
   en crol 47
   Peso muerto 135
   Salto al cajón 174, 175
   Salto con una sola pierna
     176
Rodillas, press out 120-21
romboides
   Remo sentado 97

Thruster 169
Tracción lateral 95
rotación
   espalda 52
rotadores 99

S

salidas 183
saltos
   Saltos al cajón 174-75
   Salto con una sola pierna
     176-77
   Saltos de longitud 162-63
   Squat jump 160-61
Saltos de longitud 162-63
sangre, lactato en 33
sartorio 24
   Abdominales 117
seguridad 7
semimembranoso 22
semitendinoso 20, 22
señales nerviosas 36
sensores 37
sensores posicionales 36
Sentadilla de pared 152-53
Sentadilla split con el pie
   delantero elevado y
   mancuernas 132
Sentadilla split con el
   pie trasero elevado y
   mancuernas 132
Sentadilla sumo y
   movimiento de rodillas
   133
sentadillas 130-33
   Sentadilla en copa con
     mancuernas 133
   Sentadilla split con el
     pie delantero elevado y
     mancuernas 132
   Sentadilla split con el
     pie trasero elevado y
     mancuernas 132
   Sentadilla sumo y
     movimiento de rodillas
     133

Squat jump 160-61
Thruster 168-69
sentadillas split
   Sentadilla split con el
     pie delantero elevado y
     mancuernas 132
   Sentadilla split con el
     pie trasero elevado y
     mancuernas 132
series principales 185
serrato anterior
   Flexión de brazos 74, 75
   Press de banca 82
   Sentadillas 131
sesiones de larga distancia
   183
simulaciones en la dinámica
   de fluidos 14
sinapsis 39
sinapsis neuromuscular 37
sincronización 17
síndrome de
   sobreentrenamiento
   (SSE) 40
sistema cardiovascular 6, 7,
   10, 11, 182
   mejora cardíaca 30-31
sistema de la tabla de
   colores 186-89
   aplicación en el
     entrenamiento 188-89
sistema endocrino 41
   control del movimiento 36
sistema inmunitario 41
sistema nervioso 10, 11
   adaptación neural 38
   control del movimiento 36
sistema nervioso central
   (SNC) 37
sistema respiratorio 10, 11,
   28
Snatch 164-67
   Arrancada de potencia
     166-67
   Hang power clean 166-67
sobrehidratación 35
socorristas 62

sodio 35
Sola pierna, salto con una 176-77
sóleo 20, 22, 24
  Lanzamientos con balón medicinal 171
  Saltos de longitud 162
sueño 39, 40, 41
Supermán alterno 178-79
Supermán en cuadrupedia 113
supraespinoso
  Elevación lateral 90

T

tabla 185
tamaño de la ración 34
técnica de captura de movimientos 14
técnicas
  ejercicios de técnica 182
  entrenamientos de técnica y eficiencia 183
  flotabilidad 16
  mejorar la eficiencia 17
temperatura 10, 18
tendón de Golgi 30
tendones 20
tensor de la fascia lata 20, 24
  Abdominales 116
teoría del grit 42
terapia acuática de contraste 40
Thruster 168-69
tibial anterior 20, 24
  Abdominales 117
  Saltos de longitud 162
tiempo 18
tormentas 18
Tracción frontal 100-101
Tracción lateral 94-95
tracciones
  Tracción lateral 94-95
traje de baño 13, 14, 15, 16, 17

transverso abdominal
  Abdominales 116
  Bicho muerto 119
  Patadas de tijera 124
  Puente de glúteos 142
  Sentadillas 131
  Squat jump 160
trapecio
  Dominadas 92
  Elevación lateral 90
  Peso muerto 134
  Remo sentado 97
  Saltos de longitud 162
  Supermán alterno 179
  Thruster 169
  Tracción lateral 95
  trapecio medio 21
trapecio superior 21, 25
  Vuelo inclinado 102
trapecio superior
  Elevación lateral 90
tráquea 11
tríceps (tríceps braquial) 21, 23, 25, 76, 78
  Burpee 156
  contracción concéntrica 27
  contracción excéntrica 26, 27
  Dominadas 92
  en brazada lateral 63
  en crol 47
  Flexión de brazos 74, 75
  Flexión de tríceps 80-81
  Flexión diamante 77
  Fondo de tríceps 78-79
  Hollow body hold 122
  Lanzamientos con balón medicinal 170
  Press de banca 82
  Press de hombros 88, 89
  Press de minas 86
  Press out de rodillas 121
  Thruster 169
  Variante de fondo de tríceps en el suelo 79
  variantes de flexiones 76

trifosfato de adenosina (ATP) 28, 29, 32
triglicéridos 29
triunfadores 42
tubos para respirar 185
turbulencia 12, 14, 15

UV

umbral de lactato 33
vasto lateral 20, 22, 24
vasto medial 24
velocidad
  comprender los componentes de la velocidad 193
  desarrollo 183, 193
  resistencia frontal 13
  técnica de brazada 17
velocidad final 193
velocidad frontal 193
velocidad máxima 193
venas 31
verduras 34
vida marina 18
viento 18, 19
visibilidad, nadar en aguas abiertas 18
visualización 183, 184
vitaminas 34, 184
  vitamina B12 34
VO_2 max 31, 33
Vuelo inclinado 102-103

Z

Zancada caminando con mancuernas 141
Zancada hacia atrás alterna 140
Zancada lateral alterna 140
zancadas 138-41
  Zancada caminando con mancuernas 141
  Zancada hacia atrás alterna 140
  Zancada lateral alterna 140

Zona Amarilla 186, 188
Zona Azul 186, 188
Zona Blanca 186, 188
Zona Morada 186, 188
zona Ricitos de Oro 43
Zona Roja 186, 188
Zona Verde 186, 188

BIBLIOGRAFÍA

Natación

Maglischo, Ernest W., «Swimming Fastest», *HumanKinetics*, 2003.

Salo, David, y Scott Riewald, «Complete Conditioning for Swimming», *Human Kinetics*, 2008.

Colwin, Cecil M., «Breakthrough Swimming», *Human Kinetics*, 2002.

Counsilman, James E., *The Science of Swimming*, Prentice Hall, 1968.

Mujika, Iñigo, «Tapering and Peaking for Optimal Performance», *Human Kinetics*, 2009.

Smith, David J., «Physiology and the Science of Swimming», *Human Kinetics*, 1998.

Rushall, Brent S., *Swimming Science Bulletin*, International Swimming Hall of Fame, varios números.

Pyne, David B., y Mujika, Iñigo, «Swimming: Techniques, Training and Conditioning», *International Journal of Sports Physiology and Performance*, 2014.

Sharp, Roger L., y Costill, David L., «The Science of Swimming Faster», *Human Kinetics*, 2014.

Stager, Joel M., y Tanner, David A., «Swimming Physiology», *Human Kinetics*, 2005.

Toussaint, Huub M., y Beek, Peter J., «Biomechanics of Competitive Swimming», *Sports Medicine*, vol. 26, núm. 5, 1998, pp. 251-65.

Thornton, Andy, y Penny, John, *Swim Smooth: The Complete Coaching System for Swimmers and Triathletes*, Wiley, 2012.

Richardson, Glenn S., «Periodization Training for Sports», *Human Kinetics*, 2009.

Hannula, David, y Thornton, Scott A., «Coaching Swimming Successfully», *Human Kinetics*, 2003.

Wilke, Klaus, *The Complete Guide to Swimming*, Meyer & Meyer Sport, 2013.

Sweetenham, Bill, y Atkinson, John, «Championship Swim Training», *Human Kinetics*, 2003.

Toussaint, Huub M., y Truijens, Marcel J., «Biomechanics and Medicine in Swimming IX: Proceedings of the IXth World Symposium on Biomechanics and Medicine in Swimming», *Human Kinetics*, 2003.

Mason, Bryan, Swim *Speed Secrets for Swimmers and Triathletes: Master the Freestyle Technique Used by the World's Fastest Swimmers*, VeloPress, 2012.

Buchan, Brian, «Swimming: Steps to Success», *Human Kinetics*, 2012.

Johnson, James P., «Swimming Anatomy», *Human Kinetics*, 2009.

Schramm, Carl J., «High Performance Swimming», *Human Kinetics*, 2014.

Psicología del deporte

Weinberg, Robert S., y Gould, Daniel, «Foundations of Sport and Exercise Psychology», *Human Kinetics*, 2018.

Cox, Richard H., *Sport Psychology: Concepts and Applications*, McGraw-Hill Education, 2011.

Vealey, Robin S., «Coaching for the Inner Edge», *Fitness Information Technology*, 2005.

Williams, Jean M., *Applied Sport Psychology: Personal Growth to Peak Performance*, McGraw-Hill Education, 2014.

Loehr, James E., *The New Toughness Training for Sports*, Penguin Books, 1995.

Anatomía y fisiología

Marieb, Elaine N., y Hoehn, Katja, *Human Anatomy & Physiology*, Pearson Education, 2018.

Tortora, Gerard J., y Derrickson, Bryan H., *Principles of Anatomy and Physiology*, Wiley, 2016.

Netter, Frank H., *Atlas of Human Anatomy,* Elsevier, 2018.

Kenney, W. Larry, Wilmore, Jack H., y Costill, David L., «Physiology of Sport and Exercise», *Human Kinetics*, 2020.

McArdle, William D., Katch, Frank I., y Katch, Victor L., *Exercise Physiology: Nutrition, Energy, and Human Performance*, Wolters Kluwer, 2014.

Saladin, Kenneth S., *Anatomy & Physiology: The Unity of Form and Function*, McGraw-Hill Education, 2017.

Martini, Frederic H., Nath, Judi L., y Bartholomew, Edwin F., *Fundamentals of Anatomy & Physiology*, Pearson, 2017.

Guyton, Arthur C., y Hall, John E., *Guyton and Hall Textbook of Medical Physiology*, Elsevier, 2016.

Moore, Keith L., Dalley, Arthur F., y Agur, Anne M.R., *Clinically Oriented Anatomy*, Wolters Kluwer, 2018.

Seeley, Rod R., Stephens, Trent D., y Tate, Philip, *Seeley's Anatomy & Physiology*, McGraw-Hill Education, 2016.

Fuerza y acondicionamiento físico

Bompa, Tudor O., y Buzzichelli, Carl, «Periodization Training for Sports», *Human Kinetics*, 2018.

Miller, T. L., *Endurance Sports Medicine: A Clinical Guide*, Springer, 2016.

Siff, Mel C., y Verkhoshansky, Yuri, *Supertraining*, Supertraining Institute, 2009.

Bompa, Tudor O., «Serious Strength Training», *Human Kinetics*, 2015.

Kraemer, William J., y Fleck, Steven J., «Optimizing Strength Training: Designing Nonlinear Periodization Workouts», *Human Kinetics*, 2007.

Baechle, Thomas R., y Earle, Roger W., «Essentials of Strength Training and Conditioning», *Human Kinetics*, 2015.

Smith, David J., «Physiology and the Science of Swimming», *Human Kinetics*, 1998.

Bompa, Tudor O., y Carrera, Michael, «Conditioning Young Athletes», *Human Kinetics*, 2015.

Haff, Greg, y Triplett, Travis, «Essentials of Strength Training and Conditioning», *Human Kinetics*, 2015.

Stone, Michael H., y Sands, William A., «Principles and Practice of Resistance Training», *Human Kinetics*, 2007.

Joubert, Travis, *Strength Training for Athletes: The Ultimate Guide for Building Strength and Power*, edición independiente, 2020.

Kraemer, William J., y Hakkinen, Keijo, *Strength Training for Sport*, Blackwell Science, 2002.

Gambetta, Vern, «Athletic Development: The Art & Science of Functional Sports Conditioning», *Human Kinetics*, 2007.

Zatsiorsky, Vladimir M., y Kraemer, William J., «Science and Practice of Strength Training», *Human Kinetics*, 2006.

Hoffman, Jay., «Physiological Aspects of Sport Training and Performance», *Human Kinetics*, 2014.

Turner, Anthony, y Comfort, Paul, *Advanced Strength and Conditioning: An Evidence-based Approach*, Routledge, 2017.

Rippetoe, Mark, y Kilgore, Lon, *Starting Strength: Basic Barbell Training*, The Aasgaard Company, 2011.

Young, Warren, *Strength and Conditioning for Sports Performance*, Routledge, 2015.

Gambetta, Vern, «Functional Training for Sports», *Human Kinetics*, 2006.

Verkhoshansky, Yuri, *Special Strength Training: Manual for Coaches,* Ultimate Athlete Concepts, 2011.

Ciencia de las series

Napier, Chris, *Science of Running*, Dorling Kindersley, 2020

Ward, Tracy, *Science of Pilates*, Dorling Kindersley, 2022.

Current, Austin, *Science of Strength Training*, Dorling Kindersley, 2021.

Clay, Ingrid S., *Science of HIIT*, Dorling Kindersley, 2021.

Swanson, Ann, *Science of Yoga*, Dorling Kindersley, 2019.

Malek, Dr. Leada, *Science of Stretch*, Dorling Kindersley, 2023.

Sueño y nutrición para atletas

Walker, Matthew, *Why We Sleep: Unlocking the Power of Sleep and Dreams*, Scribner, 2017.

Carter, Niok, *Sloop Smarter: 21 Essential Strategies to Sleep Your Way to A Better Body, Better Health, and Bigger Success*, Rodale Books, 2016.

Peake, James M., y Hawley, John A., *Sleep, Recovery, and Human Performance*, Springer, 2018.

Kryger, Meir H., Roth, Thomas, y Dement, William C., *Principles and Practice of Sleep Medicine*, Elsevier, 2016.

Winter, W. Chris, *The Sleep Solution: Why Your Sleep is Broken and How to Fix It*, Berkley, 2017.

Thomas, Travis, y Jeukendrup, Asker, *Sports Nutrition: From Lab to Kitchen*, Routledge, 2019.

Burke, Louise, y Deakin, Vicki, *Clinical Sports Nutrition*, McGraw-Hill Education, 2015.

Riley, Anita Bean, *The Complete Guide to Sports Nutrition*, Bloomsbury Sport, 2017.

Leeder, John, *Nutrition for the Endurance Athlete*, Meyer & Meyer Sport, 2019.

Shirreffs, Susan M., y Maughan, Ronald J., *Hydration and Energy Drinks in Sports and Exercise*, CRC Press, 2020.

SOBRE EL AUTOR

Brett Hawke es una figura destacada en la natación de competición, conocido por sus logros como nadador de élite y como entrenador de prestigio. Nacido el 2 de junio de 1975 en Australia, la pasión de Hawke por la natación se hizo evidente desde muy joven. Su dedicación y esfuerzo le llevaron a convertirse en el velocista más rápido de Australia a principios de la década de 2000.

Hawke se especializó en las pruebas de velocidad en estilo libre y representó a Australia en importantes competiciones internacionales, incluidos los Juegos Olímpicos. Compitió en los Juegos Olímpicos de Sídney 2000 y de Atenas 2004, situándose siempre entre los mejores del mundo gracias a su excepcional velocidad y destreza técnica.

Tras retirarse de la competición, Hawke pasó a dedicarse al entrenamiento, campo en el que ha realizado importantes contribuciones. Comenzó su carrera como entrenador en la Universidad de Auburn, en Estados Unidos, un prestigioso programa de natación conocido por formar nadadores de talla mundial. Bajo su dirección, los nadadores de Auburn lograron un éxito notable, consiguiendo numerosos títulos nacionales y formando a varios olímpicos.

La formación académica de Hawke incluye una licenciatura en Humanidades con especialización en Psicología por la Universidad de Auburn. Esta base académica complementa su filosofía de entrenamiento, permitiéndole abordar tanto los aspectos físicos como mentales de la natación. Su capacidad para inspirar y empujar a los atletas a alcanzar todo su potencial le ha valido un gran respeto en el mundo de la natación.

Uno de sus logros más notables como entrenador fue guiar al nadador brasileño César Cielo hacia el oro olímpico y a obtener el récord mundial en los 50 y 100 metros libres. El éxito de Cielo bajo la tutela de Hawke pone de relieve su experiencia en el entrenamiento de velocidad y su capacidad para formar atletas de talla mundial.

En febrero de 2020, Hawke lanzó «Inside with Brett Hawke», que rápidamente se convirtió en el pódcast de natación número uno del mundo. El pódcast incluye entrevistas en profundidad con los mejores nadadores, entrenadores y expertos en este deporte, y ofrece información valiosa e inspiración a la comunidad de la natación.

En 2023, Hawke amplió su influencia en el mundo de la natación con el lanzamiento de su propia marca, Sprint Revolution, que se centra en proporcionar equipamiento de natación de alta calidad y recursos de entrenamiento diseñados para ayudar a los nadadores a maximizar su rendimiento.

El legado de Brett Hawke en la natación es multifacético. Como atleta, entrenador, autor y empresario, sigue inspirando y elevando el deporte de la natación, ayudando a atletas de todo el mundo a alcanzar su máximo potencial.

Puedes conectar con Brett en Instagram **@hawkebr** o visitar **www.BrettHawke.com**

AGRADECIMIENTOS

Agradecimientos del autor

La creación de este libro ha sido una experiencia profundamente transformadora en mi trayectoria profesional, y su éxito se debe al apoyo y la colaboración de muchas personas extraordinarias.

Me gustaría expresar mi más sincero agradecimiento al equipo editorial de DK por su experta orientación y valiosas aportaciones. Un agradecimiento especial a Alastair Laing por su fe en mi visión y por invitarme a embarcarme en esta aventura creativa. Mi gratitud se extiende a Susan McKeever y Amy Child, cuyos incansables esfuerzos entre bastidores fueron cruciales, y a Alice McKeever por su apoyo. A todos quienes contribuyeron de diversas maneras, les estoy profundamente agradecido por su dedicación y apoyo.

Mi más sincero agradecimiento a Sam Darkwa por su inestimable ayuda en la redacción de este libro. Las excepcionales habilidades de redacción, la creatividad y la inquebrantable dedicación de Sam fueron fundamentales para que este proyecto se hiciera realidad. Su capacidad para captar mi visión y traducirla en una prosa atractiva y coherente ha sido realmente notable. Estoy profundamente agradecido por sus contribuciones y la perfecta colaboración a lo largo de este viaje.

Quiero expresar mi más sincero agradecimiento a mi familia por su apoyo inquebrantable. A mis hijos, Kirra, Kobe, Yasmin y Lily, vuestro amor y vuestro ánimo han sido mi ancla. Y a mi compañera de vida, Keri Hehn, gracias por ser mi apoyo y mi fuente constante de inspiración. Tu ayuda ha hecho posible este viaje.

A todos los nadadores que se sumergen en este libro, gracias por vuestro entusiasmo y dedicación al deporte. Vuestro afán por aprender y mejorar con estas páginas significa mucho para mí.

Espero que este libro se convierta en un recurso valioso que os guíe e inspire en vuestro viaje por las piscinas. Que sea una útil adición a vuestra colección y os ayude a alcanzar vuestros objetivos en la natación.

Agradecimientos de la editorial

DK quiere agradecer a Alice McKeever por su ayuda editorial, a Kathy Steer por la revisión del texto y a Vanessa Bird por el índice.

Créditos de las imágenes

La editorial agradece a los siguientes su amable permiso para reproducir sus fotografías:

(Clave: a: arriba; b: abajo; c: centro; d: derecha; e: extremo; i: izquierda; s: superior)

10 Science Photo Library: Profesores P. M. Motta, P. M. Andrews, K. R. Porter y J. Vial (sd). **37 Science Photo Library:** Don Fawcett (cdb).

Resto de las imágenes: © **Dorling Kindersley**
Para información adicional ver: **www.dkimages.com**